国家卫生健康委员会"十三五"规划教材

专科医师核心能力提升导引丛书

供专业学位研究生及专科医师用

风湿免疫内科学

Rheumatology and Clinical Immunology

第 **3** 版

主　审　陈顺乐

主　编　曾小峰　邹和建

副主编　古洁若　黄慈波

U0207831

人民卫生出版社

·北　京·

图书在版编目（CIP）数据

风湿免疫内科学 / 曾小峰，邹和建主编. —3 版
. —北京：人民卫生出版社，2021.9（2022.7 重印）
ISBN 978-7-117-31398-8

Ⅰ.①风…　Ⅱ.①曾…②邹…　Ⅲ.①风湿病–免疫
性疾病–诊疗–教材　Ⅳ.①R593.2

中国版本图书馆 CIP 数据核字（2021）第 056303 号

人卫智网	www.ipmph.com	医学教育、学术、考试、健康，购书智慧智能综合服务平台
人卫官网	www.pmph.com	人卫官方资讯发布平台

风湿免疫内科学
Fengshi Mianyi Neikexue
第 3 版

主　　编：曾小峰　邹和建
出版发行：人民卫生出版社（中继线 010-59780011）
地　　址：北京市朝阳区潘家园南里 19 号
邮　　编：100021
E - mail：pmph @ pmph.com
购书热线：010-59787592　010-59787584　010-65264830
印　　刷：三河市潮河印业有限公司
经　　销：新华书店
开　　本：850×1168　1/16　印张：24　插页：2
字　　数：677 千字
版　　次：2018 年 12 月第 1 版　2021 年 9 月第 3 版
印　　次：2022 年 7 月第 2 次印刷
标准书号：ISBN 978-7-117-31398-8
定　　价：113.00 元

打击盗版举报电话：010-59787491　E-mail：WQ @ pmph.com
质量问题联系电话：010-59787234　E-mail：zhiliang @ pmph.com

编　者 （按姓氏笔画排序）

古洁若　中山大学附属第三医院
帅宗文　安徽医科大学第一附属医院
田新平　中国医学科学院北京协和医院
刘　毅　四川大学华西医院
刘升云　郑州大学第一附属医院
刘花香　山东大学齐鲁医院
孙凌云　南京大学医学院附属鼓楼医院
苏　茵　北京大学人民医院
李小峰　山西医科大学第二医院
李梦涛　中国医学科学院北京协和医院
李鸿斌　内蒙古医科大学附属医院
杨念生　中山大学附属第一医院
杨娉婷　中国医科大学附属第一医院
杨程德　上海交通大学医学院附属瑞金医院
吴振彪　空军军医大学西京医院
邹和建　复旦大学附属华山医院

沈　南　上海交通大学医学院附属仁济医院
张志毅　哈尔滨医科大学附属第一医院
张卓莉　北京大学第一医院
林　进　浙江大学医学院附属第一医院
郑　毅　首都医科大学附属北京朝阳医院
赵久良　中国医学科学院北京协和医院
赵东宝　海军军医大学第一附属医院
姜林娣　复旦大学附属中山医院
徐　健　昆明医科大学第一附属医院
徐沪济　海军军医大学长征医院/清华大学医学院
凌光辉　中南大学湘雅二医院
黄慈波　北京医院
董凌莉　华中科技大学同济医学院附属同济医院
曾小峰　中国医学科学院北京协和医院
魏　蔚　天津医科大学总医院

学术秘书　赵久良　中国医学科学院北京协和医院

主 编 简 介

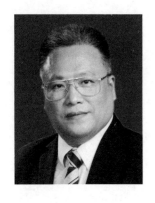

曾小峰 教授,博士研究生/博士后导师,中国医学科学院北京协和医院风湿免疫科主任。国家皮肤病与免疫疾病临床医学研究中心主任,亚太风湿病学联盟(APLAR)副主席,中国医师协会常务理事、风湿免疫科医师分会会长,中华医学会风湿病学分会第九届、第十届主任委员,中国免疫学会临床免疫学分会副主任委员,中国康复医学会骨与关节及风湿病专业委员会候任主任委员,海峡两岸医药卫生交流协会常务理事,北京医学会常务理事、风湿病学分会名誉主任委员,国家"十一五""十二五"科技支撑计划课题负责人、"十三五"国家重点研发计划项目首席科学家,中国系统性红斑狼疮研究协作组(CSTAR)和国家风湿病数据中心(CRDC)创始人,北京市政协委员。

从事临床教学工作36年。国家卫生健康委员会"十三五"规划教材《内科学》第9版副主编、国家卫生健康委员会"十三五"住院医师规范化培训规划教材《内科学·风湿免疫科分册》主编,先后获得"优秀好医生奖""全国优秀科技工作者""推动行业前行的力量·十大医学贡献专家""国之名医·卓越建树""改变临床实践的中国原创研究:十大原创研究领衔者""见证70年发展致敬医界丰碑:十大原创医学突破奖"等荣誉。

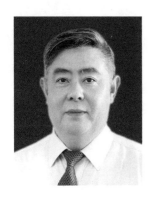

邹和建 教授,博士研究生导师,现任复旦大学附属华山医院党委书记、复旦大学风湿免疫过敏性疾病研究中心主任、复旦大学附属华山医院分子与转化医学研究所所长。任硬皮病临床与研究国际协作网(InSCAR)副主席、中国医师协会风湿免疫科医师分会痛风学组组长、海峡两岸医药卫生交流协会风湿免疫病学专业委员会痛风学组组长、上海市医师协会风湿免疫科医师分会会长。

主要从事高尿酸血症、痛风,以及系统性硬化症的医、教、研工作。承担多项国家重点基础研究发展计划(973计划)子课题、国家自然科学基金、上海市科学技术委员会重大、重点项目。近5年来作为第一作者或通讯作者发表SCI论文40余篇。主编、副主编学术专著9部。2011年入选上海市领军人才,上海市优秀学术带头人;2012年获"宝钢优秀教师"奖。

副主编简介

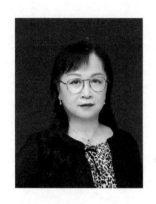

古洁若　教授,博士研究生导师,广东省免疫疾病临床医学研究中心主任,中山大学附属第三医院风湿免疫科主任。国务院政府特殊贡献津贴专家,国家自然科学基金杰出青年基金获得者。国际脊柱关节炎专家委员会委员,亚太医学生物免疫学会风湿免疫学分会主任委员,海峡两岸医药卫生交流协会风湿免疫病学专业委员会副主任委员,中国医师协会风湿免疫科医师分会副主任委员、免疫吸附学术委员会副主任委员,中国风湿免疫病医联体联盟副理事长。

从医从教38年,对各种风湿免疫疾病(红斑狼疮、类风湿关节炎、骨关节炎等)的诊断和治疗有较深的造诣,对脊柱关节炎/强直性脊柱炎、高尿酸血症/痛风的临床和基础研究部分达到国际前沿和国内领先水平。近年先后负责国家重点研发计划、高技术研究发展计划(863计划)、国家自然科学基金、卫健委临床学科重点项目、教育部博士点基金等60余项国家级及省部级课题。出版专著16本。多年来在国内外共发表论文200余篇,其中在 *Nature Genetic*、*Arthritis & Rheumatism* 等 SCI 收录杂志中发表第一/通讯作者文章100余篇。曾获奖励包括:首届"国之名医·卓越建树"、广东省医学领军人才、卫健委科教司"教书育人,管理育人,服务育人"先进个人荣誉奖;中国女医师协会五洲女子科技奖:临床医学科研创新奖;2016年高等学校科学研究优秀成果奖自然科学奖一等奖;十大原创研究领衔者奖等。

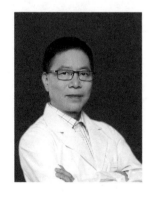

黄慈波　二级教授,主任医师,北京医院风湿免疫科主任,北京大学医学部风湿免疫学学系副主任。获得首届"国之名医·卓越建树"荣誉称号。任中华医学会风湿病学分会副主任委员,中华医学会内科学分会常务委员/秘书长、免疫净化与细胞治疗学组组长,中国医师协会风湿免疫科医师分会副会长、免疫吸附学术委员会主任委员,海峡两岸医药卫生交流协会风湿免疫病学专业委员会主任委员,北京医学会风湿病学分会副主任委员,北京医师协会内科学分会副会长,中国风湿免疫病医联体联盟副理事长,中国康复医学会骨与关节及风湿病专业委员会副主任委员,中国保健协会科普教育分会副会长,《中华风湿病学杂志》编委。

历任南方医科大学南方医院、广东省人民医院、北京医院风湿免疫科学科带头人和科主任。主要从事骨与关节疾病、系统性红斑狼疮、系统性硬化症、血管炎、发热待查的疑难病诊治,率先在国内开展免疫吸附技术的临床应用和推广。承担国家自然科学基金、国家科技攻关计划、高技术研究发展计划(863计划)、首都医学发展科研基金等项目并发表SCI论文多篇。

全国高等学校医学研究生"国家级"规划教材
第三轮修订说明

进入新世纪,为了推动研究生教育的改革与发展,加强研究型创新人才培养,人民卫生出版社启动了医学研究生规划教材的组织编写工作,在多次大规模调研、论证的基础上,先后于2002年和2008年分两批完成了第一轮50余种医学研究生规划教材的编写与出版工作。

2014年,全国高等学校第二轮医学研究生规划教材评审委员会及编写委员会在全面、系统分析第一轮研究生教材的基础上,对这套教材进行了系统规划,进一步确立了以"解决研究生科研和临床中实际遇到的问题"为立足点,以"回顾、现状、展望"为线索,以"培养和启发读者创新思维"为中心的教材编写原则,并成功推出了第二轮(共70种)研究生规划教材。

本套教材第三轮修订是在党的十九大精神引领下,对《国家中长期教育改革和发展规划纲要(2010—2020年)》《国务院办公厅关于深化医教协同进一步推进医学教育改革与发展的意见》,以及《教育部办公厅关于进一步规范和加强研究生培养管理的通知》等文件精神的进一步贯彻与落实,也是在总结前两轮教材经验与教训的基础上,再次大规模调研、论证后的继承与发展。修订过程仍坚持以"培养和启发读者创新思维"为中心的编写原则,通过"整合"和"新增"对教材体系做了进一步完善,对编写思路的贯彻与落实采取了进一步的强化措施。

全国高等学校第三轮医学研究生"国家级"规划教材包括五个系列。①科研公共学科:主要围绕研究生科研中所需要的基本理论知识,以及从最初的科研设计到最终的论文发表的各个环节可能遇到的问题展开;②常用统计软件与技术:介绍了SAS统计软件、SPSS统计软件、分子生物学实验技术、免疫学实验技术等常用的统计软件以及实验技术;③基础前沿与进展:主要包括了基础学科中进展相对活跃的学科;④临床基础与辅助学科:包括了专业学位研究生所需要进一步加强的相关学科内容;⑤临床学科:通过对疾病诊疗历史变迁的点评、当前诊疗中困惑、局限与不足的剖析,以及研究热点与发展趋势探讨,启发和培养临床诊疗中的创新思维。

该套教材中的科研公共学科、常用统计软件与技术学科适用于医学院校各专业的研究生及相应的科研工作者;基础前沿与进展学科主要适用于基础医学和临床医学的研究生及相应的科研工作者;临床基础与辅助学科和临床学科主要适用于专业学位研究生及相应学科的专科医师。

全国高等学校第三轮医学研究生"国家级"规划教材目录

1	医学哲学（第2版）	主　编	柯　杨	张大庆		
		副主编	赵明杰	段志光	边　林	唐文佩
2	医学科研方法学（第3版）	主　审	梁万年			
		主　编	刘　民	胡志斌		
		副主编	刘晓清	杨土保		
3	医学统计学（第5版）	主　审	孙振球	徐勇勇		
		主　编	颜　艳	王　彤		
		副主编	刘红波	马　骏		
4	医学实验动物学（第3版）	主　编	秦　川	谭　毅		
		副主编	孔　琪	郑志红	蔡卫斌	李洪涛
			王靖宇			
5	实验室生物安全（第3版）	主　编	叶冬青			
		副主编	孔　英	温旺荣		
6	医学科研课题设计、申报与实施（第3版）	主　审	龚非力	李卓娅		
		主　编	李宗芳	郑　芳		
		副主编	吕志跃	李煌元	张爱华	
7	医学实验技术原理与选择（第3版）	主　审	魏于全			
		主　编	向　荣			
		副主编	袁正宏	罗云萍		
8	统计方法在医学科研中的应用（第2版）	主　编	李晓松			
		副主编	李　康	潘发明		
9	医学科研论文撰写与发表（第3版）	主　审	张学军			
		主　编	吴忠均			
		副主编	马　伟	张晓明	杨家印	
10	IBM SPSS 统计软件应用	主　编	陈平雁	安胜利		
		副主编	欧春泉	陈莉雅	王建明	

| 11 | SAS 统计软件应用（第 4 版） | 主　编　贺　佳 |
| | | 副主编　尹　平　石武祥 |

12	医学分子生物学实验技术（第 4 版）	主　审　药立波
		主　编　韩　骅　高国全
		副主编　李冬民　喻　红

| 13 | 医学免疫学实验技术（第 3 版） | 主　编　柳忠辉　吴雄文 |
| | | 副主编　王全兴　吴玉章　储以微　崔雪玲 |

| 14 | 组织病理技术（第 2 版） | 主　编　步　宏 |
| | | 副主编　吴焕文 |

| 15 | 组织和细胞培养技术（第 4 版） | 主　审　章静波 |
| | | 主　编　刘玉琴 |

| 16 | 组织化学与细胞化学技术（第 3 版） | 主　编　李　和　周德山 |
| | | 副主编　周国民　肖　岚　刘佳梅　孔　力 |

17	医学分子生物学（第 3 版）	主　审　周春燕　冯作化
		主　编　张晓伟　史岸冰
		副主编　何凤田　刘　戟

| 18 | 医学免疫学（第 2 版） | 主　编　曹雪涛 |
| | | 副主编　于益芝　熊思东 |

| 19 | 遗传和基因组医学 | 主　编　张　学 |
| | | 副主编　管敏鑫 |

| 20 | 基础与临床药理学（第 3 版） | 主　编　杨宝峰 |
| | | 副主编　李　俊　董　志　杨宝学　郭秀丽 |

| 21 | 医学微生物学（第 2 版） | 主　编　徐志凯　郭晓奎 |
| | | 副主编　江丽芳　范雄林 |

| 22 | 病理学（第 2 版） | 主　编　来茂德　梁智勇 |
| | | 副主编　李一雷　田新霞　周　桥 |

23	医学细胞生物学（第 4 版）	主　审　杨　恬
		主　编　安　威　周天华
		副主编　李　丰　杨　霞　王杨淦

| 24 | 分子毒理学（第 2 版） | 主　编　蒋义国　尹立红 |
| | | 副主编　骆文静　张正东　夏大静　姚　平 |

| 25 | 医学微生态学（第 2 版） | 主　编　李兰娟 |

| 26 | 临床流行病学（第 5 版） | 主　编　黄悦勤 |
| | | 副主编　刘爱忠　孙业桓 |

| 27 | 循证医学（第 2 版） | 主　审　李幼平 |
| | | 主　编　孙　鑫　杨克虎 |

| 28 | 断层影像解剖学 | 主　编 | 刘树伟　张绍祥 |
| | | 副主编 | 赵　斌　徐　飞 |

| 29 | 临床应用解剖学（第2版） | 主　编 | 王海杰 |
| | | 副主编 | 臧卫东　陈　尧 |

30	临床心理学（第2版）	主　审	张亚林
		主　编	李占江
		副主编	王建平　仇剑崟　王　伟　章军建

31	心身医学	主　审	Kurt Fritzsche　吴文源
		主　编	赵旭东
		副主编	孙新宇　林贤浩　魏　镜

| 32 | 医患沟通（第2版） | 主　审 | 周　晋 |
| | | 主　编 | 尹　梅　王锦帆 |

33	实验诊断学（第2版）	主　审	王兰兰
		主　编	尚　红
		副主编	王传新　徐英春　王　琳　郭晓临

34	核医学（第3版）	主　审	张永学
		主　编	李　方　兰晓莉
		副主编	李亚明　石洪成　张　宏

35	放射诊断学（第2版）	主　审	郭启勇
		主　编	金征宇　王振常
		副主编	王晓明　刘士远　卢光明　宋　彬
			李宏军　梁长虹

36	疾病学基础	主　编	陈国强　宋尔卫
		副主编	董　晨　王　韵　易　静　赵世民
			周天华

| 37 | 临床营养学 | 主　编 | 于健春 |
| | | 副主编 | 李增宁　吴国豪　王新颖　陈　伟 |

38	临床药物治疗学	主　编	孙国平
		副主编	吴德沛　蔡广研　赵荣生　高　建
			孙秀兰

39	医学3D打印原理与技术	主　编	戴尅戎　卢秉恒
		副主编	王成焘　徐　弢　郝永强　范先群
			沈国芳　王金武

40	互联网+医疗健康	主　审	张来武
		主　编	范先群
		副主编	李校堃　郑加麟　胡建中　颜　华

| 41 | 呼吸病学（第3版） | 主　编 | 王　辰　陈荣昌 |
| | | 副主编 | 代华平　陈宝元　宋元林 |

42	消化内科学（第3版）	主　审	樊代明	李兆申		
		主　编	钱家鸣	张澍田		
		副主编	田德安	房静远	李延青	杨　丽
43	心血管内科学（第3版）	主　审	胡大一			
		主　编	韩雅玲	马长生		
		副主编	王建安	方　全	华　伟	张抒扬
44	血液内科学（第3版）	主　编	黄晓军	黄　河	胡　豫	
		副主编	邵宗鸿	吴德沛	周道斌	
45	肾内科学（第3版）	主　审	谌贻璞			
		主　编	余学清	赵明辉		
		副主编	陈江华	李雪梅	蔡广研	刘章锁
46	内分泌内科学（第3版）	主　编	宁　光	邢小平		
		副主编	王卫庆	童南伟	陈　刚	
47	风湿免疫内科学（第3版）	主　审	陈顺乐			
		主　编	曾小峰	邹和建		
		副主编	古洁若	黄慈波		
48	急诊医学（第3版）	主　审	黄子通			
		主　编	于学忠	吕传柱		
		副主编	陈玉国	刘　志	曹　钰	
49	神经内科学（第3版）	主　编	刘　鸣	崔丽英	谢　鹏	
		副主编	王拥军	张杰文	王玉平	陈晓春
			吴　波			
50	精神病学（第3版）	主　编	陆　林	马　辛		
		副主编	施慎逊	许　毅	李　涛	
51	感染病学（第3版）	主　编	李兰娟	李　刚		
		副主编	王贵强	宁　琴	李用国	
52	肿瘤学（第5版）	主　编	徐瑞华	陈国强		
		副主编	林东昕	吕有勇	龚建平	
53	老年医学（第3版）	主　审	张　建	范　利	华　琦	
		主　编	刘晓红	陈　彪		
		副主编	齐海梅	胡亦新	岳冀蓉	
54	临床变态反应学	主　编	尹　佳			
		副主编	洪建国	何韶衡	李　楠	
55	危重症医学（第3版）	主　审	王　辰	席修明		
		主　编	杜　斌	隆　云		
		副主编	陈德昌	于凯江	詹庆元	许　媛

56	普通外科学（第3版）	主 编	赵玉沛			
		副主编	吴文铭	陈规划	刘颖斌	胡三元
57	骨科学（第3版）	主 审	陈安民			
		主 编	田 伟			
		副主编	翁习生	邵增务	郭 卫	贺西京
58	泌尿外科学（第3版）	主 审	郭应禄			
		主 编	金 杰	魏 强		
		副主编	王行环	刘继红	王 忠	
59	胸心外科学（第2版）	主 编	胡盛寿			
		副主编	王 俊	庄 建	刘伦旭	董念国
60	神经外科学（第4版）	主 编	赵继宗			
		副主编	王 硕	张建宁	毛 颖	
61	血管淋巴管外科学（第3版）	主 编	汪忠镐			
		副主编	王深明	陈 忠	谷涌泉	辛世杰
62	整形外科学	主 编	李青峰			
63	小儿外科学（第3版）	主 审	王 果			
		主 编	冯杰雄	郑 珊		
		副主编	张潍平	夏慧敏		
64	器官移植学（第2版）	主 审	陈 实			
		主 编	刘永锋	郑树森		
		副主编	陈忠华	朱继业	郭文治	
65	临床肿瘤学（第2版）	主 编	赫 捷			
		副主编	毛友生	沈 铿	马 骏	于金明
			吴一龙			
66	麻醉学（第2版）	主 编	刘 进	熊利泽		
		副主编	黄宇光	邓小明	李文志	
67	妇产科学（第3版）	主 审	曹泽毅			
		主 编	乔 杰	马 丁		
		副主编	朱 兰	王建六	杨慧霞	漆洪波
			曹云霞			
68	生殖医学	主 编	黄荷凤	陈子江		
		副主编	刘嘉茵	王雁玲	孙 斐	李 蓉
69	儿科学（第2版）	主 编	桂永浩	申昆玲		
		副主编	杜立中	罗小平		
70	耳鼻咽喉头颈外科学（第3版）	主 审	韩德民			
		主 编	孔维佳	吴 皓		
		副主编	韩东一	倪 鑫	龚树生	李华伟

71	眼科学（第3版）	主　审	崔　浩	黎晓新		
		主　编	王宁利	杨培增		
		副主编	徐国兴	孙兴怀	王雨生	蒋　沁
			刘　平	马建民		
72	灾难医学（第2版）	主　审	王一镗			
		主　编	刘中民			
		副主编	田军章	周荣斌	王立祥	
73	康复医学（第2版）	主　编	岳寿伟	黄晓琳		
		副主编	毕　胜	杜　青		
74	皮肤性病学（第2版）	主　编	张建中	晋红中		
		副主编	高兴华	陆前进	陶　娟	
75	创伤、烧伤与再生医学（第2版）	主　审	王正国	盛志勇		
		主　编	付小兵			
		副主编	黄跃生	蒋建新	程　飚	陈振兵
76	运动创伤学	主　编	敖英芳			
		副主编	姜春岩	蒋　青	雷光华	唐康来
77	全科医学	主　审	祝墡珠			
		主　编	王永晨	方力争		
		副主编	方宁远	王留义		
78	罕见病学	主　编	张抒扬	赵玉沛		
		副主编	黄尚志	崔丽英	陈丽萌	
79	临床医学示范案例分析	主　编	胡翊群	李海潮		
		副主编	沈国芳	罗小平	余保平	吴国豪

全国高等学校第三轮医学研究生"国家级"规划教材评审委员会名单

顾　问

　　韩启德　桑国卫　陈　竺　曾益新　赵玉沛

主任委员（以姓氏笔画为序）

　　王　辰　刘德培　曹雪涛

副主任委员（以姓氏笔画为序）

　　于金明　马　丁　王正国　卢秉恒　付小兵　宁　光　乔　杰
　　李兰娟　李兆申　杨宝峰　汪忠镐　张　运　张伯礼　张英泽
　　陆　林　陈国强　郑树森　郎景和　赵继宗　胡盛寿　段树民
　　郭应禄　黄荷凤　盛志勇　韩雅玲　韩德民　赫　捷　樊代明
　　戴尅戎　魏于全

常务委员（以姓氏笔画为序）

　　文历阳　田勇泉　冯友梅　冯晓源　吕兆丰　闫剑群　李　和
　　李　虹　李玉林　李立明　来茂德　步　宏　余学清　汪建平
　　张　学　张学军　陈子江　陈安民　尚　红　周学东　赵　群
　　胡志斌　柯　杨　桂永浩　梁万年　瞿　佳

委　员（以姓氏笔画为序）

　　于学忠　于健春　马　辛　马长生　王　彤　王　果　王一镗
　　王兰兰　王宁利　王永晨　王振常　王海杰　王锦帆　方力争
　　尹　佳　尹　梅　尹立红　孔维佳　叶冬青　申昆玲　田　伟
　　史岸冰　冯作化　冯杰雄　兰晓莉　邢小平　吕传柱　华　琦
　　向　荣　刘　民　刘　进　刘　鸣　刘中民　刘玉琴　刘永锋
　　刘树伟　刘晓红　安　威　安胜利　孙　鑫　孙国平　孙振球
　　杜　斌　李　方　李　刚　李占江　李幼平　李青峰　李卓娅
　　李宗芳　李晓松　李海潮　杨　恬　杨克虎　杨培增　吴　皓

前　言

近年来,风湿免疫病领域迅猛发展,迎来黄金时代。国际上基础研究和临床治疗手段不断突破,各种诊疗指南及专家共识推陈出新;国家出台新政策《综合医院风湿免疫科建设与管理指南(试行)》,成立国家皮肤病与免疫疾病临床医学研究中心,风湿免疫学科得以不断进步,相关领域知识日新月异,第2版教材内容略显滞后,亟待最新的研究成果加入其中,充实完善。

鉴于此,《风湿免疫内科学》第3版于2018年底启动修订工作。此次修订,比前两版的编纂过程更为艰辛和严谨,从面向全国高等院校编者的慎重遴选到教材内容的反复推敲、精雕细琢,可谓精益求精、追求完美,先后经过4轮广泛深入探讨、归纳、总结、整理、审阅,最终拥有更丰富内涵的第3版终于成稿付梓,即将与广大读者见面。由于风湿免疫学科范畴同时包括风湿性疾病和自身免疫性疾病,因此将本书名称重新修订为《风湿免疫内科学》。

此次修订编写团队成员均是风湿免疫病领域的医学知名专家学者,在教材编写过程中,他们将从医执教积累的丰富经验以及医学精英的特质潜移默化地融入到教材当中。在主编负责制的前提下,团结奋斗的编委会集思广益、群策群力,为本次高标准、高质量的修订打下了坚实的基础。修订原则方面,仍然紧密贴合全国高等学校医学专业研究生国家级规划教材编写思想,启发学生批判性思维,注重临床创新意识、创新思维和创新能力的培养,鼓励学生能够批判地继承与发扬传统,辩证地对待新观点和新理论,创造性地预见未来。

全书整体结构上延续前两版风格,按照"基本理论—疾病各论—前沿进展"的结构展开,内容适当拓展,增加至31章,尽可能覆盖更多的知识点。第一篇详细阐述从生理结构、免疫及炎症机制到自身抗体解读,同时还增加"风湿免疫病常见症状的诊断和鉴别诊断""风湿免疫病常用诊疗技术"等;第二篇和第三篇增加新近热点内容"IgG4相关性疾病""自身免疫性肝病""自身炎症性疾病"等;第四篇继续拓展"风湿免疫病靶向治疗""血浆置换及免疫吸附在风湿免疫病中的应用""大数据在风湿免疫病中的应用"等。

临床医学专业研究生教材有助于培养研究型、创新型、高素质卓越人才,主要面向从事风湿免疫工作的科研型和临床型硕士生、博士生,相信修订后的第3版将继续肩负我国医学精英教育的使命和重任,为培养高层次的具有综合素质和发展潜能的医药卫生人才做出更大贡献。诚然,修订过程虽力求完美,但难免有不妥之处,恳请各位同道及师生不吝赐教,以便再次修订时能够与时俱进,不断完善。

曾小峰　邹和建

2021年2月

目　录

第一篇　基础理论与临床技能

第二篇　免疫介导的炎性疾病

第三篇 骨、关节及软组织疾病

第四篇 风湿免疫病治疗前沿及进展

第一篇　基础理论与临床技能

第一章　骨、关节及结缔组织结构及功能

第一节　正常关节的生理

人类的关节是指骨与骨之间互相连接的一种结构，根据连接的组织特征及关节活动范围，关节可分为三类：滑膜或活动关节、微动关节、不动关节。由于人类的活动关节易罹患关节炎，因此以下主要讲述可运动关节的发育与生理及其结构与功能之间的联系。目前关于关节的研究大多是以膝关节为对象的。

正常人体的滑膜关节是由包括肌肉、肌腱、韧带、滑膜及关节囊、软骨和骨等组成的一种特殊的整合体（图 1-1-1）。它能使相邻骨之间产生稳定而低摩擦的运动。了解正常关节组织的发育、结构和功能方面的知识对理解参与人类关节疾病的潜在机制十分必要。

一、可运动关节的发育生理学

滑膜关节在胚胎中的发育是一个高度顺序化的过程。人体的四肢骨骼从肢芽开始发育，肢芽在妊娠 4 周就可以看到，关节结构在妊娠 4~7 周逐步长成。在许多哺乳动物及鸟类胚胎学肢体研究的经典书籍中，已详细描述了发育中的滑膜关节形态学和关节腔的形成过程。

（一）关节的发育生理学

软骨的发育从间充质细胞分化而来，在人类的胚胎中，软骨浓集或软骨化就能被测到；在第 6 周，将要形成关节的区域形成均质的软骨生成区间；大约在第 7 周，形成了一种三层区间结构，这种结构由 2 个软骨生成的软骨膜样的层状结构组成，覆盖了软骨基质的两个相反的方面，并被一窄条紧密堆积的细胞胚基所分割，这个细胞胚基被保留下来并形成区间。大约在第 8 周，中心区域的空泡形成。区间内包含内外两层细胞，外层细胞可分

化为软骨细胞，形成软骨骺，较薄的内层细胞经过关节空泡形成最终成为关节软骨。液体和大分子物质在这个空泡内累积并形成一个新的滑膜腔。

（二）软骨形成和软骨内骨化

关节发育自骨骼胚基，普通的前间质细胞分裂为软骨形成系、生肌系和成骨系，从而决定向中心软骨、周围肌肉和骨的分化，软骨突出在胚胎中央，同时周边部分逐渐变平伸展。经历软骨始基的形成、软骨形态形成、软骨内骨化阶段，最终发育成成熟的骨组织，其中部分可以永远保留为软骨。这些发育事件由细胞与细胞、细胞与周围基质之间的互相作用、生长及分化因子、环境因素、启动或抑制性细胞信号以及特异性基因转录等因素精细调控，完成软骨分化过程。

骨化中心和随后的软骨膜含间充质细胞的前体，这些前体细胞引起其他关节成分的发生，包括关节囊、滑膜衬里层、半月板、囊内韧带和肌腱。

二、成熟关节的结构和生理

（一）滑膜

滑膜位于关节腔的内表面，其产生的滑液对关节软骨具有营养和润滑作用，滑膜是一层薄膜，其边缘附着于关节软骨的周缘，它并不覆盖关节软骨以及半月板的中央，被分隔为衬里层（滑膜内膜）、内膜下基质和血管系统。衬里层厚度为 2~3 层细胞，电镜下，衬里层细胞描述为来源于巨噬细胞的 A 型滑膜细胞和来源于成纤维细胞的 B 型滑膜细胞，分别有吞噬、合成功能。

（二）关节的神经支配

每个关节均有双重神经支配，包括特异性关节神经和神经的关节分支。前者作为邻近周围神经的非依赖性分支插入到关节囊，后者为从相关肌肉神经延伸出来的关节分支。肌肉、皮肤和关节囊的神经末梢感受并传导关节的位置觉、运动

觉和振动觉。

（三）肌腱

肌腱是肌肉与骨之间功能和解剖结构上的桥梁，肌腱由纵行排列的胶原纤维组成，它们集中力量，使大面积的肌肉固定在骨的一个局部区域，并形成大量分支，将单一肌肉的力量分配到不同的骨上去。肌腱运动对胚胎形成及维持肌腱及髓鞘完整非常重要。

（四）韧带

韧带在骨与骨之间起固定的桥梁作用，使其能在有限的范围内运动，韧带结构上与肌腱类似。

在关节囊及半月板的辅助下，韧带在骨的被动稳定性中起主要作用。

（五）关节囊

关节囊是一个封闭的囊，有稀疏的类似滑膜细胞的间质细胞伴行，关节囊的主要功能是促进一种组织在另一种组织上滑动。

（六）半月板

半月板在膝关节中高度发育，是一个纤维软骨性的结构，主要由纤维软骨、胶原、蛋白多糖组成。目前认为半月板对膝关节的关节稳定性、负重分配、震荡缓冲及润滑方面起重要作用。

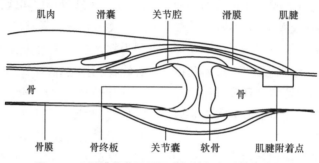

图 1-1-1　滑膜关节及周围组织的解剖结构示意图

三、成熟关节软骨

关节软骨是覆盖于负重的活动关节的特异性组织，主要功能为满足骨与骨之间的低摩擦、高速运动，缓冲传递的或局部运动产生的张力，并与关节的稳定性有关。软骨细胞是成人透明软骨的唯一细胞成分，其营养主要依靠软骨下骨来供应，部分由滑液供应。

四、滑液和关节结构的营养

滑液是富含蛋白血浆的超滤液，其生成取决于毛细血管与关节内静水压及毛细血管、血浆与滑膜组织胶体渗透压的差别，通过滑膜中的淋巴管清除。滑液起着关节软骨润滑剂及其内软骨细胞的营养源的作用，营养成分可以通过弥散方式或随收缩 - 舒张循环过程中大规模的液体转动进入到软骨中。

第二节　滑　膜

一、结构

正常人的滑膜是一种高度特异性的多功能

器官，正常的滑膜覆盖关节内的肌腱、韧带和脂肪垫，对维持关节的活动起着重要作用。正常情况下，滑膜由滑膜衬里层（滑膜细胞）和滑膜衬里下层（支持层）两层构成，与体内其他膜性结构相比，这两层之间缺少基膜，这种特异的发育结构对其功能具有重要意义。

（一）滑膜衬里层

滑膜衬里层是由滑膜衬里细胞（synovial lining cells，SLCs）构成，又称滑膜细胞，为 1~3 层的细胞结构，厚度为 20~40μm，透射电镜下为非连续细胞层，因此可以直接与滑液相接触。

滑膜衬里层细胞主要有两种细胞成分：巨噬细胞（A 型）、成纤维细胞（B 型）。其中 A 型细胞负责清除滑液中的碎屑、血液和颗粒性物质，具有抗原处理特性。而 B 型细胞主要的功能是合成关节最重要的透明质酸和润滑素，另外也合成正常的基质成分。

（二）滑膜衬里下层

滑膜衬里下层主要由疏松结缔组织构成，细胞成分包括散在分布的巨噬细胞和少量肥大细胞。衬里下层可分为三类：蜂窝型、纤维型和脂肪型，活动大关节为蜂窝型。衬里下层含有 Ⅰ、

Ⅲ、Ⅴ和Ⅵ型胶原,糖胺聚糖,蛋白聚糖,黏蛋白和层粘连蛋白的细胞外基质。滑膜下层的血供与骨膜和关节周围骨骼之间的动静脉相互沟通,热能和运动可增加正常关节滑膜血液供应。滑膜衬里下层有独特的淋巴系统及神经分布,支持其正常的功能。

二、功能

已知的滑膜细胞的合成与保护功能是复杂多样的。在正常运动关节,滑膜承担着滑液生成、软骨细胞营养、软骨保护等多方面的重要功能。这些功能可以持续终生,以维持关节的最大活动性和独立性。关节液基本成分缺乏或对软骨细胞保护不当,会导致早期功能障碍,并且进一步发展为局部或者全身功能障碍。

(一)关节运动

滑膜的三个特征:可塑性、非附着性和软骨润滑作用对维护关节的正常运动至关重要。其中前两个特征与滑膜独特的生物学特征有关。

滑膜对运动关节极其重要的第三个特征是其对软骨运动的高效润滑机制,关节润滑的机制非常复杂,是关节生理功能不可或缺的部分。在边界润滑方式中,吸附润滑分子的关节面因润滑分子相互间产生的排斥力而达到润滑效果。另外负重关节自表面挤出的润滑性液体所形成的液膜可以保持软骨关节面的分离状态。滑膜成纤维细胞分泌的透明质酸(hyaluronic acid, HA)和润滑素为两种最主要的润滑液。

(二)滑液形成

在正常运动关节中,恒量的滑液是关节运动中非常重要的滑膜组织垫和软骨润滑剂贮存场所,滑液部分程度上是血浆滤过液,HA和润滑素等成分,由滑膜衬里细胞加入和清除,多数小分子物质及电解质通过自由扩散进出滑液。在炎症状态下,滑膜的血管内皮细胞细胞膜通透性增强,允许更多蛋白质进入滑液,滑液量增加,关节的稳定性下降。

(三)软骨细胞营养

关节软骨无血管,软骨的营养供应及代谢产物的清除是靠滑液和滑膜组织动静脉血管来完成的,通过扩散、软骨细胞主动转运和软骨基质间歇性压缩形成的"泵"三种基质,完成滑液对软骨的营养过程。

第三节　软骨与软骨细胞

正常关节软骨从外观上看是一种乳白色、透明的特殊组织。关节软骨由单一的细胞成分即软骨细胞组成,软骨细胞周围含有包括胶原(collagen)、蛋白聚糖(proteoglycan)以及其他软骨特异和非特异的蛋白构成的特殊基质。关节软骨没有血管供应,通过软骨下骨的血管和滑液的扩散作用获取营养。

一、软骨细胞的形态、分类和功能

(一)形态学

软骨细胞包埋在细胞外基质中,形状为圆形或者多边形,在软骨组织的边缘,软骨细胞的表面为扁平形或者盘形。软骨细胞内含有粗面内质网,靠近细胞核附近有高尔基复合体和糖原沉积。正常的关节软骨中没有发现有丝分裂现象。

(二)分类:细胞起源与分化

软骨细胞最早来源于间充质,在骨骼发育的最早阶段,间质软骨祖细胞发生募集、迁移、聚集和分化,软骨发生造成软骨原基或骺板形成,并在此形成骨,特定基因的转录来调控整个过程。软骨细胞的命运由其起源和位置决定。

(三)成人软骨细胞的正常功能

成熟的关节软骨细胞被包埋在细胞外基质中,这些基质具有较低氧分压,软骨细胞通过细胞膜的主动运输来交换阳离子,能量仅靠葡萄糖提供,两者都受力学应力的调节。软骨细胞保持一种稳定的代谢状态,即合成代谢和分解代谢的平衡,这种平衡也导致软骨细胞外基质分子的正常转换。

二、软骨细胞外基质成分结构与功能

(一)软骨胶原

成人关节软骨中胶原网架的主要成分是三螺旋结构的Ⅱ型胶原,也称原纤维,原纤维中存在其他类型的胶原,Ⅵ、Ⅸ、Ⅺ、Ⅻ和ⅩⅣ胶原尽管数量很少,但在结构和功能上发挥重要特征。

(二)软骨蛋白聚糖

关节软骨中的蛋白聚糖主要是大量聚集形式的蛋白聚糖,即聚合素(aggrecan),聚合素的核心

蛋白与糖胺聚糖的侧链发生共价连接。连接蛋白（link protein）是一种小分子的糖蛋白，能稳定聚合素和透明质酸。另外其他非聚集性的小的蛋白聚糖不是软骨所特有的，但在软骨的细胞外基质结构和功能中发挥重要的作用，主要调节胶原纤维形成。

（三）其他细胞外基质和细胞表面蛋白

一些其他非胶原性的基质蛋白可能在决定软骨基质完整性方面发挥重要作用，软骨寡聚间质蛋白可以稳定胶原网架系统，腱糖蛋白-C（tenascin-C）调节软骨发育，等等。

三、软骨细胞与细胞外基质之间的相互影响

体内的软骨细胞能对细胞外基质的结构改变发生反应。细胞外基质不仅是软骨细胞提供栖息的框架结构，而且其成分能与细胞表面的受体发生相互作用，进而调节软骨细胞的功能。

（一）整合素

细胞外基质受体中作用最突出的就是整合素（integrins），它与不同的软骨基质成分发生特异性结合，诱导软骨细胞内信号复合体形成来调节细胞增殖、分化、存活及基质改建。整合素可以作为力学刺激感受器，和生长因子协同信号转导，通过激活细胞的信号转导，从而调节软骨在正常和异常的应力负荷下的反应。

（二）软骨细胞的其他表面受体

在软骨细胞中还发现其他完整的膜蛋白，包括CD44、锚定蛋白CⅡ以及多配体聚糖蛋白-3等，分别与透明质酸、Ⅱ型胶原及腱糖蛋白C等细胞外基质之间发挥特异性作用，在关节软骨的正常功能及病理改变中发挥重要作用。

四、生长和分化因子及合成代谢因子在正常软骨中的作用

生长和分化因子具有刺激软骨细胞进行合成代谢的能力，因此是成熟关节软骨保持稳态的正性调节因素。目前研究比较成熟的合成代谢因子包括胰岛素样生长因子（insulin-like growth factor-Ⅰ，IGF-Ⅰ）、成纤维细胞生长因子（fibroblast growth factor，FGF）、转化生长因子β（transforming growth factor-β，TGF-β）、骨形态发生蛋白（bone morphogenetic proteins，BMPs）超家族。在生理状态下，成人的关节软骨细胞在基质成分的合成与分解之间维持一个平衡状态。

五、软骨病理中软骨细胞的作用

随着年龄的增长或者在关节疾病如类风湿关节炎和骨关节炎中，软骨基质的稳态平衡会被打破，基质中胶原和蛋白聚糖的丢失率超过新合成分子的沉积率，造成软骨的退化或者破坏。软骨细胞或者滑膜细胞分泌产生软骨基质降解蛋白酶，主要发挥作用的如基质金属蛋白酶（MMPs）、聚合酶素、蛋白素酶（ADAM）家族等，可以降解胶原及蛋白聚糖等软骨基质，最终导致软骨的降解及破坏。在这个破坏过程中，分解性细胞因子包括白细胞介素-1（interleukin-1，IL-1）、肿瘤坏死因子-α（tumor necrosis factor-α，TNF-α）、IL-17、IL-18等，它们刺激基质降解蛋白酶的合成，而IL-4、IL-10、IL-13及IL-1Ra被认为是抑制性细胞因子，目前这些细胞因子对软骨细胞发挥作用所需的信号通路及转录因子已经得以揭示。

第四节　骨

骨的功能包括结构和代谢两个方面。首先，骨骼为身体提供了一个精细的构架，保护身体器官、利于机体运动。其次，作为机体的矿物质仓库，它存储着机体总钙量的99%和总磷量的85%。结构与代谢职能之间的平衡是通过对骨形成与骨吸收复杂而精密的调控实现的。尽管机体结构与代谢的调控看起来是相对独立的，但是，骨骼的完整性与机体的活力都依赖于两者之间保持的平衡关系。

一、骨重建的细胞学基础

（一）成骨细胞

成骨细胞的主要功能是合成并矿化细胞外基质。成骨细胞之间通过伸出的细胞突起相互连接并通过缝隙连接相互通讯，在骨表现形成单一的、连续的细胞覆盖层。成骨细胞胞质内包含有小池的内质网、高度发达的高尔基体和大量的游离核糖体，这和成骨细胞的功能一致。

骨形成过程中，成骨细胞分泌一种细胞外基

质成为类骨质,这种物质随后被矿化。成骨细胞的成熟过程受多个基因的调控,目前认为 *RUNX* 基因可诱导多能间充质干细胞进入成骨细胞谱系。

(二)骨细胞

随着矿化过程的进行,成骨细胞会逐渐淹没在它自己钙化的类骨质基质中,成为骨细胞。骨细胞为骨的感知细胞,骨细胞间通过胞质突起沿着一个从中央血管沟向外放射的暗道构成的网络相互连接,而这些相互连接的小管是致密的骨基质中化学、电及液压传感的理想通路,对骨骼系统稳态控制所需的矿物质快速动员非常关键,骨细胞能够对骨的化学和机械环境的变化快速应答。

(三)破骨细胞

破骨细胞作为骨特异的巨噬细胞,其前体为骨髓造血干细胞,在所有骨矿物质被移走的部位出现。这种巨大、多核的细胞在骨表面迁移,造成不规则、波状边缘的哈氏陷窝(Howship's lacunae),破骨细胞缺失或者无功能导致骨硬化症或大理石状骨病。

通过全身和局部因子的相互作用,成骨细胞和破骨细胞有复杂的调控机制,化学或物理信号激活并招募破骨细胞到特定的重建区域,破骨细胞附着到骨基质上,开始骨质吸收循环。成熟的破骨细胞有数个独特的超微结构特征使得它们有非常活跃的功能表现,包括大量多形的线粒体、液泡和溶酶体,存储、消化骨质所需的多种分泌产物。

二、骨的生长发育

软骨胚基或模板通过间隙生长和伸长,其中软骨细胞分裂、增大,并将自身包绕在新的基质中。几乎在同时,胚基周围连接组织(软骨膜)中的细胞开始储存骨组织并在软骨模板的中央形成环状骨质。环状骨质形成以后,胚基被一微血管穿入开始胚基挖掘过程并允许成骨细胞前体进入而以骨代替软骨。这一血管侵入软骨模型、随后骨沉积的过程称为软骨内成骨。这一过程继续进行直到整块胚基被骨髓和骨代替,软骨细胞增殖的生长过程局限于软骨内成骨的原始中心的骨骺端。随着骨骺的增大,仅靠血液扩散中央的软骨细胞难以存活。软骨小管促进了营养物质的扩散并为随后毛细血管向内生长提供通道。肥厚的软骨细胞得以存活并努力为血管生长提供物质。这整个过程除了受遗传调节外,还受机械张力的调控。

三、骨重建的系统性调节

骨骼是钙的贮存器,而骨重建是对钙调节至关重要的过程,参与钙稳态调节的激素包括甲状旁腺激素(parathyroid hormone, PTH)、维生素 D、降钙素和其他钙调节因子。其中 PTH 的功能是通过刺激破骨细胞活性和骨吸收,为矿物稳定提供钙和磷,另外 PTH 可以靶向控制肾脏的 α-羟化酶,为调节维生素 D 活化的最后步骤。维生素 D_3 首先在肝脏被羟化成 25-羟维生素 D,接着在肾脏进一步被羟化成活性代谢产物 1, 25-二羟维生素 D,刺激小肠钙吸收,为建造骨提供必要的矿物质。降钙素(calcitonin)为甲状腺滤泡旁细胞分泌的,与破骨细胞上的受体结合,导致破骨细胞活性显著下降。另外其他激素如前列腺素 E_2,可对激素或者机械性刺激产生反应,刺激骨形成和吸收。

性激素在骨成熟中发挥至关重要的作用,正常的性激素水平是达到骨质量峰值所必需的,不论男性还是女性,都依赖于足够的雌激素水平维持骨密度。

四、骨的机械性能

骨的构造和功能决定于其机械性能。骨强度主要由哈夫斯管、环状圆盘、间质薄层协同作用以避免断裂或极度拉伸。骨的硬度是通过胶原提供的防裂纹扩散能力和由矿物质提供的抗变形能力之间综合平衡实现的。骨的结构适应性的机制非常复杂,主要是张力调节适应的过程。运动中形成的力学刺激作为机械信号刺激骨细胞内产生信号,导致增殖和分化程序的激活。

第五节　骨 骼 肌

骨骼肌在神经系统的支配下支撑和驱动人体,骨骼肌有复杂的发育过程和结构,多数骨骼肌通过肌腱附在骨骼上。肌细胞可以将化学能转换为机械能,导致肌肉收缩,从而产生运动。本节主要概述肌肉的结构和功能,以及肌肉和其他相连结缔组织的关系。

一、肌肉发育

在胚胎发育过程中,骨骼、骨骼肌及结缔组织都来源于体节的中胚层细胞。程序化表达的因子参与中胚层肌肉前体细胞的定型和分层,随后迁移到肢芽。迁移的中胚层前体细胞停止细胞分裂,分化成纺锤形的成肌细胞,开始合成胚胎型的肌肉特异蛋白,融合成初级肌管。成肌细胞继续增生,在初级肌管的基础上形成次级肌管。通过一系列程序化表达,初级肌管和次级肌管发育成表型不同的肌纤维。由肌管分泌的细胞外基质如胶原、蛋白聚糖等形成基底膜,覆盖在神经-肌肉接头的肌膜上。

二、骨骼肌结构

肌肉组织的主要成分为平行排列的肌纤维,为肌肉提供支持、弹性和传递力量给骨骼,其余为血管、神经和结缔组织结构。其中结缔组织包绕每条肌纤维形成肌内膜;包绕肌束、梭内肌、大的神经和血管的为肌束膜;肌外膜则包绕整块肌肉。

肌肉结构适应其特定的功能需要。在任何特定的肌肉,其适应性部分来自肌纤维的组成和排列。肌纤维根据大小、颤搐时间、收缩速度、有氧代谢/糖酵解平衡以及抗疲劳性,分为Ⅰ、ⅡA、ⅡB、ⅡC几种类型。

三、肌肉收缩机制

通常动作电位从中枢神经系统沿着α运动神经元传播,到神经-肌肉接头处进行跨突触传递,在肌纤维膜产生动作电位而触发。一个运动神经元和其支配的5~1 600条肌纤维构成一个运动单位。

突触为神经-肌肉接头处特殊的结构,动作电位触发突触前末梢的电压门控Ca^{2+}通道开放,引起Ca^{2+}内流,触发装载乙酰胆碱的膜性囊泡与神经突触前膜融合,乙酰胆碱被释放入突触间隙并与突触后膜上的烟碱样乙酰胆碱门控离子通道相结合,乙酰胆碱受体的配体门控使阳离子通透性增加,肌细胞局部去极化。由电压门控的钠钾通道介导的膜电位变化,触发正反馈动作电位。

肌细胞膜规则的间隔性凹陷形成横管(T管)网,动作电位使T管膜去极化,由电信号转化为机械信号的一连串过程称为兴奋-收缩偶联。

肌节为最基本的收缩单位,每个肌节的收缩蛋白和结构蛋白组成粗、细肌丝相互交错的高度有序和近乎完美的晶格体。

四、肌肉收缩能量学

参与肌肉收缩能量供应的酶有十几种,其中重要的代谢途径主要包括几下几种:①三磷酸腺苷能量转换:ATP量仅够肌肉收缩几秒钟,在收缩过程中,快速有效的ATP转换是维持活动的基础。②糖酵解:葡萄糖为主要的燃料,另外在缺氧情况下,脂肪酸和酮体也可以被使用。③氧化磷酸化:在有氧条件下,每氧化一个葡萄糖分子最多产生38个ATP分子。

五、肌肉可塑性

运动可引起肌纤维产生适应性变化,包括特定的收缩、调节、结构、代谢蛋白改变和运动单位募集的优化,锻炼性刺激的频率、强度和持续时间以及外部负荷均可影响肌肉适应性。疼痛或关节固定引起的运动减少也可影响肌肉适应性。除了代谢、营养状态外,内分泌因素也参与肌肉适应性改变,甲状腺素和生长激素均影响肌肉的发育和分化。

(刘花香)

第二章 自身免疫及炎症作用机制

风湿病与自身免疫及炎症反应密切相关。本章在简述固有免疫、适应性免疫和免疫调节基本原理的基础上,介绍自身免疫及炎症参与风湿病的机制,侧重以系统性红斑狼疮(SLE)和类风湿关节炎(RA)为例加以说明。

第一节 免疫细胞分类

按分化途径和生物学特征,参与免疫应答的细胞分为淋巴细胞、固有类淋巴细胞和非淋巴细胞。前者介导适应性免疫应答,后两者介导固有免疫应答(图2-1-1)。

一、参与固有免疫应答的细胞

(一)巨噬细胞

单核巨噬细胞系统中的主要类型,通过吞噬作用和其他效应功能,杀灭和清除病原体及异物,并借助表面和胞内的模式识别受体(PRR),识别病原微生物(详见后),产生多种促炎症细胞因子及趋化因子,包括IL-1、IL-6、TNF-α和IFN-γ。巨噬细胞作为抗原提呈细胞(APC)还参与适应性免疫应答,并发挥免疫调节作用。

(二)NK细胞

占外周淋巴细胞总数的5%~10%。人类NK细胞表达CD2、CD16(FcγR Ⅲ)、CD56和CD69等多种分化抗原和表面标志。NK细胞分为CD16⁺NK和CD56⁺NK两种主要类型。NK细胞对靶细胞的杀伤活性取决于所表达的抑制性受体与激活性受体间的平衡与相互作用。在NK和Mφ作用下,大量靶细胞的死亡和破坏,有可能成为自身抗原的来源,作为损伤相关分子模式(详见后),引发炎症反应和自身免疫病。

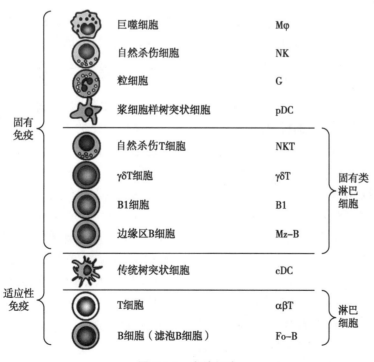

图 2-1-1 免疫细胞

9

（三）树突状细胞

根据谱系来源分两大类：一类为传统 DC（conventional DC，cDC），是髓样干细胞在 GM-CSF 刺激下分化而来，因而又称髓样 DC；另一类来源于共同淋巴样前体细胞，称浆细胞样 DC（plasmacytoid DC，pDC）。cDC 高表达 MHC Ⅰ类分子、Ⅱ类分子以及共刺激分子，能摄取、加工和提呈抗原，激活 T 细胞，在适应性免疫中发挥重要作用。根据分化阶段和组织分布的不同，cDC 尚有朗格汉斯细胞、间质 DC、并指状 DC 之分。人 pDC 可借助胞内表达的 Toll 样受体（TLR7、TLR9）和 RIG 样受体（RLR），大量产生 Ⅰ 型干扰素，发挥抗病毒作用，并参与启动 SLE 等自身免疫病中对核酸成分的病理性应答。除了 cDC 和 pDC，在外周淋巴滤泡中还有一类称为滤泡树突状细胞（FDC）的亚型，其起源不同于前两者，亦无吞噬功能，但可借助表达补体受体和 Fc 受体，参与生发中心反应和 B 细胞的分化成熟。

在风湿病中，自身反应性 T 细胞的活化、自身抗体的产生和 Ⅰ 型干扰素基因的激活等因素至关重要，皆与三种树突状细胞（cDC、pDC、FDC）密切相关。生理条件下，DC 直接参与清除凋亡细胞、提呈抗原，以及激活 T 细胞，其数量和功能的异常与 SLE 发病的关系不可低估。

（四）中性粒细胞

中性粒细胞处于机体抗感染的第一线。病原微生物入侵时，中性粒细胞最早到达炎症部位，其数量迅速增加，发挥吞噬细菌和异物的作用。除了参与炎症反应和抗感染外，该类细胞还可表达多种类型的模式识别吞噬性受体、Fc 受体和补体受体。在吞噬免疫复合物和借助脱颗粒清除病原体的同时，中性粒细胞也可损伤血管和组织，是自身性炎症（autoinflammation）的积极参与者。

（五）固有类淋巴细胞

固有类淋巴细胞（innate-like lymphocyte，ILL）特指来自淋巴细胞谱系，但功能上参与固有免疫应答的一类细胞。

1. NKT 细胞 介于 NK 细胞与 T 细胞的一种类型，其 αβ TCR 结构单一，不显示多样性，但表达 CD4 分子及 NK 细胞表面分子 CD161。与传统 αβ T 细胞不同，NKT 不识别蛋白质抗原，而是识别由 CD1 分子提呈的脂类抗原。NKT 具有细胞毒活性，活化后可分泌穿孔素、颗粒酶等以介导对靶细胞的裂解或诱导凋亡。NKT 细胞是连接固有免疫和适应性免疫的一个重要细胞组分。

有报道称，SLE 患者 NKT 细胞的自发性凋亡增加，其细胞表面黏附分子 CD226 表达减少，使患者体内 NKT 数量减少，进而影响到调节性 T 细胞的功能，造成自身反应性 T 细胞过度增殖。表明 NKT 细胞可能参与 SLE 疾病的发生和发展。

2. γδ T 细胞 大多数 γδ T 细胞为 CD4 CD8 双阴性细胞，少部分表达 CD8 分子。根据分布的不同，γδ T 细胞分为上皮内 γδ T 细胞和全身性 γδ T 细胞。有一类 γδ T 细胞参与自身免疫性疾病。SLE 患者外周血中，γδ T 细胞数量往往增多。

3. B1 细胞 属于表达 CD5 分子的一类 B 细胞，无需 Th 细胞的辅助而直接介导对非蛋白质抗原如脂多糖的免疫应答，产生的抗体通常为低亲和力的 IgM。B1 细胞在自身抗体的产生中十分活跃，有报道称，B1 细胞比例增高与 SLE 发病有关。

4. 边缘区 B 细胞（Mz-B） 新近确认的一类固有类 B 淋巴细胞，定居于脾脏边缘区，能迅速地对血流中的病原体起反应，其表型为 IgM$^+$CD21$^+$CD35$^+$。和 B1 细胞一样，Mz-B 在 LPS 等刺激下，迅速增殖和分化成为抗体形成细胞，大量分泌低亲和力 IgM，并在脾脏中参与捕获和浓缩抗原，借助分泌细胞因子影响 T 细胞和 DC 的功能。后面将提到，SLE 中也有针对非 T 依赖抗原的 IgM 抗体应答，其中有 Mz-B 的参与。

二、参与适应性免疫应答的细胞

（一）T 细胞及其亚群

完成分化的 T 细胞包括效应细胞、调节细胞和记忆细胞，三类细胞各自又由不同的亚群组成。T 细胞及其亚群在比例和功能上的失调与自身免疫病的发生密切相关。

针对自身抗原的效应性 T 细胞和产生自身抗体的 B 细胞参与适应性免疫（adaptive immunity）应答，在风湿病发病中发挥重要作用。其中的 T 细胞，不仅直接参与对组织的损伤，也参与体液免疫，因为多数自身抗体的产生需要 T 细胞的协助。

表 2-1-1 列举了五种重要的效应性 T 细胞亚群（effective T cell subset）。

表 2-1-1　效应性 T 细胞亚群

亚群	CTL 配体	诱导的 Ck	转录因子	激活基因	主要效应分子	靶目标	应答类型
CD4 Th1	pMHC Ⅱ类 *	IL-12, IFN-γ	STAT4/T-bet	*IFNG*	IFN-γ, TNF-α, IL-2	受感染的巨噬细胞	细胞免疫
CD4 Th2	pMHC Ⅱ类	IL-4	STAT6/GATA3	*IL-4*	IL-4, IL-5, IL-13	抗原特异性 B 细胞	体液免疫
CD4 Th17	pMHC Ⅱ类	IL-16, TGF-β（IL-23）#	STAT3/RORγt	*IL-17*	IL-17, IL-22	炎症细胞	炎症反应
CD4 Tfh	pMHC Ⅱ类	IL-21	STAT3/Bcl-6	*IL-21*	IL-21	分化中的 B 细胞	体液免疫
CD8 CTL	pMHC Ⅰ类	IL-2	STAT5	*IL-2*	穿孔素, 颗粒酶	感染病毒的靶细胞	特异杀伤

注：*pMHC.（抗原）肽 -MHC 分子复合物；#IL-23 增强 IL-17 的增殖分化。

1. CD4 Th1 与 CD4 Th2 的分化及专一性转录因子 T-bet 与 GATA3 的激活　图 2-1-2 表明，初始 CD4 T 细胞向功能性亚群分化从两个方面接受信号：一是 TCR，二是细胞因子受体。

（1）Th1 亚群分化：通过 IL-12 与 IL-12R 的配接活化转录因子 Stat4，后者进入细胞核，首先激活 *IFNG* 基因，所产生的 INF-γ 再与同一细胞表达的 IFN-γ 受体结合，激活另一转录因子 Stat1，

并活化 Th1 亚群专一性转录因子 T-bet。T-bet 一方面加速 IFNG 的激活，另一方面抑制 *IL4* 基因活化，最终完成 Th1 亚群的分化。

（2）Th2 亚群分化：IL-4 一旦出现，借助单链受体 IL-4R 及共用细胞因子受体 γ 链（γc），启用另一条信号通路活化 Stat6，后者参与激活 Th2 亚群专一性转录因子 *Gata-3*，使 *IL4* 基因激活，同时阻抑 *IFNG* 基因的转录，由此引起 Th2 的分化。

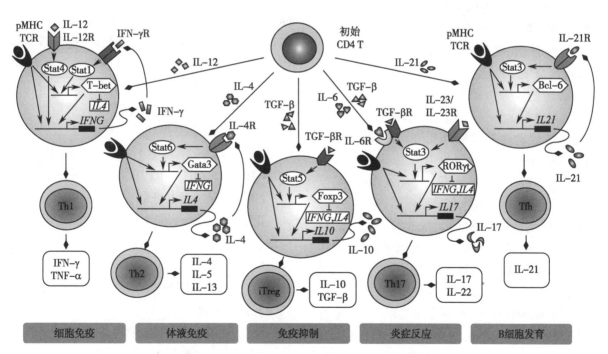

图 2-1-2　CD4 T 亚群的分化、特征及分化机制

初始 CD4 T 细胞向各种亚群分化，除了依赖 TCR 与配体 pMHC 的结合，须由不同的细胞因子进行激发。注意五种 CD4 T 亚群（Th1，Th2，Treg，Th17 和 Tfh）的分化依赖于 Ck 受体信号转导中不同的转录因子 Stat 家族成员，并分别启用特定的亚群专一性转录因子（*T-bet*，*Gata3*，*Foxp3*，*RORγt* 和 *Bcl-6*），使不同的细胞因子基因受抑或受激，促使相应 T 亚群完成分化。各亚群依据相互有别的细胞因子分泌格局，行使不同的效应功能或发挥调节作用

Th1 和 Th2 借助分泌不同的细胞因子,各自介导细胞免疫和体液免疫,参与不同疾病的免疫发病机制。可归纳为:Th1 型应答介导移植物排斥,抗肿瘤、抗病毒;Th2 型应答介导超敏反应和抗寄生虫。如果将自身免疫病也作相应的归纳,则 RA 属 Th1 型;SLE 因涉及大量自身抗体的产生,同时有 Th2 和 Th1 的参与。

2. 介导炎症反应的 CD4 Th17 和对 B 细胞分化发挥辅助作用的 Tfh　Th17 是新近确认的效应性 CD4 T 细胞亚群,通过分泌 IL-17、IL-22 等细胞因子主宰炎症反应。图 2-1-2 表明,初始 CD4 T 细胞向 Th17 分化除了从 TCR 获取信号,细胞因子 IL-6 和 TGF-β 也发挥关键作用,IL-23 则促进该类细胞的扩增。其中参与的转录因子是 Stat3 和 RORγt,后者促进 *IL17* 基因活化而阻止 *IFNG* 和 *IL4* 基因转录,亦即在 Th17 出现的同时,CD4 T 细胞向 Th1 和 Th2 亚群的分化受到遏制。

有资料指出,当初认为 RA 等疾病过程中起关键作用的是 Th1 细胞,其实应该主要是 Th17 亚群,因为在临床标本中检测到发生转录激活的细胞因子,主要是 IL-17,而不是 Th1 分泌的 IFN-γ(详见后)。

无独有偶,就 Th1 和 Th17 的关系而言,参与炎症反应的 T 细胞亚群如果主要是 Th17 并非 Th1;则当初认为协助 B 细胞分化的 Th2 细胞,现在认为也是由另一个亚群承担,这就是目前确认的滤泡辅助性 T 细胞(follicular helper T cell, Tfh)。在 B 细胞的分化过程中,T、B 淋巴细胞在外周免疫器官的 T 细胞区会发生相互作用:一方面,B 细胞借此获得双重信号而激活;另一方面,T 细胞(应该是 Th2 细胞)也从 B 细胞得到信号而分化成 Tfh。Tfh 表达新的趋化因子受体,使其迅速进入淋巴滤泡,即进入外周免疫器官中的 B 细胞区。而在该部位激活的 B 细胞(现倾向于称为滤泡 B 细胞简称 Fo-B,见图 2-1-1)、滤泡辅助性 T 细胞(Tfh),加上前面提到的滤泡树突状细胞(FDC),三位一体,通过相互作用启动 B 细胞分化的一系列事件,称为生发中心反应。这些事件主要包括亲和力成熟、抗体类别转换和浆细胞的形成。

可见产生自身抗体的 B 细胞,需要从 Tfh 得

到辅助才能完成其分化。此类 T 细胞亚群的功能异常与自身免疫病的关系值得关注。

3. 发挥自身免疫病理效应的 CD8 CTL　CD8 CTL 是另一类重要的效应性 T 细胞,即行使杀伤作用的细胞毒性 T 淋巴细胞。其分化途径未列入图 2-1-2。对抗肿瘤和抗病毒,这是一群摧毁肿瘤细胞和病毒感染靶细胞的“战士”,越多越好;对自身免疫病,则可能是一类专门攻击自身组织的“作乱者”,越少越好。由于自身反应性 CTL 的分化成熟,经历了自身抗原选择和克隆扩增等过程,因而 CTL 行使功能往往显示高度自身抗原特异性,这样,就可能通过有选择的方式作克隆清除而不危及正常的免疫应答。这是当今免疫干预的一个重要而有希望的目标。

4. 调节性 T 细胞的分类及功能　调节性 T 细胞(regulatory T cell, Treg)是维持机体内环境稳定的重要因素,直接制约自身免疫病的发生和转归,并参与调控移植、肿瘤和过敏等重大疾病。相关研究已成为临床免疫的前沿领域。Treg 主要分两类:一是自然调节性 T 细胞(nTreg),以 $CD4^+CD25^+Foxp3^+nTreg$ 为代表,通过表达 CTLA-4 及细胞-细胞相互接触,发挥免疫抑制作用;第二类由特定细胞因子和抗原激发,称诱导性调节 T 细胞(iTreg),如在外周由 TGF-β 等诱导产生的 $CD4^+CD25^+Foxp3^+iTreg$,可借助分泌 IL-10 和 TGF-β 等发挥作用(图 2-1-2)。外周经诱导产生的 Treg 还包括 1 型调节性 $CD4^+T$ 细胞($CD4^+Tr1$)、$CD4^+Th3$ 和 $CD8^+CD28^-$ Treg 等。

(二) B 细胞及其亚群

B 细胞根据表面标志、功能等方面的不同可分为 B1 细胞和 B2 细胞两大亚群。

B1 细胞主要识别非蛋白质抗原如多糖、脂类抗原,不依赖 T 细胞的辅助而产生免疫应答,故归入固有免疫细胞。

通常所谓的 B 细胞指的是 B2 细胞,不表达 CD5 分子,主要识别蛋白质抗原,其激活及介导免疫应答需要 T 细胞的辅助。B2 细胞识别抗原后经历体细胞突变、亲和力成熟,产生具有高亲和力的特异性抗体,还可产生免疫记忆细胞。

第二节　免疫应答

一、固有免疫及其效应成分

固有免疫（innate immunity）是机体在种系发育和进化过程中形成的防御功能。有三个特点：①先天获得，出身后即具备；②应答范围广，不显示抗原特异性；③参与的各种受体分子直接由胚系基因编码，多样性有限。而固有免疫应答履行的防御功能，主要通过各种炎症性应答来完成。炎症性应答既能清除病原体也能对组织造成损伤，因而与自身免疫及风湿病产生的关系十分密切。

（一）启动固有免疫应答的免疫原

1. **病原体相关分子模式**　诱导固有免疫的病原体成分称病原体相关分子模式（pathogenassociated molecular pattern，PAMP），主要包括两类：

（1）以糖类和脂类为代表的细菌胞壁成分：其中具有代表性的是革兰氏阴性菌产生的脂多糖（LPS）、革兰氏阳性菌产生的脂磷壁酸（LTA）、分枝杆菌产生的糖脂和酵母菌产生的甘露糖。

（2）病毒产物及细菌胞核成分：如非甲基化寡核苷酸 CpG DNA、单链 RNA、双链 RNA 等。

PAMP 可以出现在病原体表面，或游离于免疫细胞之外，也可因受染细胞的摄入而出现在胞质溶胶，以及胞质中各种携带病原体及其分解产物的细胞器，如内体、吞噬体和吞噬溶酶体。

2. **损伤相关分子模式**　另一类诱导固有免疫应答的成分称为损伤相关分子模式（damage-associated molecular pattern，DAMP）。主要包括细胞在应激和损伤状态下释放的各种分子，如无前导序列的分泌蛋白（LSP）、高迁移率族蛋白1（HMGB1）及多种非蛋白成分（ATP 和尿酸）。DAMP 还包括组织损伤后由胞外基质产生的透明质素和嘌呤代谢物等。生理条件下，分泌至胞质外的各种成分，在含硫氧化酶系统的作用下处于还原状态而保持其构型，不显示免疫活性；一旦以非正常途径（如细胞发生损伤）从胞内进入胞外环境，因还原酶缺如和存在多种氧化因子（如 NO），这些成分即被迅速氧化，因变性和失活而成为 DAMP，参与介导无菌性炎症。因而自身免疫病的发生往往也涉及 DAMP。

（二）固有免疫中识别免疫原的成分

机体中能够感知 PAMP 和 DAMP 的成分，包括循环中的模式识别分子和表达于细胞表面及细胞内的模式识别受体（pattern recognition receptor，PRR）。

1. **模式识别分子**　这些分子往往本身即具有效应功能，参与炎症反应和清除病原体。重要者有以下几种。

（1）五聚体蛋白：通常识别 PAMP 中的磷酸胆碱，并可结合多种其他成分如补体 C1q 和胞外基质蛋白（TSG-6）。其中属于短分子家族的五聚体蛋白称急性相蛋白，以 C 反应蛋白（CRP）及血清淀粉样 P 成分（SAP）为代表，在炎症信号及 IL-6 的激发下由肝脏产生。长分子家族的五聚体蛋白以 PTX3 为代表。

（2）胶原凝集素：主要成分为甘露糖结合凝集素（MBL）和表面活化蛋白（Spa-A/SP-D）。

（3）脂多糖识别蛋白：包括抗菌/通透性增强蛋白（BPI）和脂多糖结合蛋白（LBP）。

（4）IgM 类天然抗体：可结合 PAMP 上的糖类分子，启动针对病原体的快速应答。

（5）补体：补体激活的凝集素途径以识别 PAMP 中的 MBL 和聚糖素（ficolin）而开始，活化 C3 转化酶后，行使补体三项功能，即炎症反应、调理作用和杀伤效应。

2. **模式识别受体**　模式识别受体是固有免疫中免疫受体的代表。受体分子由胚系基因编码，进化上十分保守，表明此类受体对生物体的生存和发展极为重要。与适应性免疫中淋巴细胞受体相比较，PRR 除了全部由胚系基因编码外，还有三个特点：普遍表达，引起快速应答，具有感知各种 PAMP 和 DAMP 的能力。按其功能，PRR 分两种类型：

（1）模式识别吞噬性受体：此类受体结合 PAMP 后，借助吞噬作用，将病原体或其成分摄入胞质溶胶囊泡中形成吞噬体或内体；通过与溶酶体融合而引进溶酶体酶，将病原体消化分解后清除。其中又包括两类，一类属 C 型凝集素受体（CLR），由甘露糖受体（MR）和 DC 相关凝集素1（dectin-1）组成；另一类为清道夫受体（SR），包括

SRA 和 SRB（CD36）。

（2）模式识别信号受体：此类受体可分别在细胞膜、细胞器（内体、吞噬体）膜和胞质溶胶中感知 PAMP 和 DAMP 并与之结合，通过信号转导，使得免疫细胞中多种基因发生转录激活，产生促炎症和抗病毒的可溶性因子。

PRR 主要包括三种：TLR、NLR 和 RLR。下面重点介绍。

（三）模式识别信号受体

1. Toll 样受体　Toll 样受体（Toll-like receptor, TLR）是参与抗感染的一类重要跨膜分子。胞外结构域由 19~25 个前后相连的片段组成亮氨酸重复序列（LRR）（图 2-2-1 左上），是与 PAMP 的结合部位。TLR 分子胞内段由 TIR 结构域（TIR：Toll/IL-1 receptor）组成，可以与胞内其他带有相同 TIR 结构域的分子发生相互作用，启动信号转导。

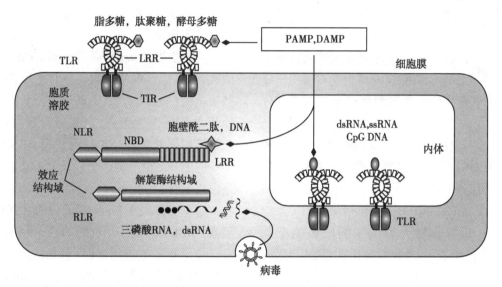

图 2-2-1　固有免疫应答中感知免疫原的模式识别受体 TLR、NLR 及 RLR

Toll 样受体（TLR）、NOD 样受体（NLR）与 RIG 样受体（RLR）分别在细胞膜、内体膜及胞质溶胶内感知病原体相关分子模式（PAMP）和损伤相关分子模式（DAMP）中的特定成分

LRR：亮氨酸重复序列；TIR：Toll/IL-1 受体结构域；NBD：核苷酸结合结构域

（1）TLR 类别：人类已发现 11 种 TLR，因表达部位和识别的配体不同而分成两类：表达于细胞表面的 TLR 和表达于内体和吞噬体膜上的 TLR（图 2-2-1）。第一类 TLR（TLR1、TLR2、TLR4、TLR5 和 TLR6）出现于巨噬细胞等固有类免疫细胞的表面，往往以同源或异源二聚体形式识别细菌、分枝杆菌、酵母和真菌相关的 PAMP 成分。除了上面提到的 LPS、LTA、糖脂和甘露糖，尚有三酰脂肽、脂蛋白、酵母多糖和鞭毛素等。出现于内体 / 吞噬体膜上的一类 TLR 划归第二类，包括 TLR3、TLR7、TLR8 和 TLR9，识别的 PAMP 分子属于能够进入细胞器中的病毒和细菌胞核成分，如 CpG DNA、单链和双链 RNA。

绝大部分 SLE 患者的高滴度自身抗体，针对的是细胞核成分，这已成为 SLE 的一个重要特征。第二类 TLR 具有感知核酸的特性，如 CpG

DNA 和带有核酸的自身抗原复合物等，均可以通过 TLR9 活化自身反应性 B 细胞；而 RNA 相关的核糖核蛋白（RNP）和 Sm/RNP 复合物则通过 TLR7 激活 B 细胞产生自身抗体。由此，TLR 在自身免疫病中的作用受到关注（详见后）。

（2）信号途径与促炎症因子基因的激活：结合了 PAMP 的 TLR 需通过信号转导发挥生物学功能。信号途径中首先出现的是衔接蛋白 MyD88，该蛋白可借助其 TIR 结构域，以同型互作的方式与 TLR 的 TIR 衔接，启动信号转导，并通过磷酸化作用分别活化蛋白激酶 IKK（IκB kinase）相关途径或丝裂原激活蛋白激酶（MAPK）相关途径；最后活化转录因子 NF-κB 与 AP-1。后两者进入细胞核，使多种基因，特别是促炎症细胞因子基因发生转录激活，并表达活化产物（表 2-2-1）。另有一种非 MyD88 依赖的 TLR 信号途径，此处不予深入介绍。

表 2-2-1 巨噬细胞通过 TLR 信号途径产生
促炎症细胞因子

炎症因子	局部效应	全身效应
IL-1	激活血管内皮细胞,激活淋巴细胞,加速效应细胞穿越血管,引起局部组织损伤	发热,产生 IL-6
TNF-α	激活血管内皮细胞,增加血管通透性使更多的 IgG、补体和细胞进入组织,增加淋巴结引流液量	发热,动员代谢产物,引起休克
IL-6	激活淋巴细胞,增加抗体产量	发热,诱导产生急性相蛋白
IL-8	作为趋化因子将中性粒细胞、嗜碱性粒细胞和 T 细胞招募至炎症部位	/
IL-12	激活 NK 细胞,诱导 CD4 T 细胞分化成 Th1	/

2. **NOD 样受体** 图 2-2-2 表明,NOD 样受体(NOD-like receptor, NLR)主要由三种功能不同的结构域组成:位于 C 端识别 PAMP/DAMP 的 LRR 结构域;位于中间的核苷酸结合结构域(NBD);以及 N 端的效应结构。效应结构域有五种,将 NOD 样受体分为五个亚家族。其中两个亚家族 NLRC 和 NLRP 研究得比较充分。各自的代表性分子称为 Nod1 和 NLRP3,分别介导两条 NLR 相关的信号转导途径。

NLR 及其功能行使有三个特点。一是所有 NLR 分子皆处于胞质溶胶中。因而识别 PAMP 和 DAMP 之后发生的信号不是从胞外向胞内传递,也不是从内体/吞噬体腔内向胞质溶胶传递,而是从胞质溶胶传向胞质溶胶;二是由 NLRP 等亚家族成员介导的信号转导过程中可形成一种称为炎症小体(inflammasome)的结构,通过胱天蛋白酶(caspase-1)的活化,使促炎症因子(如 IL-1β 和 IL-18)得以从其前体转化为有活性的形式;三是除了 PAMP,NLR 在感受 DAMP 方面也十分活跃,被称为 DAMP 的一类通用感受器。它可诱导产生各种无菌性炎症。NLR 参与的炎症应答与炎症性肠病,特别是克罗恩病(Crohn disease)的发病有关。其中 NLRP3 炎症小体与痛风和阿尔茨海默病关系密切,而 SLE 发病也认为与 AIM2 炎症小体的参与有关

(详见后)。

3. **RIG 样受体** 属于视黄酸诱导基因 1(RIG-1)和黑色素瘤分化相关基因(MDAG)的编码产物,是胞质溶胶中感知病毒双链 RNA(dsRNA)的另一种受体分子,可参与识别和清除进入胞质溶胶中的病毒,称为 RIG 样受体(RIG-like receptor, RLR)。图 2-2-2 左下方表明,RIG-1/MDAG 分子以其解旋酶结构域识别胞质溶胶中的三磷酸 RNA 和 dsRNA,借助效应结构域(称为 CARD)启动信号转导,通过激发干扰素调节因子(IRF)促成大量分泌具有抗病毒活性的 I 型干扰素(IFN-α 和 IFN-β)。由于 RLR 感知的是胞质溶胶中游离的 PAMP,其抗病毒意义及识别核酸成分的作用可能更为重要。

4. **模式识别信号受体与自身免疫病** 自身免疫性疾病发生中,通过模式识别受体(PRR)感知 PAMP/DAMP 的重要性已开始受到普遍关注。因为相关信号途径不仅产生多种启动炎症反应的效应分子,而且可以激活参与炎症反应的各种免疫细胞(图 2-2-2)。前已述及,TLR、NLR 和 RLR 分别在细胞表面、内体膜和胞质溶胶中识别各种入侵的病原体成分和自身抗原,包括病毒与细菌胞核中的 RNA/DNA 及其构成的免疫复合物,所产生的可溶性因子(如促炎症因子及 I 型干扰素)等均参与了自身免疫病的发生;并与 Mφ、DC、浆细胞和自身反应性 T 细胞的充分激活相关,共同加速了自身抗体(包括抗核抗体)的产生与分泌。值得注意的是,其中的炎症小体尤为擅长识别 DAMP。

(四)固有免疫应答的效应成分

1. **补体的激活与效应** 自然条件下,补体成分以无活性的酶原形式存在,分解后产生有活性的大片段和小片段,这一过程称为补体激活。大片段通常停留在病原体和细胞表面,使之裂解或加速其清除;小片段介导炎症反应和实施免疫调理。

补体的激活包括紧密相随的两个阶段。前阶段涉及三条不同途径激活 C3 转化酶,即经典途径、凝集素途径和旁路途径;后阶段补体发挥效应功能,包括介导炎症反应、调理作用和对靶细胞的杀伤。后者也称补体介导的细胞毒性效应(CDC)。

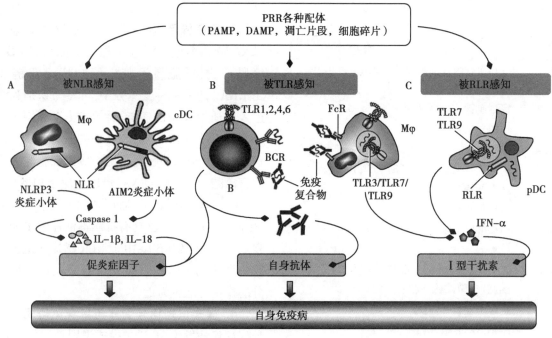

图 2-2-2 模式识别受体（PRR）对 PAMP/DAMP 的感知与自身免疫病

A.NLR 识别进入胞质溶胶的 PAMP/DAMP 成分，其中 NLRP3 炎症小体和 AIM2 炎症小体分别感知 DAMP 和核酸，通过 caspase-1 激活促炎症因子，启动炎症反应；B.B 细胞以 BCR 识别核酸，产生自身抗体，也通过 TLR 传递识别 PAMP 的信号，活化促炎细胞因子基因。Mφ 以其 Fc 受体摄取带有核酸的抗原抗体复合物，以内体膜 TLR（TLR3，7，9）进行识别，并激活 *IFN-α* 基因；C.进入 pDC 内体和胞质溶胶的核酸成分分别通过 TLR 和 RLR 信号途径，激活 Ⅰ 型干扰素基因，产生 IFN-α。B：B 细胞；M：巨噬细胞；cDC：传统树突状细胞；pDC：浆细胞样树突状细胞；caspase：胱天蛋白酶；NLRP1：NLR 家族成员；AIM2：非黑色素瘤受体

2. 细胞因子

（1）细胞因子的特性和分类：细胞因子是多种细胞产生的小分子可溶性糖蛋白。主要特性为：①低浓度即能在局部显示生物学活性；②一种细胞因子可作用于多种细胞，而多种细胞因子也可以对同一种细胞发挥相似的生物学作用；③功能发挥以网络的形式存在，细胞因子之间的作用可以协同也可以拮抗。

结构上细胞因子分为 6 个家族（表 2-2-2）。

1）白细胞介素：包括淋巴细胞、单核细胞及其他细胞产生的细胞因子，参与细胞相互作用、免疫调节、造血以及炎症过程。

2）集落刺激因子：如巨噬细胞集落刺激因子（M-CSF）、粒细胞 - 巨噬细胞集落刺激因子（GM-CSF）、干细胞因子（SCF）、红细胞生成素（EPO）等。

3）干扰素：包括 IFN-α、IFN-β、IFN-ω 和 IFN-γ，分别由白细胞、成纤维细胞和活化 T 细胞产生。各种干扰素的生物学活性基本相同，具有

表 2-2-2 细胞因子家族

家族	主要成员	受体
白细胞介素	IL-1、IL-2、IL-3、IL-4、IL-5、IL-6、IL-7、IL-9、IL-11、IL-12（p35）、IL-15	Ⅰ型细胞因子受体家族 IL-1 受体家族
集落刺激因子	G-CSF、GM-CSF、OSM、LIF、CLIF	Ⅰ型细胞因子受体家族
干扰素	IFN-α、IFN-β、IFN-γ、IL-10	干扰素受体家族
肿瘤坏死因子	TNF-α、TNF-β、LT-β、CD30L、CD40L、FasL、CD70、OX-40L、4-1BBL	肿瘤坏死因子受体家族
趋化因子	IL-8、MIP-1α、MIP-1β、MIP-2、PF-4、PBP、I-309/TCA-3、MCP-1、MCP-2、MCP-3、γIP-10、RANTES	7 次跨膜受体家族
转化生长因子 β	TGF-β	TGF-β 受体家族

抗病毒、抗肿瘤和免疫调节等作用。α干扰素和β干扰素统称为Ⅰ型干扰素。下面将提到，Ⅰ型干扰素特别是其中的IFN-α在风湿病和炎症反应中十分活跃。IFN-γ称为免疫干扰素或Ⅱ型干扰素，由活化的T细胞及NK细胞产生。

4）肿瘤坏死因子：分为TNF-α、TNF-β（LT-α）和LT-β三类。TNF-α由单核/巨噬细胞产生，LT-α又名淋巴毒素（LT），由活化T细胞产生，LT-β是膜型淋巴毒素。肿瘤坏死因子除杀伤肿瘤细胞外，还可调节免疫应答，参与炎症反应。

5）转化生长因子β（TGF-β）：有20多个成员，如TGF-β1、TGF-β2、TGF-β3，以及骨形成蛋白（BMP）等，由多种细胞分泌。

6）趋化因子：根据分子内二硫键两端半胱氨酸的分布与连接方式的不同，趋化因子分为4个家族：CXC、CC、C和CX3C。其中C代表半胱氨酸，X代表其他氨基酸。

①CXC亚家族：趋化中性粒细胞。主要成员有IL-8、黑色素瘤生长活性因子（GRO/MGSA）、血小板碱性蛋白（PBP）、干扰素诱导蛋白10（IP-10）、基质衍生因子（SDF-1）、B细胞趋化因子（BLC-1）、血小板因子4（PF-4）、ENA-78等。

②CC亚家族：趋化单核细胞。主要成员为巨噬细胞炎性蛋白（MIP-1α和MIP-1β）、T细胞激活性低分泌因子（RANTES）、单核细胞趋化蛋白（MCP-1/MCAF）、MCP-2、MCP-3、嗜酸性粒细胞趋化因子（eotaxin）等。

③C亚家族：目前发现有淋巴细胞趋化因子（lymphotactin, LTN）和SCM-1β两个成员。

④CX3C亚家族：只发现一个成员fractalkine。

趋化因子皆通过相应的受体发挥作用，而共同组成7次跨膜受体家族。相应地形成4类趋化因子受体亚家族：CXCR、CCR、CR和CX3CR。

（2）细胞因子的功能

1）介导固有免疫：包括抗感染和参与炎症反应。其中涉及的主要细胞因子有干扰素、肿瘤坏死因子、IL-1、IL-6、IL-12、IL-17等。

2）介导和调节特异性免疫应答：包括参与淋巴细胞的激活和亚群分化，调节效应细胞的功能。典型例子如IL-12和IL-4参与Th1和Th2的分化，以及抗体类别转换依赖于不同细胞因子的作用。

3）刺激造血细胞生成和分化：免疫应答和炎症反应需要白细胞不断更新。一些细胞因子对骨髓祖细胞的生长和分化有较强刺激作用。如集落刺激因子（CSF）、IL-3和IL-7等。

（3）细胞因子的受体：细胞因子受体由两条或两条以上的跨膜分子组成。α链具有和细胞因子结合的专一性，称为结合链；β链（和γ链）负责信号传递，称为转导链。细胞因子受体的胞外区一般由三种不同类型的结构域组成。①细胞因子（Ck）型结构域：含有Cys-x-Trp基序和另外三个保守的半胱氨酸残基；②Ⅲ型纤连蛋白（FN Ⅲ）结构域：含有Trp-Ser-x-Trp-Ser（WSXWS）的保守序列，是结合配体和启动信号转导的结构基础；③免疫球蛋白C2型样（Ig样）结构域。

细胞因子受体与细胞因子家族相对应。如分为细胞因子受体家族（CkR-F）、干扰素受体家族（IFNR-F）、肿瘤坏死因子受体家族（TNFR-F）等。

二、适应性免疫

参与适应性免疫应答的细胞主要是T细胞和B细胞。适应性免疫应答过程包括抗原的识别，T、B细胞的活化、增殖及分化，免疫效应的发挥。适应性免疫应答在此只做简述，T、B细胞与风湿病的关系在后文展开叙述。

（一）抗原的识别

T、B细胞分别通过TCR和BCR精确识别抗原，T细胞识别的抗原是由抗原递呈细胞经过加工和递呈的抗原。

（二）T、B细胞的增殖、分化

识别抗原后的T、B细胞在协同刺激分子的参与下，发生细胞的活化、增殖、分化，产生效应细胞（如杀伤性T细胞）、效应分子（如抗体、细胞因子）和记忆细胞。

（三）免疫效应的发挥

效应T细胞释放细胞因子和细胞毒性介质，浆细胞分泌特异性抗体，产生免疫效应，清除抗原。

第三节 自身免疫、炎症反应 与风湿免疫病

一、固有免疫应答效应成分的异常与风湿免疫病

（一）补体

1. 补体缺陷与 SLE 补体功能缺陷或异常活化，可引起自身免疫病和组织损伤。经典途径中补体成分的缺陷与 SLE 的发病关系了解得比较清楚。其中 C1 与 C4 缺陷的纯合状态与 SLE 的相关性最强，如 *C1qA* 基因缺陷患者血清 C1q 水平下降，不仅表现为感染机会增加，其亚急性皮肤狼疮的发病率也显著增加。

SLE 患者体内的自身抗体与自身抗原形成的免疫复合物可激活补体引起免疫损伤，而补体成分的缺陷应该减轻损伤。然而实际上，补体缺陷反而造成对 SLE 更加易感。这是因为，SLE 自身抗原主要来自凋亡细胞，凋亡产生的自身抗原结合补体 C1q、C 反应蛋白及天然存在的 IgM 后，应迅速被吞噬细胞清除，然而，一旦 C1q 出现缺陷，巨噬细胞对凋亡细胞的清除能力下降，反而易于引发 SLE。向患者补充 C1q 可逆转这一过程，证明了这一点。

2. 补体调节成分缺陷与抗补体抗体 补体活性直接受补体调节蛋白的调控。调节蛋白缺陷造成补体过度活化将加速炎症反应，引起病理损伤。如出现抗核抗体、皮损、光过敏等 SLE 表现，在出现膜增生型肾小球肾炎时，患者血清中存在 C3 肾炎因子，最终可导致 SLE。

在 SLE 患者中，补体成分往往成为自身抗体攻击的目标。自身抗体可以针对某个单一的补体成分，也可以针对转化酶、补体调节蛋白和补体受体。抗补体自身抗体的出现常常和 SLE 的发病及严重程度相关。例如抗 C3、C4 抗体能抑制补体 I 因子介导的 C3 裂解，由此影响到免疫复合物的清除。30%~50% 的 SLE 患者可以检测到抗 C1q 自身抗体，大部分 C1q 自身抗体阳性的 SLE 患者有 Ⅲ~Ⅳ 期肾小球性肾炎，这些抗体包含能与肾小球上 C1q 中多个部位专一性结合的 IgG。

（二）细胞因子

1. 细胞因子与 SLE

（1）Ⅰ型干扰素与 SLE：IFN-α 由单核巨噬细胞和 pDC 产生。发现给狼疮易感小鼠注射 Ⅰ 型干扰素诱导剂 poly-I:C 会加重肾小球肾炎等 SLE 相关症状。淋巴细胞脉络丛脑膜炎病毒（LCMV）能诱导 Ⅰ 型干扰素表达，感染 LCMV 的小鼠会发生自身免疫病，而抗 Ⅰ 型干扰素抗体，可抑制这些小鼠疾病的进展，减轻肾小球肾炎的病情。

SLE 患者血清中 IFN-α 水平通常是升高的，而并发中枢神经症状的 SLE 患者脑脊液中 IFN-α 含量也显著增加。采用基因芯片技术分析 SLE 患者细胞的基因表达谱，发现多数患者出现 Ⅰ 型干扰素信号通路相关基因异常，其高表达与肾脏病变、血液系统病变、中枢神经系统病变及重症狼疮有相关性。例如在 15 个上调最为明显的基因中就有 14 个是 IFN 诱导基因。提示 Ⅰ 型干扰素参与 SLE 的病理过程。

SLE 患者血清中 DNA 成分参与形成免疫复合物，可通过 TLR9 介导的信号途径诱导分泌 IFN-α，并引起血浆 IgM 和 IgG 浓度升高，造成自身抗体和免疫复合物在肾脏的沉积，出现自身反应性 T 细胞及自身反应性 B 细胞（包括 B1 细胞）的激活。而且，SLE 患者体内高水平的 IFN-α 能诱导单核细胞向 DC 分化，包括前面提到的 cDC 和 pDC。前者摄取凋亡小体，将自身抗原包括核酸成分递呈给 CD4 T 细胞，参与启动适应性免疫应答；后者通过其 RLR 受体，进一步产生 IFN-α，形成激发 SLE 的恶性环路（详见后）。而且，IFN-α 又通过自分泌的方式促进未成熟 DC 向成熟 DC 转化，使未成熟 DC 诱导的免疫耐受不复存在，从而加剧了自身免疫病。

（2）趋化因子与 SLE：趋化因子介导的白细胞浸润可以引起或加重 SLE 肾脏病变：例如出现在浸润 T 细胞上的趋化因子受体 CCR1 和 CCR5 与肾脏病变的发展相平行。肾小球和肾间质中都检测到 CCR1+CCR5+T 细胞浸润，与 MIP-1α 和 RANTES 的趋化作用有关。

2. 细胞因子与 RA 参与 RA 发病的细胞因子，主要有 IL-1、IL-6、IL-12、IFN-γ、TNF-α 以及一些趋化因子等，皆具促炎症因子活性（表 2-2-2）。

（1）IL-1：RA 患者血液中 IL-1 水平增高的

幅度与 RA 的活动程度相关。滑膜组织中也可检测到高水平 IL-1α 和 IL-1β 的表达。动物实验中，反复给正常大鼠关节注射 IL-1，可产生慢性滑膜炎，以单核细胞浸润和纤维化为特征；若先向关节注入属于 PAMP 的肽聚糖 - 多糖复合物，然后再注入 IL-1，能显著增强炎症反应，产生关节血管翳和关节损伤。

IL-1 的病理作用与其作为炎症介质的生物学效应有关。①在 RA 病变早期 IL-1 可协助多种炎症细胞迁徙，包括中性粒细胞、血管内皮细胞、淋巴细胞、单核 / 巨噬细胞；②IL-1 能刺激成纤维细胞增殖，并诱导血小板衍生生长因子（PDGF）产生，而导致关节瘢痕纤维化；③IL-1 促进炎症关节灶中 T、B 淋巴细胞增殖，后者释放的细胞因子，反过来又促进巨噬细胞产生更多的 IL-1。此恶性循环最终导致关节软骨和骨质的破坏。

（2）IL-6：RA 患者血清和滑膜组织中 IL-6 水平上升。IL-6 受体（包括膜型和可溶型）的表达也增高。IL-6 的作用特点是诱导 B 细胞产生抗体的力度远大于 IL-1 和 TNF-α。IL-6 还可诱导肝细胞合成急性期蛋白，增强致炎作用。

（3）趋化因子：参与 RA 病理过程的主要趋化因子有：①含 ELR 基序的 CXC 亚家族成员 IL-8、ENA-78、CXCL1 和 CXCL6，介导中性粒细胞进入滑膜组织，参与新生血管生成；②具有抗炎作用而不含 ELR 基序的 CXC 亚家族成员，如血小板因子（CXCL4）、IP-10、干扰素诱导单核因子（MIG，CXCL9），它们发挥抗炎和抑制新生血管生成的作用；③CC 类趋化因子，包括 MCP-1、MIP-1α、MIP-3α 及 RANTES，这些趋化因子主要作用于单核、T、NK、嗜碱性和嗜酸性粒细胞的炎性浸润过程。

趋化因子 IL-8 在 RA 患者血浆和滑膜液中呈高表达。在动物膝关节腔内注射 IL-8 能诱导滑膜炎，其病理特征与 RA 相似，表现为中性粒细胞和单核细胞浸润，关节内新生血管生成。IP-10 和 MIG 可以趋化多种炎症细胞包括 T 细胞、单核细胞和 NK 细胞。它们在 RA 患者滑膜组织和滑膜液中表达浓度比正常对照分别高 100 倍和 50 倍。在 RA 炎症局部，IP-10 和 MIG 还能促进 NK 介导的细胞裂解和加强效应 T 细胞的应答强度，加剧 RA 的病理过程。

二、适应性免疫应答的异常与风湿免疫病

（一）T 细胞与风湿免疫病

1. T 细胞与 SLE　SLE 的一个病理特征是 B 细胞应答亢进和产生大量针对细胞核成分的自身抗体。这一过程同时受到免疫系统中 T 细胞、B 细胞、DC 以及促炎症细胞因子和趋化因子的调节。就 T 细胞而言，上面已提到，不仅可以借助 T、B 相互作用并促使 Tfh 分化，影响 B 细胞的行为；在效应阶段，自身反应性 T 细胞还可以直接参与免疫损伤的病理过程。

SLE 中功能性 T 细胞结构异常的表现之一，是不能有效地激活诱导的细胞死亡（AICD，详见后），造成自身反应性 T 细胞存活期延长，从而使 B 细胞和浆细胞持续产生自身抗体。这些变化与 T 细胞激活后胞质钙离子浓度超常增加、信号蛋白酪氨酸磷酸化异常及线粒体电位增高有关。除了线粒体电位变化外，SLE 患者 T 细胞线粒体数量及线粒体膜内钙离子浓度也在增加。这些异常加剧了自身反应 T 细胞的病理效应。

2. T 细胞与 RA　RA 的关节滑液中有记忆性 CD4$^+$CD45RO$^+$T 细胞浸润。构成这些 T 细胞的 *TCR Vβ* 基因的某些片段，往往呈现特定的取用格局，提示参与 RA 致病的 T 细胞可能是单克隆或寡克隆来源的。这些对自身抗原有高亲和力的 T 细胞克隆，可逃脱胸腺选择迁移到外周后发挥病理性效应。在 RA 滑膜组织血管周围，T 细胞通过与内皮细胞相互作用，从滑膜毛细血管后微静脉迁移至炎症部位，与中性粒细胞、巨噬细胞、DC、成纤维样滑膜细胞等共同参与了滑膜炎症和关节损伤（图 2-3-1）。

小鼠胶原诱导性关节炎（CIA）是 RA 研究中常用的动物模型。去除 T 细胞后小鼠不再发病，说明 CIA 疾病模型中 T 细胞起关键作用。其中，自身反应性 Th1 细胞居于核心地位，因为在 RA 炎症部位可检测到促使 Th1 分化的高水平 IL-12 以及 Th1 细胞分泌的 IFN-γ。此外，用抗体中和炎症因子 TNF-α 和 IL-1β 能明显抑制 CIA 的进展，因为两种细胞因子与 Th1 细胞分化和功能行使有关。

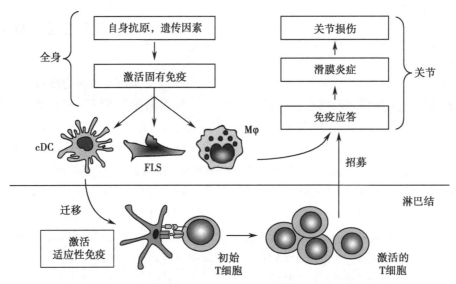

图 2-3-1　类风湿关节炎中免疫细胞相互作用示意图

自身抗原（左上）首先通过固有免疫应答激活传统树突状细胞（cDC）、成纤维样滑膜细胞（FLS）和巨噬细胞（Mφ）。cDC 随后迁移至淋巴结，作为抗原提呈细胞激活初始 T 细胞，启动适应性免疫应答。激活的 T 细胞被招募至关节部位，与固有免疫中已活化的各种细胞一起引起滑膜炎症，造成关节损伤

前面提到，对 Th17 及其细胞因子在 RA 发病中的作用有了新的认识。资料显示，RA 滑膜组织中的淋巴细胞能产生 IL-17，而且局部 IL-17 的表达水平显著高于正常对照组和骨关节炎组。IL-17 能通过其受体激活信号转导的 NF-κB 途径刺激滑膜组织中的成纤维细胞、内皮细胞、上皮细胞等分泌多种细胞因子和趋化因子，如 IL-6、IL-8、GM-CSF 和前列腺素 E_2，引起 RA 炎症反应。IL-17 还参与破坏关节软骨，因为它可刺激巨噬细胞和滑膜细胞分泌炎症介质 IL-1 和 TNF-α，诱导滑膜细胞表达破骨细胞分化因子 RANKL，增强破骨细胞生成和骨质再吸收。

在 RA 炎症性关节中，高水平的 IL-23 与相对低水平的 IL-12 往往同时出现。而 RA 滑膜组织中的某些 DC 细胞亚群能分泌 IL-23。IL-23 可促进 Th17 分泌 IL-17。这提示"IL-23—Th17—IL-17"相联系的过程在 RA 的发病机制中可能发挥更为重要的作用。

（二）自身反应性 B 细胞与自身抗体

B 细胞的激活与抗体产生的格局因抗原类型不同而存在差异。就抗体产生是否依赖 T 细胞而言，抗原分为 T 依赖（TD）和非 T 依赖（TI）两类，前者主要为蛋白质抗原；后者中的典型代表为属于 PAMP 的脂多糖（LPS）和多糖抗原。前面提到，Tfh 细胞在 TD 抗原诱导 B 细胞产生抗

体中发挥重要作用，这一作用是以 T、B 细胞相互作用的方式体现的。该相互作用涉及 Th2 激活后表达的 CD40L 与 B 细胞表达的 CD40 分子间的相互配接。而 Th2 的激活又依赖于 B 细胞作为 APC 为其提供第一和第二信号。已揭示 SLE 患者淋巴细胞及外周淋巴组织中 CD40L 表达增高，促使 B 细胞过度活化。应用抗 CD40L 抗体能抑制生发中心 B 细胞增殖，降低血清抗核抗体的水平，并改善 SLE 临床症状。表明阻止 T、B 细胞相互作用，确可抑制 B 细胞的分化和自身抗体的产生。

SLE 免疫病理特征之一，是大量出现高亲和力 IgG 抗双链 DNA 自身抗体。研究发现，活动性狼疮患者体内 $CD19^{low}CD27^{high}$ 浆细胞是产生自身抗体的主要类型，其扩增涉及生发中心自身反应性 B 细胞的分化及淋巴滤泡微环境中 B 细胞激活因子 BAFF 的过度表达，后者引起多种类别（IgM，IgG，IgA）抗双链 DNA 抗体含量上升，而且 SLE 患者中 BAFF 受体的表达及其与配体结合率也明显提高，皆可促进 B 细胞分泌自身抗体。

应该指出，除了 TD 抗原，TI 抗原在 SLE 发病中也十分重要。据称，位于外周淋巴器官生发中心边缘区 B 细胞（Mz-B）有可能表达 TLR9，后者识别非甲基化 CpG DNA，直接诱导 B 细胞产生 IgM 抗体。而且，在细胞因子 IL-10 等存在的

情况,还能发生有限的抗体类别转换,即分泌相应的抗 DNA IgG 自身抗体。CpG DNA 与 TLR9 的相互作用还能刺激 DC 分泌 IFN-α 和 BAFF。上面提到,BAFF 参与刺激 B 细胞分泌高亲和力自身 IgG 抗体。有报道称,SLE 患者血清中有高水平的 BAFF 和 IL-10 被检出,提示 TI 抗原应答在 SLE 病理机制中可能也发挥重要作用。

三、免疫调节的异常与风湿免疫病

(一)调节性 T 细胞与风湿免疫病

1. 调节性 T 细胞参与风湿免疫病病理过程　调节性 T 细胞数量减少或功能异常直接引发自身免疫病。例如,$CD4^+CD25^+$ nTreg 在 SLE 活动期外周血淋巴细胞中的比例明显下降;在 BWF1 和 SNF1 狼疮易感小鼠疾病进展期的数量也明显减少。此外,SLE 活动期患者 $CD8^+$ Treg 的数量和功能也下降。$CD8^+$ Treg 发挥抑制作用依赖细胞因子 IL-6 和 IFN-γ。而活动期 SLE 患者的 $CD8^+$ Treg 分泌 IL-6 和 IFN-γ 能力明显低于正常人。

生理条件下,各种调节性 T 细胞可通过与其他免疫细胞的相互作用和释放抑制因子保持机体内环境稳定,包括调控 B 细胞产生抗体、抑制自身抗体的分泌、减轻免疫复合物在肾脏的沉积和补体依赖的免疫损伤。SLE 中 Treg 数量的减少和功能缺陷,必然导致平衡失调。例如活动期 SLE 患者,淋巴细胞分泌 TGF-β 的水平下降明显。TGF-β 不仅介导 Tr1 和 Th3 的免疫抑制作用,还参与 $CD4^+CD25^+$ iTreg 以及 $CD8^+$ Treg 的分化。TGF-β 含量下降则引起免疫应答亢进。

RA 发病中 Treg 的作用也日益受到重视。研究发现其中 $CD4^+CD25^+$ Treg 可正常地行使对效应性 $CD4^+$T 细胞增殖功能的抑制,但不能有效地阻遏这些 T 细胞和单核细胞产生 TNF-α 和 IFN-γ。还有研究发现,RA 患者中分离的效应性 T 细胞对 $CD4^+CD25^+$ Treg 的抑制作用具有抵抗性。而且 TNF-α 能够与 $CD4^+CD25^+$ Treg 表达的相应受体 TNFR-2 结合,可抑制其负向调节功能和 Foxp3 表达水平。在这个意义上,抗 TNF-α 单克隆抗体有可能用来增强调节性 T 细胞的活性并控制自身免疫病。现已应用于 RA 和炎症性肠病的临床实践。

实验动物中胶原诱导性关节炎(CIA)研究结果进一步支持 nTreg 参与 RA 病理过程。首先,在用抗体去除 $CD4^+CD25^+$ Treg 的动物中,CIA 发病迅速,关节损伤更加严重。在疾病早期,过继转移 $CD4^+CD25^+$ Treg 能延缓疾病发生和减轻症状表现,但不改变整个病程;在进展期,$CD4^+CD25^+$ Treg 则没有明显的治疗作用。有可能因为局部微环境中某些高浓度的细胞因子如 TNF-α 抑制了 Treg 的活性。

2. 调节性 T 细胞的治疗意义和影响因素　研究和开发 Treg 用于自身免疫病治疗,属于热点和前沿。目前已提出采用口服自身抗原诱导耐受,引入未成熟 DC 细胞及血管活性肠肽(VIP)等手段,在动物体内诱导 Treg 以治疗 CIA。据称结果令人鼓舞。而且如上所述,抗 TNF-α 单抗在治疗 RA 中的疗效也被证明与上调体内 $CD4^+CD25^+$ Treg 的数量和功能有关,但抗 TNF-α 单抗不能治愈 RA,一旦停药,RA 就会复发。所以,基于 Treg 的免疫治疗还有很长的路要走。

需要指出的是,Treg 本身的分化和行使功能受到多种因素的制约和影响,包括细胞因子 TGF-β 和 IFN-γ、抗原提呈细胞、CD28 和 CTLA-4 的表达、抗凋亡基因,以及前面提到的 Toll 样受体等。例如 DC 细胞表达的 TLR4 和 TLR9 一旦与相应配体结合,可抑制 Treg 的活性。研究发现,这与效应性 T 细胞对 Treg 的免疫抑制作用不再敏感有关。在 SLE 中,如果患者病毒感染持续存在,其产物可通过结合 TLR,长期抑制 Treg 的活性,将导致免疫应答亢进,加剧自身免疫病。

(二)核酸代谢异常、IFN-α 与 SLE

SLE 患者往往产生多种自身抗体,其中针对核蛋白及 RNA/DNA 的抗体主导了病理性的免疫应答。抗核抗体来自何处?核酸成分如何被机体感知和识别?有关自身抗体引起一系列免疫应答的特点和机制如何?现知,模式识别受体(PRR)、浆细胞样 DC(pDC)和 Ⅰ 型干扰素(type Ⅰ interferon, IFN-α/IFN-β)的激活和分泌在其中起关键作用。这实际上是对前面相关论述的一个综合性考量。

对常染色体显性遗传病冻疮样狼疮(chilblain lupus)的研究揭示,因 DNA 外切核酸酶 TREX1 或磷酸水解酶 SAMHD1 编码基因突变,可引起患者冷性疼痛和肢端损伤,属于慢性皮肤狼疮型的一类表现。患者亦可产生抗核抗体（ANA）。而 *TREX1* 基因突变同质体患者（称为 Aicardi-Goutieres 综合征），除了产生 ANA，尚有其他典型的 SLE 症状，如关节炎、口腔溃疡、白细胞和血小板减少、补体含量下降等。由于 *TREX1* 基因编码的蛋白酶在生理条件下可降解 RNA/DNA，提示相关基因缺陷引发了核酸代谢异常，使大量自身 RNA/DNA 在胞内积聚，出现病理性效应。上面提到，其机制是积累的核酸可作为"危险信号（danger signal）"被免疫细胞感知，并激活干扰素调节因子（IRF），引起 IFN-α

释放。

几乎所有细胞皆可产生干扰素，pDC 是分泌 IFN-α 的一群重要细胞。前面提到，pDC 带有胞内 RNA/DNA 感受器（sensor），可借助 RIG 样受体（RLR）和 TLR7/TLR9 识别核酸分子，启动信号转导，产生 IFN-α。与此同时，自身产生或因感染而出现的外来病原体核酸成分，也可借助抗核抗体和抗原抗体复合物，通过 APC 表面的免疫球蛋白 Fc 受体，进入内体或吞噬体，被内体膜上的 Toll 样受体 TLR3、TLR7 和 TLR9 识别后，启动相似的信号途径，产生 IFN-α（图 2-3-2）。

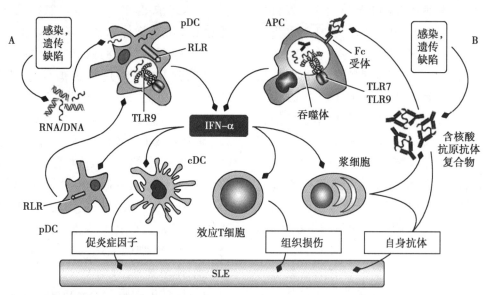

图 2-3-2　SLE 发病中起关键作用的 IFN-α：产生、病例效应及其与核酸代谢异常的关系

A. 感染和基因突变等因素使大量核酸（RNA/DNA）在体内聚焦（左上），进入 pDC 后，或直接被 RLR 识别，或进入内体被 TLR9 等识别，启动干扰素调节因子参与的信号途径，产生 I 型干扰素 IFN-α。后者进一步激活 pDC，并促使 cDC 产生促炎症因子；B. 类似的因素诱发产生带有核酸的抗原抗体复合物（右上），发挥效应作用，产生自身抗体，同时被 Mφ 等抗原提呈细胞（APC）表达的 Fc 受体识别，内吞后由胞内 TLR7 和 TLR9 感知后激活 *IFN-α* 基因，加速自身反应性 T 效应细胞的活化，也促使浆细胞分化，进一步产生自身抗体

进入胞质溶胶的核酸分子可以激活促炎症因子的分泌，还可以借助前面提到的 AIM2 炎症小体发挥作用（图 2-3-2 左侧）。AIM2 分子具有识别 DNA 的能力，并可进一步通过衔接蛋白 ASC 激活胱天蛋白酶 caspase-1，使 IL-1β 和 IL-18 前体转化为有活性的形式，引发炎症反应。

前已述及，SLE 患者中 *IFN-α* 基因的广泛激活在 SLE 发病中起关键作用，因为此类细胞因子不仅能活化 T 细胞（发挥效应作用）、浆细胞（促使自身抗体产生），并可激发 cDC 和 pDC 等多种树突状细胞。而因遗传因素或代谢异常而沉积的自身核酸分子，或感染外来细菌病毒而进入胞

内的核酸成分亦可以成为重要的启动因素，从而把"核酸—pDC—PRR—IFN-α—病理性应答—SLE"联系起来（图 2-3-2）。应该说，这种联系目前只是为探索作用机制的工作假说，但也展示了核酸代谢、免疫失调与 SLE 等自身免疫病产生的关系。

（三）免疫细胞的抑制性受体及其调节异常

1. 抑制性受体存在的普遍性及其反馈调节　几乎所有免疫细胞皆表达功能相反的激活性受体和抑制性受体（表 2-3-1）。激活性受体与抗原等配体分子结合后，通过其自身或相关跨膜分子，启动抗原识别信号的转导。其中起关键作用的是

与胞膜相连的蛋白酪氨酸激酶（PTK）和跨膜分子胞内段的免疫受体酪氨酸激活基序（ITAM），后者可招募胞质中游离的PTK和其他信号分子，通过蛋白磷酸化级联反应，传递正向活化信号。而免疫细胞抑制性受体（immunocyte inhibitory receptor，IIR）跨膜分子胞内段所携带的是免疫受体酪氨酸抑制基序（ITIM），通过招募蛋白酪氨酸磷酸酶（PTP），使已发生磷酸化的各种信号分子脱磷酸化，随之关闭激活信号通路，造成免疫细胞的激活和功能行使受挫。

表 2-3-1　免疫细胞的两类功能相反的受体

免疫细胞	激活性受体（带有ITAM）	抑制性受体（带有ITIM）
B细胞	BCR-Igα/Igβ复合体	FcγRII-B, CD22
T细胞	TCR-CD3复合体, CD28	CTLA-4, PD-1, BTLA
NK细胞	KIR-s/DAP12, CD49-NKG2C/DAP12, NKD2D/DAP10, CD16/ζ/FcεR1γ	KIR-L, CD94/NKG2A, ILT-2
肥大细胞	FcεR1	FcγRII-B
γδT细胞	Vγ9Vδ2 TCR	CD94/NKG2A

重要的是，同一细胞的两类受体介导的信号转导并非同时启动。通常，活化信号的产生和发送在前（使细胞活化），抑制信号在后（使活化适可而止）。结果是，免疫细胞的激活和发挥效应功能在时空上可保持在一个适度的范围内。

2. **抑制性受体功能失常与风湿免疫病**　作为反馈调节因素，抑制性受体结构和功能异常直接制约免疫细胞的激活。前面提到，NK细胞能否行使杀活性取决于抑制性受体的活化状态。现以T、B细胞抑制性受体与风湿病的关系作进一步阐述。

Ⅱ型IgG Fc受体（FcγRII-B）是表达于B细胞及肥大细胞表面的一类抑制性受体，其胞内段带有ITIM。该受体可以借助IgG型的抗TCR抗体或抗原抗体复合物与BCR分子交联，产生抑制性信号，从而阻遏由BCR启动的常规活化信号。然而，风湿病患者的B细胞抑制信号的转导往往有缺陷，或导致细胞钙离子浓度异常升高，或者如

SLE患者，抑制性受体FcγRⅡ-B分子因出现点突变（Ile 232 Thr）而不能嵌入胞膜的脂筏结构，结果是皆难以有效地发送抑制信号，造成B细胞过度活化。

对T细胞，抑制性受体属于共刺激分子CTLA-4，其结构与传递第二信号的CD28分子相似，不同的是，两者胞内段分别携有ITIM和ITAM。CD28分子属于组成性表达，而CTLA-4分子需要在抗原诱导24小时后表达，称为诱导性表达。而且，两者虽结合相同的配体分子B7.1和B7.2，但CTLA-4与之结合的亲和力远高于CD28，结果是CTLA-4一旦出现，即不再有或仅有少量B7.1/B7.2分子被留下与CD28结合。此时由CD28启动的活化信号迅速被抑制性信号所掩盖，T细胞激活遂告终止。

利用抑制性受体的反馈调节特性，可通过基因工程手段构建CTLA-4分子胞外段与免疫球蛋白Fc段相结合的融合蛋白。此CTLA-4-Ig保持了与B7分子高亲和力结合的特性，已用于抑制T细胞活性，诱导免疫耐受。有报道称，实验动物中该基因工程蛋白的使用也能明显抑制自身抗体的产生和SLE样的病理性改变，甚至在出现明显的临床症状之后（疾病进展期），CTLA-4-Ig的应用仍可取得疗效。

（四）激活诱导的细胞死亡对免疫应答的调节

细胞表面三聚体Fas分子一旦和配体FasL结合，通过死亡信号转导，将引发凋亡相关的一系列特征性变化：DNA片段化、染色质浓缩、胞膜泡化和细胞皱缩。Fas作为一种普遍表达的受体分子，可以出现在包括淋巴细胞在内的多种细胞表面，但FasL的大量表达通常只见于活化的T细胞（特别是活化的CTL）和NK细胞。因而已激活的CTL往往能够有效地以凋亡途径杀伤表达Fas分子的靶细胞。然而，能分泌FasL的CTL，对于因抗原激发而同样表达Fas分子的T、B淋巴细胞，也可以实施自我杀伤。生理条件下，这是一种活化的T、B细胞被清除的自杀性程序，称为激活诱导的细胞死亡（activation-induced cell death，AICD）。显然，"被杀"的不是所有的淋巴细胞，仅仅是因抗原活化而发生克隆扩增（因而表达Fas）的那一小部分。足见AICD属于一类高度特异性

的生理性反馈调节,其目标是限制抗原特异性淋巴细胞克隆的容积即属于同一克隆的淋巴细胞数量,由此降低淋巴细胞分泌的细胞因子浓度。

实验动物中发现,*Fas* 或 *FasL* 基因发生突变后,其产物无法相互配接而不能启动死亡信号转导,AICD 相关的反馈调节遂难以奏效。例如,对于不断受到自身抗原刺激的淋巴细胞克隆,反馈调节无效意味着细胞增殖失控,可形成一群数量日益增多的病理性自身反应性淋巴细胞,产生大量自身抗体,呈现 SLE 样的全身性反应(图 2-3-3)。*Fas* 和 *FasL* 的突变,已分别检出于 lpr 及 gld 小鼠。人类中相应的疾病称自身免疫性淋巴细胞增生综合征(ALPS)。ALPS 患儿淋巴细胞大量扩增,淋巴结肿大和脾大,并有溶血性贫血和中性粒细胞减少等类似 SLE 症状。仔细检查其 *Fas* 和 *FasL* 基因是否有突变,均获阳性结果。

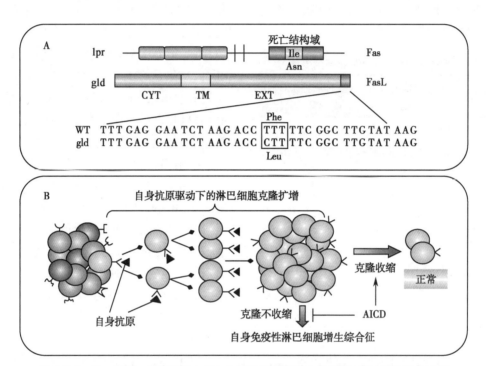

图 2-3-3 *Fas* 和 *FasL* 突变使 AICD 介导的反馈调节失效引起 SLE 样自身免疫病

A. 因为基因突变,lpr 和 gld 小鼠的 Fas 分子死亡结构域的异亮氨酸和 FasL 分子 C 端的苯丙氨酸分别被天门冬氨酸和亮氨酸取代,造成 Fas 与 FasL 难以配接,不再出现 Fas 介导的死亡信号转导,因免疫负向调节失控而引发 SLE 样自身免疫病;B. 相似机制使识别自身抗原而反复扩增的人自身反应性淋巴细胞不能发生激活诱导的细胞死亡(AICD),难以实施细胞克隆容积的收缩,引起自身免疫性淋巴细胞增生综合征(ALPS)。表现为淋巴细胞过量扩增,淋巴结肿大和脾大,并出现溶血性贫血和中性粒细胞减少

(沈 南 薛知新)

参 考 文 献

1. 周光炎. 免疫学原理. 第 3 版. 北京:科学出版社,2013.

2. Alunno A, Bartoloni E, Bistoni O, et al. Balance between regulatory T and Th17 cells in systemic lupus erythematosus: the old and the new. Clin Develop Immunol, 2012, 2012: 823085.

3. Aringer M, Gunther C, Lee-Kirsch M A. Innate immune processes in lupus erythematosus. Clin Immunol, 2013, 147: 216-222.

4. Elkon K B, Santer D M. Complement, interferon and lupus. Curr Opin Immunol, 2012, 24: 665-670.

5. Kontaki E, Boumpas D T. Innate immunity in system lupus erythematosus: sensing endogenous nucleic acids. J Autoimmunity, 2010, 35: 206-211.

6. Mudd P A, Teague B N, Farris A D. Regulatory T cells and systemic lupus erythematosus. Scand J Immunol, 2006, 64: 211-218.

7. Rahman A H, Eisenberg R A. The role of toll-like receptors in systemic lupus erythematosus. Springer Semin Immunopathol, 2006, 28: 131-143.

8. Singer B D, King L S, D'Alassio F R. Regulatory T cells as immunotherapy. Front Immunol, 2014; 5: 46.

9. Steiner G. Auto-antibodies and autoreactive T-cells in rheumatoid arthritis: pathogenic players and diagnostic tools. Clin Rev Allergy Immunol, 2007, 32: 23-36.

第三章　风湿免疫病常见症状的诊断和鉴别诊断

第一节　发　热

发热是风湿免疫病常见的症状之一。致热原或其他因素引起体温调节中枢的功能障碍即导致发热。致热原分为外源性和内源性。外源性致热原包括微生物、坏死组织、抗原抗体复合物等，它们激活血液中的中性粒细胞、单核 - 吞噬细胞等，使其产生内源性致热原。内源性致热原包括白介素、肿瘤坏死因子和干扰素等，直接作用于体温调定点导致发热。非致热原发热包括体温调节中枢直接受损，如脑外伤、出血、炎症等；或产热过多疾病，如甲状腺功能亢进；以及散热减少疾病，如广泛性皮肤病变等。

发热的诊断和鉴别诊断如下：

1. 呼吸道、胆道、泌尿系及心内膜是排查感染的重点部位，血、尿、骨髓培养及影像学检查是鉴别诊断的主要手段，降钙素原及 C- 反应蛋白显著增高可以帮助诊断。长期不明原因发热需首先考虑肺外结核，T-spot、PPD 及试验性抗结核治疗有助于确诊。EB 病毒（EBV）复燃和巨细胞病毒（CMV）感染也导致发热，血清病毒 IgM 抗体增高及核酸高水平复制是诊断的主要依据。此外，对于长期应用激素、免疫抑制剂及免疫低下人群，要充分注意机会感染可能。

2. 长期发热患者需注意血液系统肿瘤及实体肿瘤（如淋巴瘤、白血病、胃癌、肝癌等），应及时完善骨髓穿刺、淋巴结活检、肿瘤标志物、PET-CT 等检查。

3. 系统性红斑狼疮（SLE）和干燥综合征（SS）患者常发热，多伴淋巴结肿大及脾大，抗核抗体（ANA）和特异性自身抗体阳性。皮肌炎（DM）及无肌病性皮肌炎（CADM）患者除发热外，还伴有典型的皮疹；DM 患者同时存在近端肌无力、肌酶增高、肌电图及肌活检异常。成人 Still 病（AOSD）患者发热多高于 39℃，常为弛张热，伴有皮疹、关节肿痛、咽痛、白细胞增高、肝脾大、血清铁蛋白显著升高等。巨细胞动脉炎（GA）为老年患者，发热同时伴有颞浅动脉怒张或颞部触痛。大动脉炎（TA）偶以发热为首发症状，需仔细检查大血管杂音，必要时行影像学（包括 PET-CT）检查。结节性多动脉炎（PAN）发热同时可伴外周神经病变、皮肤改变、乙型肝炎病史、睾丸痛、胃肠道或肾脏等器官的血管炎或动脉瘤。ANCA 相关血管炎中的肉芽肿性多血管炎（GPA）和嗜酸性肉芽肿性多血管炎（EGPA）常伴发热，ANCA 阳性及典型病理帮助确诊。

4. 甲亢、无菌性坏死物质吸收（如肺梗死、脾梗死等）、颅内疾病（如脑出血、脑挫伤、癫痫等）、皮肤病变（广泛性皮炎）、药物热及自主神经功能紊乱等均可导致发热。

第二节　关节痛和关节肿

关节肿和关节痛是风湿免疫病最常见的症状之一。关节的组成部分（骨、软骨、滑膜、肌腱、韧带和滑囊等）出现炎症、增生或退行性改变均可引起关节疼痛甚至肿胀。根据关节肿痛的病程可将其分为急性和慢性，其症状常与全身性疾病密切相关。

关节痛和关节肿的诊断和鉴别诊断如下：

1. 类风湿关节炎　类风湿关节炎（RA）的关节肿痛多为对称性，病程迁延，最常见于双手近端指间关节等小关节。关节肿胀一般为梭形肿、压痛明显，活动受限，晨僵常大于 30 分钟。RA 的滑膜炎症导致软骨及骨破坏，晚期可形成关节畸形，如掌指关节半脱位、手指尺侧偏斜；近端指间关节过伸及远端关节屈曲形成的"天鹅颈"畸形、近端指间关节屈曲和远端指间关节过伸形成"纽扣花"的畸形。此外，类风湿结节和腘窝囊肿也是 RA 的特征性表现。

2. 骨关节炎 骨关节炎（OA）多发生在 50 岁以上人群，主要累及脊柱、髋、膝关节及手的远端指间关节。表现为缓慢发展的关节疼痛，晨僵小于 30 分钟。疼痛主要发生于运动过程中，休息后可减轻。特征性表现为远端指间关节的骨性膨大，称赫伯登结节（Heberden node）；近端指间关节的骨性膨大，称布夏尔结节（Bouchard node）。其病理基础为关节软骨退化、关节边缘骨性膨大和骨赘形成。年轻患者发病需追问是否存在创伤史，并检查关节力线是否正常。

3. 银屑病关节炎 银屑病关节炎（PsA）主要累及肌腱、肌腱端和骨膜，这些部位的炎症导致手指呈现特征性的"腊肠样"肿胀，这与 RA 的梭形肿有明显不同。PsA 受累的指/趾末节骨远端骨质溶解后变细、变尖，同时末节骨近端骨质增生、膨大，在 X 线下呈现典型的"笔帽征"。银屑病皮疹、指甲改变、中轴关节增生样改变及银屑病家族史有助于该病的诊断。

4. 痛风性关节炎 痛风性关节炎表现为关节局部红肿热痛，以第一跖趾关节最多见，不对称。起病急骤，常于夜间、劳累或受凉后发作，初发者自行缓解，可反复发作。绝大多数痛风性关节炎患者伴有高尿酸血症，严重者伴有痛风性肾病和痛风石。

5. 强直性脊柱炎 强直性脊柱炎（AS）除中轴关节改变外也可伴有外周关节肿痛，以下肢大关节受累为主，特别是髋关节和膝关节，不对称，好发于青壮年男性。

6. 反应性关节炎 反应性关节炎（ReA）主要特点在前驱泌尿系统、生殖系统、肠道或呼吸道感染后出现关节肿痛，常以大关节肿痛常见，多不对称。

7. 炎症性肠病关节炎 炎症性肠病关节炎患者可伴有关节肿痛，多以外周大关节为主，可同时伴有中轴关节受累，炎症性肠病病史有助于明确诊断。

8. 系统性硬化症（SSc）和混合性结缔组织病（MCTD） 也可出现关节肿痛，并可伴有软骨和骨侵蚀，甚至出现关节畸形。标志性抗体及其他疾病特征性表现有助于疾病的诊断。

9. Jaccord 关节炎 SLE 关节半脱位和关节周围组织挛缩导致的关节畸形。外力可使半脱位的关节重新对位整齐，X 线下 Jaccord 关节炎无关节软骨及骨破坏，这与 RA 由于骨破坏导致的关节畸形明显不同。

10. 假性痛风 常见于老年人，一般为沉积在关节软骨的焦磷酸盐脱落导致关节局部红肿热痛，肩关节最常见。患者一般无高尿酸血症，X 线检查可见高信号物质沉积于软骨，偏振光显微镜可帮助鉴别尿酸盐与焦磷酸盐沉积。

第三节 腰 背 痛

腰背痛是指胸腰关节（T_{12}~L_1）以下的部位疼痛。腰背部组织包括脊柱、韧带、肌肉、皮下组织等，上述任何组织的病变均可引起腰背痛，此外腰背部邻近器官病变也可引起腰背痛。应注意起病的情况和时间，有无诱因，疼痛的部位和范围，加重和缓解因素，活动后有无加重或缓解，外周关节是否受累，单侧还是双侧，是否对称等。同时还要注意有无伴随症状，如放射痛、皮疹、晨僵、发热、盗汗及其他脏器受累等。

腰背痛的诊断和鉴别诊断如下：

1. 炎性腰背痛是 AS 腰背痛的特点。一般为青壮年男性起病，开始可为单侧或间歇性，以后发展为双侧。疼痛位于骶髂关节处或臀部，多夜间出现，伴有翻身困难，休息不能缓解，活动可改善，最终出现脊柱运动功能障碍和强直畸形。除了下腰部疼痛，胸腰椎体结合部疼痛和髋关节疼痛也常见。可伴有肌腱端炎，如足跟痛、足底痛。AS 的腰背痛对非甾体抗炎药治疗反应良好。HLA-B27 阳性及骶髂关节放射学特征性改变对确诊十分重要。

2. PsA 和炎症性肠病关节炎的腰背部疼痛较隐匿，伴有僵硬感，外周关节炎更常见，应注意询问银屑病病史或炎症性肠病病史。骶髂关节及腰椎 X 线表现以增生性改变为主。

3. OA 累及腰椎时可出现腰背痛、僵硬感及活动受限，负重时加重，休息后可减轻。当压迫神经根时还可出现剧烈的下肢牵涉痛。常和外周关节的疼痛同时存在。OA 特征为老年人多见，多与外伤、肥胖等相关。

4. 风湿性多肌痛（PMR）常有颈、背、肩胛、骨盆带区的酸痛及晨僵，导致梳头、下蹲等动作困难。可伴有发热、乏力等全身症状。多见于50岁以上老人，可隐匿或急性起病，急性期红细胞沉降率（ESR）、CRP等均增高，小剂量激素有明显疗效。

5. 直接或间接暴力所致的腰椎骨折、脱位或周围软组织损伤可导致急性腰背部疼痛及活动受限，叩击痛明显，X线或CT可确诊。工作时的不良体位、劳动姿势引起的慢性累积性损伤，如腰肌劳损等，则表现为腰骶部酸痛、钝痛，轻叩击可缓解，弯腰及负重时加重。

6. 腰椎间盘突出所致的疼痛多局限在下腰部或一侧下肢，有明显的神经节段分布，放射至大腿和小腿后，伴有麻木，支配区感觉及肌力下降。活动受限，压痛点固定，无外周关节炎，活动时加重，休息后减轻。腰椎CT可协助诊断。

7. 结核性脊柱炎为持续性腰背钝痛，常有结核病史，发病缓慢，继而出现冷脓肿、脊柱畸形；化脓性细菌等侵犯腰椎及其周围软组织形成感染性炎症导致局部肿胀、疼痛和周身炎症反应；肿瘤性腰背痛以转移性恶性肿瘤多见，表现为顽固性腰背痛，疼痛剧烈而持续。

第四节　肌痛和肌无力

各种病因所导致的肌肉损害均可出现不同程度的肌肉疼痛。首先应确定疼痛是来自肌肉，还是肌腱、骨或神经。问诊时应注意询问肌痛的部位，是广泛的还是局限的，是近端肌群还是远端肌群，疼痛的性质和时间的关系，加重缓解因素。是否有相关的伴随症状，如体重下降、发热、盗汗、皮疹，以及是否有用药和前驱感染史等。

肌痛和肌无力的诊断和鉴别诊断如下：

1. 多肌炎（PM）和DM的肌痛为近端肌肉对称性疼痛。患者受累肌肉出现明显的肌肉握痛和肌无力，存在肌酶和肌电图改变。患者下蹲、起立、举物困难，如颈前屈肌受累时则抬头困难；吞咽肌受累则吞咽困难、发音不清；呼吸肌受累则出现呼吸困难。

2. SLE、MCTD及SS均可出现肌肉疼痛和肌肉握痛，主要累及近端肌肉以及关节周围，少见肌酶升高。

3. PAN的肌痛多表现为弥漫性肌痛或下肢腓肠肌握痛，常伴有外周神经病变、网状青斑和睾丸疼痛等，肌酶一般正常。

4. PMR在老年人多见，急性或亚急性发病，近端肌群疼痛及僵硬明显，累及肩胛带、骨盆带肌肉群，不伴肌无力或肌萎缩，血沉明显增快。

5. 内分泌疾病，如甲亢、甲状腺功能减退、艾迪生病（Addison's disease）等均可能出现肌痛和肌无力，同时伴有肌酶升高。

6. 他汀类降脂药、糖皮质激素、青霉胺、秋水仙碱、胺碘酮、拉米夫定等药物均可导致横纹肌溶解、肌肉萎缩、肌肉炎症、影响神经微管、线粒体功能障碍等，出现肌痛、肌无力、肌酶升高和肌电图异常。

7. 过量运动、肌肉挤压伤和中毒等可造成横纹肌溶解，表现为剧烈的肌痛，伴有肌肉压痛、肿胀和肌酶及肌红蛋白显著升高。

8. 重症肌无力可表现为全身弥漫性肌肉无力，一般无肌肉疼痛，具有运动后加重，眼睑下垂，晨轻暮重等特点，肌酶一般正常，肌电图示神经源性损害。

9. 遗传性肌病是一类主要累及躯干、四肢以及面部骨骼肌，以肌肉萎缩无力为表现的遗传病，某些特殊类型还会累及呼吸肌、心肌以及吞咽肌，包括进行性肌营养不良症、线粒体肌病等。发病年龄较小，多有家族聚集性。

10. 其他如感染、癌性肌病等亦可有肌肉损伤和无力表现。

第五节　皮肤黏膜症状

风湿免疫病常有皮肤和黏膜改变，主要表现为口腔溃疡、皮肤红斑、结节、网状青斑、溃疡和坏疽等。正确认识皮肤黏膜表现对于早期识别和诊断风湿免疫病具有重要意义。

皮肤黏膜症状的诊断和鉴别诊断如下：

1. **黏膜溃疡**　黏膜溃疡分为口腔溃疡、消化道溃疡及生殖器溃疡。口腔溃疡表现为阿弗他溃疡，反复发作，常位于颊部黏膜、唇、舌、咽部，边界清楚，呈卵圆形，有白色假膜，基底呈黄色，周围有红晕和水肿围绕,疼痛剧烈。生殖器溃疡男性多见于阴囊、阴茎,女性多见于阴唇,也可出现于阴道。典型的白塞病表现为复发性口腔溃疡和生殖器溃疡。SLE 患者也可出现口腔溃疡改变。

2. **皮肌炎**　皮肌炎的特征性皮疹有两种:一种为上眼睑的水肿性暗紫色斑,可扩展至面颊、颈部和前胸,称为"向阳疹";另一种为关节伸面略高出皮肤表面的鲜红色鳞屑样皮疹,多见于肘关节、掌指关节、近端指间关节等,称为"Gottron"疹。慢性病例中,可见斑点样色素沉着、点状色素脱失、毛细血管扩张和皮肤萎缩。此外,还可见甲周僵硬的毛细血管扩张、甲襞不规则增厚。抗合成酶综合征的患者可出现手外侧和掌面皮肤角化、裂纹改变,与某些技工的手类似,称为"技工手"。少部分 DM 患者可以出现皮下钙化。

3. **结节红斑**　结节红斑表现为成批发生的鲜红色、对称性、疼痛性的结节,略高于皮肤表面,直径一般大于 2cm,散在分布,有显著的疼痛和压痛,初为鲜红色,逐渐变为暗红色、紫红色,新旧皮疹共存,表面温度稍高。常见于溶血性链球菌、结核分枝杆菌等感染,以及结节病、炎症性肠病、白塞病和部分结缔组织病(CTD)。

4. **雷诺现象**　雷诺现象是指 / 趾端阵发性缺血导致的指 / 趾端先苍白,随后发绀、变红,常伴有疼痛,寒冷和精神紧张可诱发或加重,可伴有不同程度的感觉异常,严重时出现指 / 趾端溃疡。雷诺现象分为原发和继发,原发者又称为雷诺病,病因不明。继发者常见于 SLE、SSc、MCTD、冷球蛋白血症及血栓闭塞性脉管炎等,偶见于 SS。

5. **颊部蝶形红斑**　颊部蝶形红斑是 SLE 的特征性皮肤表现,其他 SLE 皮疹还包括盘状红斑、多形红斑、甲周红斑、银屑样红斑、环形红斑、疣状红斑、大疱疮样皮疹和深在性红斑等。蝶形红斑为轻度水肿性的红斑,好发于鼻颊部,呈对称性分布,红斑消退可遗留色素沉着,偶有皮肤萎缩。盘状红斑境界清楚,表面毛细血管扩张,并附有鳞屑,皮损中心逐渐萎缩、色素减退,周围色素沉着,好发于颜面、头皮、躯干等。

6. **网状青斑**　网状青斑是由于真皮小动脉升支痉挛导致皮肤浅层静脉血流增多而出现的青紫色网状变化。SLE、冷球蛋白血症及抗磷脂综合征(APS)患者常伴有网状青斑。

7. **肢端硬化和皮肤硬化**　肢端硬化和皮肤硬化见于 SSc。表现为从四肢远端开始的硬化,逐渐累及腹、背及颈部。早期表现为非凹陷性的水肿性红斑,皮肤紧张增厚,皱纹消失,手指光滑呈腊肠样,逐渐蔓延至周身;硬化期表现为皮肤弹性减低,指硬化,关节挛缩,颜面呈表情减少,唇变薄,口周放射状沟纹,张口受限,钩型鼻,皮肤色素沉着或色素脱失,称"面具脸";萎缩期表现为皮肤变薄,毛发脱落,肢端易发生溃疡及坏疽。硬皮病亚型"CREST 综合征"常出现皮下钙化和毛细血管扩张。

8. **紫癜样皮疹**　紫癜样皮疹表现为直径数毫米大小的紫色斑疹,常见于 SS 患者的下肢,米粒大小,边界清楚的红点,自行消退,遗留色素沉着。高球蛋白血症导致的血管炎和血管壁损伤可能是其病理学基础。

9. **其他皮疹**　绝大多数 PsA 患者皮疹表现为界限清楚、高出皮肤表面的皮疹,散在或泛发分布,表面覆有多层银白色鳞屑,好发于肘、膝、头皮及腰骶部。指甲改变为甲表面凹陷,甲板失去光泽,甲床上翻,呈"顶针样"改变等。

第六节　呼吸系统症状

风湿免疫病常发生呼吸系统并发症,肺、胸膜、呼吸肌、肺血管等均可受累。主要症状为间质性肺疾病(ILD)、肺动脉高压(PAH)、胸膜病变和弥漫性肺泡出血(DAH)的相应表现。

呼吸系统症状的诊断和鉴别诊断如下:

1. ILD 主要症状为休息或活动后干咳、咳痰和气短,重者致呼吸衰竭,听诊可闻及帛裂音。SSc、PM/DM、RA、MCTD、SLE 及 SS 等均可出现 ILD。肺 CT 和肺功能检查可以帮助早期诊断和判定不同亚型。

2. PAH 起病隐匿,表现为乏力、活动后气短、干咳、胸痛、心悸等。查体可闻及肺动脉瓣区第二心音亢进和分裂,晚期患者出现右心功能不全。6 分钟步行试验、超声心动图、右心导管检查、肺功能、心脏 MRI 等检查有助于疾病的早期诊断和评估。MCTD、SSc、SLE、SS 等均可以出现 PAH 的相应症状。

3. 胸膜改变中最常见的是胸腔积液、胸膜粘连和增厚，偶见气胸。SLE、MCTD、RA、SS 及 DM 等均可以出现胸膜病变。临床表现为呼吸困难、刺激性咳嗽、胸痛，伴有发热，心悸等，这些均与胸腔积液、胸廓顺应性下降、膈肌受压有关。少量积液可无明显体征或触及胸膜摩擦感，大量积液时叩诊浊音，听诊呼吸音减低，可有气管、纵隔移位。胸水多为渗出液，漏出液少见。

4. DAH 是指肺微血管的血液进入肺泡内，聚集于肺实质所导致的危及生命的综合征，多见于 SLE、系统性血管炎、肺出血 - 肾炎综合征等。呼吸困难、咯血和贫血是其主要表现，严重者出现呼吸衰竭而死亡。

第七节　心血管系统症状

风湿免疫病的冠脉血管炎可导致心肌缺血或梗死。心肌直接损伤和冠脉小血管炎症也可导致心肌病。此外，心包炎、心律失常、心脏瓣膜改变和心力衰竭也是心血管系统受累时的常见表现。

心血管系统症状的诊断和鉴别诊断如下：

1. 多种 CTD 均可因心肌缺血或梗死出现胸痛和胸闷，以 SLE、SSc、抗磷脂综合征（APS）和系统性血管炎常见。由于冠脉血管炎是其发病的主要基础，控制原发病对疾病预后的改善极为关键。此外也应注意 CTD 患者的长期免疫炎症和药物治疗导致冠脉粥样硬化的可能。需要注意的是两者导致的心肌缺血或梗死治疗原则并不相同。

2. 免疫炎症导致心肌损伤表现为心悸、胸闷和心律失常，严重时可有呼吸困难、血压降低、甚至休克等。常见于 SLE、PM/DM 和 SSc 等，临床上需与病毒性心肌炎和药物性心肌炎等相鉴别。

3. 心包积液是 CTD 的常见表现，可表现为胸痛、发热、心动过速和心包摩擦音。大量心包积液可出现心包填塞征象。CTD 的心包积液一般为渗出液，多见于 SLE、SS、MCTD 和 RA。CTD 的心包积液与疾病活动密切相关，随着原发病的控制，心包积液也会随之好转。

4. 多种 CTD 如 SLE、系统性血管炎、MCTD

等均可导致心衰的发生。右心衰和左心衰在 CTD 中均可出现。右心衰以体循环淤血为主要表现，可出现双下肢水肿、恶心、呕吐等。左心衰表现为不同程度的呼吸困难，不能平卧、咳嗽、咯血等。

5. 完全性房室传导阻滞常见于新生儿狼疮，与母亲抗 SSA 抗体阳性有关。RA 患者的类风湿结节累及传导系统可导致不同程度的传导阻滞。SSc 患者心肌纤维化可导致房性期前收缩、室性期前收缩及传导阻滞等，严重者可致恶性心律失常甚至猝死。

6. SLE 及 APS 可导致心脏瓣膜改变，出现瓣膜关闭不全和反流，称 "Libman-Sacks 心内膜炎"；RA 患者的心脏瓣膜可出现与原发病相关的结节样赘生物。

7. 心脏停搏是风湿免疫病最严重而紧急的并发症。恶性心律失常、离子紊乱、心功能衰竭、心包填塞、肺栓塞等心血管及呼吸系统的损害都可能导致心脏停搏的发生。其主要临床表现为心音消失、大动脉搏动消失、意识突然丧失或昏迷、瞳孔散大。

第八节　消化系统症状

风湿免疫病常出现不同的消化系统症状，如吞咽困难、腹痛、腹胀、恶心、呕吐、呕血、黑便、肠梗阻及肠瘘等症状，其主要病理基础为消化道血管炎。

消化系统症状的诊断和鉴别诊断如下：

1. **吞咽困难**　最常见于 PM 和 DM，表现为进食呛咳；SS 因唾液减少也可引起食物吞咽困难，需用水送服。

2. **胸骨后灼痛**　常见于 SSc 患者，其机制为食管硬化和反流。

3. **腹痛和腹泻**　SLE 和系统血管炎出现的腹痛和腹泻主要由肠系膜血管炎导致。腹膜后纤维化（RPF）常表现为侧腹部及下腹部疼痛，多为持续性钝痛，为包绕血管生长的腹膜后纤维硬化组织增生压迫周围组织所致。各种原因（包括白塞病和大动脉炎）导致的腹主动脉瘤均表现为持续性腹痛。

4. **黑便、便血、呕血**　可由系统性血管炎、

SLE、APS 的胃肠系膜血管炎、肠系膜动脉血栓导致。CTD 继发的门脉高压可造成食管胃底静脉曲张引起消化道出血。

5. 腹胀和便秘 常见于 SSc 和 SS,其病理基础与肠道硬化及菌群失调有关。

6. 肠瘘及肛瘘 最常见于白塞病,口腔溃疡、外阴溃疡、眼葡萄膜炎和皮肤改变可以帮助确诊。

7. 布加综合征(Budd-Chiari syndrome)是指由于肝静脉和 / 或肝后段下腔静脉狭窄或闭塞导致肝静脉、下腔静脉压力增高所引起的临床综合征。布加综合征主要表现为肝大、腹水、消化道出血、下肢水肿和色素沉着。需警惕 APS 导致布加综合征的可能。

第九节 神经系统症状

风湿免疫病的神经系统受累症状根据受累部位分为中枢病变和周围病变两类。中枢症状包括脑病和脊髓病变导致的相应表现,主要为颅压增高、癫痫发作、脑血栓、脑出血、意识和认知状态异常、精神症状、失明、感觉和运动障碍等。周围神经系统受累症状包括感觉障碍、感觉异常,如麻木、刺痛等、运动障碍。

神经系统症状的诊断和鉴别诊断如下:

1. SLE、SS、MCTD、系统血管炎(如白塞病)、APS 等均可导致中枢神经系统受累而出现相应的症状,其主要的病理基础为颅内血管炎和微小血栓形成。ACR 将 SLE 的中枢神经系统归类为 12 种,涉及脑膜、脑和脊髓的相关症状。SS 患者也可出现中枢神经病变,常表现为舞蹈症、癫痫发作、认知障碍和脊髓病变等。白塞病累及中枢神经系统时,可因血管炎部位的不同表现为意识障碍、肢体瘫痪、癫痫发作、认知障碍,还可有脑膜刺激征和小脑体征等。APS 常累及中枢神经系统,导致脑卒中、血管性痴呆、舞蹈症、白质病变等改变。

2. 周围神经病变多为远端对称性感觉或运动性多神经病,临床表现双下肢麻木、刺痛、感觉障碍、肢体无力,共济失调和自主神经病变(如直立性低血压)。SLE、SS、系统血管炎和 MCTD 等均可出现不同表现的周围神经病变。

第十节 眼部症状

眼是风湿免疫病常累及的器官,可表现为干眼、泪腺肿大、结膜炎、角膜炎、巩膜炎、葡萄膜炎、视网膜、视神经病变和眶内肿物。

眼部症状的诊断和鉴别诊断如下:

1. 角膜干燥表现为眼干、异物感、灼热感、无泪等,严重者可引起角膜炎和角膜穿孔等。干燥性角膜炎是 SS 患者典型表现;也可长时间作为突出表现而不伴其他 CTD 的相关症状。Cogan 综合征可出现树枝状角膜炎。

2. 巩膜炎一般双眼发病,浅表性巩膜炎病变局限,一般表现为疼痛和结膜水肿,预后较好;坏死性巩膜炎导致巩膜穿孔和视力下降。RA 患者眼部受累时常为巩膜炎。

3. 葡萄膜是风湿免疫病常累及的部位,葡萄膜炎表现为眼红、畏光、眼前黑影、视物模糊等。AS 常为前葡萄膜炎,以虹膜炎最经典,重者眼痛和畏光明显,可导致继发性青光眼、白内障和视力减退。白塞病常为全葡萄膜炎,重者可导致失明。

4. 失明是风湿性疾病累及眼的最严重表现。巨细胞动脉炎、大动脉炎患者眼动脉、后睫动脉受累引起的缺血性视神经病变,可表现为视力丧失或视野缺损。白塞病也可因为视网膜血管炎和视网膜脱离导致失明。原发或继发的视神经脊髓炎也可导致失明,同时出现的脊髓病变和 AQP-4 蛋白抗体帮助确诊。

5. 巨细胞动脉炎患者眼外肌缺血可引起复视;结节性多动脉炎引起的第 3 对或第 6 对脑神经麻痹亦可造成复视。

6. GPA 球后肉芽肿可导致眼球突出、球结膜水肿和眼球运动受限。IgG4 相关疾病形成炎性假瘤也可导致眼球明显突出。

7. SS 和 IgG4 相关疾病的患者常见泪腺肿大,以后者更为明显。病理、特异性自身抗体和血清 IgG4 水平可以帮助鉴别诊断。

第十一节 口腔及颌面部症状

风湿免疫病的口腔、耳、鼻、喉、腮及颌部表现并不少见,在临床中应注意详细的病史采集和体格检查。

口腔及颌面部症状的诊断和鉴别诊断如下：

1. 口干是 SS 的典型症状，重者可出现猖獗齿和牛肉舌。SS 患者偶见舌下腺囊肿。

2. 耳部症状常发生于复发性多软骨炎，以耳郭软骨炎最常见，也可侵犯耳屏、外耳道。多为对称性，表现为耳郭红、肿、热、痛，可反复发作，后期出现耳郭塌陷畸形及萎缩，亦可有中耳炎、听力下降和眩晕等表现。GPA 为多系统小血管炎，耳部常常表现为分泌性中耳炎、感音神经性耳聋等。痛风慢性期可有耳郭的痛风石结节，隆起于皮下，黄白色赘生物，破溃后排出白色粉末状或糊状物。

3. GPA 多表现为双侧进行性鼻塞、流脓涕、嗅觉减退、鼻黏膜肿胀溃疡，鼻软骨损害造成鼻背塌陷，称为"鞍鼻"。复发性多软骨炎累及鼻软骨也可表现为鼻部疼痛、鼻塞、鼻出血、鼻梁肿胀感及嗅觉障碍，外观出现红紫、软骨塌陷，出现"鞍鼻"。变应性肉芽肿性血管炎（CSS）可表现为过敏性鼻炎、鼻息肉和鼻窦炎等。

4. 复发性多软骨炎可有甲状软骨、环状软骨局部触痛，气道局部炎性水肿及软骨塌陷，表现为声音嘶哑、吸气性呼吸困难。SS 患者可因声带受累而出现声音嘶哑。

5. SS 和 IgG4 相关疾病均可表现为腮腺及颌下腺反复肿大，唇腺活检病理表现、特异性抗体及血清 IgG4 的水平可以帮助鉴别两者。

6. 老年男性出现颞部触痛和压痛，如同时伴有发热和其他颈内动脉的颅内分支（眼动脉、面动脉和舌动脉）受累的表现，此时应考虑 GPA 的诊断。

（杨娉婷）

参 考 文 献

1. Anthony S F, Carol A L, Dan L L, et al. Harrison's Rheumatology. 3th ed. New York: McGraw-Hill Education, 2013.
2. 蒋明. 图解风湿病学. 北京: 中国协和医科大学出版社, 2017.
3. 胡晓文, 陆国椿, 丁俊杰, 等. 药源性肌病的临床表现及致病药物. 药物不良反应杂志, 2005, 7（2）: 106-108.

第四章　风湿免疫病自身抗体谱

第一节　概　述

一、自身抗体和自身免疫病

自身免疫病（autoimmune disease，AID）是指机体的自我耐受失控，自身免疫应答过高，产生直接或间接破坏自身组织的自身应答性 T 淋巴细胞和自身抗体，机体免疫系统攻击自身的一种或多种成分，引起相应器官组织的病变和功能障碍。AID 是一组异质性疾病，以患者血清出现多种自身抗体为主要特征。自身抗体（autoantibody）是指各种原因造成机体 B 淋巴细胞产生针对自身组织、细胞及其成分的抗体。自身抗体可以是生理性的，也可以是病理性的。正常人群中生理性自身抗体的存在相当普遍，其作用之一就是清除体内衰老及死亡的细胞。一般说来，病理性自身抗体滴度高，与相应抗原的亲和力强，往往造成机体的病理性损害。

按自身抗体针对的抗原分布不同，AID 可分为器官特异性和非器官特异性两大类。器官特异性自身免疫病通常有明确的针对特有组织器官的特异性抗体，病变也严格局限于该器官，如桥本甲状腺炎、I 型糖尿病、萎缩性胃炎、溃疡性结肠炎、重症肌无力、自身免疫性溶血性贫血、特发性血小板减少性紫癜等；非器官特异性自身免疫病所针对的自身抗原则为细胞核或细胞质成分，病变常累及全身各组织器官，如多种风湿性疾病，包括系统性红斑狼疮（systemic lupus erythematosus，SLE）、类风湿关节炎（rheumatoid arthritis，RA）、干燥综合征（Sjögren's syndrome，SS）、混合性结缔组织病（mixed connective tissue disease，MCTD）等，这类疾病通常没有明确的针对特有组织器官的特异性抗体。

AID 患者的血液中通常可检测到高滴度的自身抗体或与自身组织成分发生反应的致敏淋巴细胞，而正常人没有或极少有这类抗体，故自身抗体的检测已成为现代风湿病常规的诊断方法，协助判断患者的病情、疗效及预后，并用于各类风湿性疾病的免疫病理机制研究及流行病学调研。

现代风湿病学的建立依赖于临床免疫学、分子生物学的迅猛发展，尤其是自身抗体的研究已经成为这些学科之间的纽带。1948 年，Hargraves 及其同事最早在 SLE 患者的骨髓样本中发现狼疮细胞。1949 年，Haserick 也从外周血中找到了狼疮细胞。其后，Hargraves、Haserick 以及 Holman 等又分别证实狼疮细胞的形成机制是一种血浆因子，即抗脱氧核糖核蛋白的自身抗体，存在于外周血、骨髓、心包、胸腔和腹腔积液、疱液和脑脊液中，与受损伤或死亡的细胞核、各种器官的细胞核起作用，形成所谓"匀圆体"，在补体的作用下，被活跃的吞噬细胞（一般为中性粒细胞）所吞噬而成（图 4-1-1，见文末彩图）。从此，狼疮细胞就成为 SLE、药物性狼疮、SS 及 RA 等疾病的重要诊断手段。1957 年，随着间接免疫荧光法建立，自身抗体的检测变得更为敏感。此后，免疫扩散法的应用使得自身抗体的特异性成分在细胞组分中更明确，从而发现了新型的特异性抗核抗体，包括抗 Sm 抗体、抗核糖核蛋白（nRNP）抗体、抗 SSA（Ro）抗体及抗 SSB（La）抗体等。其后对自身抗体的研究发现，这些靶抗原在细胞繁殖过程中起重要作用，显示了其更为深入的生物学意义，如抗 Sm 抗体和抗 nRNP 抗体的靶抗原核小核糖核蛋白颗粒（snRNP），在信使 RNA 的剪接中起重要作用。因此，自身抗体的检测不仅是 AID 的一种重要的实验诊断手段，而且也极大地促进了 AID 致病机制的研究。

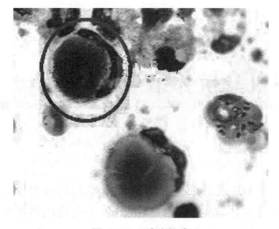

图 4-1-1 狼疮细胞

二、检测方法

（一）免疫荧光法

间接免疫荧光法（indirect immunofluorescence method, IIF）是目前国内外临床实验室应用最广泛的抗核抗体的筛选方法，敏感性高，根据不同的荧光染色模型可筛选出针对不同细胞成分的自身抗体。

1. 原理 患者待测血清中存在抗细胞成分的抗体（第一抗体），可以特异地和实验基质中抗原成分结合，形成免疫复合物。先将不同稀释倍数的待测血清孵育底物细胞，然后再与荧光标记的抗人免疫球蛋白 G（第二抗体）结合，在荧光显微镜下观察相应部位出现的荧光染色。可用来测定的底物包括啮齿类动物肝、肾组织切片，HEp-2 细胞等。

（1）鼠肝或肾组织切片作抗原基质：最早应用，价格便宜；不发荧光，对阴性结果的区分更可靠，可识别抗肝组织的特异性抗原抗体等；但使用动物组织切片，存在种属差异、肝细胞核较小、细胞形态常不规则等，故敏感度和特异性较低。

（2）HEp-2 细胞（人喉癌上皮细胞）作抗原基质：目前 IIF 检测抗核抗体应用最多的实验基质。人源性更具有特异性，与肝、肾等组织基质比较，阳性率可增加 10%~20%；具有更大和更明显的细胞核，易于观察和分析不同的荧光模型；有丝分裂的比例明显增高，易识别抗有丝分裂结构的自身抗体，如抗着丝点抗体。

2. 荧光强度和荧光模型 免疫荧光的检测结果包括荧光染色强度和荧光模型。

抗核抗体的荧光染色被检测出来的最终稀释倍数为其效价。通常效价 ≥ 1∶40，即被认为阳性。但目前有研究者认为这种检测方法存在主观性误差。目前已有一些实验室通过计算机依赖性荧光染色定量法来标准化检测结果。世界卫生组织（WHO）和疾病控制中心（CDC）等实验室也主张应用标准化血清来鉴定抗核抗体的效价，并采用标准化单位 IU/ml。但免疫荧光的实验室标准化结果还尚未广泛制订。

抗核抗体免疫荧光模型，同一种自身抗体可以出现不同的荧光模型，不同自身抗体可以出现相同的荧光模型。荧光模型具有一定的提示作用，但仅根据荧光模型特点来推断自身抗体的特异性具有片面性。除了抗着丝点抗体、抗 PCNA 抗体及一些具有特殊荧光模型抗体外（如抗高尔基抗体、抗中心体抗体等），对 ANA 特异性的判断应根据特异性抗体检测方法（如 ELISA、免疫印迹法、对流电泳法、免疫扩散法等）来确定。此外，IIF 检测 ANA，结果判断时应注意有丝分裂期细胞，尤其是分裂中期细胞荧光染色特点，对荧光模型分析有重要帮助。

3. 评价 免疫荧光方法广泛用于风湿性疾病的筛选检查，但必须通过其他特异检测方法来解释其临床意义。IIF 用来检测 ANA 的底物大多是 HEp-2 细胞，尽管其组织成分具有排除血液系统、异嗜白细胞抗体或过路病毒等抗体干扰的优势，培养的细胞系因高浓度的核、细胞质抗原而使底物标准化、检测敏感性增高，但其特异性很低。实验误差的其他来源包括实验结果的主观判读、试剂及荧光显微镜的质量。故美国病理学家专业委员会（CAP）和国家临床实验室检测标准委员会（CLSI）建议：①用于测定的血清需保存在 4℃，不超过 72 小时，或者保存在 −20℃ 以下；②用丙酮固定的 HEp-2 细胞，因为乙醇或甲醇固定可能会清除 SSA 抗原和其他器官细胞未发现的抗体，如抗着丝点抗体；③应用 IgG 特异性 FITC 和蛋白质比例接近 3.0 的抗 IgG 抗体 - FITC 结合物，抗体和蛋白质比值 ≥ 0.1，特定抗体容量为 30~60μg/ml，工作稀释倍数由已知荧光模型和终末点滴度的对照血清决定；④应用与 WHO 或 CDC 一致的对照血清。

（二）免疫扩散法

免疫扩散法（immunodiffusion，ID）是一种简单、直观的检测技术。该方法将待测血清、可溶性核抗原在室温下放置于铺设琼脂糖凝胶的湿盒内，经 24~48 小时，自身抗体和抗原各自向对方扩散，在最恰当的比例形成抗原抗体沉淀线。

免疫双扩散法可检测出所有可提取性核抗原（extractable nuclear antigen，ENA）的自身抗体（如抗 RNP 抗体、抗 SSA 抗体、抗 SSB 抗体等）、从 DNA 缓冲液中分离出来的染色质成分（如抗 DNA 拓扑异构酶 I 抗体、抗增殖细胞核抗原抗体、抗 Ku 抗体等）、可溶性核仁成分（如抗 PM-Scl 抗体等）。该方法检测结果稳定，临床符合率高，不需要特殊设备或者高纯度的抗原，因此在过去的临床研究中仍获得了较为广泛的认可。但免疫双扩散法耗时较长，敏感性低，需要较大数量的 IgG 和 IgM 来形成可见的沉淀线，并且不能检测针对少量或不稳定抗原的抗体，因此其应用范围受到了限制。

（三）对流免疫电泳

对流免疫电泳（counter immunoelectrophoresis，CIE）是加速的免疫扩散技术，其敏感性较 ID 高 10 倍。该检测技术的原理是酸性抗原（如 DNA、RNA）在碱性溶液中带负电荷，电泳时从负极向正极移动，抗体属球蛋白，分子量大，泳动慢，电泳时从正极向负极移动，按一定顺序加入后，抗原和抗体可在比例合适处形成沉淀线。

对流免疫电泳所需抗体较少，有一定的敏感性，故作为抗核抗体相关特异性自身抗体检测的补充手段，应用广泛。但该方法不能测定向负极内渗的蛋白质或抗体。

（四）酶联免疫吸附试验

酶联免疫吸附试验（enzyme linked immuno-sorbent assay，ELISA）用以检测抗核抗体等特异性自身抗体十分快捷、敏感。该检测技术方法和原理是待测血清与纯化的目标抗原混合、反应，与抗原结合的自身抗体可通过酶标记抗人免疫球蛋白抗体来检测，并用酶促底物的颜色来显色。

ELISA 可用于检测抗核抗体特异性自身抗体，特别是抗 Sm 抗体、抗 U1snRNP 抗体、抗 SSA 抗体、抗 SSB 抗体、抗 tRNA 合成酶抗体以及抗 DNA 拓扑异构酶 I 抗体等。因此，ELISA 法已成为荧光免疫法检测抗核抗体阳性结果后，确定特异性自身抗体的常规检测方法。但该方法需要较高纯度的纯化或重组的靶抗原，可能会得到假阳性的检测结果，因此有时需采用其他方法进行重复检测。

（五）放射免疫沉淀法

放射免疫沉淀法（radioimmunoprecipitation assay，RIA）是一项检测特异性自身抗体的较为敏感、特异的实验方法。待测血清与放射性同位素标记的细胞提取物混合、反应，结合的自身抗体-自身抗原复合物通过不可溶解的沉淀物（如蛋白质 A 结合物琼脂糖）获得，然后再经电泳、放射自显影检测放射性同位素标记的蛋白质或抗体-抗原复合物。

放射免疫沉淀法运用了放射性同位素标记的提取物，增加了针对较小细胞组成成分的自身抗体检测的敏感性，并可检测到同时存在的各种特异性抗体。但该方法需要放射性元素，实验步骤较为复杂，故临床应用存在一定的限制。

（六）免疫印迹法

蛋白质免疫印迹法（immunoblotting，IBT）特别适用于鉴定自身抗体识别的自身抗原成分。原理是将可溶性的纯化或天然抗原在聚丙烯酰胺凝胶电泳中按分子量大小分离，然后转印到硝酸纤维薄膜上，待测血清可与特异性抗原条带反应而使之显色。

免疫印迹法可同时检测到血清中同时存在的各种特异性抗体；但该方法敏感性较 ELISA 等其他方法为低，目前主要适用于研究，在特定情况下可用于检测或鉴定血清中的特异性抗体所对应的抗原成分。

（七）酶抑制方法

酶抑制方法（enzyme inhibition assay，EIA）特异性很高，不仅可检测血清中存在的自身抗体，还可检测自身抗体抑制天然蛋白质的功能。如肌炎中的抗合成酶抗体可抑制

tRNA的合成酶活性，狼疮中的抗snRNP抗体可在体外抑制剪切。但酶抑制方法对实验技巧要求高，故仅限于进行特异性抗原生化研究的实验室。

（八）抗DNA抗体试验

抗变性的单链DNA抗体结合自由嘌呤和嘧啶依赖的序列，可出现在多种疾病中，包括系统性红斑狼疮、药物诱导性狼疮、慢性活动性肝炎、感染性单核细胞增多症、类风湿关节炎等。而系统性红斑狼疮的特异性抗体针对的是天然的双链DNA，双链DNA与脱氧磷酸主链相结合，或者具有少见的Z型左手螺旋结构。由于天然DNA可能会发生自然变性，因此检测特异性的抗双链DNA抗体必须保证双链DNA底物的完整性。底物可通过S1核酸酶的消化，以除去过多的单链DNA末端；也可经羟基磷石灰柱的层析作用，从双链DNA中分离出较大的单链片段。

目前用于检测抗ds-DNA抗体的方法有两种：

1. **Farr放射免疫方法** 与免疫沉淀法相类似，待测血清中的自身抗体与放射性同位素标记的ds-DNA结合，形成氨基硫酸盐抗体-DNA复合物沉淀，测定其放射活性，从而得出DNA结合活性。Farr方法通常被认为是抗ds-DNA测定的"金标准"。

2. **绿蝇短膜虫免疫荧光法** 用绿蝇短膜虫作为底物测定抗双链DNA抗体，因为绿蝇短膜虫的动基体内含大量的纯双链DNA，无其他抗原干扰；在阳性结果时，可见鞭毛一端的动基体显示清晰的荧光。因此，该试验用于检测抗双DNA抗体具有特异性强和敏感性高的优点，已作为常规的检测手段。

三、检测方法的选择

在多数的临床实验室，血清样本首先通过间接免疫荧光法初筛抗核抗体。阳性结果提示需做一系列的后续检测工作以明确特异性自身抗体的性质，多数情况下采用ELISA或者针对特异性自身抗体的其他特异性检测方法，例如，抗双链DNA抗体、抗SSA抗体、抗SSB抗体、抗RNP抗体及抗Sm抗体等。相比较而言，阴性结果通常

不需要额外的实验方法进行检测。然而，临床及实验室的研究多数采用更为精致的实验手段，例如免疫沉淀法或者免疫印迹法。此外，由于不同的实验室技术条件不同，在很大程度上，自身抗体检测方法的选择以及结果的分析需遵循个体化原则。

第二节 常见的自身抗体及其临床意义

一、抗核抗体谱

（一）概述

抗核抗体（antinuclear antibody，ANA）是一组将自身真核细胞核的各种成分脱氧核糖核蛋白（DNP）、DNA及可提取的核抗原（ENA）和RNA等作为靶抗原的自身抗体的总称。主要存在于血清中，也可存在于胸腔积液、关节滑膜液和尿液中。

严格来说，ANA是一类抗细胞核成分如DNA、snRNP等的自身免疫性抗体。但是，随着免疫荧光法ANA检测技术的敏感性提高和广泛应用，发现该技术检测的自身抗原不仅包括细胞核内成分，也包含细胞质等特异性物质，如组蛋白、非组蛋白及各种蛋白酶等，故ANA靶抗原已不再局限于细胞核内。ANA的含义已从细胞核成分扩展到整个细胞成分的自身抗体总称。高滴度的ANA主要出现在系统性红斑狼疮（systemic lupus erythematosus，SLE）、系统性硬化症（systemic sclerosis，SSc）及混合性结缔组织病（mixed connective tissue disease，MCTD）等患者的血清中。此外，中等滴度的ANA也出现在多发性肌炎（polymyositis，PM）、皮肌炎（dermatomyositis，DM）及干燥综合征（Sjögren's syndrome，SS）等患者的血清中。近几年来，ANA的检测在上述结缔组织病中的诊断和预后的评价中起到重要作用，而且也几乎成为对可疑风湿病患者的常规检查。尽管如此，ANA也出现于一些感染性疾病、炎症性疾病、肿瘤性疾病以及健康人群中（表4-2-1）。

表 4-2-1 ANA 相关疾病

条件	ANA 阳性的患者 /%
ANA 检测有助于诊断的疾病	
系统性红斑狼疮	95~100
系统性硬化症	70~90
多发性肌炎 / 皮肌炎	40~60
干燥综合征	60~80
诊断时需要检测 ANA 的疾病	
药物诱导型狼疮	95~100
混合性结缔组织病	95~100
自身免疫性肝炎	~75
检测 ANA 有可能辅助诊断的疾病	
幼年型类风湿关节炎	20~40
抗磷脂综合征	40~50
雷诺征	20~60
ANA 检测较典型但未必有助于诊断的某些疾病	
盘状狼疮	5~25
纤维肌痛	15~25
类风湿关节炎	30~50
自身免疫性疾病的相关患者	5~25
多发性肌炎	25
特发性血小板减少性紫癜	10~30
甲状腺疾病	30~50
硅树脂胸部植入的患者	15~25
感染性疾病	变化范围较大
恶性肿瘤	变化范围较大
健康人	≥ 1 ∶ 40　　20~30
	≥ 1 ∶ 80　　10~12
	≥ 1 ∶ 160　　5
	≥ 1 ∶ 320　　3

根据靶抗原分子的理化特性和分布部位，ANA 可分为以下类型：

1. **抗 DNA 抗体** 抗双链 DNA（ds-DNA）抗体，抗单链 DNA（ss-DNA）抗体。

2. **抗组蛋白抗体**

3. **抗非组蛋白抗体** 抗可溶性核抗原（ENA）抗体、抗着丝点抗体（anticentromere antibody，ACA）。

4. **抗核仁抗体**

5. **抗其他细胞成分抗体** 抗线粒体、高尔

基、角蛋白、核层蛋白抗体等。

采用免疫荧光法检测 ANA 时，根据荧光反应结果，ANA 又可分为以下几种荧光模型（图 4-2-1~图 4-2-6，见文末彩图 4-2-1~ 图 4-2-6）：

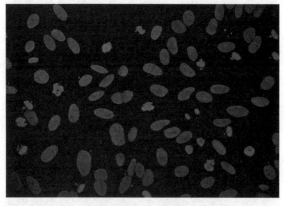

图 4-2-1　均质型

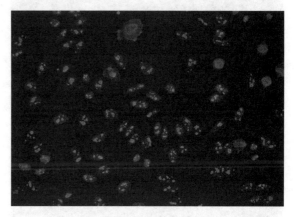

图 4-2-2　核仁型

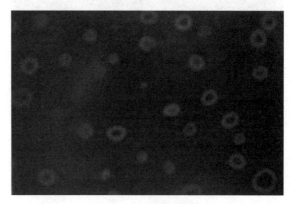

图 4-2-3　核膜型

1. **均质型（homegeneous pattern，H）** 又称弥散型。分裂间期细胞核质染色均匀一致，分裂期细胞染色质阳性（亦呈均质型），核仁区可阳性也可阴性。此染色型与抗 DNP 抗体、抗 dsDNA 抗体、抗组蛋白抗体和抗核小体抗体有关。

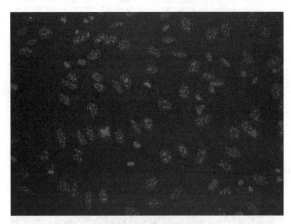

图 4-2-4 着丝点型

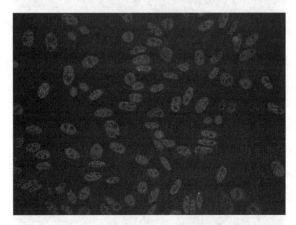

图 4-2-5 斑点型

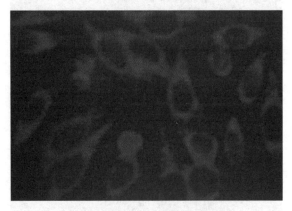

图 4-2-6 胞质型

2. 核膜型（membranous pattern，M） 又称周边型（rim）。分裂间期细胞荧光染色在核膜周围，分裂期细胞染色质阴性。此荧光染色型与抗核包膜蛋白抗体（抗板层素或 gp210 抗体）相关。此外，由于抗原底物片固定方法或制备过程中的影响，某些抗 dsDNA 抗体亦呈核膜型，分裂间期细胞荧光染色质阴性或呈周边型。

3. 斑点型（speckled pattern，S） 又称核

颗粒型，核斑块型。分裂间期细胞核质染色呈斑点状、斑块状，核仁阴性，分裂期细胞染色质阴性。此荧光染色型与抗可溶性核抗原（ENA）抗体有关。

4. 核仁型（nucleolar pattern，N） 分裂间期细胞核仁着染荧光，分裂期细胞染色质阴性。此荧光染色型与硬皮病相关的自身抗体有关。核仁颗粒型，常与抗核仁内原纤维蛋白（U3nRNP）/核仁纤维蛋白抗体、抗 RNA 多聚酶 I 抗体相关；核仁均质型，常与抗 PM/Scl（PM-1）抗体、抗 7-2-RNP（To）抗体，抗 4-6-RNA 抗体相关；核仁点型（1~2 点），常与抗核仁形成中心（NOR）抗体相关。

5. 着丝点型（centromere pattern） 又称散在斑点型（discrete speckled pattern）。分裂间期细胞核内均匀散布大小较一致的着染荧光细颗粒（40~60 个），无核膜结构，分裂期细胞的细胞染色质着丝点密集排列。如分裂期细胞呈典型阳性荧光染色，即可判断抗着丝点抗体阳性。

6. 胞质型（cytoplasmic pattern） 分裂间期细胞胞质荧光染色阳性。又可分为线粒体型（胞质粗颗粒型）、核糖体型（胞质细颗粒型或均质型，有时可见核仁阳性）、Jo-1 型（核、质颗粒型）等。

通常 ANA 滴度 ≥ 1：40 为阳性，≥ 1：80 意义较大。ANA 阳性与病情波动无关，风湿病患者中只有少数在疾病缓解时 ANA 可以转变为阴性，如只有 10%~20% 的 SLE 患者 ANA 可以转阴；但在 SLE 合并肾病，出现大量蛋白尿时，ANA 可随尿液丢失，而表达阴性。此外，ANA 阳性也可见于以下人群或疾病：

1. 健康人 与净化体内衰老和死亡的细胞有关，阳性率 <5%，年龄越大，阳性率越高（>60 岁的阳性率为 20%~25%），滴度低，多为均质型，SLE、SS、SSc 患者的一级家属的阳性率达 50%。

2. 肺疾病 特发性肺纤维化、原发性肺动脉高压等。

3. 肝病 自身免疫性肝炎、活动性肝炎、原发性胆汁性肝硬化、酒精性肝病等。

4. 血液病 白血病、骨髓瘤、淋巴瘤、ITP、自

身免疫性溶血性贫血等。

5. 慢性感染 寄生虫（血吸虫等）、结核、麻风、沙门菌、克雷伯杆菌感染等。

6. 其他 1型糖尿病、格雷夫斯（Graves）病、多发性硬化等。

（二）抗DNA抗体

抗DNA抗体可以分为两大类：①抗天然DNA（nDNA）抗体，或称抗双链DNA（ds-DNA）抗体；②抗变性DNA抗体，或称抗单链DNA（ss-DNA）抗体。

抗ss-DNA抗体的靶抗原为核糖及脱氧核糖，反应位点基本上是来自嘌呤及嘧啶碱基区。抗ss-DNA抗体对疾病诊断缺乏特异性，虽然SLE患者中其阳性率为70%以上，但也可以在多种风湿性疾病（如DIL 60%~80%，MCTD 20%~50%，PM/DM 40%~50%，SSc 14%，SS 13%，RA 8%等）或非风湿性疾病（如慢性活动性肝炎，细菌、病毒感染等）中出现，有些正常老年人也存在抗ssDNA抗体，故临床应用价值不大，常不用于临床常规检测。

抗ds-DNA抗体的靶抗原为成双碱基对的DNA双螺旋结构，反应位点位于DNA（外围区）脱氧核糖磷酸框架上。抗dsDNA抗体的检测方法有：间接免疫荧光法（IIF），包括短膜虫法（CL-IIF）和马疫锥虫法（TE-IIF）两种方法；放射免疫分析法（RIA），以Farr法为主；酶联免疫吸附试验（ELISA法）；免疫印迹法（IB）等。临床常规检测抗dsDNA抗体，以ELISA、IIF（CL-IIF及TE-IIF）、Farr法为主。

抗dsDNA抗体主要见于SLE，是公认的SLE高度特异性抗体，被列为SLE诊断标准之一。抗dsDNA抗体在SLE中，阳性率为60%~90%。活动期SLE（肾型，非肾型）阳性率80%~100%；非活动期SLE，阳性率低于30%。抗dsDNA抗体对SLE诊断特异性为90%，敏感性（活动期）为70%，阳性者90%以上为活动期SLE患者，而在非SLE患者和正常人则多为阴性。有时其他结缔组织病患者抗dsDNA抗体也可阳性，如干燥综合征、药物性狼疮、混合性结缔组织病等，但阳性率低，一般低于10%，抗体效价也较低，且此类患者一般认为是SLE重叠综合征。

抗dsDNA抗体与SLE疾病活动性关系密切，其抗体效价随疾病的活动或缓解而升降，活动期增高，缓解期降低甚至转阴。因此，抗dsDNA抗体常被作为SLE活动的指标，可用于监视SLE病情变化、SLE疾病活动期判断、药物治疗效果观察等。

（三）抗组蛋白抗体

抗组蛋白抗体（anti-histone antibody，AHA）是以细胞核内的组蛋白为靶抗原的自身抗体。组蛋白是一种与DNA结合的碱性蛋白质，含有大量的赖氨酸及精氨酸。目前已经发现组蛋白抗原可分为5个亚单位：H1、H2A、H2B、H3、H4，常以四聚体形式存在，组成核小体，缺乏种属特异性和脏器特异性。

临床常规检测抗组蛋白抗体包括ELISA、IB法等，以ELISA法检测总的抗组蛋白抗体为主，也包括抗组蛋白亚单位多肽抗体。

抗组蛋白抗体阳性无诊断特异性，可见于多种结缔组织病，如药物性狼疮、SLE、RA、SSc等。药物性狼疮的阳性率达95%，有症状者以IgG型为主，与抗ds-DNA相关，无症状者以IgM型为主；SLE的阳性率为35%~70%，活动期达92.2%，多伴肾炎，极少出现中枢神经系统受累；RA的阳性率为5%~77%，与病情活动有关；SSc的阳性率为5%~25%，与肺纤维化相关。不同的疾病可有不同的抗组蛋白亚单位抗体，如药物性狼疮主要为抗H2A-H2B复合物抗体，SLE主要为抗H1、H2B、H2A-H2B复合物抗体，SSc主要为抗H1抗体。

（四）抗可溶性核抗原抗体

抗可溶性核抗原抗体是针对细胞内多种可提取性核抗原（extractabe nuclear antibody，ENA）的一种自身抗体。ENA是细胞质、核内许多小分子RNA和多肽组成的非组蛋白的酸性核蛋白颗粒，主要包括U1RNP、Sm、SSA、SSB、Scl-70、Jo-1、rRNP等，多从动物的胸腺中提取。先将胸腺匀浆并破碎细胞，分离出细胞核；再经盐水或磷酸盐缓冲液处理后，很容易从胞核中提取出来。ENA不含DNA，对核糖核酸酶敏感。近年来的研究表明，ENA可分为十几种，现仅介绍几种主要的ENA及其相应抗体（表4-2-2）。

表 4-2-2 抗 ENA 抗体在常见疾病中的阳性率（%）

疾病	抗 U1RNP 抗体	抗 Sm 抗体	抗 SSA 抗体	抗 SSB 抗体
SLE	30~50	30	30	15
SS	15	0	50	25
RA	10	0	10	5
SSc	30	<5	5	1
药物性狼疮	<5	0	<5	0
MCTD	95	0	<5	<5
正常人	<5	0	<5	罕见

1. **抗核糖核蛋白（ribonucleoprotein，RNP）抗体** 又称抗 U1RNP，为 70kD、32kD、18.5kD 的蛋白质成分，参与细胞内 mRNA 前体的剪切过程，对核糖核酸酶和胰蛋白酶敏感，加热 56℃ 1 小时变性。抗 U1RNP 抗体无诊断特异性，多种结缔组织病可出现，但正常人和非结缔组织病为阴性，故可用以鉴别结缔组织病和非结缔组织病。混合性结缔组织病（MCTD）的阳性率 >95%，高滴度的抗 U1RNP 抗体是 MCTD 的重要诊断依据，其水平与疾病活动有关；SLE 的阳性率为 30%~50%，阳性者肾炎的发病率低，预后好；与雷诺现象、手指腊肠样肿胀、肌炎、肢端硬化密切相关。

2. **抗 Sm 抗体** 抗 Sm 抗体因在患者 Smith 的血中首次发现，便以其名字的前两个字母命名。Sm 抗原为不含 DNA 的酸性核糖核蛋白，分子量为 29kD、28kD、17.5kD、11kD，对 DNase 及 RNase 均不敏感，但经碘酸盐及胰蛋白酶处理后可被水解。抗 Sm 抗体对 SLE 诊断高度特异，特异性达 99%，是 SLE 的标志抗体；但阳性率偏低，SLE 的阳性率为 30%。抗 Sm 抗体与狼疮活动无关，常伴抗 U1RNP 抗体出现，与血液系统受累呈负相关，可能与肾炎、中枢神经系统受累、病情活动度有关。另外，SLE 患者由活动期转为缓解期后，狼疮细胞可转阴，ANA 及抗 DNA 抗体效价可降低，但抗 Sm 抗体依然存在。因此，对早期、不典型的 SLE 或经治疗缓解后的回顾性诊断有一定意义。

3. **抗 SSA/Ro 抗体** SSA 为 SS 的 A 抗原，是细胞核、质内小 RNA 和 60kD、52kD 的蛋白质成分，可从动物胸腺的胞质中提取。抗 52kD 蛋白的抗体与 SS 相关，抗 60kD 蛋白的抗体与 SLE 相关。抗 SSA 抗体最常见于 SS，阳性率为 40%~95%，阳性者血管炎多见。SLE 的阳性率为 20%~60%，与光过敏、皮疹、肾炎、C2 和 C4 缺乏相关，可通过胎盘，故新生儿红斑狼疮的阳性率几乎为 100%，可引起先天性新生儿心脏传导阻滞。RA 的阳性率为 3%~10%。

4. **抗 SSB/La 抗体** SSB 为 SS 的 B 抗原，是细胞核内 48kD 的磷酸化蛋白质，为 RNA 多聚酶Ⅲ的辅助蛋白，可从动物胸腺或小鼠肝细胞胞质中提取，可被胰蛋白酶、轻度加热或改变溶液 pH 而破坏。抗 SSB/La 抗体常与抗 SS-A 抗体相伴出现，很少单独出现；对诊断原发性 SS 有高度特异性，SS 的阳性率为 25%，阳性者发病早、病程长、腺体病变重，多有内脏受累，与腺体外病变（紫癜样皮疹、脾大、淋巴结肿大、血管炎）相关；SLE 的阳性率为 15%，常提示继发性 SS；可见于新生儿红斑狼疮，引起皮损、先天性新生儿心脏传导阻滞。

5. **抗 Scl-70 抗体** 抗原为 100kD 的 DNA 拓扑异构酶 -1，参与超螺旋 DNA 的解螺旋，位于核仁和核仁组织区，常降解为 70kD 的片段。抗 Scl-70 抗体是 SSc 的标志性抗体，对诊断 SSc 高度特异，特异度达 100%；主要与弥漫型 SSc 相关，阳性率为 20%~40%，与弥漫性皮肤病变、肺间质纤维化、并发肿瘤、周围血管病等相关，常预后不良。CREST 综合征的阳性率为 13%，多发性肌炎 / 硬皮病重叠综合征为 12%。

6. **抗增殖细胞核抗原抗体** 增殖细胞核抗原（PCNA）是一种 36kD 的酸性核蛋白，为 DNA 多聚酶的辅助蛋白，是 DNA 复制所必需的分子，仅出现于增殖、幼稚细胞核中，如激活的 T、B 淋巴细胞、上皮细胞、未分化的精母细胞等。抗 PCNA 抗体可见于 SLE，阳性率为 3%；而很少见于其他疾病。

（五）抗着丝点抗体

抗着丝点抗体（anticentromere antibody，ACA）是针对细胞分裂前期核内出现的染色体着丝点结构相关蛋白的自身抗体。有丝分裂早期，染色体经着丝点与微管结合而有序排列。靶抗原为紧密结合在着丝点上三种不同的 DNA 蛋白质，分子量为 17kD、80kD、140kD。

抗着丝点抗体对雷诺现象高度特异，阳性者出现肺动脉高压概率增加；特发性雷诺现象而无 CREST 者的阳性率为 25%；CREST 综合征阳性率为 70%~80%，表现为钙质沉着、雷诺现象、食管功能障碍、指 / 趾硬化、毛细血管扩张，预后良好；SLE、RA、原发性胆汁性肝硬化等也可阳性。

（六）抗核仁抗体

抗核仁抗体是针对核仁内原纤维蛋白（U3nRNP）、RNA 多聚酶Ⅰ、PM-Scl、核糖体等抗原成分等自身抗体，与 SSc 相关。

1. 抗原纤维蛋白抗体 原纤维蛋白是 U3nRNP 中 34kD 的碱性蛋白，位于核仁的致密纤维成分中，是核仁 snRNP 及盘曲小体的重要成分，参与 rRNA 前体的成熟、核糖体亚单位的形成及核糖体的装配。

抗原纤维蛋白抗体，又称抗 Scl-34 抗体、抗 U3RNP 抗体，为 SSc 特异性抗体，多见于无关节炎症状，但有骨骼肌、小肠受累的年轻人。

2. 抗 PM-Scl 抗体 PM-Scl 抗原位于核仁中的颗粒成分，免疫沉淀法提示至少有 10 种多肽组成，分子量 20~110kD，其中 75kD、100kD 最常见。

抗 PM-Scl 抗体，又称抗 PM-1 抗体，主要见于多发性肌炎 / 硬皮病重叠综合征，阳性率为 24%；多发性肌炎的阳性率为 8%，硬皮病为 2%~5%。在硬皮病患者中，抗 PM-Scl 抗体阳性者预后较好，10 年存活率为 100%，常无严重内脏受累。

3. 抗核糖体核蛋白抗体 核糖体核蛋白（rRNP）为胞质内磷酸化蛋白，分子量为 38kD、16.5kD、15kD。

抗 rRNP 抗体主要存在于 SLE，阳性率为 20%~30%，多出现于活动期，病情缓解、稳定 2 年后才转阴，与 CNS 受累相关。

（七）抗其他细胞成分抗体

1. 抗肌动蛋白抗体 抗肌动蛋白抗体（anti-actin antibody，AA），又称为抗致密纤维抗体、抗细胞骨架蛋白抗体、抗非肌肉肌球蛋白抗体、抗原肌球蛋白抗体，所针对的抗原包括肌动蛋白、非肌肉肌球蛋白的重链、原肌球蛋白。可用间接免疫荧光法检测。抗肌动蛋白抗体见于多种肝脏疾病，如慢性活动性肝炎、肝硬化、原发性胆汁性肝硬化、Ⅰ型自身免疫性肝炎；Ⅰ型自身免疫性肝炎中主要为 IgG 型，阳性率为 60%~90%。该抗体也可见于重症肌无力、克罗恩病、长期血液透析者。

2. 抗 Jo-1 抗体 抗原为 50kD 的组氨酰-tRNA 合成酶，催化 tRNA 结合组氨酸，主要存在于胞质，IBT 法不能检测，可用 ELISA 法检测。抗 Jo-1 抗体，又称为抗合成酶抗体、抗组氨酰-tRNA 合成酶抗体、抗 PL-1 抗体，主要是 IgG1 型抗体。是目前公认的多发性肌炎 / 皮肌炎（PM/DM）的标志抗体，对诊断具有高度特异性，其他自身免疫病和正常人均为阴性；PM 的阳性率为 20%，DM 的阳性率为 10%，阳性者发病早、发展快、疗效差、容易复发，常合并肺间质病变；与抗合成酶综合征（抗 Jo-1 抗体综合征）有关，表现为肌炎、肺间质病变、对称性关节炎、技工手、雷诺现象、发热等症状。

3. 抗核膜抗体（anti-nuclear envelop protein antibody） 又称抗核周因子（APF），包括抗核复合物抗体、抗板层素抗体。抗核复合物抗体所针对的抗原是核孔复合物，为一组位于核孔壁的蛋白质，具有调节物质进出细胞核的功能；抗板层素抗体所针对的抗原为板层素，是一组与核膜内层构成核层的蛋白质，在核分裂时能使核膜溶解。抗板层素抗体主要见于三种表现并存者：肝炎、血细胞减少且抗磷脂抗体阳性、皮肤白细胞破碎性血管炎或脑血管炎；也可见于少数 SLE 患者。抗核复合物抗体较为少见。

二、抗组织细胞抗体

（一）抗肾小球基底膜抗体

抗肾小球基底膜（glomerular basement membrane antibody，GBM）抗体是针对肾小球基底膜的自身抗体。GBM 是由内、外透明层及中间致密层构成的网状结构，由Ⅳ型胶原、层粘连蛋白、纤维粘连蛋白和蛋白多糖组成。肺泡基底膜与 GBM 化学成分相似，两者具有交叉抗原性。抗 GBM 抗体可应用免疫荧光法测定，人肾冷冻切片为底物；有三种荧光模型：在肾小球基底膜处呈线状、颗粒状、斑点状着染。抗 GBM 抗体是抗基底膜抗体型肾小球肾炎的特异性抗体，如 Good-Pasture 综合征、急进型肾小球肾炎、免疫复合物型肾小球肾炎等；还可见于药物性间质性肾炎。抗 GBM 抗体阳性的肾炎中,50% 可合并肺部病变。

(二)抗胃壁细胞抗体

抗胃壁细胞抗体(anti-gastric parietal cell antibody,PCA)是器官及细胞特异性的自身抗体,其靶抗原为 94kD 的 ATP 酶、壁细胞的质子泵和主细胞内 41kD 的胃蛋白酶原。PCA 可以破坏胃黏膜的壁细胞,使内因子产生障碍,有时也可发现抗内因子抗体而使其功能受阻,从而导致恶性贫血的发生。患者可无前驱症状或患有胃炎。PCA 常以间接免疫荧光法检测,用人或家兔的胃冷冻切片作抗原基质,阳性者在胃壁细胞质内呈细小颗粒着染。正常成人为阴性反应,正常儿童可有 2%~20% 的检出率。90% 的恶性贫血患者能检出抗胃壁细胞抗体,而其他各种贫血患者不能检出该抗体,故 PCA 有助于恶性贫血与其他巨细胞性贫血的鉴别诊断。PCA 还见于胃黏膜萎缩、十二指肠溃疡、甲状腺病、1 型糖尿病等;胃溃疡或胃癌等极少阳性。

(三)抗甲状腺抗体

甲状腺功能亢进、慢性甲状腺炎、甲状腺功能低下等常可测出抗甲状腺抗体,如抗甲状腺球蛋白抗体、抗甲状腺微粒体抗体、抗 II 型胶原抗体、抗甲状腺细胞膜抗体、抗甲状腺刺激素受体抗体等。前两者在临床试验中应用最广,诊断价值也较大。

1. 抗甲状腺球蛋白抗体 甲状腺球蛋白(thyro-globulin,TG)是由甲状腺滤泡细胞合成的一种糖蛋白。抗 TG 抗体(TGA)主要是 IgG,可引起慢性淋巴细胞性甲状腺炎,又称桥本(Hashimoto)甲状腺炎。检测方法多用免疫荧光技术,以人或灵长类动物的甲状腺冷冻切片作基质,阳性者可见甲状腺腺泡内呈细小波浪状着染;也可用 RIA、ESISA 等方法进行检查。

TGA 是诊断甲状腺自身免疫性疾病的一个特异性指标。多见于甲状腺功能亢进、突眼性甲状腺肿、原发性甲状腺功能减退症、慢性淋巴细胞性甲状腺炎、桥本甲状腺炎,抗体变化对于疾病治疗转归的评价甚为重要。较少见于甲状腺肿瘤;正常人血清中很少检出甲状腺抗体,或仅有 5%~10% 无症状人群呈低滴度阳性;女性和年龄较大的人群检出率较高。检出该抗体可提示既往患过自身病,也可能是自身免疫病的早期指标。

2. 抗甲状腺微粒体抗体(anti-thyroid microsome antibody,TMA) 又称抗 TPO 抗体,是针对甲状腺微粒体的一种自身抗体,其靶抗原为 84~105kD 的甲状腺过氧化物酶(TPO)。以免疫荧光技术进行测定,人或灵长类动物的甲状腺冷冻切片上皮细胞胞质内呈斑点状着染,核阴性。TMA 多见于甲状腺功能亢进、桥本甲状腺炎,也可见于甲状腺肿瘤、单纯性甲状腺肿、亚急性甲状腺炎、SLE 及正常人群。TGA 和 TMA 联合检测可提高检出阳性率,作为临床诊断自身免疫性甲状腺炎的重要依据。

(四)抗胰岛细胞抗体

抗胰岛细胞抗体(anti-islet cells antibody,ICA)所针对的抗原为唾液神经节苷脂、胰岛素、谷氨酸脱羧酶(GAD)、37~40kD 的类胰酶片段、神经内分泌细胞颗粒中 38kD 和 52kD 的蛋白质。ICA 主要为 IgG,在体内可与胰岛素结合形成抗原抗体复合物,使胰岛素的活性明显降低甚至无效;从而导致胰岛素依赖性糖尿病,必须注入大量胰岛素才能有疗效。间接免疫荧光法检测阳性时,胰腺组织中 α、β、δ 及 PP 细胞的胞质内有分散的颗粒状着染。ICA 在 1 型糖尿病中阳性率最高,可作为 1 型糖尿病的早期诊断指标;高效价抗体与胰岛 β 细胞功能破坏有关;ICA 阳性预示家族成员患病概率大。

(五)自身免疫性肝病相关自身抗体谱

自身免疫性肝病主要包括三种与自身免疫密切相关的,以肝、胆损伤为主的疾病:自身免疫性肝炎(autoimmune hepatitis,AIH)、原发性胆汁性胆管炎(primary biliary cholangitis,PBC)和原发性硬化性胆管炎(primary sclerosing cholangitis,PSC)。每种自身免疫性肝病患者血清中存在相关自身抗体谱,如 ANA(包括抗 DNA 抗体、抗组蛋白抗体、抗核包膜蛋白抗体、抗核点抗体和抗着丝点抗体等)、抗平滑肌抗体、抗肝 - 肾微粒体抗体、抗肝细胞胞质 1 型抗体、抗可溶性肝抗原/肝胰抗原抗体、抗去唾液酸糖蛋白受体抗体、抗线粒体抗体等。自身抗体检测对自身免疫性肝病的诊断、分型、鉴别诊断及病情判断具有重要意义。

1. 抗平滑肌抗体 1965 年 Johnson 等应用间接免疫荧光法(IIF),以不固定的大鼠胃组织冰冻切片为抗原底物片,在慢性活动性肝炎患者血清中首先发现抗平滑肌抗体（smooth muscle antibody, SMA）。SMA 无器官及种属特异性，主要为 IgG 和 IgM 类型。SMA 的靶抗原种类丰富，主要为多种细胞骨架成分，可分为肌动蛋白和非肌动蛋白两大类。肌动蛋白可以单体（G- 肌动蛋白）及聚合体（F- 肌动蛋白）形式存在于微丝中。其中抗 F- 肌动蛋白抗体与自身免疫性肝炎（AIH）关系密切，为 AIH 特异性自身抗体，而抗 G- 肌动蛋白抗体则与酒精性肝硬化有关。非肌动蛋白类靶抗原包括波形蛋白、结蛋白、微管蛋白、肌球蛋白、原肌球蛋白和肌钙蛋白等。抗非肌动蛋白自身抗体与某些感染性疾病、系统性自身免疫性疾病等有关。

SMA 临床常规检测方法为 IIF 法，实验基质最常选用鼠或猴胃组织冷冻切片（不固定或轻度固定）。另外，应用体外培养的成纤维细胞为抗原底物，IIF 法检测抗肌动蛋白抗体；应用纯化或重组的肌动蛋白或 F- 肌动蛋白为靶抗原，酶联免疫吸附试验（ELISA）或免疫印迹法（IB）检测抗肌动蛋白抗体或抗 F- 肌动蛋白抗体。

SMA 可见于自身免疫性疾病、感染性疾病等，不是疾病的特异性免疫学标志物。但 SMA 对 Ⅰ 型 AIH 的诊断具有重要意义，血清 SMA 在超过 80% 的 Ⅰ 型 AIH 患者体内检出，通常滴度高于 1：80 且常伴有抗核抗体。此外，高滴度的 SMA 还可见于 AIH 与 PBC 重叠综合征患者。高滴度的以 F- 肌动蛋白为靶抗原的 SMA 为对 Ⅰ 型 AIH 诊断具有较高的特异性。而低滴度的靶抗原为非肌动蛋白的 SMA（以 IgM 为主）可非特异性出现于某些感染性疾病、系统性自身免疫性疾病、炎症性肠病等疾病中。

2. 抗肝-肾微粒体抗体 1973 年 Rizzetto 等应用 IIF 法，在慢性活动性肝炎患者血清中，首先发现同鼠肝细胞胞质、近端肾小管上皮细胞胞质反应的抗肝 / 肾微粒体抗体（anti-liver/kidney microsomal antibody, 抗 LKM 抗体）。随后发现，抗 LKM 抗体包括三种与微粒体酶细胞色素 P450 反应的亚型抗体：①抗肝 / 肾微粒体 1 型抗体（抗 LKM-1 抗体），其靶抗原是细胞色素 P450 Ⅱ D6（CYP2D6），主要是分子量为 50kD 的微粒体抗原结构表位。②抗肝 / 肾微粒体 2 型抗体（抗 LKM-2 抗体），其靶抗原是细胞色素 P450 Ⅱ C9

（CYP2C9），由易感人群中的药物暴露引起。③抗肝 / 肾微粒体 3 型抗体（抗 LKM-3 抗体），其靶抗原是尿嘧啶二磷酸葡萄糖醛酸基转移酶（uridine diphosphate glucuronosyltransferase, UGT），一 种 55kD 蛋白。

抗 LKM 抗体临床常规检测方法为 IIF 法，实验基质常选用鼠或猴的肝脏和肾脏组织冷冻切片。另外，应用纯化或重组的 LKM 为靶抗原，以酶联免疫吸附试验（ELISA）、免疫印迹法（IB）或放射免疫法（RIA）进行各类抗体的分类检测。临床上检测抗 LKM 抗体以抗 LKM-1 抗体为主。

抗 LKM-1 抗体为 Ⅱ 型 AIH 的血清学标志，在慢性丙型肝炎患者中 2%~10% 也可检测到抗 LKM-1 抗体。AIH 中抗 LKM-1 抗体阳性患者，较多具有典型自身免疫现象，多数为青年女性，自身抗体滴度较高，血清免疫球蛋白显著增高，病情比较严重，对激素治疗反应好。HCV 感染伴有抗 LKM-1 抗体阳性患者，大多年龄较大，女性并不多见，自身抗体滴度较低，血清免疫球蛋白不高，病情为慢性肝炎表现，对干扰素治疗有反应。抗 LKM-2 型抗体见于应用药物替尼酸治疗后诱发的肝炎患者。抗 LKM-3 抗体见于 10%~15% 慢性丁型肝炎患者，大约有 10% 的 Ⅱ 型 AIH 患者既有抗 LKM-1 抗体，也有抗 LKM-3 抗体。抗 LKM-3 抗体在 Ⅱ 型 AIH 患者中滴度较高，而在丁型肝炎患者中滴度较低。

3. 抗肝细胞胞质 1 型抗体 1988 年 Martini 等在成人自身免疫性肝炎患者血清中首先证实抗肝细胞胞质 1 型抗体（anti-liver cytosol antibody type 1, 抗 LC1 抗体）的存在，被认为是 Ⅱ 型 AIH 的另一个标记抗体。靶抗原存在于肝细胞的细胞溶质中，其成分为亚胺甲基四氢叶酸环化脱氢酶和精氨（基）琥珀酸裂解酶。

抗 LC1 抗体检测方法包括 IIF、ELASA、免疫扩散（ID）、IB 法等。IIF 法常用于临床常规抗 LC1 抗体检测，实验基质常选用鼠或猴的肝脏和肾脏组织冷冻切片。当抗 LKM 抗体与抗 LC1 抗体同时存在，应用 IIF 不易鉴别。

抗 LC1 抗体为 Ⅱ 型 AIH 的血清特异性抗体，阳性率为 56%~72%。在临床上，抗 LC1 抗体多见于年龄小于 20 岁的 AIH 患者，而少见于年龄大于 40 岁的 AIH 患者。抗 LC1 抗体常与抗 LKM-1 抗体同时存在,因此抗 LC1 抗体与抗 LKM-1 抗体有密切的关系。在 HCV 感染患者中,抗 HCV 与抗 LC1 抗体没有交叉反应,因此抗 LC1 抗体对 AIH 的诊断特异性要优与抗 LKM-1 抗体。抗 LC1 抗体与 II 型 AIH 的疾病活动性具有相关性,被作为 AIH 中残留肝细胞炎症的一个有用标志物,也可作为 AIH 的疾病活动标志及预后指标。

4. 抗可溶性肝抗原 / 肝胰抗原抗体 1981 年 Berg 等首先在慢性活动性肝炎患者中发现并报道抗肝 - 胰抗体(anti-liver-pancreas antibody,抗 LP 抗体),其后抗 LP 抗体被许多学者证实为 AIH 高度特异性自身抗体,但抗 LP 抗体的靶抗原性质一直不明,可能是一种细胞溶质蛋白。经纯化的 LP 抗原不含细胞核、线粒体、微粒体及细胞骨架抗原成分,为非器官特异性可溶性蛋白质,对蛋白酶处理敏感,对补体具有较强的结合活性等。其分子量分别是 52kD 和 48kD。1987 年 Manns 等首先在非乙型肝炎慢性活动性肝炎患者中发现并报道抗可溶性肝抗原抗体(anti-soluble liver antigen antibody,抗 SLA 抗体),该自身抗体在非自身免疫性肝病中不能检出,为 AIH 高度特异性自身抗体。可溶性肝抗原(SLA)可能是肝细胞胞质溶质成分,不具有种属特异性和器官特异性,其分子量分别是 55kD 和 45kD。

目前发现,LP 和 SLA 的分子量、理化性质及相应自身抗体的临床意义有很多相似之处。认为 LP 和 SLA 是同一抗原,SLA/ LP 靶抗原为分子量为 50kD 的细胞溶质分子,被称为 UGA 抑制物 tRNA 相关蛋白。抗 LP 抗体和抗 SLA 抗体合称为抗 SLA/ LP 抗体。抗 SLA/LP 抗体检测方法包括 ELISA、IB、RIA 法等。常规的 IIF(以大鼠肝脏等为底物)不能检测出抗 SLA/LP 抗体,但以猴肝脏冰冻组织切片为底物的 IIF,有时会出现特异性阳性荧光染色。由于 IIF 法检测抗 SLA/LP 抗体的敏感性低,故常不作为抗 SLA/LP 抗体的筛选实验。以人工纯化的天然 SLA/LP 为抗原的印迹法,可用纯化抗原或肝细胞混合性抗原进行检测。随着对 SLA 的成功克隆、表达及其基因序列分析,已建立了多种以重组 SLA/LP 为靶抗原的抗 SLA/LP 抗体 ELISA、IB 法等检测方法。

AIH 患者体内存在多种自身抗体,但多数自身抗体并非 AIH 特异性抗体。抗 SLA/LP 抗体为公认的 AIH 高度特异性自身抗体,在 AIH 相关自身抗体中具有重要的诊断价值。抗 SLA/LP 抗体在 AIH 中的阳性率为 10%~30%,该抗体常出现在 ANA、SMA 和抗 LKM-1 抗体阴性的 AIH 患者血清中。抗 SLA/LP 抗体阳性患者多数为年轻女性,有高免疫球蛋白血症,为 III 型 AIH 的血清学标志,临床上常用于 AIH 的诊断和鉴别诊断。约 30% 的 III 型 AIH 患者仅为该抗体阳性,而缺乏其他 AIH 自身抗体标志。另外,抗 SLA/LP 抗体阳性患者对免疫抑制法治疗效果好。

5. 抗去唾液酸糖蛋白受体抗体 抗去唾液酸糖蛋白受体抗体(anti-asialoglycoprotein receptor antibody,抗 ASGPR 抗体)的靶抗原为肝脏特异性膜脂蛋白(liver-specific membrane lipoprotein,LSP)中的重要成分之一的 ASGPR。ASGPR 是一种肝特异性跨膜糖蛋白,能够识别带有末端半乳糖残基或 N- 乙酰半乳糖胺基的糖链,并与之特异性结合,通过细胞内吞作用进入肝细胞,并在溶酶体内被降解清除。同其他自身免疫性肝病的相关自身抗体的靶抗原相比,ASGPR 的表达部位最具特殊性,为位于肝细胞膜表面的肝特异性蛋白成分,因此容易成为细胞免疫和体液免疫的靶抗原。对此,人们相继发现 AIH 患者血清中存在高水平的抗 ASGPR 抗体,并与疾病活动性密切相关。

抗 ASGPR 抗体检测方法包括 ELISA、RIA 及 IB 法等,ASGPR 抗原可从动物或人肝脏组织中纯化。抗兔或抗鼠 ASGPR 抗体可见于 AIH、急慢性病毒性肝炎、酒精性肝病和 PBC 等,缺乏疾病特异性;而抗人 ASGPR 抗体则主要见于 AIH,具有疾病诊断特异性。因此,临床常规检测抗 ASGPR 抗体应是检测抗人 ASGPR 抗体。

抗 ASGPR 抗体对 AIH 具有很高的特异性,阳性率为 50%~88%,可与 ANA、SMA 或抗 LKM-1 抗体同时存在,可见于每一亚型的 AIH 患者中。抗 ASGPR 抗体阳性也可见于急慢性病毒性肝炎、酒精性肝病、PBC、PSC 和非肝病自身免疫性疾病等,但阳性率一般低于 15%,且抗体水平较低多呈一过性。抗 ASGPR 抗体最重要的特征及临床应用价值在于该自身抗体与肝脏炎症的活动程度密切相关。AIH 患者经过免疫抑制剂治疗后，当治疗有效疾病获得缓解时，患者抗 ASGPR 抗体降低或消失；而免疫抑制剂治疗无效的患者，该抗体无明显变化；停药后复发的患者，该抗体则明显升高。此外，在 I 型 AIH 患者中，抗 ASGPR 抗体阳性患者较阴性患者更易复发。因此，抗 ASGPR 抗体除了可作为 AIH 诊断的特异性自身抗体外，还可将其作为判断疾病活动度、治疗监测及判断预后的指标。

6. 抗线粒体抗体　靶抗原定位于真核细胞线粒体的内膜和外膜，根据与内、外膜抗原的反应，将其分成抗线粒体抗体（anti-mitochondrial antibody，AMA）M1~M9。靶抗原主要是 2- 含氧酸脱氢酶复合体的亚单位，包括：丙酮酸脱氢酶复合体 E2 亚单位（PDC-E2）- 双脱氧脂酰乙酰转移酶，带有侧链的 2- 含氧酸脱氢酶复合体 E2 亚单位（ODGC-E2），2- 含氧代戊二酸脱氢酶复合体 E2 亚单位（ODGC-E2），X 蛋白，丙酮酸脱氢酶复合体 E1a、E113 两个亚单位。2- 含氧酸脱氢酶复合体由 3 个胞核编码的、结构相似的 E1、E2、E3 亚单位组成。

利用培养细胞（HEp-2）、动物组织（胃、肾）冰冻切片组成的复合实验基质，进行间接免疫荧光法（IIF）检测，通过特征性的荧光模型进行判别。应用纯化或重组靶抗原，通过免疫印迹法（IB）、ELISA 进行 AMA 的亚型检测。

AMA 是一组无种属和器官特异性的自身抗体，该抗体对原发性胆汁性肝硬化（PBC）具有较高的敏感性和特异性，阳性率可达 95%。但 AMA 也可出现于某些感染性疾病、结缔组织病、药物诱导性疾病及急性肝功能损伤等患者中。其中与原发性胆汁性肝硬化（PBC）相关的包括 AMA-M2、AMA-M4、AMA-M8、AMA-M9，最具诊断意义的为 AMA-M2，在 PBC 中的阳性率可达 98%，高滴度时对 PBC 的诊断特异性为 97%。

7. 抗 gp210 抗体　抗 gp210 抗体的靶抗原为位于核包膜结构的核孔复合物上的 210kD 跨膜糖蛋白，该糖蛋白由三个区域构成，一个为 1 783 个氨基酸的区域，一个为单独的 20 个氨基酸的疏水跨膜片段及另一个短的 58 个氨基酸的羧基端。抗 gp210 抗体主要所识别的表位是 gp210 羧基末端上的 15 个氨基酸残基。

利用 gp210 抗原决定簇的重组蛋白或合成多肽作为抗原，应用 ELISA 法或免疫印迹法测抗 gp210 抗体。

抗 gp210 抗体被认为是原发性胆汁性肝硬化（PBC）的高度特异性抗体。对诊断 PBC 特异性高达 99%，敏感性可达 10%~41%。该抗体在其他患者中如自身免疫性肝炎、风湿性疾病、多发性肌炎及干燥综合征中是很少见的。另外，10%~40% 的 PBC 患者中，抗 gp210 抗体可与 AMA 同时出现；抗 gp210 抗体也存在于 20%~47% AMA 阴性的 PBC 患者中。对于临床、生化和组织学表现疑诊 PBC 而 AMA 阴性的患者，或 AMA 阳性而临床症状不典型、存在重叠综合征（如与干燥综合征重叠）的患者，抗 gp210 抗体检测对诊断 PBC 具有重要价值。抗 gp210 抗体与 PBC 患者的肝外临床表现具有一定的相关性，抗体阳性较阴性患者易出现哮喘、关节痛等症状。抗 gp210 抗体的存在及抗体滴度一般不随患者诊断的时间及临床过程而变化，此外，抗 gp210 自身抗体出现在有明显的胆汁郁积和严重的肝功能损害患者中，提示其疾病的预后不良，因此检测抗 gp210 抗体可作为 PBC 患者的预后指标。

8. 抗 Sp-100 抗体　抗 Sp-100 抗体（anti-soluble acidic nuclear protein of 100kD antibody），其靶抗原为分子量 100kD 的可溶性酸性磷酸化核蛋白（Sp-100）。

抗 Sp-100 抗体临床常规检测方法为 IIF 法进行筛选，另外可利用 Sp-100 抗原决定簇的重组蛋白或合成多肽作为抗原，应用 ELISA 法或免疫印迹法测抗 Sp-100 抗体。

抗 Sp-100 抗体对 PBC 诊断具有较高的敏感性和特异性，在 PBC 患者中的阳性率为 10%~30%，其他肝病患者均为阴性。抗 Sp-100 抗体也可见于其他自身免疫性疾病患者，如原发性干燥综合征、硬皮病等，但阳性率常较低（<3%）。抗 Sp-100 抗体在 AMA 阴性 PBC 患者中的阳性率（60%）显著高于 AMA 阳性者（20%），该抗体对 AMA 阴性的 PBC 患者的诊断具有重要意义。出现抗 Sp-100 抗体的 PBC 患者病情进展快，常预后较差。但值得注意的是，抗 Sp-100 抗体对 PBC 的诊断还必须依赖于其临床的各项指标，并进行鉴别诊断。

（六）抗精子抗体

正常情况下精细胞是隐蔽抗原，但当外伤、手术或感染时，精子可与免疫系统接触，诱导机体产生抗精子抗体（anti-sperm antibody，AsAb）。高滴度的抗精子抗体可使精细胞的活力下降甚至数量减少，是导致男性不育症的原因之一。女性生殖道具有酶系统，能降解进入的精子抗原，使其与免疫系统隔离；但若此种酶系统缺乏，可使精子抗原保持完整而刺激同种抗精子抗体产生。部分女性可检出抗精子抗体，可能与不孕症相关。

抗精子抗体的检测方法很多，例如精子制动试验、精子凝集试验、免疫荧光法、ELISA 法和免疫珠结合法等，结果也不一致。通常不育者血清中 ASA 检出率为 10%~30%；梗阻性无精症患者，阳性率达 60%。ASA 阳性和滴度升高是造成免疫性不孕、不育的根本原因。

（七）抗心肌抗体

抗心肌抗体的靶抗原有线粒体内膜上的腺苷酸转移蛋白、心肌肌浆蛋白、原肌球蛋白和热休克蛋白。

抗心肌抗体的检测用胎儿或大鼠心肌的冷冻切片作抗原基质，免疫荧光检测显示心肌细胞内与肌纤维方向垂直的横向 A 带、I 带着染。正常值为阴性，阳性者可见于心肌炎、心肌衰竭、风湿热、重症肌无力、心肌病、心脏术后综合征，正常人的阳性率为 0.4%。

三、其他自身抗体

（一）类风湿因子

类风湿因子（rheumatoid factor，RF）是以变性 IgG 的 Fc 端为靶抗原的自身抗体，分为 IgG、IgA、IgM、IgE 等，在淋巴结、骨髓、外周血及滑膜中的 B 淋巴细胞产生。IgG 是感染等原因诱导的免疫应答中的主要抗体，这些抗体与相应抗原结合时会发生变性；此外，在炎症等病理条件下滑膜或其他部位可能产生不正常的 IgG；这些变性 IgG 就构成自身抗原，刺激免疫系统产生各种抗 IgG 抗体。滑膜液中的 IgG 类 RF 与变性 IgG 结合而形成中等大小的免疫复合物，比血清中的 IgM 类 RF 更具有致病意义，因为这一类免疫复合物易于沉积在关节滑膜等部位，可激活补体，形成慢性渐进性免疫炎症性损伤。

测定 RF 的方法有 10 多种，其中乳胶凝集法、速率比浊法敏感性高，但不能区分 RF 亚型。ELISA 具有较高的特异性、敏感性及重复性，简便易行，而且可测定不同亚型的 RF，有较广泛的应用前景。目前常规测定的是 IgM-RF，乳胶凝集法 >1∶20 或速率比浊法 ≥30U/L 为阳性。

RA 的阳性率为 80%，RF 阳性支持早期 RA 的倾向性诊断，但 IgM-RF 对 RA 无诊断特异性。持续高滴度或其他类型 RF 阳性有诊断价值，并提示疾病活动、易发生骨侵蚀、预后不良；其中 IgG-RF 与 RA 患者的关节外症状，如类风湿结节、血管炎等相关，IgA-RF 是 RA 病情活动的指标之一。

SS 的阳性率为 50%，IgM-RF 与 SS 的腮腺肿大、口干相关。RF 阳性还可见于其他结缔组织病，如 SLE（阳性率为 30%）、SSc、MCTD、冷球蛋白血症等，以及病毒、寄生虫、细菌感染、淋巴瘤等。正常人有 1%~4% 为弱阳性，随年龄增长而阳性率增高。

（二）抗环瓜氨酸肽抗体（anticyclic citrullinated peptide antibody）

1998 年，Schellekens 及 Girbal Neuhauser 等学者根据聚角蛋白微丝蛋白（filaggrin）的 cDNA 序列合成多肽（直线性肽），证实瓜氨酸残基是 RA 的特异性抗 filaggrin 抗体识别表位的必需组成成分。通过对基因文库中各个序列号 filaggrin 氨基酸序列进行分析，分别合成含有精氨酸及以瓜氨酸代替精氨酸相同序列的肽链，并证实瓜氨酸肽（citrullinated peptide，CP）能抑制 RA 患者的血清与 filaggrin 的反应，显示瓜氨酸是 RA 血清中抗 filaggrin 相关抗体识别的主要抗原决定簇成分。

线性 CP 易被聚苯乙烯吸收，且其构象不稳定，若作为抗原来检测，实验结果偏差大。故 2000 年，Schellekens 等将一条由 19 个氨基酸残基组成的瓜氨酸肽链中的 2 个丝氨酸替换为半胱氨酸，形成与 β 转角具有相似结构的二硫键，合成环瓜氨酸肽（cyclic citrullinated peptide，CCP）。CCP 不但具有与直链线性肽相同的抗原决定簇结构，而且更具有易与抗体结合的构象，大大提高了对抗体的亲和力，以此为抗原，用 ELISA 检测 RA 患者血清中的抗 CCP 抗体，具有很高的特异性和敏感性。

抗 CCP 抗体对 RA 诊断的敏感性为 39.2%~
84.6%，特异性为 90%~97.9%，约 35% 的 RF 阴性
的 RA 患者血清中存在抗 CCP 抗体。抗 CCP 抗
体在 RA 早期就可出现，并与关节影像学改变密
切相关，它的临床应用将更有助于对早期 RA 的
诊断和治疗。抗 CCP 抗体与 RF 的相关性不尽
一致，但抗 CCP 抗体与 RF 联合检测可明显提
高 RA 的诊断率。RF 的敏感性最高，为 75%，抗
CCP 抗体的敏感性是 68%；但抗 CCP 抗体的特异
性最高，为 96%。抗 CCP 抗体与 IgM-RF 两者结
合，其特异性可增加至 99.6%。

（三）抗中性粒细胞胞质抗体

抗中性粒细胞胞质抗体（antineutrophil
cytoplasmic antibody，ANCA）是针对中性粒细胞
和单核细胞胞质蛋白的自身抗体。当中性粒细胞
受抗原刺激后，胞质中的 α- 颗粒释放蛋白酶 -3、
髓过氧化物酶（MPO）物质及白细胞抗原生成，刺
激机体而产生 ANCA。ANCA 是存在于血管炎患
者血清中的自身抗体，是诊断血管炎的一种特异
性指标。ANCA 常与疾病的活动性有关，疾病缓
解期滴度下降或消失。

检测方法包括 IIF、ELISA 法等。按其荧光模
型可分为：胞质型（c-ANCA）、核周型（p-ANCA）
和非典型（x-ANCA）。

1. c-ANCA　主要抗原为中性粒细胞嗜苯胺
蓝颗粒中的丝氨酸蛋白酶，即蛋白酶 3（PR3），故
又称抗蛋白酶 3 抗体、抗 PR3 抗体。阳性时，人
中性粒细胞胞质内有荧光颗粒，核阴性。c-ANCA
是 Wegener 肉芽肿（WG）的特异性诊断抗体，特
异度达 95%，阳性率为 85%，与疾病活动性相关，
非活动性 WG 仍有 40% 阳性。c-ANCA 阳性还可
见于坏死性血管炎、显微镜下多血管炎、结节性多
动脉炎和贝赫切特综合征等。

2. p-ANCA　主要抗原为髓过氧化物酶
（myeloperoxidase，MPO）、乳铁蛋白、溶菌酶、β- 葡
萄糖苷酸酶、组织蛋白酶、弹性蛋白酶，故又称抗
髓过氧化物酶抗体、抗 MPO 抗体。阳性时，人中
性粒细胞核周出现荧光着染，核阴性。p-ANCA 见
于多种系统性血管炎，如显微镜下多血管炎、急进
型肾小球肾炎、结节性多动脉炎、Churg-Strauss 综
合征等，在 WG 中少见。相对而言，p-ANCA 患者

的血管炎病变程度重，常有多系统损害。p-ANCA
的效价与疾病的活动性相关。p-ANCA 还可见于
自身免疫性肝炎、溃疡性结肠炎、原发性胆汁性肝
硬化等。

3. x-ANCA　抗原不清楚，与 p-ANCA 难区
分；可见于溃疡性结肠炎、克罗恩病和原发性硬
化性胆管炎。

（四）抗磷脂抗体

各种带负电荷的磷脂是细胞膜的主要构成
部分。抗磷脂抗体是一组针对各种带负电荷磷
脂的自身抗体，包括抗心磷脂抗体（anticardiolipin
antibody，ACL）、抗磷脂酰丝氨酸、抗磷脂酰氨醇、
抗磷脂酰甘油、抗磷脂酸等。其中 ACL 最为重
要。ACA 是以心磷脂为靶抗原的自身抗体，能干
扰磷脂依赖的凝血过程，抑制内皮细胞释放前列
腺素，与凝血系统改变、血栓形成、血小板减少等
密切相关。

ACL 见于系统性红斑狼疮、类风湿关节炎、
干燥综合征等风湿性疾病、反复自然流产、抗磷脂
综合征（表现为血栓形成、自发性流产、血小板减
少和中枢神经系统病变）、肿瘤、感染（HIV、麻风、
疟疾等）、血小板减少症、脑卒中、心肌梗死等。在
风湿病中，以 IgG 型 ACL 为主，而且滴度高；在肿
瘤、感染中，以 IgM 型 ACL 为主。约 70% 未经治
疗的 ACL 阳性者可发生自发性流产或宫内死胎，
尤其是 IgM 型 ACL 可作为自发性流产的前瞻性
指标。

（五）抗乙酰胆碱受体抗体

抗乙酰胆碱受体（acetylcholine receptor，
AchR）抗体可结合到横纹肌细胞的乙酰胆碱受体
上，引起运动终板的破坏，使神经 - 肌肉之间的信
号转导发生障碍，导致骨骼肌运动障碍，称为重症
肌无力（myasthenic pseudoparalysis，MG）。疾病
可发于任何年龄，最先出现的症状常是眼肌无力，
进而累及其他部位，常呈进行性加重。

抗 AchR 抗体多用较敏感的方法进行检测。
① ELISA 法：以 α- 银环蛇毒素包被酶标板，并与
骨骼肌匀浆（含 AchR）作用，再加入待测血清和
对照血清，最后加酶标抗体；试验的正常结果为
阴性或 ≤ 0.03mmol/L。②放射免疫法：将放射性
同位素标记的 α- 银环蛇毒素与骨骼匀浆结合，再
加入患者血清和抗人 IgG 使之沉淀，检测沉淀物

的放射性。

抗 AchR 抗体的检测对 MG 具有诊断意义，且特异性和敏感性较高，大约 90% 的 MG 患者阳性；还可用来监测对该疾病免疫抑制治疗的效果。

（六）特发性炎性肌病特异性自身抗体

特发性炎性肌病（IIM）是一组临床上以近端对称性肌无力和多器官所累为特征的异质性疾病。主要包括多发性肌炎（PM）、皮肌炎（DM）、免疫介导坏死性肌病（IMNM）、散发性包涵体肌炎（sIBM）及幼年特发性肌炎（JIM）等，其中临床上以 PM 和 DM 较为多见。

IIM 患者中（>50%）存在多种自身抗体，主要分为肌炎相关性自身抗体（MAA）和肌炎特异性自身抗体（MSA）。MAA 除见于 IIM 外，还可见于其他自身免疫性疾病，如抗 PM-Scl 抗体、抗 Ku 抗体、抗 SSA 抗体、抗 SSB 抗体及抗 U1snRNP 抗体等。MSA 主要见于 IIM，极少见于其他疾病中，包括抗氨基酰 tRNA 合成酶（ARS）抗体、抗 Mi-2 抗体、抗信号识别颗粒（SRP）抗体、抗黑色素瘤分化相关基因 5（MDA5）抗体、抗转录中介因子 1（TIF1）抗体、抗核基质蛋白 2（NXP2）抗体、抗小泛素样修饰物活化酶（SAE）抗体、抗 3-羟基 -3- 甲基戊二酰辅酶 A 还原酶（HMGCR）抗体、抗核胞质 5'核苷酸酶 1A（CN1A）抗体等。

1. 抗氨基酰 tRNA 合成酶（ARS）抗体　抗 ARS 抗体的靶抗原是氨基酰 tRNA 合成酶。目前已发现 8 种抗 ARS 抗体，包括：抗组氨酰 tRNA 合成酶（Jo-1）抗体、抗苏氨酰 tRNA 合成酶（PL-7）抗体、抗丙氨酰 tRNA 合成酶（PL-12）抗体、抗甘氨酰 tRNA 合成酶（EJ）抗体、抗异亮氨酰 tRNA 合成酶（OJ）抗体、抗天冬氨酰 tRNA 合成酶（KS）抗体、抗苯丙氨酰 tRNA 合成酶（Zo）抗体及抗酪氨酰 tRNA 合成酶（YRS）抗体。不同的抗 ARS 抗体阳性患者会出现类似的临床症状，临床表现有肌炎（PM 或 DM）、间质性肺疾病（ILD）、关节炎、发热、雷诺现象、技工手等。

抗 Jo-1 抗体作为抗 ARS 抗体中最为常见的一种自身抗体，可出现在 9%~24% 的 IIM 患者中。与其他抗 ARS 抗体比较，抗 Jo-1 抗体阳性患者更易出现肌炎、关节技工手等临床表现。另外研究发现，抗 Jo-1 抗体的滴度与血清肌酶、血沉及关节肌肉病变呈一定的相关性；抗 Jo-1 抗体滴度越高，疾病的活动性也越高；抗 Jo-1 抗体滴度改变可与疾病缓解相关。甚至，抗 Jo-1 抗体阳性患者的 5 年、10 年累计生存率比其他抗 ARS 抗体阳性者高。其他抗 ARS 抗体阳性者出现发热症状、ILD 的风险比抗 Jo-1 抗体阳性者更高。

2. 抗 Mi-2 抗体　抗 Mi-2 抗体的靶抗原是由分子量 250~340kD 间的一组核蛋白组成，是转录调节过程中核小体重构脱乙酰基酶复合物的组成成分之一。

抗 Mi-2 抗体常被认为是 DM 标志性抗体，在成年型 DM 中患者中的阳性率为 11%~59%，幼年型 DM 患者中的阳性率为 4%~10%。抗 Mi-2 抗体阳性的肌炎患者病情相对较轻，与关节痛、雷诺现象、ILD、向阳疹、Gottron 丘疹、颈部"V 字征"、披肩征、角质过度增生、光敏感性等临床表现相关。另外，抗 Mi-2 抗体阳性者的治疗反应（如利妥昔单抗、激素）和预后相对较好。

3. 抗 SRP 抗体　抗 SRP 抗体的靶抗原是信号识别颗粒（SRP），SRP 是一种胞质内小 RNA 蛋白复合物，包含有 7SL-RNA 和 6 种多肽（72kD、68kD、54kD、19kD、14kD、9kD）。既往研究认为 54kD 是主要的抗原肽，但近年研究发现在部分患者中 72kD 是抗 SRP 抗体的主要抗原肽。

抗 SRP 抗体可出现在 5% 的白种成年型 PM/DM 患者中，8%~13% 的亚裔成年型 PM/DM 患者中，2% 的幼年型 DM 患者中。抗 SRP 抗体主要见于 IMNM 患者中。有研究表明，抗 SRP 抗体阳性的患者更易出现严重的肢体肌无力、颈部无力、吞咽困难、呼吸功能不全及肌肉萎缩现象。抗 SRP 抗体阳性患者也常伴有心脏病变、严重的肌炎相关症状，对免疫抑制剂治疗反应差，死亡率较高等。但对此也有不同的研究报道，因此抗 SRP 抗体阳性患者确切的临床特点及预后尚需要进一步研究分析。

4. 抗 MDA5 抗体　抗 MDA5 抗体的靶抗原最初在临床无肌病性皮肌炎（CADM）患者血清中发现，相对分子量为 140kD，故也称抗 CADM-140 抗体。后来确认该自身抗体的靶抗原是 IFN 诱导的 MDA5。

抗 MDA5 抗体是 DM 的特异性自身抗体，阳性率约为 20%，主要存在于 CADM 患者血清中（阳性率 >60%）。抗 MDA5 抗体与急性 / 亚急性间质性肺疾病（A/SILD）的发生密切相关，抗 MDA5 抗体阳性患者的 A/SILD 发生率（78.9%）显著高于该自身抗体阴性者（3.2%）。抗 MDA5 抗体对 DM 合并 A/SILD 的敏感性为 88%、特异性为 94%。

5. 抗 TIF1 抗体 抗 TIF1 抗体靶抗原是一种多蛋白质复合物，包括 TIF1-α、TIF1-β、TIF1-γ 3 种亚型。TIF1 家族蛋白参与肿瘤的发生，在不同的肿瘤组织中均可见到 TIF1 蛋白的过度表达，其中 TIF1-γ 是最为常见的靶抗原。

抗 TIF1 抗体在成年型 PM/DM、JDM 中均可出现。抗 TIF1 抗体是 DM 患者发生肿瘤的强相关因子，是肿瘤相关性肌炎（CAM）的重要免疫学指标之一。抗 TIF1 抗体对肿瘤的阴性预测价值高，是 IIM 筛查肿瘤的重要生物学指标。在约 1/5 的 JDM 患者中检测到抗 TIF1 抗体，在 JDM 中抗 TIF1 抗体阳性与 Gottron 征、颊部皮疹、披肩疹、光过敏、表皮过度增生及血清低肌酸激酶（CK）等相关，而与肿瘤的发生无相关性，此也是与抗 TIF1 抗体阳性的成人 DM 患者的临床特征不同之处。

6. 抗 NXP2 抗体 抗 NXP2 抗体的靶抗原为核基质蛋白 2（NXP2），NXP2 通过加到 P53 通路相应蛋白的转录，参与细胞衰老的调节。

抗 NXP2 抗体可存在于成年型 DM 和 JDM 中，但该自身抗体以 JDM 患者为主（23%~25%）。抗 NXP2 抗体阳性的 IIM 患者年龄明显低于该抗体阴性者，而且与患者的皮下钙质沉积的发生密切相关。另有研究证实，抗 NXP2 抗体阳性与男性 DM 患者肿瘤发生显著相关。因此，临床也应关注此自身抗体阳性者的肿瘤发生情况。

7. 抗 SAE 抗体 抗 SAE 抗体的靶抗原为小泛素样修饰物 -1 活化酶（SAE）异二聚体 SAE1 和 SAE2。抗 SAE 抗体主要存在于 DM 患者中，也认为是 DM 的标志性抗体之一。抗 SAE 抗体阳性的大部分患者会出现皮肤病变，随后也会发展为严重的吞咽困难。另外，抗 SAE 抗体与 ILD、肿瘤的相关性仍未有确切的临床结论。

8. 抗 HMGCR 抗体 抗 HMGCR 抗体的靶抗原为 3- 羟基 -3- 甲基戊二酰辅酶 A 还原酶（HMGCR），HMGCR 是胆固醇生物合成过程中的限速酶，可以特异性被他汀类药物抑制。抗 HMGCR 抗体的产生与他汀类药物的使用相关，但也在未使用他汀类药物的肌病患者中检测到。抗 HMGCR 抗体主要存在于 IMNM 患者中，是其标志性抗体之一，阳性率可达 60%。该自身抗体阳性者的主要临床特征包括肌无力和吞咽困难等。另外，对免疫抑制剂治疗的反应性和预后较好，但该抗体的检测值与疾病活动性未发现有相关性。

9. 抗 CN1A 抗体 抗 CN1A 抗体的靶抗原为核胞质 5'- 核苷酸酶 1A（CN1A），该自身抗体是 sIBM 的特征性血清标志物，在 sIBM 中的阳性率可达 37%，在 PM、DM、其他神经肌肉疾病中的阳性率均小于 5%。另外，在 SLE、SS 患者中也可检测到此自身抗体。抗 CN1A 抗体与 sIBM 的临床特征、治疗反应及预后判断仍未有确切的相关。

（七）系统性硬化症相关自身抗体

系统性硬化症（SSc）是一种以皮肤增厚、多系统纤维化及血清自身抗体阳性为主要特征的自身免疫性疾病。根据皮肤受累程度，SSc 通常分为弥漫型 SSc 和局限型 SSc。SSc 存在多种自身抗体，包括 SSc 分类标准（2013 年 ACR/EULAR）中的抗着丝点抗体（ACA）或抗核抗体检测中见着丝点型、抗 DNA 拓扑异构酶 I（Scl-70）抗体及抗 RNA 聚合酶（RNP）Ⅲ 抗体。目前，还发现 SSc 患者中存在其他自身抗体，如抗 Th/To 抗体、抗 U3RNP 抗体、抗 Ku 抗体、抗 PM/Scl 抗体等。SSc 相关的自身抗体可与疾病的不同亚型、皮肤受累程度、内脏器官受累程度及预后等相关。

1. 抗着丝点抗体（ACA） ACA 的靶抗原为着丝点蛋白，位于在细胞分裂时与纺锤体相互作用的动原体（动粒）的内板与外板上。与 ACA 反应的着丝点蛋白包括着丝点蛋白 A、着丝点蛋白 B、着丝点蛋白 C、着丝点蛋白 D、着丝点蛋白 E、着丝点蛋白 F、着丝点蛋白 G。其中常见的为前 4 种着丝点蛋白，主要的靶抗原为着丝点蛋白 B。

ACA 在 SSc 中的阳性率约为 30%，该自身抗体与雷诺现象有关。另外，ACA 可预测肺动脉高压（PAH），约 20% 的 ACA 阳性的 SSc 患者会发生 PAH。ACA 作为局限型 SSc（CREST）的特异性自身抗体，阳性率可达到 80%~90%，弥漫型 SSc 中的阳性率仅为 8%。另外，ACA 也可见于原发性胆汁性胆管炎（PBC）患者中，阳性率为10%~20%。以及其他的自身免疫性疾病患者，如SS、RA、自身免疫性甲状腺炎等。

2. 抗 Scl-70 抗体　抗 Scl-70 抗体的靶抗原为 DNA 拓扑异构酶。抗 Scl-70 抗体是弥漫型 SSc 的标志性抗体，敏感性可达 40%，特异性可达99.5%。该自身抗体阳性与弥漫性皮肤病变、肺间质纤维、肌肉骨骼受累、心脏受累、肾脏受累等有关，被认为是预后不良的生物学指标。另外，抗Scl-70 抗体的量值可与弥漫型 SSc 的皮肤纤维化程度和内脏器官受累程度存在相关性，可作为疾病活动性的生物学指标。

3. 抗 RNP Ⅲ 抗体　抗 RNP Ⅲ 抗体的靶抗原为参与 RNA 转录的 RNA 聚合酶Ⅲ。抗 RNPⅢ 抗体作为 SSc 的特异性自身抗体，在亚洲 SSc患者中的阳性率为 5%~12%。抗 RNP Ⅲ 抗体主要与 SSc 的肾危象、肿瘤发生存在一定的关系。因此，对于抗 RNP Ⅲ 抗体阳性的 SSc 患者需要进行肿瘤的筛查。

4. 其他自身抗体

（1）抗 Th/To 抗体的靶抗原主要针对核糖核酸酶 MRP 和核糖核酸酶 P 复合物成分。抗 Th/To 抗体作为 SSc 的特异性自身抗体，在 SSc 患者中的阳性率为 2%~5%，主要见于局限性 SSc。抗Th/To 抗体可与患者的手指水肿、小肠累及、甲减、心包炎及 ILD 等相关，但确切的临床特征仍需进一步临床分析。

（2）抗 U3RNP 抗体的靶抗原为分子量 34kD的纤维蛋白，该自身抗体作为 SSc 的特异性抗体，在 SSc 中的阳性率为 4%~10%，但也会存在于SLE 患者中。抗 U3RNP 抗体阳性的 SSc 患者有指/趾端溃疡、坏疽、弥漫性皮肤累及以及外周血管病变等临床特征的报道。

（3）抗 Ku 抗体的靶抗原是一种参与 DNA修复的 DNA 结合蛋白，并参与 DNA 复制和基因转录的调控。抗 Ku 抗体存在于约 2% 的 SSc 患者中，也可存在于 55% 以上的 PM/SSc 患者中。另外，抗 Ku 抗体可见于其他的自身免疫性疾病患者中（如 SS、PM、MCTD 等），抗 Ku 抗体阳性与患者的雷诺现象、关节痛、表皮增厚及食管反流等临床表现存在一定的相关。

（4）抗 PM/Scl 抗体的靶抗原包括多个亚单位的核蛋白复合物，该自身抗体常见于 PM/SSc 的重叠综合征患者中，但也可见于单独的 PM、SSc患者中。抗 PM/Scl 抗体阳性可能与关节炎、皮肤损害、钙化、技工手、湿疹等临床表现相关。

四、自身抗体的临床解读

自身抗体是诊断 AID 的重要指标，为了充分发挥自身抗体检测结果在临床诊疗中的价值，应合理选择自身抗体检测项目。由于有些自身抗体在风湿免疫病中的敏感性高，特异性不强，具有筛选意义而不具有诊断价值；而有些自身抗体的敏感性低，但对某一种风湿免疫病诊断的特异性很高，相关性强。因此，临床医师在选择相关自身抗体检测项目时，应注意筛查试验与确认试验间的合理组合，特别是应根据临床症状的提示，针对性选择相关的自身抗体项目进行检测，切忌盲目地进行全面检测。此外，对于初诊患者，临床通过检测自身抗体来诊断某种 AID 时，往往需要同时检测几种甚至十几种自身抗体组成的疾病相关自身抗体谱进行筛查。对于随访的 AID 患者，应进行特定自身抗体的定量动态检测，便于为患者的病情监测和疗效评估提供可靠依据。

以检测 ANA 为例（图 4-2-7），间接荧光免疫法通常是筛查试验，阳性结果的患者根据其病情特点可进一步进行特异性自身抗体检测。如果临床病史高度提示结缔组织病，应不管 ANA 的检测结果，需要针对其靶抗原的特异性自身抗体检测，例如抗 SSA 抗体、抗 Jo-1 抗体或抗 rRNP 抗体等。另一方面，因为某些特异性 ANA 拥有辅助诊断的作用，间接免疫荧光法阳性检测结果后通常进行下一步的特异性自身抗体检测。因此，如果怀疑是 SLE，进一步的实验检查就必须进行针对抗 DNA 抗体、抗 Sm 抗体、抗 U1snRNP 抗体、抗SSA 抗体等。同样，如果怀疑是 MCTD、SS、SSc或 PM/DM，就必须分别检查包括特异性自身抗体如抗 U1snRNP 抗体、抗 SSA 抗体或者抗 SSB 抗体等、抗拓扑异构酶Ⅰ抗体、抗着丝点抗体、抗核仁抗体或抗 tRNA 合成酶抗体。在这些更为特异性的检查中获得的阳性结果也不仅仅意味着特定的疾病，但可以为疾病诊断提供重要信息，应该结合病史、症状、体征等临床信息进行综合分析，才能明确诊断。此外，在自身抗体的选择和临床应用中还应注意,对于临床疑似器官特异性 AID 者,应进行器官特异性自身抗体检测,对非器官特异性 AID 者,通常选择 ANA 检测;同时,自身抗体阳性的患者标本,还应进行滴度或定量检测,有助于对疾病病情和疗效的观察。此外,需要注意健康人群中也可出现某些自身抗体,并随年龄增大阳性率会增高,但对自身抗体的滴度和亲和力较低。

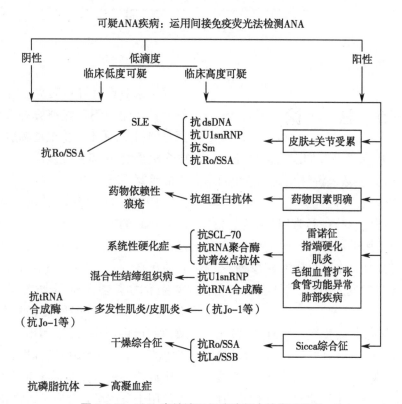

图 4-2-7　ANA 在结缔组织病诊断中的规则系统

综上所述,自身抗体是一系列自身抗体的总称。SLE、SSc、PM/DM、SS 及 MCTD 等风湿免疫病患者体内存在多种特征性的自身抗体。检测自身抗体对疾病的诊断、鉴别诊断、病情评估、疗效监测及预后估计等具有重要的临床意义。目前,自身抗体在临床上广泛推广应用,但对其本质尚未得到完全的认识,希望将来的研究可以更加清楚的阐述这些自身抗体在临床上的确切关系和意义。

（曾小峰　胡朝军）

第五章 风湿免疫病常用诊疗技术

第一节 总 论

风湿病常累及骨、关节及其周围软组织,包括肌腱、滑囊、神经等,大多数风湿性疾病的诊断和治疗需要依赖影像学技术,因此影像学检查及其引导介入操作是风湿病诊疗中最常用,也是至关重要的手段。目前常用的影像学技术包括X线、超声、CT、磁共振(MRI)、放射学核素显像等,各种检查方法有着各自的发展历史、优缺点及其应用价值。

1895年,伦琴首先发现X线。1904年,波士顿内科医生Joel Goldthwait借助X线首次成功鉴别类风湿关节炎和骨关节炎。一百多年来,X线由于其廉价、省时、成像质量稳定可靠等优势,在风湿病患者的诊断、病情监测和预后评估中具有不可动摇的地位。然而,这种最古老的检查方法也有其不足之处。X线对软组织病变不敏感且缺乏特异性是其最主要的缺陷;另外,它只能获得二维重叠影像,不能辨别病变的三维空间位置;X线还会对患者产生电离辐射,不适于短时间内多次重复进行。基于X线检查的局限性,新型的影像学工具应运而生。

1942年维也纳神经内科医生Karl Dussik第一次应用超声进行脑部成像,1958年他发表了首份关于骨骼关节、软骨及关节旁组织的超声数据报告,为肌肉骨骼系统超声的发展奠定了基础。自20世纪70年代起,随着超声硬件及成像技术的不断改进和优化,该项技术的优势逐渐凸显。1978年P.L.Cooperberg首次对RA滑膜增生和积液的超声表现进行描述,而后能量多普勒的出现为炎症性关节炎的临床诊疗和研究工作提供了更加便捷有效的工具。超声具有简便、易操作、廉价、无辐射的优势,它对软组织病变的辨别能力与病理结果对比后得到证实,具有较高的敏感性及特异性。超声不仅能够弥补X线对软组织病变探查的弱点,还不产生电离辐射,能够在治疗随访中多次重复,患者接受度高,已经成为关节炎随访中的重要手段。

1970—1980年间,Peter Mansfield和Paul Lauterbur的发现为MRI在医学中的应用奠定了基础。MRI不仅可以探查关节周围软组织病变和骨质破坏,还可以显示超声不能显示的骨髓内部病变,例如骨髓水肿、脂肪沉积等,为类风湿关节炎、脊柱关节炎等多种关节炎性疾病的诊断和疗效评判提供可靠依据。MRI具有空间分辨力高、无电离辐射、病变敏感特异性高等优势,在风湿病临床诊疗中的应用也越来越广泛。然而,MRI不能应用于身体里有金属植入物和幽闭恐惧症的患者;另外,由于MRI价格相对较高,也不适用于短时间内多次重复检查。

1998年,第一台PET-CT的原型机在匹兹堡大学医学中心安装。PET-CT是将PET与CT融为一体,由PET提供病灶详尽的功能与代谢等分子信息,而CT提供病灶的精确解剖定位,一次显像可获得全身各方位的断层图。对于风湿病患者,如果身体多个关节同时受累或关节外炎症明显,超声和MRI将变得不易操作,此时PET-CT可以辅助寻找病灶部位、判定疾病活动性,判断治疗反应,推测预后。它具有灵敏、准确、特异及定位精确等特点,可一目了然地了解全身整体状况。然而高昂的价格不适用于常见风湿病的常规诊疗,更加推荐用于诊断不清和治疗困难的患者。

随着医学的发展和科技的进步,风湿病的各种诊疗手段都在不断更新和发展。影像学检查已经成为风湿科临床医生的一只透视眼,为风湿病的诊疗提供了有利的武器。临床医生只要掌握各种诊疗技术的特点和应用价值,便能更加合理地选择和组合这些工具,辅助疾病的诊断和治疗。随着未来科学技术的不断发展,相信会有越来越多的新技术涌现和普及,临床医生对风湿病的诊疗将会迎来更加崭新的局面和充满希望的未来。

第二节　X线

X线的发现是19世纪末物理学界最为伟大的发现之一。X线是一种波长很短的电磁波,是一种光子,诊断上使用的X线波长为0.008~0.031nm,是医学领域中常用的辅助检查方法之一。

X线成像应具备以下三个基本条件:① X线应具有一定的穿透力,这样才能穿透照射的组织结构;②被穿透的组织结构,必须存在着密度和厚度的差异,这样,在穿透过程中被吸收后剩余下来的X线量,才会是有差别的;③这个有差别的剩余X线,仍是不可见的,还必须经过显像这一过程,例如经X线显示才能获得具有黑白对比、层次差异的X线影像。人体组织结构的密度可归纳为三类:属于高密度的有骨组织和钙化灶等;中等密度的有软骨、肌肉、神经、实质器官、结缔组织以及体内液体等;低密度的有脂肪组织以及存在于呼吸道、胃肠道、鼻窦和乳突内的气体等。当强度均匀的X线穿透厚度相等的不同密度组织结构时,由于吸收程度不同,在X线上或荧屏上显出具有黑白(或明暗)对比、层次差异的X线影像。X线穿透低密度组织时,被吸收少,剩余X线多,使X线胶片感光多,经光化学反应还原的金属银也多,故X线胶片呈黑影;高密度组织则恰恰相反。

风湿免疫性疾病是泛指影响骨、关节及其周围软组织,如肌肉、滑囊、肌腱、筋膜、神经等的一组疾病。其中类风湿关节炎、脊柱关节炎、骨关节炎、痛风等常累及骨和关节,在X线下可有特征性表现。

一、类风湿关节炎

类风湿关节炎(RA)基本X线表现的病理基础是关节内滑膜渗出水肿、增厚、血管翳形成、骨质侵蚀。RA可累及全身具有滑膜的关节,其中以双手腕、足趾等动关节受累最为常见,且病变多为

对称性的。RA基本X线征象早期为关节周围软组织肿胀、局限性骨质疏松、关节间隙狭窄和骨质侵蚀;晚期表现为关节脱位、畸形和强直。其中早期改变以关节边缘骨侵蚀最具有特异性。

美国风湿病学会对RA的X线表现制定了相关分期用于病情评估。Ⅰ期:正常或关节面下骨质疏松;Ⅱ期:关节面下骨质疏松,偶有关节面破坏或骨质侵蚀破坏;Ⅲ期:明显的关节面破坏或骨质破坏,关节间隙狭窄和半脱位畸形等改变;Ⅳ期:除Ⅱ、Ⅲ期病变外,并有纤维性或骨性强直。

需要指出的是,随着影像学发展,CT、MRI、超声等已用于RA患者检查,能显示常规X线所不能显示的骨质侵蚀改变及关节积液等,有利于RA的早期评估。

二、脊柱关节炎

在外周关节,脊柱关节炎(SpA)的典型病理改变是肌腱端炎,也可出现滑膜炎。对于活动性炎症,X线仅能观察到软组织肿胀,不能进一步分辨具体炎症的解剖结构和类型;随着炎症迁延,局部出现韧带骨化,X线可以显现出韧带骨赘,此类改变常见于髌腱、跟腱、跖筋膜。以银屑病性关节炎为代表的一些SpA还会造成骨质破坏或强直,X线可以表现为骨侵蚀、关节间隙狭窄或骨性融合。

SpA累及中轴骨时,主要X线表现包括骶髂关节炎和脊柱强直。在疾病的不同各阶段,中轴型SpA的骶髂关节X线呈现出不同改变。在骶髂关节炎早期时,病变局限于骨内且尚未造成骨质破坏或间隙改变,X线检查不能观察到异常。随着疾病发展,逐渐出现骨质破坏、关节间隙改变,到自然进程的终末,发生关节强直,X线检查可以观察到关节面不规整、间隙变窄、假性增宽、关节融合等改变,其中假性增宽是由于局部出现巨大骨侵蚀所造成的假象。

强直性脊柱炎的骶髂关节X线可以分为5级。0级:正常;1级:可疑异常;2级:轻度异常,关节间隙无改变,伴有局限性骨侵蚀或硬化;3级:明确异常,提示中度或更严重的骶髂关节炎,可以观察到1处或多处侵蚀、硬化、关节间隙增宽或变窄,以及部分强直;4级,关节完全强直。

脊柱受累X线改变主要包括:椎体方形变,

由于椎体角炎症、侵蚀导致侧位椎体呈现方形改变；韧带骨赘形成、椎体强直、晚期强直性脊柱炎的典型 X 线改变为竹节样变。

X 线检查评价 SpA 的主要局限包括：敏感性不足，无法显示疾病早期改变；分辨率不高，成像质量受到软组织、肠道条件干扰，尤其在扫描胸椎和骶髂关节时受到较多上述因素干扰。

三、痛风性关节炎

骨关节是痛风患者常见的受累部位。痛风患者多在发病后数年才出现骨关节改变。如果没有前期病史，X 线对于急性痛风的诊断价值有限，仅仅可以证实软组织肿胀。但临床上近半数无肉眼可见皮下痛风石的慢性痛风患者可出现明显的 X 线改变。在慢性痛风患者中，跖趾关节、踝关节、指间关节、腕关节及其他部位可出现类似于类风湿关节炎的多发性骨侵蚀。

痛风典型的 X 线征象为：偏心性穿凿样骨质破坏及痛风石，骨缺损边缘呈"悬崖状骨缘"。由于 X 线的组织重叠，小的骨质破坏及并发的退行性关节病，可能对关节骨质破坏的评估并不可靠。X 线诊断痛风的特异性较高，但其特征性改变通常在疾病晚期，对早期病变的敏感性较低。

四、骨关节炎

骨关节炎（OA）是最常见的一种关节病变，OA 的发生与年龄、关节损伤及过度使用、肥胖等因素相关。

影像学检查中，X 线仍为 OA 常规检查及追踪病变的"金标准"。OA 典型 X 线变化包括：①关节间隙不对称狭窄；②软骨下骨的骨质硬化和变形；③关节边缘骨赘；④软骨下囊性变，其边缘为分界清楚的硬化壁；⑤骨变形或半脱位。OA 的 X 线分析修订标准为：0 级，无改变；1 级，轻微骨赘；2 级，明显骨赘；3 级，关节间隙中度狭窄；4 级，关节间隙明显狭窄，伴软骨下骨硬化。

第三节 CT

一、成像原理

CT 是用 X 线束对人体某部一定厚度的层面进行扫描，由探测器接收透过该层面的 X 线，转变为可见光后，由光电转换变为电信号，再经模拟 / 数字转换器（analog/digital converter）转为数字，输入计算机处理。经数字 / 模拟转换器（digital/analog converter）把数字矩阵中的每个数字转为由黑到白不等灰度的小方块，即像素（pixel），并按矩阵排列，即构成 CT 图像。

二、在不同组织器官中的应用及图像特点

1. **头颈部疾病**　CT 对于头颈部疾病的诊断很有价值。例如，对眶内占位病变、鼻窦炎症、眶内及眶周软组织病变、内中耳结构改变等。对于明显病变，X 线已可确诊者则无需 CT 检查。

2. **胸部疾病**　随着高分辨力 CT 的应用，日益显示出它的优越性。通常采用造影增强扫描以明确纵隔和肺门有无肿块或淋巴结增大、支气管有无狭窄或阻塞，对原发和转移性纵隔肿瘤、淋巴结结核、中心型肺癌、复发性多软骨炎等的诊断，有较大的帮助。肺内间质、实质性病变也可以得到较好的显示。CT 对平片检查较难显示的部分，例如同心、大血管重叠病变的显像，更具有优越性。对胸膜、膈、胸壁病变，也可清楚显示。对于肺间质病常用高分辨 CT，可见小叶间隔增厚、磨玻璃密度影、胸膜下弧线、支气管血管束增粗、蜂窝肺、牵拉性细支气管扩张。病变主要分布在胸膜下区，以肺下叶后基底段多见。小叶内间质增生表现为细线、细网状影和放射状线影伴小叶核增大。小叶间隔增厚常不规则或扭曲变形，典型的 CT 图像可以用于肺间质病的分型。

3. **心脏及大血管**　CT 对于心脏及大血管，尤其是后者的病变，具有重要诊断意义。心脏方面主要是心包病变的诊断、心腔及心壁的显示。由于扫描时间一般长于心动周期，影响图像的清晰度，诊断价值有限。但冠状动脉和心瓣膜的钙化、大血管壁的钙化及动脉瘤改变等，CT 检查可以很好地显示。2015 年欧洲风湿病学会首次针对大血管炎提出了临床影像学使用的建议，其中提出：血管造影可以显示血管炎导致的血管腔狭窄或阻塞，但存在造影剂过敏、出血、内源性栓塞及动脉损伤的风险，因此新型影像学技术几乎代替了血管造影的检查手段，除非需要进行血管介

入性治疗。但是目前仍然存在在疾病的不同阶段如何选择影像学检查方法、随访期间如何选择影像学检查方法评价疾病的活动性以及损伤、预测疾病的预后等问题。疑似巨细胞动脉炎(giant cell arteritis, GCA)的患者,建议尽早进行血管影像学检查,而且检查不应延误治疗,证据等级1级。对于临床诊断GCA可能性较低而且影像学检查正常的患者,可以不考虑GCA的诊断,证据2级。CT和PET-CT并不建议用于评价颅内动脉的炎症,证据5级;超声、PET-CT、MRI和/或CT可以用于发现血管壁的炎症和/或颅外动脉的管腔改变用于辅助诊断大血管炎,CT与MRI相比,分辨率更高而且检查时间更短,但CT存在辐射。CTA对于大血管炎的诊断敏感性为73%,特异性为78%。MRI对于大动脉炎的诊断敏感性和特异性可高达100%,其无辐射的优势更适用于年轻患者。对于疑似大动脉炎的患者,MRI作为首选的影像学检查方法,可以发现血管壁的炎症和/或管腔改变,而PET-CT、CT和/或超声可以作为其他的影像学检查方法;大血管炎(GCA、大动脉炎)疑似复发的患者,影像学对于证实或排除复发有帮助。并不建议常规用于监测临床缓解和生化缓解,证据5级;大血管炎(GCA、大动脉炎)患者,CT血管造影(computed tomography angiography, CTA)和/或MRA可以用于长期监测结构破坏,尤其对于发现血管狭窄、闭塞、扩张和/或动脉瘤形成有价值。监测的频率和方法应遵循个体化原则,证据5级;对于颅内血管的病变更建议采用MRI和超声的检查方法。2018年对于1126项临床影像学进行研究发现,超声对于大动脉炎诊断的敏感性低于MRA,合并敏感性分别为81%(95%置信区间69%~89%)及92%(95%置信区间88%~95%),而CTA的敏感性和特异性均大于90%。CTA及MRA血管壁的增厚及强化可以预测疾病的活动性。

4. 腹部及盆部 CT检查应用日益广泛,主要用于肝、胆、胰、脾,腹膜腔及腹膜后间隙以及泌尿和生殖系统的疾病诊断。尤其是占位性病变、炎症性和外伤性病变等。胃肠病变向腔外侵犯以及邻近和远处转移等,CT检查也有很大价值。当然,胃肠管腔内病变情况主要仍依赖于钡剂造影、内镜检查及病理活检。

5. 骨关节 多数情况可通过简便、经济的常规X线检查确诊,因此使用CT检查相对较少。对于中轴型脊柱关节炎患者,首选的影像学检查仍然是骶髂关节X线检查。如果普通X线检查正常,无法进行MRI检查的患者,更适合选择CT,它可以提供MRI以外的结构破坏的信息,如椎体骨折等。MRI可以更好地显示炎症性病变,逐渐替代了CT检查的地位。

三、双能CT的特殊用途

双能CT(dual energy computed tomography, DECT)一般采用2个球管同时扫描,计算机处理信号得到图像。DECT可以结合MRI以及CT的部分优势,可以作为诊断痛风(尿酸盐晶体)的有效方法,而且可以评价肾结石成分、脊柱、关节旁组织、肌腱以及韧带。其最早于2005年首先使用,但其实其应用历史可以追溯到20世纪70年代。

DECT可以用于诊断关节炎,主要是用于诊断痛风——最常见的晶体性关节病,其特征是单尿酸钠晶体沉积。文献综述和荟萃分析显示,患者水平上DECT用于诊断痛风的敏感性为0.81,特异性为0.91;而在关节水平上,DECT用于诊断痛风的敏感性和特异性分别为0.83和0.88。DECT对于新发的痛风诊断价值有限,而且对于慢性形成痛风石性疾病的痛风,影像学并不是必须的。临床上也可将DECT用于监测尿酸结晶大小变化以及鉴别尿酸性肾结石、创伤、骨髓水肿等情况。

第四节 MRI

一、MRI的原理

原子核中包含带电的质子,质子的无规则运动赋予原子一定的"磁性"——磁矩。自然状态下,原子运动方式并不规则,磁矩方向也不一致,但当原子核被置于磁场中时,便会发生振动和共振现象,进动导致原子具有与磁场方向一致的磁矩;同时,原子会按照特定频率振动,共振的频率所处磁场强度间存在固定的对应关系,根据原子所处磁场的共振频率,可以一过性给予某个特定方向的无线电射频脉冲干扰,使原子的磁矩发生改变并吸收能量,当这个射频干扰去除后,原子便会恢复到之前的磁矩并释放能量,称为弛豫,这就是磁共振(magnetic resonance,MR)现象。这一现象于 20 世纪 40 年代被发现,最初应用于物理及化学领域,用来研究物质分子结构。直至约 40 年后,基于 MR 技术的成像(MR imaging,MRI)进入临床应用阶段。由于不同组织原子密度不同,其弛豫时间也存在差异,针对这一差异,就可以获取到不同原子密度组织所释放差异性能量信号,经计算机处理信号后得到体层图像。人体约 70% 由水组成,因此大多数 MRI 扫描是通过对水中氢原子成像实现的。MRI 检测设备由电磁发生装置、信号接收装置和信号处理装置构成。检测时,将人体置于 MRI 设备构建的磁场中,用无线电射频脉冲激发人体内氢原子核,引起共振,并吸收能量,通过体外的接收器收录氢原子核弛豫时所释放的能量,经电子计算机处理后得到的体层图像。根据 MRI 设备的磁场强度不同,可以将其分为低场强和高场强,衡量场强的单位是特斯拉(tesla,T),1T 相当于 10 000 地磁场强,目前应用于临床的 MRI 场强范围在 0.2~3.0T 之间。低场 MRI 的场强通常为 1.5T,可以制成相对便携的设备,用于扫描四肢,但信噪比偏低;场强为 3.0T 的 MRI 称为高场核磁,可以扫描全身组织,优点是信噪比高,但设备庞大,扫描过程产热量更大。

与传统的 X 线相比,MRI 具备三维成像的优势,而与同样具有三维成像功能的 CT 相比,MRI 有更好的软组织的分辨率。同时,MRI 无电离辐射,对机体没有不良影响,但体内有金属植入者如需行 MRI 检查需要慎重。此外,幽闭恐惧症患者无法接受常规 MRI 检查。检查耗时过长是 MRI 的另一不足之处,由于不同的射频干扰要依次完成以取得不同图像,一项 MRI 扫描通常需要 20~40 分钟,故此,当患者病情危重或无法长时间保持肢体静止时,不宜进行 MRI 检查。快速变化的梯度磁场(回波序列)技术能够提高对不同组织的分辨率,提高检查效率。

MRI 信号的强度主要取决于质子密度以及 T_1、T_2 的弛豫时间,组织间信号强度在最常用的 T_1 加权与 T_2 加权像上有不同的表现(表 5-4-1)。

T_1 加权与 T_2 加权在反映液体时信号强度差别最大,液体在 T_1 加权像上为黑色,而在 T_2 加权上为白色。由于脂肪组织在 T_2 加权显示为白灰色,易与液体信号混淆,因此往往采取抑制 T_2 相脂肪信号的处理,称为 T_2 抑脂像,STIR 也是一种有效的抑脂技术,这一序列对于检测组织积液和水肿等病变非常有价值。另外,为了显示血运丰富的组织,如增生的滑膜和活动性骨侵蚀部位,常以钆(二乙烯五胺乙胺)作为造影剂进行增强 MRI 扫描,由于 T_2 像无法区分液体信号与增强信号,而 T_1 抑脂像仅有增强信号为高信号,故增强 MRI 需采用 T_1 抑脂序列扫描。根据组织 MRI 下造影剂信号强化的特点,还可以判断病变是否为活动性炎症:当存在炎症活动时,病灶部位会发生快速且明显的强化;而对于一些慢性非活动性炎症病变,如心肌纤维化或血管壁的陈旧性炎症,会表现出较正常组织更滞后的强化,该现象称为 MRI 的延迟强化。由于给合并肾功能不全患者进行增强 MRI 扫描可能会诱发系统性纤维化,故此,对于肾功能不全患者禁止注射钆造影剂。当无法使用造影剂时,可以通过 T_2 抑脂像是否存在水肿信号来间接判定局部炎症的程度。

表 5-4-1 不同组织在 T_1 加权与 T_2 加权影像下的信号

	脂肪	骨皮质	肌肉	肌腱	液体
T_1 加权	白	黑	灰	黑	黑
T_2 加权	白灰	黑	灰黑	黑	白

二、MRI 的应用

MRI 在风湿性疾病领域有着广泛的应用价值。出色的组织分辨率使 MRI 在检测肌肉骨骼病变方面具有无可比拟的优势,此外,在评估风湿性疾病导致的神经系统、内脏、心血管等系统病变方面,MRI 同样具有很高的高敏感性。

在炎性关节病中,典型的病理改变主要累及关节及附属结构,关节为主的病变包括:滑膜炎、骨炎和骨侵蚀,关节附属结构病变包括:肌腱炎、附着点炎等,以上病变在 MRI 检查中均能被清晰显示。滑膜炎是类风湿关节炎的典型表现,也是脊柱关节炎等炎性关节病的常见病变,通过 T_2 抑脂像和 T_1 增强抑脂像在轴位切面可以很好地观察到滑膜炎症信号的强度与滑膜厚度。滑膜炎在

T_2抑脂像上表现为在关节周围或骨间的均一高信号，在T_1增强抑脂像上可以见到对应部位的强化（图5-4-1）。在平扫像上，关节腔积液、结缔组织和纤维血管翳与滑膜有时难以区分，但是这些组织在增强MRI的T_1抑脂像中不会像滑膜组织一样被强化。MRI可以敏感检测出滑膜炎，不仅可以用于疾病的诊断，也可作为病情监测手段。

骨炎又称为骨水肿，是类风湿关节炎、脊柱关节炎等疾病的常见病理改变，在RA中，这种病变预示着局部将发生骨侵蚀，而在脊柱关节炎中，骶髂关节骨水肿是诊断疾病的重要依据。在众多影像学技术中，MRI是唯一成熟的可以用于评价骨水肿的影像技术（双能CT也具备检测骨水肿信号的能力，但该技术并未在临床得到广泛运用）。MRI的T_2抑脂像及STIR相均可以非常敏感地反映骨水肿病变。骨水肿在MRI上表现为在小梁骨内出现边界模糊的水样信号（图5-4-2）。

骨侵蚀可见于多种关节炎性疾病，是持续活动性炎症的结局。虽然传统X线检查也能够发现骨侵蚀，但MRI检出骨侵蚀病变的敏感性是X线的9倍之多。骨侵蚀位于关节软骨旁，在T_1平扫或T_1增强像上观察最为理想。在T_1像上，发生侵蚀部位的骨皮质失去正常的低信号，内部受侵蚀的松质骨呈现出边界清晰的低信号，在RA中，还经常可以见到生长于侵蚀部位的血管翳有明显强化（图5-4-3）。

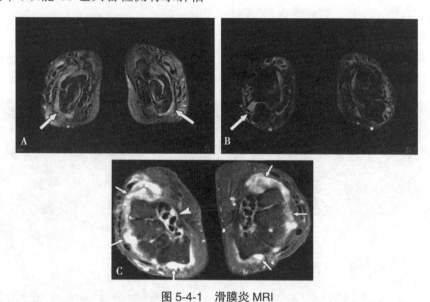

图5-4-1　滑膜炎MRI
T_2抑脂像下的桡腕关节滑膜炎（A,箭）及桡腕间滑膜炎（B,箭）；T_1增强抑脂像下，桡腕关节滑膜炎（C,箭）

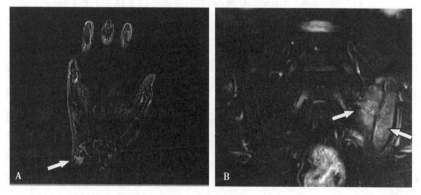

图5-4-2　骨水肿MRI
T_2抑脂像的骨水肿（箭）。A.类风湿关节炎的尺骨骨水肿；B.脊柱关节炎左侧骶髂关节骶骨面及髂骨面下骨水肿

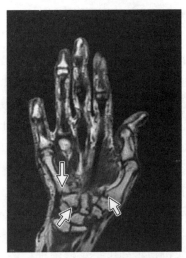

图 5-4-3 骨侵蚀 MRI
T_1WI 显示腕骨、掌骨等多部位的骨侵蚀病变（箭）

此外，MRI 还可以清晰显示软骨病变，对于早期骨关节炎患者，软骨 MRI 异常是非常特异的改变，通过一些特殊序列，如钠图扫描或功能 MRI，可以辅助骨关节炎的早期诊断，并监测治疗反应。

除了关节炎外，MRI 在评价其他系统疾病方面也有突出的优势。在炎症性肌病中，MRI 可以清楚区分肌肉活动性炎症与慢性病变：活动性炎症的特点为 T_2 抑脂像下肌肉内的片状水肿信号，在轴位图像上最为清晰（图 5-4-4）；慢性病变特点为肌肉中片状脂肪信号。在心血管系统，MRI 可以用来发现血管壁炎症以及心脏的炎性病变。对于大动脉炎等累及大、中等血管的炎症性病变，通过 T_2 抑脂像，MRI 可以在不注射造影剂的情况下提示血管壁厚度以及有无炎性水肿信号，典型的活动性炎症表现为血管壁增厚并伴有水肿；而当炎症处于非活动期时，血管壁不伴水肿。增强扫描时，活动性炎症会出现早期强化，非活动性病变表现为延迟强化，这一特点可用来区分动脉管壁或心肌的炎症性病变与纤维化病变，对于指导治疗十分重要。对于神经系统及其他内脏的病变，MRI 检查同样具有重要的价值。

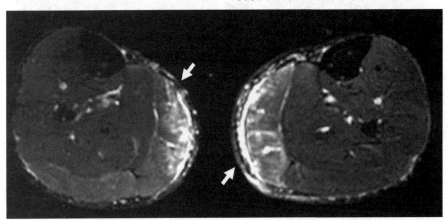

图 5-4-4 炎性肌病的 MRI 表现
炎性肌病的腓肠肌轴位 T_2 抑脂扫描，可见肌肉及皮下水肿（箭）

随着医学技术的不断发展，MRI 检查在临床中已经得到广泛应用，在风湿病领域中发挥的价值也越来越大，除了在上述疾病领域中的应用之外，一些新的检查技术、数据分析方法，如 MRI 的肺部扫描、动态增强 MRI 技术、计算机辅助图形分析 MRI 等技术正在逐渐向临床推广。MRI 在多种风湿性疾病诊断确立、治疗决策调整以及疗效评估方面发挥着重要作用。

第五节 超 声

风湿科疾病是涵盖关节、骨骼、肌肉及附属组织、结构的一大组疾病，因此影像学检查是诊疗过程十分重要的辅助工具，传统的手段主要包括X 线、CT、磁共振（MRI）。X 线检查对判断骨骼、关节的结构改变比较特异，但对早期病变不敏感，对软组织损伤的判别帮助不大；CT 检查主要提供病变的断层解剖信息，不能反映炎症活动程度；此外，相对 X 线检查，CT 检查过程中患者接受的电离辐射量较大，不适用于多部位检查或随访过程。MRI 对骨关节系统的早期病变敏感，无辐射，成像质量好，但 MRI 设备昂贵，占地面积大，操作和维护不易，检查时间较长，检查费用较高。医学超声波检查是一种利用超声波在人体内反射、折射及吸收后产生不同影像的原理辅助临床诊疗的手段，具有无创、价廉、便捷、无辐射性的特点。医用超声的分辨力高，短期内可重复检查，实时超声能够观察肌肉、肌腱的运动影像，并在必要时进行局部病灶的定位、穿刺，与其他影像技术如X线、CT、MRI等相辅相成。随着彩色多普勒、能量多普勒、宽景成像、三维超声、弹性成像等超声成像技术的不断进步，超声在风湿科中的应用日益广泛。

超声可应用于多种关节炎性疾病和结缔组织病；对各类炎性和结构性病变的探查均非常敏感（表5-5-1）。

表5-5-1　风湿科疾病的超声特征表现

疾病	超声表现
类风湿关节炎	滑膜炎，腱鞘炎，关节腔积液，骨侵蚀
脊柱关节炎	肌腱端炎，滑膜炎，腱鞘炎，骨侵蚀，骨赘
痛风	"双轨征"，痛风石，聚集体，骨侵蚀
骨关节炎	骨赘，软骨病变，滑膜炎
大血管炎	血管壁"晕"征，管腔狭窄或阻塞
干燥综合征	腺体回声不均，囊性变

一、辅助诊断

风湿性疾病的超声表现多种多样，某些病态改变对疾病的诊断有特异性。风湿病临床试验结果评价组（Outcome Measures in Rheumatology Clinical Trials，OMERACT）就其中部分病变的定义进行了规范。

在所有的风湿科疾病中，超声在类风湿关节炎（rheumatoid arthritis，RA）领域应用最广，研究最多。超声发现关节腔积液的敏感性接近100%，远远高于手法检查。X线片不能分辨不同的软组织，而超声可以通过回声强度、移动性、血流情况很容易地鉴别积液和滑膜增生（图5-5-1）。彩色和能量多普勒技术还能显示滑膜内的血流情况，间接地反映滑膜的炎症程度。超声探查滑膜炎的敏感性和特异性可与钆增强磁共振相当。多普勒技术探查的滑膜炎与组织病理学的改变也相吻合。超声能在无临床症状的关节中发现滑膜炎的证据，从而把寡关节炎重新分类为多关节炎。欧洲抗风湿病联盟（EULAR）和美国风湿病学会（ACR）已把超声发现的滑膜炎纳入2010年类风湿关节炎新的分类标准，从而大大提前了RA的早期诊断。

同样，超声对肌腱端炎、腱鞘炎的探查能力也是超过手法检查。超声可以分辨受累关节不同的炎性病变性质，从而为疾病的鉴别诊断提供线索。

超声可以在RA早期（3个月）发现骨侵蚀，远早于普通X线片（1~2年）。既往研究发现，在早期RA患者中（病程<1年），超声发现的骨侵蚀的数量是X线片的6.5倍；即使是病程>1年的患者中，超声发现的骨侵蚀的数量也达到X线片的3.4倍。

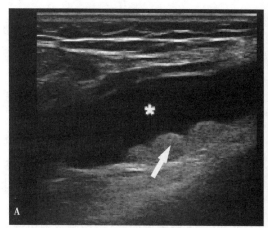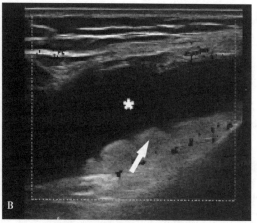

图5-5-1　膝关节积液及滑膜炎（髌上纵向扫描）
A. 灰阶图像；B. 彩色多普勒图像（文末彩图）。星标示关节腔积液，箭示增生的滑膜

超声还可通过晶体在软骨沉积位置的不同，快捷地鉴别痛风和其他晶体沉积性关节炎，从而减少有创伤性的穿刺检查概率。尿酸盐沉积在关节软骨表面，呈现"双轨征"（图 5-5-2），即关节软骨和其深方的骨皮质表面均呈现高回声，这是痛风性关节炎急性发作时的病理改变，接近于临床上通过关节腔穿刺发现尿酸盐的"金标准"；长病程的痛风性关节炎还可出现痛风石、骨侵蚀等表现。1/4~1/3 无症状的高尿酸血症患者中通过超声也可发现尿酸盐沉积、血流增加等炎症改变。

在钙磷灰石沉积症（CPPD）患者中，高回声的钙磷灰石晶体沉着于关节软骨中间，借此可与尿酸盐结晶相鉴别。

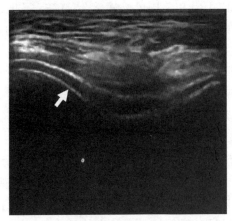

图 5-5-2 股骨髁软骨表面"双轨征"
箭头示股骨髁软骨表面沉积的尿酸盐结晶

二、监测疗效

超声可用于监测疾病的活动度，评价治疗效果。滑膜炎、腱鞘炎、肌腱端炎是类风湿关节炎和血清学阴性的脊柱关节炎中的主要和特征性病变，在随访过程中对此类病变的评估可间接反映病情。对这些病变的严重程度分别从灰阶和多普勒两个方面评估，以半定量评分为主。不同学者提出了针对滑膜炎、肌腱端炎的多种分级和评分系统，但尚未形成共识，且耗时较多，因此目前主要应用于临床研究中。

痛风患者降尿酸治疗后，关节软骨上沉积的尿酸盐会消失，超声影像的变化与体内尿酸水平变化相匹配，可以间接反映体内尿酸池水平的变化。

三、制定治疗目标

达标治疗的理念已在类风湿关节炎领域深入人心。临床缓解是其首要的治疗目标，但临床缓解状态下亚临床滑膜炎广泛存在，有阳性的能量多普勒信号是出现放射学进展的危险因素。但在类风湿关节炎的患者中，以超声缓解为目标的治疗策略能否给患者带来更多获益仍然是存在较多争议的话题，目前尚无肯定的答案。

四、引导介入操作

超声引导能够实时显示操作的进程，提高对肌肉骨骼系统进行介入操作的准确性和效率。肌肉骨骼超声引导下的介入操作从目的上可以分为诊断性与治疗性两大类。诊断性操作主要包括关节腔穿刺和组织活检；治疗性操作主要包括关节腔内或肌腱局部注射、引流肌肉血肿、抽吸腱鞘或滑囊囊肿内积液以及治疗制带钙化等。

超声作为对检查者和机器高度依赖的检查技术，不论是操作过程还是对病变的解读，始终存在标准化的问题；操作者间和操作者内部需要保持较高的一致性，结果的可信度才高。为使超声技术更好地服务于风湿科领域，仍需大力推广超声技术在风湿病领域的标准化应用；超声对各类病变的半定量或定量分级方法也需要更多的临床研究结果进一步验证。

第六节 核 素

核医学是一门研究核素和核射线在医学中的应用及其理论基础的学科，在内容上分为实验核医学和临床核医学两部分。临床核医学是利用开放型放射性核素诊断和治疗疾病的临床医学学科，由诊断和治疗两部分组成。

核医学是现代医学影像学的重要组成部分，在医学领域中具有独特的地位和作用，已成为重要的独立学科。与其他影像学技术如 X 线、CT、MRI、超声等比较，核医学能同时提供血流、功能、代谢和受体等多方面的信息，因此有助于疾病的早期诊断，在风湿病的诊断中也有其不可替代的作用。

放射性核素显像是根据放射性核素的示踪原

理进行显像的核医学检查法。

一、骨显像

经静脉注射的骨显像剂通过血液循环到达骨表面，全身各部位不同生理和病理状态下的骨骼聚集放射性的多少有所不同。全身骨骼呈对称性的放射性分布，但各部分的骨骼由于结构不同，代谢活跃程度及血运情况不同，放射性分布也不完全一致。扁平骨以及长骨的骨骺端均含有大量代谢活跃、血运丰富的疏质骨，能摄取较多的显像剂，而长骨的骨干含密质骨较多，血运不丰富，摄取较少的骨显像剂，故前者较后者显像清晰。

借助这样的成像原理，骨显像可用于骨肿瘤、代谢性骨病以及关节炎等多种疾病的辅助诊断。例如，在罕见病 SAPHO 综合征的诊断过程中，因疾病多出现胸锁关节、胸肋关节、胸骨受累，骨显像上多呈现特征性的"牛头征"表现（图 5-6-1）。

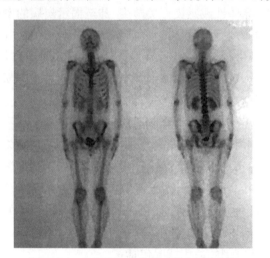

图 5-6-1　SAPHO 综合征"牛头征"改变

二、唾液腺显像

正常唾液腺间叶导管上皮细胞有摄取同位素并排至口腔的功能，因此可行唾液腺显像评估唾液腺的摄取功能。在评估唾液腺摄取功能后，可予口含维生素 C 刺激唾液腺分泌，10 分钟后再次显像评估唾液腺分泌功能。

唾液腺摄取功能正常时，可见腮腺和颌下腺显影清晰，轮廓完整，放射性分布均匀。在干燥综合征患者中，因唾液腺功能受损，因此，唾液腺显像表现为唾液腺和口腔黏膜显影不良，且经维生素 C 刺激后口腔放射性不增加，说明唾液腺摄取

及排泌功能障碍。

三、肾动态显像

肾动脉显像包括肾动脉灌注显像和反映肾功能、上尿路引流的肾动态显像。通过静脉注射能被肾实质摄取且迅速随尿流排出的显像剂，可以依次观察到肾动脉灌注显像和肾实质影像，之后显像剂随尿液流经肾盏、肾盂和输尿管而到达膀胱，根据整个显像过程，可以得到有关肾动脉灌注，肾实质功能和上尿路引流等多方面的信息。

在我们的临床工作中，通过 B 超以及 CT 检查可出现肾积水、输尿管扩张等表现，可以通过利尿肾动态的检查办法鉴别机械性上尿路梗阻和非梗阻性单纯上尿路扩张。在腹膜后纤维化的患者中，可以出现尿路梗阻，肾动态显像出现肾盏、肾盂或输尿管影像明显增浓，注射利尿剂后，尿量增加，但因存在梗阻，不能把滞留在扩张部位内的显像剂冲刷出去，扩张的影像无明显缩小。

此外，有一些大动脉炎的患者，可能出现肾动脉受累，可以通过肾动态显像评估总肾和分肾功能，对分肾功能的评估对下一步治疗力度的选择具有重要意义，具有其他检查无法替代的优势。

总体来说，随着科技的发展，在临床工作中有越来越多的影像学技术可用于风湿病的诊治过程中，但核素因其自身独特的原理及优势，仍在临床工作中广泛应用。

第七节　PET-CT

正电子发射型计算机断层显像（positron emission tomography，PET）是一种根据组织对 [18]F 标记的氟代脱氧葡萄糖（[18]F-FDG）的摄取半定量地反映组织代谢情况的新型核医学影像学技术，其结果使用最大标准化摄取值（maximum standardized uptake values，SUV_{max}）表示。PET-CT 是将 PET 与 CT 两种影像学技术相融合，由 PET 提供病灶详尽的功能与代谢等分子信息，而 CT 提供病灶的精确解剖定位。PET-CT 扫描范围广泛，可以在全身范围内筛查炎症部位，近年来在风湿性疾病领域的应用日益广泛，主要用于关节炎、血管炎等多种疾病的诊断及活动性评估。

有研究表明，在大动脉炎中，PET-CT 可以清

晰显示血管炎的病灶部位,治疗后 ^{18}F-FDG 的摄取明显减低,SUV$_{max}$ 与血清急性期反应物(ESR、CRP)呈正相关,对评价大动脉炎有较好的价值,对诊断其他大血管炎,如巨细胞动脉炎,也有很好的敏感性,可以较好地评价血管壁的增厚情况。但也有研究提出不同结论。因此,PET-CT 在大动脉炎中的诊断价值还需进一步评价。

风湿性多肌痛常由于缺乏特异性的诊断指标而漏诊或误诊,PET-CT 在包括肩关节、肩锁关节、胸锁关节、髋关节、大转子、髂耻囊、耻骨联合附着点、坐骨粗隆、棘间韧带等特征性部位的阳性发现,有助于本病的诊断。在有些患者中,还可以同时发现主动脉壁 ^{18}F-FDG 的摄取增高,提示同时合并巨细胞动脉炎。PET-CT 对风湿性多肌痛患者排除肿瘤也可起到重要作用。

有人发现 PET-CT 有助于诊断 RA 患者的亚临床心肌炎。研究对 119 例 RA 患者进行 PET-CT 扫描,发现 18% 的患者心肌 SUV$_{max}$ 高于正常。提示 PET-CT 对于早期筛查 RA 合并心肌受累、早期治疗、预防心衰等终末期心脏病的发生,也许有积极意义。

PET-CT 在腹膜后纤维化的诊断及治疗中有很高的指导价值。对于评价已缓解的腹膜后纤维化的残余肿物的代谢活性具有很高的敏感性,可以协助评价疗效及疾病复发的诊断。对于指导药物的减量或停用,拔除输尿管支架的时机都能起到很重要的指导作用。但是,PET-CT 在区分病变的良恶性方面缺乏特异性。所以,它并不用来作为腹主动脉周围炎的诊断方法。

对于关节炎,PET-CT 的应用也有其独到之处。早期的研究发现 PET-CT 可以反映关节炎患者的滑膜炎程度。最近的研究又发现,成骨活性高的部位 ^{18}F-FDG 摄取量多,因此 PET-CT 对新骨形成有更高的敏感性,从而间接反映脊柱关节炎及类风湿关节炎的炎症程度。这在很大程度上可以预测关节强直,从而尽早干预。

在存在炎症的软组织和软骨(包括耳郭、鼻腔、气管、支气管树、肋软骨等),也可有 ^{18}F-FDG 的摄取。因此,对于一些少见疾病,如复发性血清阴性滑膜炎伴凹陷性水肿综合征(RS3PE)及复发性多软骨炎,PET-CT 也有一定的诊断价值。

另外,风湿性疾病合并心脏受累并不少见,但往往诊断困难。一项结合了 PET 和 MRI 的新的影像学手段——PET-MRI,对于心肌的炎症、灌注、肿瘤、淀粉样物质沉积,都能起到很好的显示作用。

第八节 关节腔穿刺和关节镜

一、关节腔穿刺在风湿性疾病中的应用

关节腔穿刺(arthrocentesis)和关节内注射(intra-articular injection)是诊治风湿性疾病中常用的操作,配合关节液分析,对于明确诊断具有很大的优势。而关节腔内注射糖皮质激素、生物制剂、玻璃酸钠等药物对于减轻关节炎症、缓解关节症状具有其他给药方式不可比拟的效果。

(一)诊断性穿刺适应证

关节液分析在明确炎症性或非炎症性关节炎,晶体性或感染性关节炎,甚至揭示疾病的发病机制方面可以提供重要信息。关节腔穿刺获取关节液进行分析,对明确关节炎的诊断有重要作用。因此,对于诊断不明的关节炎患者,均具有诊断性关节腔穿刺的适应证。

(二)治疗性穿刺适应证

关节内注射并给予适当的药物,可以使关节炎症迅速缓解。关节超声技术被广泛应用以来,超声引导下关节腔穿刺,能为穿刺的准确性及有效性提供更大帮助。对于非感染性炎症性关节炎,糖皮质激素是常用并且疗效最好的选择。治疗性穿刺的适用情况包括:

1. 炎症性关节炎 包括类风湿关节炎、晶体性关节炎、脊柱关节炎受累的外周关节、幼年型类风湿关节炎等。

2. 非炎症性关节炎 包括骨关节炎、Baker's 囊肿、血友病性关节病等。

3. 非关节内情况 包括腱鞘炎(扳机指)、肩周炎、外上髁炎(网球肘)、腕管综合征、鹅足滑囊炎、足底筋膜炎等。

(三)禁忌证

明确的感染,比如关节周围的蜂窝织炎,是关节穿刺的绝对禁忌证。由于在皮肤破损处很容易增加细菌的繁殖,故应避免在这些区域穿刺。凝血功能紊乱或正在口服抗凝药物的患者应当充分

评价穿刺的必要性，慎行关节腔穿刺。

（四）并发症

医源性感染是关节腔穿刺最严重的并发症，但发生率很低，仅为 0.001%~0.005%。局部类固醇注射导致肌腱薄弱和腱损伤也有报道。因此，在行关节腔注射时，切忌将药物直接注入肌腱。频繁关节腔注射类固醇可能对骨和软骨的代谢产生不良影响，甚至导致骨坏死。

二、关节镜在风湿性疾病中的应用

近二十年，关节镜开始被用于风湿性疾病的诊治。与骨科常用的关节镜不同，用于风湿性疾病的关节镜体积小，可以支持更小的关节的精细操作，称为迷你关节镜（mini-arthroscopy）。最常见的是膝关节关节镜检查及活检术，也可用于踝、肩、肘等关节，甚至包括腕关节、掌指关节等在内的小关节。

（一）诊断性关节镜检术

随着检验技术及影像学技术的发展，单纯为诊断目的进行的关节镜检术越来越少。少数培养阴性的感染性关节炎可以通过关节镜下滑膜活检寻找病原体。关节镜下可以对骨关节炎患者不正常的软骨表面进行直视观察并分度。

（二）关节镜下滑膜活检

关节镜滑膜活检比盲检更有优势。一方面，关节镜可以取得较大块的组织，另一方面，关节镜可以在大小关节进行多点滑膜活检，从而发现临床炎症出现之前的滑膜炎，早期发现滑膜炎提示发生关节侵蚀的危险性大。

（三）关节镜下关节腔冲洗术

冲洗是关节镜手术的一部分，可以冲出清理关节时形成的碎屑，清除炎性物质，从而起到一定的治疗作用，而且在 1 年内都可以维持较好的疗效，常被用于骨关节炎的治疗。

（四）关节镜下滑膜切除术

研究发现关节镜下滑膜切除术对于治疗关节的疼痛肿胀症状、缓解炎症，可以起到很好的疗效，可用于活动性类风湿关节炎及色素绒毛结节性滑膜炎等滑膜增生性疾病。在配合药物治疗的基础上，关节镜滑膜切除术的长期疗效会更好。

（五）并发症

关节镜总体并发症的发生率约为 1.5%，较轻微的并发症包括伤口刺激、关节积液等，发生率约为 13%。最严重的并发症为化脓性关节炎，但极少发生。如患者年龄在 50 岁以上，手术时间超过 1 小时，化脓性关节炎的发生率则明显升高。另外，也有关节镜术后上肢静脉血栓，导致肺栓塞的报道。

第九节 甲襞毛细血管镜检查

甲襞毛细血管镜检查是一种高灵敏度、低成本、简单、安全和无创的成像技术，用于甲襞区域营养毛细血管的形态分析。1663 年，Johan Christophorous Kolhaus 最早使用原始的显微镜观察甲襞毛细血管。1862 年 Maurice Raynaud 提出雷诺现象可能与局部缺血性病变相关，微循环检查逐渐被重视，毛细血管显微镜器械也逐渐改进，目前新型系统可自动检测及分析微血管结构和血流情况。通过观察毛细血管的数量、形态、排布、微出血、血流速度等指标，通常将甲襞微循环分为正常、非特异型和硬皮病型三种类型。正常的甲襞毛细血管呈发卡样结构，排列规则，数量正常，可存在轻度血管畸形。非特异型是指毛细血管存在蜿蜒、交叉畸形，血管变细，管襻延长等非特异性变异。硬皮病型又根据扩张/巨大毛细血管、微出血、毛细血管缺失及新生毛细血管情况分为早期、活动期和晚期（图 5-9-1）。

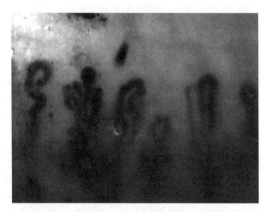

图 5-9-1 硬皮病型（活动期）甲周微循环改变

随着研究的深入，甲襞微循环在风湿免疫科应用越来越广泛，尤其对于原发及继发性雷诺现象的鉴别和系统性硬化症的早期诊断具有重要意义。对 3 029 名原发雷诺现象患者进行了甲襞微循环检查，平均随访 4.8 年，1 660（54.8%）名患者仍诊断为原发雷诺现象，1 123 名（37.1%）患者确诊为结缔组织病继发的雷诺现象,而硬皮病型甲襞微循环对于患者发展成为系统性硬化症的敏感性为94%,特异性为92%,硬皮病型甲襞微循环患者发生系统性硬化症的 OR 值为163(95% 置信区间 97.89~271.47),对于预测皮肌炎、包含系统性硬化症在内重叠综合征、混合性结缔组织病的 OR 值分别为 13.67、4.83 和 3.30。2013 年美国风湿病协会和欧洲风湿病联盟中将甲襞微循环异常(毛细血管扩张和 / 或毛细血管丢失,伴有或不伴有甲襞毛细血管周围出血)纳入了系统性硬化症分类标准,并且研究表明甲襞微循环与系统性硬化症患者的疾病活动度、指 / 趾端溃疡、肺脏受累等相关。此外,硬皮病型甲周微循环在炎性肌病、混合性结缔组织病等疾病中亦可出现。在系统性红斑狼疮患者中毛细血管的扭曲、畸形和出血更常见,并且与疾病活动度评分、24 小时蛋白尿、抗 SSA 抗体阳性率等存在一定相关性。类风湿关节炎患者中血管扭曲为最常见的形态学改变,71.8% 呈现非特异型改变。

（张卓莉）

参 考 文 献

1. Alibaz-Oner F, Dede F, Ones T, et al. Patients with Takayasu's arteritis having persistent acute-phase response usually have an increased major vessel uptake by 18F-FDGPET/CT. Mod Rheumatol, 2015, 25：752-755.

2. Arnaud L, Haroche J, Malek Z, et al. Is（18）F-fluorodeoxyglucose positron emission tomography scanning a reliable way to ASSess disease activity in Takayasu arteritis?. Arthritis Rheum, 2009, 60：1193-1200.

3. Barra L, Kanji T, Malette J, et al. Imaging modalities for the diagnosis and disease activity ASSessment of Takayasu's arteritis：A systematic review and meta-analysis. Autoimmun Rev, 2018, 17（2）：175-187.

4. Berks M, Dinsdale G, Murray A, et al. Automated structure and flow measurement-a promising tool in nailfold capillaroscopy, Microvascular Research, 2018, 118：173-177.

5. Carotti M, Salaffi F, Beci G, et al. The application of dual-energy computed tomography in the diagnosis of musculoskeletal disorders：a review of current concepts and applications. Radiol Med, 2019, 124（11）：1175-1183.

6. Chung S J, Youn H, Jeong E J, et al. In vivo imaging of activated macrophages by 18F-FEDAC, a TSPO targeting PET ligand, in the use of biologic disease-modifying anti-rheumatic drugs（bDMARDs）. Biochem Biophys Res Commun, 2018, 506（1）：216-222.

7. Cutolo M, Melsens K, Wijnant S, et al. Nailfold capillaroscopy in systemic lupus erythematosus：A systematic review and critical appraisal. Autoimmun Rev, 2018, 17：344-352.

8. Cutolo M, Sulli A, Pizzorni C, et al. Capillaroscopy as an Outcome Measure for Clinical Trials on the Peripheral Vasculopathy in SSc-Is It Useful?. Int J Rheumatol, 2010, 2010：784947.

9. Dejaco C, Ramiro S, Duftner C, et al. EULAR recommendations for the use of imaging in large vessel vasculitis in clinical practice.Ann Rheum Dis, 2018, 77（5）：636-643.

10. Etehad T M, Fatemi A, Karbalaie A, et al, Nailfold Capillaroscopy in Rheumatic Diseases：Which Parameters Should Be Evaluated?. Biomed Res Int, 2015, 2015：974530.

11. Gamala M, Jacobs J W G, van Laar J M. The diagnostic performance of dual energy CT for diagnosing gout：a systematic literature reviewand meta-analysis. Rheumatology（Oxford）, 2019, 58（12）：2117-2121.

12. Geng Y, Han J, Deng X, et al. Presence of power Doppler synovitis in rheumatoid arthritis patients with synthetic and/or biological disease-modifying anti-rheumatic drug-induced clinical remission：experience from a Chinese cohort. Clin Rheumatol, 2014, 33（8）：1061-1066.

13. Gottlieb N L, Riskin W G. Complications of local corticosteroid injections. JAMA, 1980, 243（15）：1547-1548.

14. Gutierrez M, Schmidt W A, Thiele R G, et al. OMERACT UltrasoundGout Task Force group. International Consensus for ultrasound lesions in gout：results of Delphi process and web reliability exercise. Rheumatology（Oxford）2015, 54（10）：1797-1805.

15. Horton S C, Tan A L, Freeston J E, et al. Discordance between the predictors of clinical and imaging remission in patients with early rheumatoid arthritis in clinical practice：implications for the use of ultrasound within a treatment-to-target strategy. Rheumatology（Oxford）, 2016, 55（7）：1177-1187.

16. Lariviere D, Benali K, Coustet B, et al. Positron emission tomography and computed tomography angiography for

the diagnosis of giant cell arteritis: A real-life prospective study. Medicine, 2016, 95:e4146.

17. Lee K H, Cho A, Choi Y J, et al. The role of 18F-fluorod-eoxyglucose-positron emission tomography in the ASSessment of disease activity in patients with Takayasu arteritis. Arthritis Rheum, 2012, 64: 866-875.

18. Maestri Brittain J, Gormsen L C, von Benzon E, et al. Concomitant polymyalgia rheumatica and large-vessel vasculitis visualized on 18F-FDG PET/CT. Diagnostics (Basel), 2018, 8(2): pii: E27.

19. Mandl P, Navarro-Compán V, Terslev L, et al. EULAR recommendations for the use of imaging in the diagnosis and management of spondyloarthritis in clinical practice. Ann Rheum Dis, 2015, 74(7): 1327-39.

20. Naredo E, Rodriguez M, Campos C, et al. Validity, reproducibility, and responsiveness of a twelve-joint simplified power doppler ultrasonographic ASSessment of joint inflammation in rheumatoid arthritis. Arthritis Rheum, 2008, 59(4): 515-522.

21. Pavlov-Dolijanovic S, Damjanov N S, Stojanovic R M, et al. Scleroderma pattern of nailfold capillary changes as predictive value for the development of a connective tissue disease: a follow-up study of 3,029 patients with primary Raynaud's phenomenon. Rheumatol Int, 2012, 32: 3039-3045.

22. Rahmani M, Chegini H, Najafizadeh S R, et al. Detection of bone erosion in early rheumatoid arthritis: ultrasonography and conventional radiography versus non-contrast magnetic resonance imaging. Clin Rheumatol, 2010, 29(8): 883-891.

23. Rajaei A, Dehghan P, Amiri A. Nail fold Capillaroscopy in 430 patients with Rheumatoid Arthritis. Caspian J Intern Med, 2017, 8(4): 269-275.

24. Rehak Z, Sprlakova-Pukova A, Kazda T, et al. 18F-FDG PET/CT in polymyalgia rheumatica-a pictorial review. Br J Radiol, 2017, 90(1076): 20170198

25. Shu E, Farshidpour L, Young M, et al. Utility of point-of-care synovial lactate to identify septic arthritis in the emergency department. Am J Emerg Med, 2019, 37(3): 502-505.

26. Sibbitt W L Jr, Kettwich L G, Band P A, et al. Does ultrasound guidance improve the outcomes of arthrocentesis and corticosteroid injection of the knee?. Scand J Rheumatol, 2012, 41(1):66-72.

27. Soulaidopoulos S, Triantafyllidou E, Garyfallos A, et al. The role of nailfold capillaroscopy in the ASSessment of internal organ involvement in systemic sclerosis: a critical review. Autoimmun Rev, 2017, 16: 787-795.

28. Szkudlarek M, Court-Payen M, Jacobsen S, et al. Interobserver agreement in ultrasonography of the finger and toe joints in rheumatoid arthritis. Arthritis Rheum, 2003, 48(4): 955-962.

29. Tezuka D, Haraguchi G, Ishihara T, et al. Role of FDG PET-CT in Takayasu arteritis: sensitive detection of recurrences. JACC Cardiovasc Imaging, 2012, 5: 422-429.

30. Vaglio A, Greco P, Versari A, et al. Post-treatment residual tissue in. idiopathic retroperitoneal fibrosis: active residual disease or silent. "scar"? A study using ^{18}F-fluorode-oxyglucose positron emission tomography. Clin Exp Rheumatol, 2005, 23: 231-234.

31. Vaidyanathan S, Chattopadhyay A, Mackie S L, et al. Comparative effectiveness of 18F-FDG PET-CT and contrast-enhanced CT in the diagnosis of suspected large-vessel vasculitis. Br J Radiol, 2018, 91(1089): 20180247.

32. Van den Hoogen F, Khanna D, Fransen J, et al. ClASSification criteria for systemic sclerosis: an ACR-EULAR collaborative initiative. Arthritis Rheum, 2013, 65(11): 2737-2747.

33. Yamada I, Nakagawa T, Himeno Y, et al. Takayasu arteritis: diagnosis with breathhold contrast-enhanced three-dimensional MR angiography. J Magn Reson Imaging, 2000, 11: 481-487.

34. Yang M C, Wang D H, Wu H T, et al. Correlation of magnetic resonance imaging grades with cytokine levels of synovial fluid of patients with temporomandibular joint disorders: a cross-sectional study. Clin Oral Investig, 2019, 23(10): 3871-3878.

35. 程志伟,胡亚飞. 实用医学影像学诊断. 长春:吉林大学出版社,2016.

36. 邓雪蓉,耿研,张卓莉. 不同时期痛风性关节炎的超声特征比较. 中华风湿病学杂志,2016,20(1):23-27.

37. 韩萍,于春水. 医学影像诊断学.4版.北京:人民卫生出版社,2017.

38. 王霄英,严福华,周诚. 多排螺旋CT临床手册. 北京:人民卫生出版社,2013.

第六章 风湿免疫病常用药物及作用机制

风湿免疫病的常用药物包括非甾体抗炎药（non-steroidal anti-inflammatory drugs，NSAIDs）、糖皮质激素、改变病情抗风湿药（disease-modifying antirheumatic drugs，DMARDs）、静脉注射免疫球蛋白（intravenous immune globulin，IVIg）等。现将风湿免疫病常用药物、作用机制和应用原则加以叙述。

第一节 非甾体抗炎药

非甾体抗炎药是指一类具有解热、镇痛、抗炎等作用的药物。其化学结构与糖皮质激素的甾体结构不同，抗炎作用特点也不同，因此被称为非甾体抗炎药。NSAIDs在风湿性疾病中用途广泛，适用于各种急慢性关节炎、各种软组织风湿病，能有效缓解肌肉、关节及软组织的局部疼痛、肿胀等，且无成瘾性和依赖性的特点。

一、作用机制

NSAIDs在化学结构上虽属不同类别，但都有以下3种作用：

（一）抗炎作用

其作用机制是通过抑制体内环加氧酶（COX）活性而减少炎症介质前列腺素的生成。环加氧酶有两种类型，COX-1和COX-2。COX-1在生理状态下表达于胃肠道、肾脏等部位，其功能是促进生理性前列腺素的合成。前列腺素参与保护胃肠黏膜、调节血小板聚集、调节外周血管阻力和调节肾血流量分布，对维持机体自身稳态有重要作用。COX-2在正常组织细胞内活性很低，当细胞受到炎症等刺激时，COX-2表达增加，合成与炎症相关的前列腺素。在炎症反应过程中，前列腺素可致血管扩张和组织水肿，与缓激肽等协同产生致炎作用。

NSAIDs对COX-2的抑制是其发挥药效作用的基础，对COX-1的抑制构成了此类药物不良反应的毒理学基础。寻找抑制COX-2而不抑制或少抑制COX-1的药物是治疗炎症的新途径。

（二）镇痛作用

NSAIDs对于炎症和组织损伤引起的疼痛尤为有效，通过抑制前列腺素的合成，使局部痛觉感受器对缓激肽等致痛物质引起的痛觉敏感性降低。部分NSAIDs能在中枢神经系统产生镇痛作用，主要作用于脊髓，可能与其阻碍中枢神经系统前列腺素的合成或干扰伤害感受系统的介质和调质的产生及释放有关。

（三）解热作用

在炎症反应中，细菌内毒性可引起巨噬细胞释放白介素-6、肿瘤坏死因子-α等细胞因子，这些细胞因子又促使下丘脑合成前列腺素 E_2，通过环腺苷酸（cAMP）触发下丘脑的体温调节中枢使体温调定点上调，增加产热，使体温升高。NSAIDs主要通过抑制下丘脑前列腺素的生成而发挥解热作用，当体温升高时，NSAIDs能促使升高的体温恢复到正常水平，而对正常的体温不会产生影响。

二、适应证

适用于各种急慢性关节炎、各种软组织风湿病，也用于各种疾病所致的疼痛、运动性损伤以及退热等。NSAIDs能迅速减轻病变局部的红肿热痛，从而改善肌肉骨骼关节的功能，但不能阻止病情进展，停用药物后症状会有反复。

三、临床常用非甾体抗炎药

目前临床应用的NSAIDs有100余种。根据NSAIDs化学结构不同，通常可分为水杨酸类、苯胺类、吲哚类、芳基乙酸类、芳基丙酸类、烯醇酸类、吡唑酮类、烷酮类等。根据 COX 选择性不同，分为以下几类：COX-1 特异性抑制剂，如小剂量阿司匹林；非选择性 COX 抑制剂，如萘普生、布洛芬、吲哚美辛、大剂量阿司匹林等；COX-2 选择性抑制剂，如美洛昔康、尼美舒利等；COX-2 特异性抑制剂，如塞来昔布、依托考昔。风湿免疫科常用非甾体抗炎药及用法见表 6-1-1。

表 6-1-1　治疗风湿免疫病常用的非甾体抗炎药

分类	英文名	半衰期 /h	最大剂量 /（mg·d⁻¹）	每次剂量 /mg	次 /d
非选择性 COX 抑制剂					
双氯芬酸	Diclofenac	2	150	25~50	3
吲哚美辛	Indometacin	4.5	150	25~50	3
舒林酸	Sulindac	18	400	200	2
布洛芬	Ibuprofen	1.8	3 200	400~600	3
洛索洛芬	Loxoprofen	1.2	180	60	3
氟比洛芬	Flurbiprofen	3	300	50~75	3
萘普生	Naproxen	13	1 500	250~500	2
酮洛芬	Ketoprofen	3	200	50	3
吡罗昔康	Piroxicam	50	20	20	1
美洛昔康	Meloxicam	20	15	7.5~15	1
依托度酚	Etodolac	6	1 200	200~400	3
萘丁美酮	Nabumetone	24	2 000	1 000	1
COX-2 特异性抑制剂					
塞来昔布	Celecoxib	11	400	100~200	2
依托考昔	Etoricoxib	22	120	120	1

四、不良反应

NSAIDs 在发挥治疗效果的同时，也会产生一些药物不良反应。NSAIDs 的毒性与其药理学特点和生物利用度、半衰期以及对 COX-1、COX-2 的抑制程度相关。

（一）胃肠道不良反应

胃肠道反应是 NSAIDs 最常见的不良反应，包括消化性溃疡、胃炎、食管炎等。选择性 COX-2 抑制剂与非选择性 COX 抑制剂相比，较少产生上消化道黏膜刺激以及对血小板活性的影响。服用 NSAIDs 患者上消化道出血风险较安慰剂对照组增加 4.3 倍（95% 置信区间 3.7~5.0），上消化道出血的致死率为 5%。多种因素均可影响服用 NSAIDs 患者胃肠道不良反应的发生，包括女性、老年人（年龄 >75 岁）、既往有胃肠道不良反应病史、明显的心血管疾病、类风湿关节炎、同时接受抗凝或糖皮质激素治疗。

（二）皮肤不良反应

皮肤反应是 NSAIDs 的第二大常见不良反应，NSAIDs 几乎可以引起各种药物相关皮损，包括麻疹样皮疹、固定型药疹、多形性红斑、假卟啉症、光敏感等。

（三）心血管不良反应

长期使用 NSAIDs 可导致心血管不良反应的风险增加，包括心律不齐、血压升高、心悸等。选择性 COX-2 抑制剂胃肠道不良反应明显减小，但心血管不良反应增加。NSIADs 导致心血管风险的机制包括抑制前列环素 2（PGI_2）的产生、内皮功能受损、一氧化氮（NO）减少等。鉴于所有的 NSAIDs 均有潜在的心血管风险，美国食品药品监督管理局（FDA）已要求药品生产厂家在其说明书中注明黑框警示。对有心血管疾病危险因素的患者，建议避免使用 NSAIDs 或间歇性使用低剂量、半衰期短的药物。

（四）肾脏不良反应

健康个体使用治疗剂量的 NSAIDs 一般很少引起肾功能损伤，在某些病理情况或合并其他肾脏危险因素时，如充血性心力衰竭、肝硬化、高血压、糖尿病等已有肾功能下降，合并利尿剂等情况时，更易发生肾损害。表现为尿蛋白、管型及镜下红、白细胞，并可发生急性间质性肾炎，极少数病例出现急性肾衰、氮质血症及肾乳头坏死。

（五）肝脏不良反应

肝毒性是 NSAIDs 的少见不良反应，发生率约为 1/10 000。轻者表现为转氨酶升高，重者表现为肝细胞变性坏死。老年人、肾功能损害、长期大剂量应用者可增加肝损害发生。

（六）血液系统不良反应

NSAIDs 可引起多种血液系统损害，包括各种血细胞减少和凝血系统障碍。非选择性 NSAIDs 抑制血小板的 COX-1，减少血栓素 A_2（TXA_2）释放，从而抑制血小板聚集，延长出血时间。选择性 NSIADs 不影响血小板功能，可用于禁用非选择性 NSAIDs 的患者。再生障碍性贫血、粒细胞缺乏症、血小板减少性紫癜等其他血液病均有少数报道。

（七）神经系统不良反应

大多数 NSAIDs 可产生神经系统不良反应。其发生率因药而异，阿司匹林不超过 5%，吲哚美辛可达 10%~25%。常见症状有头痛、头晕、耳鸣、耳聋、弱视、嗜睡、失眠、感觉异常、麻木等，偶见多动、兴奋、肌阵挛、震颤、共济失调、帕金森步态、幻觉等。中毒时可出现谵妄、惊厥、木僵、昏迷、反射消失等。

五、注意事项

根据现有的循证医学证据和专家共识，NSAIDs 使用中应注意以下几点：①注重 NSAIDs 的种类、剂量和剂型的个体化；②尽可能用最低的有效剂量、最短的疗程；一般先选用一种 NSAIDs，如足量服用 3~4 周后仍无效，则应考虑换药；③ NSAIDs 不主张联合应用，因其疗效并不优于单用，反而增加不良反应；④对有消化性溃疡病史者，宜用选择性 COX-2 抑制剂或其他 NSAIDs 加质子泵抑制剂；⑤老年人可选用半衰期短或较小剂量的 NSAIDs；⑥心血管高危人群应谨慎选用 NSAIDs，如需使用建议选择对乙酰氨基酚或萘普生；⑦肾功能不全者应慎用 NSAIDs；⑧用药期间应定期检查血尿常规和肝肾功能。

六、妊娠期与哺乳期用药

怀孕的前三个月服用 NSAIDs 可能会增加自然流产的风险。怀孕困难和反复早期流产的妇女避免使用 NSAIDs。妊娠晚期使用 NSAIDs 有动脉导管早闭的风险，应避免使用。小剂量阿司匹林在妊娠期应用是安全的。大多数 NSAIDs 哺乳期安全性信息有限，布洛芬分泌至母乳中的量非常少，安全性较高，可作为首选。

第二节 糖皮质激素

糖皮质激素（glucocortids，以下简称激素）是肾上腺皮质激素的一种，属甾体类化合物，分泌受下丘脑 - 垂体 - 肾上腺皮质（HPA）轴调节。激素作用广泛而复杂，生理状态下激素主要影响正常物质代谢，应激状态下，机体通过分泌大量激素以适应内外环境变化所产生的强烈刺激。超生理剂量时，激素还具有抗炎、抗过敏和抑制免疫反应等多种药理作用，临床上已被广泛用于风湿免疫病的治疗,成为许多风湿免疫病治疗的基础。

一、作用机制

(一)基因效应

激素随血液循环达到靶器官,通过弥散方式进入靶细胞,与胞质内的糖皮质激素受体(GR)结合后迅速进入细胞核内,与特异基因的激素反应元件相结合,促进或抑制靶基因的转录,通过调控基因产物产生生理学效应或毒性反应。任何治疗剂量的激素均可通过基因组效应来发挥药理作用,这个过程至少需要 30 分钟。

(二)非基因组效应

大剂量激素冲击治疗时,激素可通过非特异性膜介导的生化反应或特异性膜受体介导机制等非基因组效应在几分钟甚至几秒钟内发挥作用。

二、药理作用

临床上主要利用激素的抗炎和免疫抑制作用治疗风湿免疫病,其药理作用主要包括抗炎、免疫抑制与抗过敏、抗毒素和抗休克作用。

(一)抗炎作用

激素具有强大的抗炎作用,能抑制多种原因造成的炎症反应,包括物理、化学、免疫及病原微生物所致炎症。在炎症初期,激素能抑制毛细血管扩张,降低毛细血管通透性从而减轻渗出和水肿,同时抑制白细胞浸润及吞噬反应,减少炎症因子释放,从而减轻红、肿、热、痛等症状。在炎症后期,糖皮质激素通过抑制毛细血管和成纤维细胞的增生,抑制胶原蛋白、黏多糖的合成及肉芽组织增生,防止粘连及瘢痕形成。

(二)免疫抑制与抗过敏作用

激素对免疫过程的许多环节均有抑制作用:抑制巨噬细胞吞噬和处理抗原的作用;改变淋巴细胞数量和分布,减少参加免疫过程的淋巴细胞;阻碍一种或多种补体成分附着于细胞表面;干扰和阻断淋巴细胞的识别;抑制炎症因子生成如巨噬细胞和淋巴细胞生成的白介素 -1(IL-1)、白介素 -2(IL-2)及 γ 干扰素等。

抗过敏作用:在免疫过程中,由于抗原 - 抗体反应引起肥大细胞脱颗粒而释放组胺、5- 羟色胺、过敏性慢反应物质和缓激肽等,从而引起一系列过敏性反应症状。激素被认为能减少上述过敏介质的产生,抑制因过敏反应而产生的病理变化,从而减轻过敏性症状。

(三)抗毒素作用

激素能够减轻细菌内毒素对机体的损害,缓解毒血症状,也能减少内源性致热原的释放,有较好的退热作用,能够明显改善中毒症状。

(四)抗休克作用

激素可抑制某些炎性因子的产生,减轻全身炎症反应综合征及组织损伤,改善循环灌注不良,稳定溶酶体酶,扩张痉挛收缩的血管,加强心脏收缩力,发挥抗休克作用。

三、常用激素的种类

临床上常用的激素如表 6-2-1 所示。按激素作用的时效分类:短效的包括可的松、氢化可的松;中效的包括泼尼松、泼尼松龙、甲泼尼龙、曲安西龙等;长效的包括地塞米松、倍他米松等。其中氢化可的松、泼尼松龙和甲泼尼龙为 11 位羟基化合物,可不经过肝脏代谢,可的松与泼尼松需在肝脏中转化生成氢化可的松和泼尼松龙方有活性,因此,严重肝功能不全的患者宜用氢化可的松和泼尼松龙。风湿免疫病患者以应用中效激素为主,短效制剂多为静脉短期应用,长效制剂多为临时肌注或关节腔内注射,很少较长时间静脉或口服应用。

四、适应证与禁忌证

(一)适应证

所有自身免疫性疾病和炎性疾病均可用激素来控制疾病活动,常见的有系统性红斑狼疮、系统性血管炎、多发性肌炎 / 皮肌炎、类风湿关节炎及其他风湿免疫病。

(二)禁忌证

曾患或现患严重精神病和癫痫,活动性消化性溃疡,新近胃肠吻合术,严重高血压、糖尿病,抗菌药物不能控制的感染如水痘、麻疹、真菌感染等。

表 6-2-1 常用激素类药物比较

药物	药理活性			等效剂量 /mg	半衰期 /min	作用持续时间 /h
	水盐代谢（比值）	糖代谢（比值）	抗炎作用（比值）			
短效						
氢化可的松	1.0	1.0	1.0	20	90	8~12
可的松	0.8	0.8	0.8	25	30	8~12
中效						
泼尼松	0.8	4.0	3.5	5	60	12~36
泼尼松龙	0.8	4.0	4.0	5	200	12~36
甲泼尼龙	0.5	5.0	4.5	4	180	12~36
曲安西龙	0	5.0	5.0	4	>200	12~36
长效						
地塞米松	0	20~30	30	0.75	100~300	36~54
倍他米松	0	20~30	25~35	0.60	100~300	36~54

注：表中水盐代谢、糖代谢、抗炎作用的比值均以氢化可的松为 1 计；等效剂量以氢化可的松为标准计。

五、临床应用

（一）常用剂量

欧洲风湿病学会临床研究工作组（EULAR standing committee on international clinical studies including therapeutic trials, ESCISIT）于 2002 年制定了激素在风湿免疫病领域的应用规范，推荐激素剂量分类如下：

小剂量：≤ 7.5mg/d 泼尼松或等效剂量激素。

中等剂量：7.5~30mg/d 泼尼松或等效剂量激素。

大剂量：30~100mg/d 泼尼松或等效剂量激素。

极大剂量：>100mg/d 泼尼松或等效剂量激素。

冲击量：≥ 250mg/d 泼尼松或等效剂量激素，连续 1 天或数天。

目前临床上治疗风湿免疫病常用给药剂量（以泼尼松为例）可分为以下几种情况：

长期维持剂量：2.5~15.0mg/d，常用药有泼尼松（龙）、甲泼尼龙、曲安西龙等，口服。用于许多风湿免疫病病情控制后的维持治疗，防止疾病复发。

小剂量：<0.5mg/（kg·d），常用药有泼尼松（龙）、甲泼尼龙、曲安西龙等，口服为主，用于慢性风湿免疫病的初始治疗。

中等剂量：0.5~1.0mg/（kg·d），主要为泼尼松（龙）、甲泼尼龙、曲安西龙、琥珀酸氢化可的松，静脉或口服应用，用于亚急性风湿免疫病的初始治疗。

大剂量：大于 1.0mg/（kg·d），主要为泼尼松（龙）、甲泼尼龙、曲安西龙，静脉或口服应用。用于急性和 / 或有可能威胁生命的病情恶化的风湿免疫病的初始治疗。

冲击剂量：（以甲泼尼龙为例）7.5~30.0mg/（kg·d），维持 1 天或数天。主要为甲泼尼龙静脉制剂，用于特别危重和 / 或可能有生命危险的风湿免疫病。

（二）给药及减量方法

激素分泌具有昼夜节律性，每日上午 8~10 点为分泌高峰，随后逐渐下降，午夜 12 点降至最低。临床可随这种节律给药，尽可能减少对下丘脑 - 垂体 - 肾上腺轴的抑制作用。

1. 每日给药法 每日上午 7~8 点 1 次给药，是最常见的用法。在疾病活动期，可将每日剂量分次给药，病情稳定后改为晨起顿服，较每日分次给药能明显减少对下丘脑 - 垂体 - 肾上腺轴的抑制作用。等效剂量的长效制剂如地塞米松、倍他米松，血浆半衰期较长，不适宜每日给药。

2. 隔日给药法 每隔一日，上午 7~8 点给药1次。隔日给药能更有效地减少激素的毒副作用，减轻对下丘脑 - 垂体 - 肾上腺轴的抑制。系统性红斑狼疮、多发性肌炎等疾病很难做到完全停药，待疾病控制后可隔日给药，但在某些患者中如类风湿关节炎，隔日给药方法不合适。

3. 减量方法　激素潜在不良反应较多，疾病控制后需逐渐减量。减量速度需谨慎以避免疾病复发且防止长期慢性下丘脑 - 垂体 - 肾上腺轴抑制所致皮质醇缺乏。如果泼尼松剂量大于40mg/d，应每1~2周减少5~10mg；剂量为20~40mg/d时，每1~2周减少5mg；剂量小于20mg/d时，每2~3周减少1~2.5mg。减药速度应根据疾病、疾病活动度、药物剂量、疗效及个体对激素的敏感性进行调整。

4. 局部给药　激素可进行关节腔内注射，主要为复方倍他米松注射液及曲安奈德，以前者最为常用，是治疗关节炎症及减少全身用药所致不良反应的手段之一，对缓解关节的严重疼痛，保持关节的生理功能，缓解关节的早期挛缩，减少关节腔积液有一定的帮助。

六、常见不良反应及防治措施

（一）常见不良反应

激素的不良反应与用药品种、剂量、疗程、剂型及用法等明显相关。常见不良反应有如下几类：

1. 皮肤系统　表现为皮肤菲薄、痤疮、多毛、紫纹、伤口不愈合。

2. 骨骼肌肉系统　可引起骨质疏松、肌肉萎缩、伤口愈合延迟。长期使用激素引起高脂血症，来源于中性脂肪的栓子易黏附于血管壁上，阻塞软骨下的骨终末动脉，使血管栓塞造成股骨头无菌性缺血坏死。

3. 消化系统　可诱发或加剧胃、十二指肠溃疡，甚至造成消化道出血或穿孔，对少数患者可诱发脂肪肝或胰腺炎。

4. 心血管系统　由于钠、水潴留和血脂升高可引起高血压和动脉粥样硬化。

5. 神经系统　可诱发行为与精神异常。

6. 内分泌与代谢系统　长期大量激素可引起医源性肾上腺皮质功能亢进，这是脂质代谢和水盐代谢紊乱的结果，表现为满月脸、水牛背、多毛、水肿、糖尿病、高血压、电解质紊乱等。

7. 免疫系统　长期应用激素抑制机体防御功能，可诱发和加重感染，还可使原来静止的结核病灶扩散、恶化。对于存在陈旧性结核病变的患者，在使用大剂量激素时可预防性抗结核治疗。

8. 眼　可引起白内障、青光眼、葡萄膜炎、乳头水肿等。

9. 生殖系统　可引起月经不调、流产、阳痿等。

（二）防治措施

激素在风湿免疫病的应用中应遵循个体化原则，起始剂量、减量速度及长期维持量取决于风湿病的种类、疾病活动度、出现不良反应的危险因素及患者的个体反应。风湿免疫病患者病情控制平稳后应逐渐减药，防止反跳，需要长期激素治疗的患者应寻找最低的维持量，避免医源性肾上腺皮质功能亢进或不全。激素用量过大，不宜减药时应及早联合免疫抑制剂。开始应用激素时，应做好以下几个方面的防治工作：

1. 治疗前评估　治疗前评估与治疗副作用有关的合并症和危险因素，包括高血压、糖尿病、消化性溃疡、近期骨折、白内障、青光眼、慢性感染、血脂异常以及合用NSAIDs。

2. 定期监测　激素应用期间给予低钠高钾高蛋白饮食；在使用中应密切监测不良反应，如感染、代谢紊乱（水电解质、血糖、血脂）、体重增加、出血倾向、血压异常、骨质疏松、股骨头坏死等。

3. 感染防治　全身性激素治疗会使感染风险呈剂量依赖性增加，尤其是常见细菌、病毒和真菌性病原体感染。在接受其他免疫抑制药物的基础上长期使用激素的患者或存在基础免疫抑制疾病的患者更易发生机会性感染。应根据激素治疗的剂量、持续时间、联用药物以及所治疗的基础疾病，采取措施预防卡氏肺孢子菌肺炎（PCP）等机会性感染的发生。

4. 骨质疏松防治　2013年中华医学会风湿病学分会制定的糖皮质激素诱导的骨质疏松症（glucocorticoid induced osteoporosis, GIOP）诊治共识建议如下：①长期使用激素治疗的患者，在使用激素前及治疗过程中，建议定期行骨密度检测；定期行骨质疏松和骨折的风险评估；②激素无安全剂量，任何剂量的激素都可能诱导骨质疏松，建议在尽量控制病情的前提下,尽可能减少激素使用剂量和时间;③预期使用激素超过 3 个月的患者,无论使用激素量的多少,建议予以生活方式的干预,包括戒烟、避免过量饮酒、适当接受阳光照射、适量运动和防止跌倒;④预期使用激素超过 3 个月的患者,无论使用激素量的多少,建议开始同时给予补充钙剂和普通或活性维生素 D;⑤对于服用激素前无骨质疏松的患者,若存在任一项骨折风险因素或用骨折预测简单工具(FRAX)评估为低骨折风险,使用激素量 ≥ 7.5mg/d 且超过 3 个月,推荐给予调整生活方式、补充钙剂和普通 / 活性维生素 D 以及加用双膦酸盐治疗;⑥对于服用激素前无骨质疏松的患者,若存在 2 项或 2 项以上骨折风险因素(如用 FRAX 评估为中或高骨折风险)的无论激素使用任何剂量及时间,建议调整生活方式、补充钙剂和普通 / 活性维生素 D 及加用双膦酸盐治疗;⑦使用激素前已有骨量减少、骨质疏松和 / 或脆性骨折的患者在排除继发因素后,建议按原发性骨质疏松的治疗原则进行规范治疗;⑧在 GIOP 治疗用药过程中,除定期监测骨密度外,推荐监测药物可能出现的不良反应并作相应处理。

5. 胃肠道副作用防治 同时使用激素和 NSAIDs 可增加胃肠道副作用的风险,此时应使用胃肠道保护药,如质子泵抑制剂、米索前列醇或选择性 COX-2 抑制剂(如昔布类)。质子泵抑制剂、米索前列醇可降低使用传统 NSAIDs 患者发生胃和十二指肠溃疡的危险性。

6. 肾上腺危象防治 长期使用激素,减量过快或突然停药时,可引起肾上腺皮质功能不全。研究表明,单日剂量 ≥ 7.5mg 泼尼松维持超过 3 周,立即停药可能导致肾上腺功能减退。长期服用小剂量激素的患者在服药过程中及停药 1 年内如遇到感染、创伤、手术等严重应激情况,可发生肾上腺危象,表现为恶心、呕吐、乏力、低血压和休克,应及时给予足量的激素。

七、特殊人群用药

(一)手术患者用药

长期应用激素治疗的患者在围手术期需足够的激素替代以预防肾上腺皮质功能不全。激素补充量根据外科手术类型和时间、围手术期激素用药剂量和对下丘脑 - 垂体 - 肾上腺皮质轴的抑制情况而定。2017 年中华医学会麻醉学分会制定了《肾上腺糖皮质激素在围手术期应用的专家共识》,推荐如下:对于小手术如腹股沟疝修补术、肠镜检查,仅在手术当天静脉给予 25mg 氢化可的松或 5mg 甲泼尼龙,对于中型手术,如开腹胆囊切除术、关节置换术,手术当天静脉给予 50mg 氢化可的松或 10~15mg 甲泼尼龙,1~2 天后快速阶段性撤药至常规剂量;对于大型手术,如体外循环手术、肝叶切除术,手术当天静脉给予 100~150mg 氢化可的松,2~3 天后每天减 50%,直至术前状态。

(二)妊娠期与哺乳期用药

妊娠期激素治疗可能会增加胎膜早破和胎儿宫内生长受限的风险,并增加孕妇妊娠高血压、妊娠糖尿病、骨质疏松和感染的风险。建议妊娠期间应尽可能使用最低剂量的激素来控制疾病活动。

一般来讲,服用小剂量激素治疗的妇女哺乳是安全的。激素可微量分泌至乳汁中,乳汁浓度是血浆浓度的 5%~25%,经乳汁摄入的药量 <0.1% 的母体剂量,不足婴儿内源性激素分泌量的 10%。服用激素 4 小时后哺乳,可使婴儿摄入乳汁中激素含量降至最低,减少婴儿激素摄入量。

(三)儿童用药

激素可导致儿童生长发育迟缓。激素对生长的影响与所用药物的类型、剂量和疗程有关。每日疗法时影响最明显,隔日疗法时可能相对较轻。停药后,儿童通常会出现一定程度的追赶生长。

糖皮质激素的临床使用,挽救了大量重症风湿免疫病患者的生命,但同时也存在很多副作用。糖皮质激素对风湿免疫病的治疗是把双刃剑,风湿免疫专科医师应恰当应用糖皮质激素治疗,在最大限度发挥治疗作用的同时尽可能避免其毒副作用。

第三节　改变病情抗风湿药

改变病情抗风湿药(disease-modifying antirheumatic drugs, DMARDs)是指能够改善病情和延缓病情进展的一类药物,可以防止和缓解特别是类风湿关节炎的关节骨结构破坏。DMARDs

分为传统合成改变病情抗风湿药（conventional synthetic disease-modifying antirheumatic drugs，csDMARDs）、生物改变病情抗风湿药（biological disease-modifying antirheumatic drugs，bDMARDs）、靶向合成改变病情抗风湿药（targeted synthetic disease-modifying antirheumatic drugs，tsDMARDs）。

一、传统合成改变病情抗风湿药 / 免疫抑制剂

传统合成改变病情抗风湿药，以前称为慢作用药物（slow-acting antirheumatic drugs，SAARDs），该类药物是化学合成的药物，应用于类风湿关节炎治疗之初，其共同特点是不具备即刻的抗炎和镇痛作用，能够改善病情和延缓病情进展，但起效较慢，通常要在治疗 2~4 个月后才显效，病情缓解后宜长期维持治疗。该类药物大多具有免疫抑制或免疫调节作用，也被广泛应用于治疗各种风湿免疫病，作为诱导缓解和 / 或维持治疗药物，在一定程度上能够改变病程，阻止或延缓病变组织器官的破坏。

（一）甲氨蝶呤

甲氨蝶呤（Methotrexate，MTX）是一种叶酸拮抗剂，可竞争性地与二氢叶酸还原酶结合阻止二氢叶酸向四氢叶酸转化，使嘌呤核苷酸和嘧啶核苷酸的生物合成过程中一碳基团的转移作用受阻，导致 DNA 合成受到抑制，从而发挥抗细胞增殖作用。

1. **作用机制**　除抑制叶酸代谢，MTX 的作用机制还包括：增加内源性腺苷释放；改变黏附分子表达；使可溶性 IL-2 受体产生减少；抑制病变部位的细胞增殖如类风湿关节炎的滑膜细胞，银屑病的上皮细胞；抑制炎症部位的单个核细胞功能而起到抗炎和免疫抑制作用。

2. **适应证**　MTX 为治疗类风湿关节炎的"金标准"药物。2018 年中国类风湿关节炎诊疗指南推荐，患者一经确诊即应尽早开始 csDMARDs 治疗，推荐首选 MTX 单用以及作为联合治疗的"锚定药物"。此外，MTX 也可用于治疗系统性红斑狼疮、血管炎、皮肌炎 / 多肌炎、风湿性多肌痛、银屑病关节炎等其他风湿免疫病。

3. **剂量与用法**　风湿免疫病治疗中多采用每周 1 次给药，口服、肌注或静脉注射均有效。常用口服剂量为 7.5~20mg/ 周，口服不耐受者，可改为胃肠外途径给药。用药期间适当补充叶酸可减少胃肠道不良反应。

4. **不良反应**　MTX 的相关副作用以胃肠道不适、转氨酶轻度升高和胃炎较常见，与剂量和使用频率相关，在减量或中止治疗后往往可逆。肝酶升高常呈一过性，MTX 相关的肝纤维化 / 肝硬化罕见。少数患者可出现骨髓抑制。当出现 MTX 中毒症状时，可以用四氢叶酸拮抗，以克服 MTX 诱导的叶酸代谢阻断及骨髓毒性。应用 MTX 治疗前应进行血常规、肝功能、肾功能、乙型肝炎 / 丙型肝炎病毒及肺部影像学（X 线或 CT）等检查。对严重肝肾功能受损、酗酒或药物滥用者、已有骨髓抑制、乙型肝炎或丙型肝炎病毒感染活动期的患者，应避免使用 MTX。治疗开始时可每 1~1.5 个月监测血常规、肝功能、肾功能，用药剂量稳定后可逐渐延长监测时间至每 3 个月 1 次。

5. **妊娠期及哺乳期用药**　MTX 具有明确的致畸性，妊娠期应避免任何剂量的 MTX，并在受孕前 3 个月停用，受孕前 3 个月接受低剂量 MTX 治疗的女性应在整个妊娠期补充叶酸 5mg/d。MTX 可通过乳汁分泌，哺乳期也应避免使用。

（二）来氟米特

1. **作用机制**　来氟米特（Leflunomide，LEF）经口服吸收后迅速转变为活性代谢产物 A77 1726。A77 1726 抑制二氢乳清酶（DHODH）的活性，阻断嘧啶的从头合成途径，影响 DNA 和 RNA 的合成，使活化的淋巴细胞处于 G_1/S 交界处或 S 期休眠。高浓度情况下，A77 1726 还能抑制酪氨酸激酶，干扰细胞信号转导。LEF 选择性抑制活化 T 细胞的功能，阻断活化的 B 细胞增殖，减少抗体生成，并减轻病灶局部炎症反应。

2. **适应证**　用于治疗类风湿关节炎、银屑病关节炎、系统性红斑狼疮、幼年特发关节炎、ANCA 相关血管炎、巨细胞动脉炎 / 风湿性多肌痛等疾病。

3. **用法与用量**　LEF 半衰期较长，建议间隔 24 小时给药。开始治疗的最初三天给予负荷剂量 50mg/d 可快速达到稳态血药浓度，但胃肠道毒副作用较大，目前较少采用。常用剂量：治疗类风湿关节炎、银屑病关节炎 10~20mg/d；治疗狼疮肾炎、ANCA 相关血管炎诱导缓解 20~40mg/d，维

持 10~20mg/d。起效时间 1~2 个月。

4. 不良反应　常见不良反应有腹泻、瘙痒、高血压、肝酶升高、皮疹、脱发、白细胞下降等。腹泻为最常见不良反应，肝毒性较少见，高血压发生率增加，部分患者血脂升高，皮疹多发生于用药 2~5 个月后，需及时停药。有报道 LEF 可导致体重下降，肺间质纤维化和血液系统损害少见。

5. 妊娠期及哺乳期用药　LEF 有明显致畸作用，孕妇及哺乳期妇女禁用。LEF 可经肝肠循环，完全从体内清除约需 2 年，如计划怀孕，停药后应服用考来烯胺（消胆胺）洗脱，每日 3 次，每次 8g，连用 11 天，洗脱后停药半年方可备孕。

（三）柳氮磺吡啶

柳氮磺吡啶（Sulfasalazine，SSZ）是具有抗炎作用的 5- 氨基水杨酸和具有抗菌作用的磺胺嘧啶的共轭化合物。

1. 作用机制　SSZ 具有多重抗炎及免疫调节作用：SSZ 能轻度抑制花生四烯酸级联反应，抑制前列腺素 E2 合成酶活性和脂氧合酶产物；可抑制中性粒细胞活化，增加腺苷释放来调节炎症；SSZ 在体外可抑制 T 细胞增殖和自然杀伤细胞及 B 细胞活化，从而导致免疫球蛋白和类风湿因子的合成降低；可抑制参与类风湿关节炎滑膜炎的内皮细胞增殖和血管形成过程。

2. 适应证　用于类风湿关节炎、强直性脊柱炎、银屑病关节炎、反应性关节炎、炎症性肠病性关节炎、幼年特发关节炎等疾病的治疗。

3. 用法用量　口服给药。从 250~500mg/d 开始逐渐加量，每周增加 500mg，直到总量 2g/d，如效果不明显可增至 3g/d。

4. 不良反应　SSZ 不良反应多发生于用药头几个月，并随着继续用药而消失。常见不良反应包括恶心、呕吐、腹痛、腹泻、厌食、消化不良及转氨酶升高，偶有白细胞、血小板减少、皮疹、轻度光过敏。对磺胺过敏者慎用。

5. 妊娠期及哺乳期用药　SSZ 对女性生殖能力无影响，可引起男性可逆性精子减少，停药 3 个月后可恢复。妊娠期应用 SSZ 风险相对较低，建议同时补充叶酸，SSZ 剂量不超过 2g/d。SSZ 分泌至母乳中的浓度较低，不影响健康、足月儿哺乳，但不宜给早产儿、患高胆红素血症或葡萄糖 6- 磷酸脱氢酶（G-6-PD）缺乏症的婴儿哺乳。

（四）抗疟药

氯喹（Chloroquine）和羟氯喹（Hydroxychloroquine）是治疗风湿性疾病最常用的抗疟药（antimalarials）。

1. 作用机制　抗疟药具有免疫调节和抗炎作用：羟氯喹能够浓集在溶酶体中，上调溶酶体内 pH，稳定溶酶体膜、弱化抗原表达和递呈，抑制细胞介导的细胞毒作用；调节促炎细胞因子的释放，抑制 IL-2、IL-1、IL-6 和 TNF 的产生；抑制多形核细胞的趋化；阻断前列腺素的生物合成；诱导细胞凋亡，抑制淋巴细胞的增殖反应及自然杀伤细胞的活性；此外，还具有光保护、抗氧化、抗血小板黏附聚集，调节脂代谢及保护软骨的作用。

2. 适应证　临床上主要用于类风湿关节炎、系统性红斑狼疮、盘状狼疮、抗磷脂抗体综合征、干燥综合征等疾病。

3. 用法用量　包括羟氯喹和氯喹两种。该类药起效缓慢，服用后 2~3 个月见效。常用剂量：羟氯喹 200~400mg/d，剂量一般不超过 6.5mg/kg 体重；氯喹，250mg/d，剂量一般不超过 3mg/kg 体重。

4. 不良反应　本药有蓄积作用，易沉积于视网膜的色素上皮细胞，引起视网膜病变。正常剂量及合理监测下很少发生。氯喹副作用风险要高于羟氯喹。视网膜病变的危险因素包括高剂量、用药时间（超过 5 年）、肝肾疾病以及年龄大于 60 岁。用药前及治疗期间应每年检查一次眼底。其他不良反应有胃肠道反应、皮疹、头痛、失眠、耳鸣、心肌损害等。

5. 妊娠期及哺乳期用药　羟氯喹可以在妊娠期和哺乳期继续使用。

（五）金制剂

金制剂以往用于治疗类风湿关节炎，后来也被应用于银屑病关节炎和幼年特发关节炎。由于其他一些 csDMARDs 与金制剂相比持续性疗效更好、风险更低，用药经济方便，金制剂的应用逐渐减少。

1. 作用机制　金制剂在类风湿关节炎和其他疾病中的作用机制尚不明确。有资料显示金制剂可在滑膜组织内浓缩并作用于单核 - 巨噬细胞及内皮细胞，减轻炎症反应，抑制血管增生，抑制中性粒细胞的功能，抑制 T 细胞和 B 细胞的活性。

2. **适应证**　主要用于活动性类风湿关节炎，常见适应证包括 MTX 和其他 csDMARDs 的疗效未达到最佳、可选择的 csDMARDs 有限，以前使用金制剂获益史及不适合使用生物制剂者。

3. **用法用量**　临床上使用的金制剂分为两大类：一类为注射用金制剂如：硫代苹果酸金钠；另一类为口服金制剂如：金诺芬。临床上常用的是金诺芬。金诺芬初始剂量 3mg/d，2 周后增至 6mg/d，如果治疗 4 个月后疗效不显著，剂量可增加至 9mg/d，连服 2 个月效果仍不显著，应停止用药。

4. **不良反应**　多发生在用药后的 3 个月内。常见的副作用有腹泻、稀便、偶伴有腹痛、恶心或其他胃肠道不适，通常较轻微短暂，无需停药，必要时可对症治疗。其他较常见的副作用有皮疹、瘙痒，一般不需停药，但严重的皮疹需停药。口腔炎、结膜炎亦偶见。国外资料报道少数患者服药期间可出现白细胞和血小板数下降、紫癜、单纯红细胞发育不全、暂时性蛋白尿或血尿、肾小球肾炎和肾病综合征、间质性肺炎和角膜、晶状体金盐沉积，肝功能偶有轻微及短暂的异常。

5. **妊娠期及哺乳期用药**　金制剂可透过胎盘并在胎盘和胎儿中检测到，但尚未发现有害作用，母乳中可以检测到少量金制剂。应充分评估妊娠期间继续使用金制剂的风险与获益后决定是否用药。

（六）青霉胺

青霉胺（Penicillamine）是青霉素的代谢产物，为含有巯基的氨基酸，原用于治疗肝豆状核变性及汞、铅等多种金属中毒，现用于治疗类风湿关节炎、系统性硬化症等多种自身免疫性疾病。

1. **作用机制**　青霉胺可以解聚免疫复合物，提高网状内皮细胞的吞噬功能，使血液循环中的免疫复合物水平下降，减轻免疫病理过程；抑制胶原纤维的合成与成熟；抑制中性粒细胞趋化，减轻病变区域炎症细胞浸润，稳定细胞膜，阻止介质释放，从而减轻炎症。

2. **适应证**　用于治疗其他药物治疗无效的严重活动性类风湿关节炎，以及系统性硬化症、原发性胆汁性肝硬化、肺纤维化、慢性肝炎等疾病。

3. **用法用量**　用法 250mg/d，饭前 1.5 小时口服，2 个月后如无效，可加至 500mg/d，3~4 个月后可再增至 750mg/d。一般 6 个月左右可见效，显效后可逐渐减至维持量 125~500mg/d。青霉胺起效慢，无论增量或减量均需 8~12 周才能看到效果。

4. **不良反应**　青霉胺不良反应发生率较高，20% 发生于服药后 12 个月内。最初的不良反应多为胃肠道功能紊乱、味觉减退、口腔溃疡、舌炎等。长期大剂量服用，可导致皮肤脆性增加，有时出现穿孔性组织瘤和皮肤松弛；部分患者出现蛋白尿，少数可出现肾病综合征；可见眼睑下垂、动眼神经麻痹、视神经炎、周围神经病变；还可有骨髓抑制，主要表现为白细胞减少、粒细胞缺乏。大多数不良反应可在停药后自行缓解和消失。

5. **妊娠期及哺乳期用药**　本药可影响胚胎发育，妊娠期妇女禁用。尚不明确本药是否随乳汁排泄，哺乳期妇女禁用本药。

（七）艾拉莫德

艾拉莫德是一种新型的改善病情抗风湿药，是我国自主研发的一类新药，于 2011 年获批用于治疗成人活动性类风湿关节炎。与现有的 csDMARD 相比，艾拉莫德起效迅速且副作用较小，具有较好的应用前景。

1. **作用机制**　艾拉莫德具有免疫调节作用：抑制 NF-kB 的表达；抑制 B 淋巴细胞产生免疫球蛋白；抑制炎症因子 IL-1、IL-6、IL-8、TNF-α 等的产生；对 COX-1 和 COX-2 有微弱的抑制作用；独特的骨保护作用：促进成骨细胞分化，抑制破骨细胞生成，抑制金属蛋白酶 MMP-1、MMP-3，保护关节软骨。

2. **适应证**　适用于活动性类风湿关节炎的症状治疗。

3. **用法用量**　口服给药，早晚各 25mg，饭后服用。

4. **不良反应**　常见不良反应有上腹部不适、纳差、恶心、呕吐、肝酶升高、失眠、嗜睡、四肢水肿、皮疹等。

5. **妊娠期及哺乳期用药**　妊娠期、哺乳期妇女以及有生育要求的妇女禁用。

（八）雷公藤多苷

雷公藤多苷（tripterygium glycosides）是从卫矛科植物雷公藤去皮的根部提取的一种极性较大的脂溶性成分混合物，其生理活性是由多种成分

（二萜内脂、生物碱、三萜等）协同产生，既保留了雷公藤生药的免疫抑制作用，又去除了许多毒性成分。

1. 作用机制 研究发现雷公藤有抗炎和免疫抑制作用，可使免疫球蛋白及自身抗体效价下降。动物实验证明它通过直接抑制外周T淋巴细胞及胸腺功能来抑制细胞免疫，通过抑制辅助T细胞来抑制体液免疫。

2. 适应证 临床用于类风湿关节炎、狼疮肾炎、紫癜性肾炎、肾病综合征、皮肌炎、干燥综合征、血管炎、盘状红斑及多种皮肤病如银屑病和带状疱疹等。

3. 用法用量 30~60mg/d，分3次饭后服用。一般用药1~2周后开始起效，首次宜足量，病情控制后可逐渐减量至停药。

4. 不良反应 主要是性腺抑制，导致男性不育和女性闭经。其他包括皮疹、色素沉着、指甲变软、脱发、头痛、纳差、恶心、呕吐、腹痛、腹泻、骨髓抑制、肝酶升高和肌酐升高等。

5. 妊娠期及哺乳期用药 孕妇和哺乳期妇女禁用。

（九）白芍总苷

白芍总苷（total ducosid esofpaeonia）是从中药白芍干燥根中提取的有效成分。动物实验发现白芍总苷可以显著降低关节炎大鼠的IL-1、PGE_2和TNF-α等炎性细胞因子的生成，同时还可抑制成纤维样滑膜细胞丝裂原活化蛋白激酶的磷酸化和细胞分化过程，继而下调滑膜成纤维细胞的增殖，具有抗炎和双向免疫调节等药理作用。临床上主要用于类风湿关节炎的治疗，常用剂量为600mg，每日2~3次。常见不良反应有腹痛、腹泻、纳差等。

（十）环磷酰胺

环磷酰胺（Cyclophosphamide，CTX）属于氮芥类烷化剂，是最强有力的免疫抑制剂之一。1958年首次合成，最早被用做抗肿瘤药物。20世纪50年代后应用于风湿免疫病的治疗，并逐渐成为基本治疗药物之一。CTX是一种前体药物，口服可快速被吸收，经肝脏代谢后转化为活性代谢产物磷酰胺氮芥和具有膀胱毒性的代谢产物丙烯醛。

1. 作用机制 CTX是细胞周期非特异性药物，作用于细胞各个周期。它主要通过磷酰胺氮芥及少量其他代谢产物发挥DNA烷化作用，使DNA发生交联、断裂、合成减少，引起T淋巴细胞和B淋巴细胞数目减少，抑制细胞免疫和体液免疫反应。

2. 适应证 广泛用于治疗具有严重临床表现的各种自身免疫性和炎症性疾病：系统性红斑狼疮如狼疮肾炎、神经精神狼疮；系统性血管炎如ANCA相关血管炎、白塞病、大动脉炎、风湿性多肌痛/巨细胞动脉炎；系统性硬化症、多发性肌炎/皮肌炎及相关的间质性肺炎，其他难治性类风湿关节炎、干燥综合征等疾病。

3. 用法用量 可口服或静脉给药。常用口服剂量为1~2mg/（kg·d）。静脉常间歇给药，0.4g每周1次，或0.5~1.0g/m^2体表面积，每3~4周1次。与每日口服相比，静脉给药CTX的累积剂量更低。

4. 不良反应

（1）胃肠道反应：恶心、呕吐常见，多在注射3~4小时后发生，一般可耐受。

（2）骨髓抑制：表现为白细胞减少和中性粒细胞减少，呈剂量依赖性。单次静脉用药后，第3天白细胞开始下降，7~14天降至低谷，之后白细胞逐渐上升，至21天左右恢复正常。CTX开始治疗时应每1~2周监测血常规，之后每月监测1次。

（3）恶性肿瘤：使用CTX的风湿病患者恶性肿瘤总体风险为对照组的1.5~4.1倍。尤需警惕膀胱癌，大剂量长疗程及吸烟患者风险更高。

（4）膀胱毒性：出血性膀胱炎和膀胱癌，与给药途径、疗程以及CTX的累积剂量有关。在使用CTX期间应大量补液以预防出血性膀胱炎。有数据表明美司钠可预防膀胱毒性，但证据不够充分。

（5）诱发感染：CTX可使患者易发生细菌感染、机会性感染和病毒感染。在中性粒细胞减少的患者及同时接受大剂量糖皮质激素治疗的患者感染风险尤其高。大剂量使用CTX和糖皮质激素时，常需使用预防卡氏肺孢子虫肺炎的药物。

（6）性腺毒性：CTX可导致女性卵巢早衰。25岁之前接受CTX治疗的女性发生不孕的风险较30岁之后接受治疗的女性低。CTX的总累积量是卵巢毒性的独立危险因素。CTX可导致男性精子计数减少。

5. **妊娠期及哺乳期用药**　本药及代谢产物可通过胎盘屏障,导致胎儿死亡或畸形,妊娠期不使用CTX,除非无替代方案且病情危及生命。CTX在母乳中排泄,哺乳期禁用。

(十一)硫唑嘌呤

1. **作用机制**　硫唑嘌呤(Azathioprine,AZA)是一种前体药物,在体内转换为6-巯基嘌呤(6-MP)。6-MP在细胞内由次黄嘌呤-鸟嘌呤磷酸核糖转移酶(HGPRT)代谢产生硫代肌苷酸和硫鸟嘌呤酸。这些化合物可以抑制细胞内的肌苷酸合成,从而干扰腺嘌呤和鸟嘌呤核糖核苷酸的生成。细胞内嘌呤合成的减少导致循环B和T淋巴细胞数量减少、免疫球蛋白合成减少,以及IL-2分泌减少,并抑制涉及CD28通路的T细胞胞内共刺激信号下游传导。

2. **适应证**　用途广泛,多用于弥漫性结缔组织病,如系统性红斑狼疮、多发性肌炎/皮肌炎、成人Still病、系统性血管炎以及类风湿关节炎等。

3. **用法用量**　AZA起始治疗剂量为1mg/(kg·d),如能耐受,2~4周后将剂量增加至2~2.5mg/(kg·d)。剂量增加期间,应每2周监测1次血常规,达到稳定剂量后每4~6周监测1次。

4. **不良反应**　常见的不良反应有胃肠道反应、骨髓抑制和感染。可逆的骨髓抑制与剂量有关,个体差异大。严重骨髓抑制少见,通常为巯基嘌呤甲基转移酶(TPMT)活性低或无活性所致。TPMT和黄嘌呤氧化酶将6-MP转化成相对无活性的代谢产物。TPMT活性降低或黄嘌呤氧化酶活性被某些药物如别嘌醇抑制时,其解毒作用减弱而细胞毒代谢产物生成增加。TPMT低活性或无活性的患者发生严重骨髓抑制的风险大,最常于AZA治疗开始后4~10周内突然出现。然而,在所有接受AZA治疗后出现白细胞减少的患者中,半数以上具有正常的基因型和表型。美国FDA推荐在应用AZA前进行TPMT基因型或表型检测,但专家们持不同意见。在使用别嘌醇治疗的患者中,应显著减少AZA的剂量(减少50%~75%)。

5. **妊娠期及哺乳期用药**　妊娠期间可以使用AZA。AZA似乎不会增加致畸的风险,但其他妊娠并发症(低出生体重、早产和黄疸)的发生率更高。AZA在怀孕期间比许多其他免疫抑制剂更安全。哺乳期可继续应用AZA。

(十二)环孢素

环孢素(Cyclosporine,CsA)是从真菌中提取的一种亲脂性中性环多肽,最初用于器官移植的抗排异反应,现应用于风湿免疫病的治疗。

1. **作用机制**　CsA能与亲环蛋白结合形成复合物,形成的复合物可与钙调磷酸酶(一种丝氨酸-苏氨酸磷酸酶)结合并抑制其活性,阻止T淋巴细胞活化,阻止IL-2和其他细胞因子的产生,从而减少淋巴细胞增殖。

2. **适应证**　CsA优点是起效快,对骨髓无抑制作用。对系统性红斑狼疮、类风湿关节炎、多发性肌炎/皮肌炎、系统性硬化症、干燥综合征及白塞病等多种风湿性疾病具有明显疗效。

3. **用法用量**　常用剂量3~5mg/(kg·d),维持剂量2~3mg/(kg·d),通常分2~3次口服。用药4~8周开始起效,12周或更长时间达到最佳疗效。口服CsA仅有部分吸收,且存在明显的个体差异。

4. **不良反应**　CsA不良反应发生率较高。常见不良反应有肾毒性、血压升高、神经毒性、代谢异常(高钾血症、高尿酸血症、糖尿病、高脂血症、低镁血症)、继发感染、恶性肿瘤、胃肠道反应及多毛症、齿龈增生等。用药期间需监测血常规、肝肾功能、血压。CsA通过肝脏细胞色素P450 3A酶代谢,临床上多种药物可与其发生相互作用。

5. **妊娠期及哺乳期用药**　如怀孕期间需要使用CsA,应使用最低剂量,并密切监测孕妇血压和肾功能。大多数证据表明哺乳期妇女可以服用CsA。

(十三)他克莫司

他克莫司(Tacrolimus)也称为FK506,是从放线菌中提取的大环内酯类药物。他克莫司也是一种钙调磷酸酶抑制剂,作用比环孢素强100倍。

1. **作用机制**　他克莫司与细胞内结核蛋白(FK蛋白)结合形成复合物,这种药物-亲免素复合物能与钙调磷酸酶结合,抑制细胞因子(如IL-2)的转录,从而抑制T淋巴细胞活化的早期阶段。

2. **适应证**　口服给药,用于治疗狼疮肾炎、多发性肌炎/皮肌炎、免疫性血小板减少性紫癜、间质性肺炎、难治性类风湿关节炎等疾病。外用他克莫司可用于治疗系统性红斑狼疮、亚急性皮肤性红斑狼疮以及盘状红斑狼疮的皮肤病变。

3. **用法用量** 最好空腹或进食后 2~3 小时服用。常用剂量 2~4mg/d，分 2~3 次服用。

4. **不良反应** 与环孢素相同，包括肾毒性、高血压、高钾血症、震颤、高血糖、胃肠道反应、肾功能不全、QT 间期延长等。

5. **妊娠期及哺乳期用药** 他克莫司可透过胎盘屏障，妊娠期用药可导致早产及新生儿高钾血症和肾功能不全，妊娠期妇女用药前应权衡利弊。本药可随乳汁排泄，哺乳期妇女用药期间不应哺乳。

（十四）吗替麦考酚酯

1. **作用机制** 吗替麦考酚酯（Mycophenolated mofetill，MMF）是一种前体物质，在体内可迅速水解为麦考酚酸（MPA）。MPA 能够可逆性抑制黄嘌呤核苷酸脱氢酶，阻断鸟嘌呤的从头合成途径，导致鸟苷酸合成减少，从而减少 DNA 的合成，进而减少淋巴细胞增殖和抗体产生。淋巴细胞与其他细胞不同，主要依赖于嘌呤的从头合成途径，所以 MPA 相对选择性的作用于淋巴细胞，可逆性抑制 T 和 B 淋巴细胞增殖而没有骨髓抑制作用。

2. **适应证** 用于狼疮肾炎的诱导缓解及维持治疗，也用于治疗 ANCA 相关血管炎、炎性肌病、自身免疫性肝炎、系统性硬化症等疾病。

3. **用法用量** MMF 治疗风湿病目标剂量通常为 1.5~3.0g/d，分次使用。在慢性肾衰竭患者中，MMF 最大剂量不应超过 2g/d。

4. **不良反应** MMF 耐受性良好，常见的不良反应为消化道症状，如恶心、呕吐、腹泻和腹痛，偶有感染、白细胞减少、淋巴细胞减少和肝酶升高。

5. **妊娠期及哺乳期用药** MMF 可增加早期妊娠丢失率和先天畸形，妊娠期和哺乳期禁用。

（十五）沙利度胺

沙利度胺（Thalidomide）是外旋谷氨酸的类似物，曾被用于镇静和止吐，1961 年因发现其可致胎儿先天性畸形而撤市，后发现沙利度胺有免疫调节作用。

1. **作用机制** 沙利度胺的主要作用包括免疫调节、抗炎和抗血管生成。可能的作用机制有：

抑制新生血管形成；促进 mRNA 降解，激活单核细胞和巨噬细胞，减少肿瘤坏死因子产生；下调细胞黏附因子，减少中性粒细胞外渗、移行和黏附，从而减轻炎症反应。

2. **适应证** FDA 批准沙利度胺仅用于麻风结节性红斑的治疗。研究显示沙利度胺对系统性红斑狼疮的皮肤病变、白塞病的皮肤黏膜病变、强直性脊柱炎、干燥综合征、结节病、幼年特发关节炎及坏疽性脓皮病有效。

3. **用法用量** 剂量范围 25~200mg/d，每晚口服。

4. **不良反应** 常见不良反应包括新生儿先天畸形、周围神经病变、嗜睡、皮疹、四肢肿胀、便秘等。

5. **妊娠期及哺乳期用药** 妊娠期妇女用药可导致严重和危及生命的出生缺陷，如无肢、外耳畸形、面瘫、眼畸形、先天性心脏缺损，以及消化道、泌尿道和生殖器官畸形，妊娠期及哺乳期禁用。

二、生物改变病情抗风湿药

通过基因工程制造的单克隆抗体，称为生物制剂，该类药物通常特异地针对细胞外或胞膜上某个分子来发挥作用。近年来，随着风湿免疫病理生理学的深入研究，越来越多的生物制剂不断涌现，用于类风湿关节炎、脊柱关节炎、系统性红斑狼疮等疾病的治疗，取得了良好的效果。与 csDMARDs 相比，生物制剂同样具有阻止和延缓疾病进展的作用，然而起效快、药力强、对代谢的影响小、肝肾毒性少，被人们称为生物改变病情抗风湿药（bDMARDs）。生物改变病情抗风湿药又分为生物原研改变病情抗风湿药（boDMARDs）和生物仿制改变病情抗风湿药（bsDMARDs）。生物仿制改变病情抗风湿药是原研生物制剂专利保护到期后，参考原研生物制剂生产的蛋白质空间结构甚至翻译后修饰都非常相似并表现为相似疗效和安全性的药物。生物仿制改变病情抗风湿药价格明显低于原研药，使更多的风湿病患者能够得到生物制剂的治疗。生物制剂的发展开启了风湿免疫病治疗的新时代。目前在风湿免疫病领域应用的生物制剂主要针对：①参与免疫炎症反应的重要致炎因子，如肿瘤坏死因子 -α（TNF-α）、

白介素 -1（IL-1）、白介素 -6（IL-6）等；②参与免疫应答的信号分子，如调控淋巴细胞活化的共刺激分子细胞毒性 T 淋巴细胞抗原 4（CTLA-4）；③参与自身免疫的重要免疫效应细胞，如 B 细胞。现将风湿免疫病常用生物制剂加以叙述。

（一）TNF-α 受体拮抗剂

TNF-α 在类风湿关节炎及其他炎症性疾病的发病机制中起重要作用。TNF-α 可通过多种机制促成类风湿关节炎发病，包括诱导其他促炎因子（如 IL-1、IL-6）和趋化因子（如 IL-8），通过增加内皮层的通透性和黏附分子的表达来促进白细胞迁移，诱导急性期反应物和其他蛋白的合成，包括由滑膜细胞或软骨细胞产生的组织降解酶（基质金属蛋白酶）。TNF-α 受体拮抗剂通过阻断 TNF-α 发挥抗炎及免疫抑制作用，对诸多风湿免疫性疾病具有良好的治疗效果。

1. 作用机制　TNF-α 受体拮抗剂通过多种机制在类风湿关节炎和其他疾病中发挥疗效：下调局部和全身促炎因子，减少淋巴细胞活化及其向关节部位转移，减少内皮黏附分子表达，抑制新生血管形成等。

2. 常用药物及用法用量　目前应用较为广泛的 TNF-α 拮抗剂主要包括依那西普（Etanercept，ETA）、英夫利昔单抗（Infliximab，IFX）、阿达木单抗（Adalimumab，ADA）、戈利木单抗（Golimumab，GOL）和赛妥珠单抗（Certolizumabpegol，CZP）。

（1）依那西普：重组人 Ⅱ 型 TNF 受体 - 抗体融合蛋白，是全人源化 TNF Ⅱ 型受体与 IgG1 的 Fc 部分组成的完全二聚体。使用方法为皮下注射给药，推荐剂量 25mg/ 次，每周 2 次，或 50mg/ 次，每周 1 次。

（2）英夫利昔单抗：是一种人鼠嵌合的抗 TNF-α 单克隆抗体，其 Fab 段具有鼠源系列。常用剂量为每次 3~5mg/kg，2 小时内缓慢静脉滴注，第 0、2、6 周各 1 次，之后每 8 周 1 次。

（3）阿达木单抗：全人源化的抗 TNF-α 单克隆抗体。使用方法为 40mg/ 次，皮下注射，每 2 周 1 次。

（4）戈利木单抗：一种新的全人源化抗 TNF-α 单克隆抗体。皮下注射给药，50mg/ 次，每月 1 次。

（5）赛妥珠单抗：聚乙二醇耦合的人源化 TNF-α 单克隆抗体的抗原结合片段（Fab）。推荐在首次、第 2 周、第 4 周 400mg 皮下注射，以后每隔 1 周 200mg。维持剂量为每 4 周 400mg。

3. TNF-α 受体拮抗剂仿制药　目前我国 TNF-α 受体拮抗剂仿制药主要为依那西普的仿制药，其他生物仿制药也在研究或上市阶段。

4. 适应证　TNF-α 受体拮抗剂被批准用于治疗类风湿关节炎、强直性脊柱炎、银屑病关节炎，目前也用于反应性关节炎、白塞病、大动脉炎等适应证以外的风湿免疫病的治疗。

5. 不良反应

（1）输液反应和注射部位反应：英夫利昔单抗可引起输液反应，主要表现为头痛、恶心，一般不严重，可通过减慢输液速度或使用抗组胺药和对乙酰氨基酚改善。皮肤注射部位反应是皮下注射药物（依那西普、阿达木单抗、戈利木单抗、赛妥珠单抗）常见的不良反应，主要表现为局部皮肤红斑和荨麻疹，通常发生于治疗的第 1 个月，持续 3~5 日，很少导致停药。

（2）免疫原性：少数患者产生针对药物蛋白成分的抗体或中和性抗体，导致药物在使用一段时间后疗效降低。

（3）感染风险：TNF-α 受体拮抗剂可增加严重感染风险，包括细菌感染、带状疱疹、结核病和机会性感染。研究表明，TNF-α 受体拮抗剂的应用可增加患者发生结核病的风险。我国《肿瘤坏死因子拮抗剂应用中结核病预防与管理专家共识》建议：每位准备接受 TNF-α 受体拮抗剂治疗的患者都应在用药前进行结核筛查。结核潜伏感染以及陈旧性结核病患者在接受 TNF-α 受体拮抗剂治疗前，需给予预防性抗结核治疗。活动性结核病与结核感染状态的患者不推荐 TNF-α 受体拮抗剂治疗，需请专科医生给予标准抗结核治疗。在接受预防性抗结核治疗至少 4 周后，可开始使用 TNF-α 受体拮抗剂。对于具有结核高危因素、经病情评估后需使用 TNF-α 受体拮抗剂治疗的患者，推荐使用融合蛋白类 TNF-α 受体拮抗剂，如依那西普，其次考虑单克隆抗体类 TNF-α 受体拮抗剂，如英夫利昔单抗、阿达木单抗。

（4）恶性肿瘤：有研究表明 TNF-α 受体拮抗剂可增加恶性肿瘤风险，包括淋巴瘤和皮肤癌，但尚未得出一致结论。

（5）诱导自身免疫疾病：10%~15%的患者在接受 TNF-α 受体拮抗剂治疗后产生抗双链 DNA（dsDNA）抗体，但只有 0.2%~0.4% 的患者发生药物性狼疮样症状，停药后可逐渐消失。

（6）心力衰竭：TNF-α 受体拮抗剂的使用可能与心力衰竭风险增加有关，建议对有症状的心力衰竭患者，采用除 TNF-α 受体拮抗剂之外的治疗方法。

6. 妊娠期及哺乳期用药 英夫利昔单抗和阿达木单抗应在妊娠 16~20 周停用，依那西普应在 32 周停用，但如病情需要，这些药物可以在必要时延长到更晚的孕周。赛妥珠单抗适用于整个孕期。戈利木单抗信息非常有限。TNF-α 受体拮抗剂分子较大，很少药物被运输至乳汁，哺乳期可继续使用。

（二）白介素 -6（IL-6）受体拮抗剂

研究表明，IL-6 及 IL-6 细胞因子家族成员在炎症和免疫反应中发挥着重要作用。IL-6 是一种小型的多肽，由多种细胞分泌，包括单核细胞、T 淋巴细胞、B 淋巴细胞和成纤维细胞。IL-6 可与膜结合受体和可溶性受体结合而发挥作用。IL-6 促进 B 细胞活化和分化，影响 T 细胞发育，激活 T 辅助细胞（Th）17 生成，Th17 可产生 IL-12、IL-17 和 IL-22，在自身免疫性疾病的发病中起重要作用。IL-6 参与破骨细胞介导的骨质吸收过程及血管的形成，同时也是一种促炎介质，诱导产生急性期反应蛋白，引起全身表现如贫血、乏力、骨质疏松等。在炎症性关节炎患者的血清和滑液中可检测到高水平 IL-6。因此，阻断 IL-6 成为治疗类风湿关节炎及其他自身免疫性疾病的一种有前景的生物靶向治疗方法。

托珠单抗（Tocilizumab）是一种重组人源化抗 IL-6 受体的单克隆抗体，可有效抑制 IL-6 介导的一系列反应。用于治疗对 DMARDs 应答不足的中到重度活动性类风湿关节炎的成年患者，可与 MTX 或其他 DMARDs 联用。托珠单抗对幼年特发关节炎具有显著疗效，FDA 批准其用于全身型 / 多关节型幼年特发关节炎的治疗。2017 年 5 月，FDA 扩展批准托珠单抗皮下注射剂用于治疗巨细胞动脉炎成年患者。此外，有研究报道托珠单抗对大动脉炎、白塞病等疾病也具有一定疗效。

1. 用法用量

（1）静脉滴注：成人推荐剂量是 8mg/kg，0.9% 的生理盐水稀释至 100ml，每 4 周静脉滴注 1 次，滴注时间在 1 小时以上。出现肝酶异常、中性粒细胞计数降低、血小板降低时，可将剂量减至 4mg/kg。

（2）皮下注射：体重小于 100kg 者，1 次 162mg，每 2 周 1 次，体重大于或等于 100kg 者，1 次 162mg，1 周 1 次。

2. 不良反应

（1）输液相关不良反应：最常见不良反应是输液过程中高血压及输液后 24 小时之内出现头痛和皮肤反应。

（2）感染风险：接受托珠单抗治疗的患者发生严重感染的风险升高，发生感染的患者大都合并使用糖皮质激素或免疫抑制剂。如发生严重感染，应中断托珠单抗治疗，直至感染得到控制。

（3）转氨酶异常：在临床试验中，接受托珠单抗治疗的患者可出现肝脏丙氨酸氨基转移酶（ALT）和天门冬氨酸氨基转氨酶（AST）水平轻度和中度升高，但未进展至肝功能损伤。

（4）血脂异常：与对照组相比，接受托珠单抗治疗的患者总胆固醇、低密度脂蛋白、高密度脂蛋白、甘油三酯升高，但心血管事件未增加。

（5）血液系统：应用托珠单抗治疗可出现中性粒细胞减少和血小板计数减少。

3. 用药监测 使用前和治疗期间应进行结核筛查，活动性结核患者应在开始托珠单抗治疗前进行抗结核治疗。治疗期间，每 4~8 周监测肝功能，若 ALT 和 AST 值高出正常水平 1~3 倍时，适当调整联用的 DMARDs 的剂量，如果转氨酶在此范围内持续增加，剂量可减至 4mg/kg 或中止用药，直至转氨酶恢复正常；若 ALT 和 AST 值高出正常水平 3~5 倍时，应暂停应用托珠单抗，直至恢复到正常水平的 3 倍以下；若 ALT 和 AST 值高出正常水平 5 倍以上时，应停止应用托珠单抗。接受托珠单抗治疗的患者，应每 4~8 周监测一次血常规，当中性粒细胞绝对计数低于 0.5×10^9/L 或血小板低于 50×10^9/L 时，应停止用药。

（三）白介素 -1（IL-1）受体拮抗剂

IL-1 家族成员包括 IL-1α、IL-1β 与 IL-1 受体拮抗剂（IL-1Ra）。IL-1α、IL-1β 可激活 IL-1 介导

的细胞活性,主要由活化的单核细胞和巨噬细胞产生。IL-1Ra 是有着与 IL-1α、IL-1β 同源氨基酸序列的天然拮抗蛋白。IL-1 是免疫调控中的重要因子之一,发挥始动促炎作用。类风湿关节炎患者关节滑膜中 IL-1 水平升高。在类风湿关节炎患者中,IL-1 促进炎性细胞迁移和增强内皮细胞黏附分子的表达,导致滑膜细胞增殖、滑膜微血管新生和特征性血管翳的形成,并刺激滑膜细胞和中性粒细胞产生炎性介质,诱导胶原酶产生,导致软骨基质崩解、软骨吸收和骨破坏。

阿那白滞素(Anakinra)是重组人 IL-1 受体拮抗剂,与 IL-1Ra 具有相似性,可竞争性的抑制 IL-1α、IL-1β 与 IL-1 受体结合,阻断 IL-1 的信号转导,从而抑制 IL-1 的促炎反应。阿那白滞素可改善类风湿关节炎患者 ACR20、ACR50 及 ACR70,降低其疼痛评分指数,并未增加严重不良反应的风险。2001 年阿那白滞素先后在美国和欧洲获得批准上市,用于治疗对抗风湿药物无效的中、重度的活动期成人类风湿关节炎患者。阿那白滞素对大部分类风湿关节炎患者的有效性显著弱于 TNF-α 受体拮抗剂。尽管理论上抗 IL-1 可与抗 TNF 在治疗类风湿关节炎中起到协同作用,但实践证明两类药物合用会导致感染风险增加,因此不推荐将阿那白滞素与 TNF-α 受体拮抗剂或其他生物药物合用。阿那白滞素还能有效治疗自身炎症性疾病,如隐热蛋白相关周期性综合征(CAPS)、TNF 受体 -1 相关周期性综合征(TRAPS)和家族性地中海热,也用于治疗全身型幼年特发关节炎和成人 Still 病,以及部分复发性心包炎患者。目前在我国阿那白滞素尚未被批准正式应用于临床。

(四)白介素 -17(IL-17)受体拮抗剂

IL-17 由 Th17 细胞产生,可促进多种细胞因子的产生,并可刺激角质形成细胞、滑膜细胞、巨噬细胞、成纤维细胞和中性粒细胞。IL-17 是参与银屑病、银屑病关节炎和强直性脊柱炎炎症产生及疾病进展的核心致病因子,在发病机制中起基石作用。司库奇尤单抗(Secukinumab)是针对 IL-17 的全人源化生物制剂,用于治疗银屑病、银屑病关节炎和强直性脊柱炎。用法用量:皮下注射给药。治疗银屑病关节炎:在 0、1、2、3 和 4 周时给予负荷剂量 150mg,然后每 4 周给予 150mg;

治疗银屑病:在第 0、1、2、3 和 4 周每周皮下注射 300mg,然后每 4 周给予 300mg。

(五)白介素 -12/23(IL-12/23)受体拮抗剂

乌司奴单抗(Ustekinumab)是一种针对 IL-12 和 IL-23 的共同 p40 亚单位的人单克隆抗体,该抗体能干扰促炎症细胞因子(IL-12 和 IL-23)与其细胞表面受体结合。IL-23 对触发 IL-17 的产生很重要,IL-17 在免疫调节和介导关节损伤过程中发挥一定作用。IL-23 也能触发 IL-22 的释放,IL-22 在附着点炎的动物模型中与角质形成细胞增生和新骨形成有关。乌司奴单抗可用于治疗中重度银屑病,也可以单药或联合 MTX 治疗活动性银屑病关节炎及中重度活动性克罗恩病。该药在 0 和 4 周皮下注射给药 45mg,之后每 12 周给药 1 次。

(六)抗 CD20 单克隆抗体

B 细胞除产生抗体的主要作用之外,B 细胞还可以呈递抗原给 T 细胞、活化 T 细胞和促进促炎因子的产生,包括 IL-1、IL-4、IL-6、IL-8、IL-10、IL-12、TNF-α、VEGF 等。利妥昔单抗(Rituximab)是嵌合型 IgG 单克隆抗体,该药可消耗 CD20$^+$ 的 B 细胞,诱导补体介导的细胞毒作用,并刺激细胞凋亡,但对自身抗体的滴度只有很小或非特异性的影响。

FDA 批准利妥昔单抗与 MTX 联用,治疗对一种或多种 TNF-α 受体拮抗剂无充分应答的中至重度活动性类风湿关节炎。临床研究已证实,利妥昔单抗能显著改善类风湿关节炎患者症状、体征和 / 或实验室指标。血清阳性类风湿关节炎患者(类风湿因子或抗环瓜氨酸多肽抗体)比血清阴性患者治疗反应更好。利妥昔单抗疗效最优、性价比最高的治疗方式仍存在争议,目前推荐剂量为一次 1 000mg,静脉输注 2 次,间隔 2 周。现有数据显示使用利妥昔单抗最佳的间隔为 6~12 个月,重复应用产生的临床效应等同,甚至高于首次应用,作用持续时间相当。

除类风湿关节炎外,FDA 批准利妥昔单抗与糖皮质激素联用,治疗肉芽肿性多血管炎和显微镜下多血管炎。具体用量为一次 375mg/m²,1 周 1 次,持续 4 周,也有专家选用一次 1 000mg,静脉输注 2 次,间隔 2 周。该药还用于治疗多种自身免疫性疾病,包括特发性血小板减少性紫癜、自身免疫性溶血性贫血、系统性红斑狼疮、皮肌炎、系统性硬化和其他形式的血管炎,但尚未被批准用药。

利妥昔单抗最常见的不良反应为输液反应,一般在首次给药的最初 30~120 分钟内出现症状。常见的症状包括头痛、发热、寒战、发汗、皮疹、呼吸困难、轻度低血压、恶心、鼻炎、瘙痒、无力、背痛及轻度舌和喉肿胀感。严重者可出现支气管痉挛或重度低血压,甚至全身过敏反应。在每次输注利妥昔单抗前 30 分钟,联合给予口服对乙酰氨基酚(1 000mg)以及静脉给予氯苯那敏(10mg)和甲强龙(100mg)可降低输液反应的发生率和 / 或严重程度。大多数输液反应可暂停利妥昔单抗输注,等待症状完全消退,再以初始速度的一半继续输注。在出现支气管痉挛、低血压或其他提示全身性过敏反应的体征和症状的情况下,需要采取其他治疗措施,包括盐水输注、吸入支气管扩张药、肾上腺素或糖皮质激素。在关于类风湿关节炎患者的临床试验中,机会性感染发生率的增加不明显。然而,在类风湿关节炎和其他风湿性疾病患者中,有病例报告显示利妥昔单抗的使用和严重的卡氏肺孢子菌感染、隐球菌脑膜炎、巨细胞病毒性结肠炎以及进行性多灶性白质脑病有关。乙型肝炎表面抗原(HBsAg)或乙型肝炎核心抗体(anti-HBc)阳性患者应用利妥昔单抗有乙型肝炎感染再激活的风险。所有患者在开始治疗前均应筛查 HBsAg 和 anti-HBc。

(七)共刺激分子靶向治疗

共刺激是诱导适应性免疫反应的重要步骤,T 细胞活化是发病机制中的关键事件,成功活化 T 细胞需要多种信号,其中一种重要的共刺激信号是由抗原提呈细胞表面的 B7(CD80 或 CD86)与 T 细胞表面的 CD28 分子相互作用产生。T 细胞活化后产生细胞毒性 T 淋巴细胞抗原 4(CTLA-4),CTLA-4 干扰 B7-CD28 相互作用,下调 T 细胞的增殖和细胞因子合成,抑制免疫应答。

CTLA-4 Ig(Abatacept,阿巴西普)是全人源化融合蛋白,包含 CTLA-4 的胞外蛋白和 IgG1 Fc 段。阿巴西普主要用于 csDMARDs 和 / 或其他生物制剂治疗无效的中到重度类风湿关节炎。作为一种调节 T 细胞活化的药物,FDA 批准阿巴西普用于治疗成人中至重度活动性类风湿关节炎,可单用或与其他 DMARDs 联用,及治疗中至重度活动性多关节型幼年特发关节炎,可单用或与 MTX 联用。阿巴西普的使用剂量为 10mg/kg(体重小于 60kg 用 500mg,体重在 60~100kg 之间用 750mg,100kg 以上用 1 000mg)静脉输注,第 0、2、4 周每周一次,以后每月一次。阿巴西普严重感染的发生率并未高于其他生物制剂。目前有关阿巴西普治疗系统性红斑狼疮、血管炎、炎性肌病、狼疮肾炎和肾病综合征的对照研究正在进行。

(八)B 淋巴细胞刺激因子抑制剂

贝利尤单抗(Belimumab)是一种人源化单克隆抗体,能与 B 淋巴细胞刺激因子(BlyS,又称 BAFF)结合并抑制其生物学活性。BlyS 水平在部分系统性红斑狼疮患者体内升高,可能通过促进记忆 B 细胞形成和存活以及浆母细胞产生自身抗体,从而在狼疮的发病机制中发挥作用。2011 年 3 月,FDA 批准贝利尤单抗用于治疗活动性、自身抗体阳性的系统性红斑狼疮,是近 50 多年来 FDA 批准的首个针对系统性红斑狼疮的生物制剂。

三、靶向合成改变病情抗风湿药

目前生物制剂已广泛应用于各种风湿性疾病的治疗并取得了良好的效果。与 csDMARDs 相比,生物制剂起效快,疗效强,安全性好,但大多数药物分子量较大,只能静脉或皮下注射,不能口服,而且易过敏,体内停留时间长,再加上制造工艺复杂,价格昂贵,限制了其临床应用。近 20 多年来,靶向小分子药物的研发成为风湿免疫病药物的研究热门。靶向小分子药物是指分子量小于 1kD 并且具有强大生物学效应的分子复合物,其本质也是化学合成的药物,但是又与 csDMARDs 不同,是基于特定治疗靶点而进行研发、生产的药物,又被称为靶向合成改变病情抗风湿药(tsDMARDs),tsDMARDs 多与细胞表面作用受体、细胞内信号转导蛋白及对其起调节作用的酶有关。与 bDMARDs 不同,tsDMARDs 可以口服,合成工艺成本低效率高,价格低廉,显示了巨大的优势。随着 tsDMARDs 如托法替布对类风湿关节炎的疗效被确证,多种靶向小分子药物正在研发过程中。

（一）酪氨酸激酶抑制剂

酪氨酸激酶（Janus kinase，JAK）属于细胞因子受体相关的酪氨酸激酶家族，包括JAK1、JAK2、JAK3和Tyk2，其介导的信号通路被不同细胞因子激活，在人体的生理活动中扮演着重要角色。该通路中蛋白的失活、突变以及过度表达会导致严重的疾病，包括自身免疫性疾病、肿瘤和血液病。JAK信号转导及转录激活因子（signal transducers and activators of transcription，STAT）信号通路是JAK在生物体内介导的最主要通路。多种细胞因子均可激活JAK-STAT信号转导通路，细胞因子与靶细胞上相应受体结合后，可使JAK磷酸化，从而促使STAT磷酸化，激活JAK-STAT信号转导通路发挥调节转录的功能。JAK-STAT信号转导通路在类风湿关节炎、银屑病、炎症性肠病、肾移植排斥反应及多发性硬化等多种疾病的发病过程中起到至关重要的作用。

1. JAK1和JAK3抑制剂　托法替布（Tofacitinib）是首个上市用于治疗自身免疫性疾病的JAK1和JAK3抑制剂。多项临床研究表明，托法替布能减轻类风湿关节炎疾病活动的症状和体征，包括对MTX、其他csDMARDs和TNF-α受体拮抗剂反应不佳的活动性类风湿关节炎。直接比较发现，托法替布带来的改善不亚于阿达木单抗。2012年美国FDA首先批准该药上市，分为托法替布片5mg和托法替布缓释片11mg两种剂型。我国食品药品监督管理局于2017年3月批准该药上市，用于治疗对MTX疗效不足或对其无法耐受的中度或重度活动性类风湿关节炎成年患者。

（1）用法用量：口服给药。普通片：一次5mg，一日2次；缓释片：一次11mg，一日1次。从普通片改用缓释片时，应于末次使用普通片的次日开始使用缓释片。

（2）不良反应：临床研究显示，托法替布安全性可控。在使用托法替布治疗类风湿关节炎期间出现感染与死亡的总体概率与bDMARDs相似。托法替布的常见不良反应主要包括：腹泻、头痛、鼻咽炎、上呼吸道感染、高血压等。值得警惕的是，该药可增加严重感染（包括活动性结核、侵袭性真菌感染及机会性感染）的发生风险，尤其是与免疫抑制剂合用时。慢性或复发性感染患

者使用本药前应权衡利弊，若发生严重感染，应中断本药，直至感染被控制。用药前应进行潜伏性结核筛查，结果为阳性时首先进行标准的抗分枝杆菌治疗。该药还可导致淋巴瘤和其他恶性肿瘤发生，应对癌症风险增高的患者进行定期检查。

（3）妊娠期及哺乳期用药：尚无妊娠期妇女用药充分、严格的对照研究数据，妊娠期妇女仅在利大于弊时方可使用该药。该药是否随人类乳汁排泄尚不明确，哺乳期妇女应停药或停止哺乳。

2. 其他处于研发中的小分子JAK抑制剂

（1）巴瑞替尼（Baricitinib）：是一种可口服的JAK1和JAK2抑制剂，于2016年1月向FDA递交上市申请。本品的Ⅲ期头对头试验已证明其治疗类风湿关节炎疗效优于阿达木单抗。

（2）Filgotinib：是一种高选择性JAK1抑制剂，本品的Ⅲ期临床试验显示其对类风湿关节炎有疗效。

（3）ABT-494：ABT-494的2种安慰剂对照的Ⅱ期临床试验中，在不能耐受MTX和抗TNF类药物的类风湿关节炎患者身上，分别获得了高达82%和73%的改善率，目前已进入了Ⅲ期临床试验。

（4）Decernotinib：是一种选择性JAK3抑制剂，目前完成了Ⅱ/Ⅲ期临床研究。

（5）SHR0302：国内较早研发的选择性JAK1抑制剂，已进入了治疗类风湿关节炎Ⅲ期临床试验。

（二）脾酪氨酸激酶抑制剂

R778是目前正处于临床研究阶段的脾酪氨酸激酶（Syk）抑制剂。经口服给药后，R778可在体内迅速转换为R406，而R406可通过抑制Syk，阻断Syk信号转导通路，抑制类风湿关节炎患者滑膜细胞中TNF-α和基质金属蛋白酶（MMPs）的产生而影响疾病的活动。目前已完成的随机对照试验显示，R778在治疗类风湿关节炎上表现出较好的临床效果，极有潜力成为治疗类风湿关节炎的新型小分子靶向治疗药物。

（三）p38抑制剂

临床研究表明，p38在炎症、应激等反应中具有重要作用。VX-702是一种高选择性的p38拮抗剂。VX-702通过抑制p38通路信号转导，减少IL-6、TNF、IL-1的合成，有效改善类风湿关节炎患者临床症状和体征，但却不能持续降低患者体

内如 C 反应蛋白等炎性标志物水平。VX-702 目前正处在临床 Ⅱ 期试验中,其作为新型小分子靶向药物的临床应用价值还需进行更多的探讨。

第四节 静脉注射免疫球蛋白

静脉注射免疫球蛋白(intravenous immune globulin, IVIg)是从健康人血液中提取的血浆制品,含有正常人血浆中所有的特异性抗体成分,主要是 IgG 及少许的 IgA、IgM。IVIg 的应用始于原发性和获得性免疫球蛋白缺乏症的替代治疗,后因发现它具有免疫调节功能而被广泛应用于治疗各种感染性疾病及自身免疫性疾病。

一、作用机制

(一)封闭单核巨噬细胞 Fc 受体

外源性免疫球蛋白的 Fc 片段可与机体网状内皮系统巨噬细胞 Fc 受体结合,抑制单核巨噬细胞 Fc 受体的生物活性,使外周血细胞免受自身免疫性损害。IVIg 还可引起短暂性淋巴细胞、自然杀伤细胞数量减少,并能下调与淋巴细胞功能相关抗原在活性 T 细胞的表达。

(二)中和循环中的自身抗体

IVIg 的提取来自多份正常健康人的血浆,具有广谱抗正常人蛋白和抗独特型抗体的作用。IVIg 的抗独特型抗体可与循环自身抗体结合,增加其清除,也可与 B 细胞免疫球蛋白受体结合,下调抗体产生。

(三)调节炎症细胞因子的合成和释放

IVIg 减少外周血单核细胞的促炎亚群,抑制其产生细胞因子;IVIg 含有多种抗炎症性和免疫调节性高亲和力抗体,能特异性结合白细胞介素、肿瘤坏死因子和干扰素,从而阻断细胞因子与相应受体结合,抑制细胞因子的生物活性。

(四)干扰补体与靶细胞或组织结合

IVIg 可与激活的 C3b 和 C4b 补体结合,阻断 C3 和 C4 补体片段与抗体致敏的结合,干扰免疫复合物的形成、沉淀以及复合物对靶细胞膜所产生的溶解破坏作用,阻断补体复合物与巨噬细胞相结合,干扰其调理作用,抑制巨噬细胞对自身组织的侵袭。

(五)清除细菌毒素和病毒

IVIg 本身含有多种抗细菌毒素抗体,对细菌毒素含有的超抗原具有中和作用,不仅可清除体内存在的病毒和细菌,还可对其感染引起的免疫缺陷状态有调节作用。

二、临床应用

IVIg 的应用包括替代疗法(一般应用剂量为每月 0.4g/kg)和大剂量疗法(每月 2g/kg),分别用于治疗不同疾病。

(一)免疫缺陷状态

原发性免疫缺陷病如 X- 连锁无丙种球蛋白血症,继发性低丙种球蛋白血症,如长期腹泻导致的严重蛋白质丢失、继发于长期蛋白尿的肾病综合征。

(二)感染性疾病的辅助治疗

对 B 组 β 溶血性链球菌、大肠杆菌、呼吸道合胞病毒、巨细胞病毒、肝炎病毒等感染引起的疾病有确切疗效。

(三)自身免疫性疾病

1. 强推荐使用 川崎病,狼疮相关的免疫性血小板减少症,慢性炎症性脱髓鞘性多发性神经病,吉兰 - 巴雷综合征。

2. 中度推荐使用 特发性炎性肌病包括多发性肌炎、皮肌炎、幼年型肌炎、包涵体肌炎,狼疮相关自身免疫性溶血性贫血,狼疮相关先天性心脏传导阻滞。

3. 弱推荐使用 无继发血细胞减少的系统性红斑狼疮,抗磷脂抗体综合征相关脑卒中,灾难性抗磷脂抗体综合征,ANCA 相关血管炎,中枢神经系统血管炎,全身型幼年特发关节炎。

三、不良反应

多达 20% 的 IVIg 患者可发生不良反应,但大多数较为轻微。常见的症状包括发热、寒战、不适、头痛、呼吸困难和荨麻疹,多因输注过快引起,暂停或减慢输液速度即可消失,严重者可发生过敏性休克。

(刘升云)

参 考 文 献

1. American College of Rheumatology Ad Hoc Group of use of selective and nonselective nonsteroidal anti-inflammatory drugs. Recommendations for use of selective and nonselective nonsteroidal antiinflammatory drugs: an American College of Rheumatology white paper. Arthritis Rheum（Arthritis Care Res）, 2008, 59: 1058-1073.

2. Grigoriou A, Ibrahim F, Chaabo K, et al. Cardiovascular risk with NSAIDs in rheumatoid arthritis: an analysis using routinely collected data. Rheumatol, 2015, 55（4）: 763-764.

3. Buttgereit F, da Silva J A, Boers M, et al. Standardised nomenclature for glucocorticoid dosages and glucocorticoid treatment regimens: current questions and tentative answers in rheumatology. Ann Rheum Dis, 2002, 61: 718-722.

4. Hoes J N, Jacobs J W, Boers M, et al. EULAR evidence-based recommendations on the management of systemic glucocorticoid therapy in rheumatic diseases. Ann Rheum Dis, 2007, 66: 1560-1567.

5. 激素类药物临床应用指导原则. 中华内分泌代谢杂志, 2012, 28（2）: 增录 2a 1-32。

6. Smolen J S, Landewé R, Bijlsma J, et al. EULAR recommendations for the management of rheumatoid arthritis with synthetic and biological disease-modifying antirheumatic drugs: 2016 update. Ann Rheum Dis, 2017, 76（6）: 960-977.

7. 中华医学会风湿病学分会. 2018 中国类风湿关节炎诊疗指南. 中华内科杂志, 2018, 57（4）: 242-251.

第二篇 免疫介导的炎性疾病

第七章　系统性红斑狼疮

系统性红斑狼疮（systemic lupus erythematosus，SLE）是一种原因不明的慢性炎症性疾病，以产生多种抗细胞成分的自身抗体，多系统、多器官受累为特征。SLE临床表现多样，病情迁延反复，具有极高的异质性。

第一节　发病机制

SLE的病因和发病机制尚未明确。目前研究认为，遗传性、激素、免疫、环境、药物等多因素导致该病的发生。

一、遗传与免疫因素

SLE同卵双胎共患率为24%~57%；来自中国台湾的一项大型人群研究，参与者超过2300万，发现一级亲属的SLE风险比一般人群高17倍；SLE患者子女的发病率约5%；这提示SLE存在遗传的易感性。全基因组关联研究（GWAS）已经鉴定了超过50个基因位点，这些基因座多态性与SLE易感性相关（少部分与点突变或拷贝数变异相关）。SLE的发病是多基因相互作用的结果，这种遗传信息仅占SLE易感性的18%，表明环境或表观遗传影响占据剩余一大部分。人类系统性红斑狼疮发病的基因包括补体C1q、肿瘤坏死因子受体2、T细胞受体ξ、IgG Fc受体Ⅲb、IgG Fc受体Ⅲa、FCGR2a、白介素-10、补体受体1、聚（ADP-核糖体）聚合酶、免疫球蛋白κ、*MHC Ⅱ*类基因（DRB，DQA）、*MHC Ⅲ*类基因、甘露糖结合凝集素（MBL）、白介素-4受体和干扰素受体等。

最常见的遗传易感性见于主要组织相容性（*MHC*）基因座。在*HLA-DRB1*基因座内，*HLA-DRB1 * 0301*和*HLA-DRB1 * 1501*易患SLE，而*HLA-DRB1 * 1401*降低风险。

SLE的致病基因还被定位于一些与先天免疫相关的基因（*IRF5，STAT4，IRAK1，TNFAIP3，SPP1，TLR7*），其中大多数与α干扰素（IFN-α）途径相关。接近一半与SLE相关的遗传易感位点与Ⅰ型IFN产生或下游信号转导有关。在60%~80%SLE患者的外周血中发现了IFN-α诱导的基因过度表达。大多数遗传影响是复杂的，并且依赖于基因多态性和基因表达，其受表观遗传修饰，短干扰（si）RNA和基因拷贝的影响。例如，TLR7蛋白的表达取决于遗传多态性，它们与至少一种microRNA（miRNA）的相互作用以及基因拷贝数相关。髓样树突样细胞是产生Ⅰ型干扰素（IFN-α/β）的主要抗原递呈细胞，该细胞可被内源性（含有核抗原成分的凋亡小体，双链DNA的抗原抗体复合物等）、外源性（如病毒双链RNA等）物质所诱导活化产生IFN-α/β。SLE患者血清中的IFN-α可以诱导正常的单核细胞使之分化为树突状细胞。被诱导的树突状细胞可捕获凋亡细胞和核小体，行使抗原递呈作用，而抗DNA/抗核小体的抗原抗体复合物本身又是IFN强有力的诱导物，从而构成了一个以抗原递呈细胞-IFN-核抗原为轴心的相互作用的正反馈环路，并可能是SLE发病通路中重要的一环。因此，SLE致病性的候选基因和潜在药物靶点很可能就存在于IFN相关通路，已成为研究的焦点。

除基因组编码的易感基因外，表观遗传修饰在SLE的发病机制中也很重要，包括DNA的低甲基化、基因转录缺陷、转录后调控、信使RNA（mRNA）编辑、选择性剪接和蛋白质修饰等过程。

在遗传的背景下，其免疫表型可能导致3个不同层次的病理状态，具有致病效应（图7-1-1）：①对核抗原免疫耐受的丧失，参与基因（位点）如*sle1*（鼠）、*Sap*、*C1q*；②免疫调节紊乱，包括调控淋巴细胞免疫应答的多种基因(位点),如 sle2、sle3(鼠)、Fas、Lyn、SHP-1 等;③免疫效应阶段的终末器官损伤,主要涉及免疫复合物的形成

和在特定组织的沉积,相关基因(位点)如 sle6(鼠)、FcγR Ⅲ 等。该假说较好地解释了 SLE 临床表现和免疫学表型的复杂多样性。

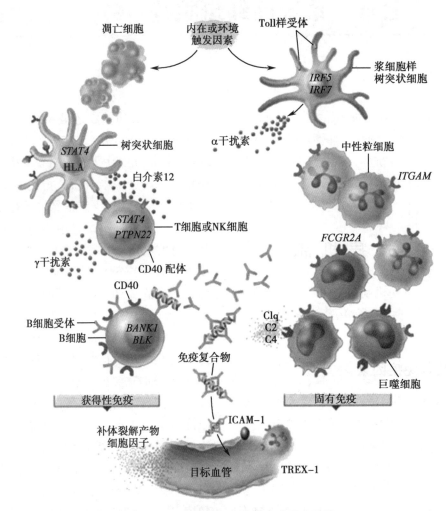

图 7-1-1 SLE 发病机制中的免疫通路异常

IRF5. 干扰素调节因子 5;IRF7. 干扰素调节因子 7;ITGAM. 整合素阿尔法 M;STAT4. 信号转导和转录激活因子 4;HLA. 人类白细胞抗原;PTPN22. 蛋白酪氨酸磷酸酶非受体型 22;FCGR2A. 低亲和力免疫球蛋白 G Fc 段受体 Ⅱa;BANK 1. 具有锚蛋白重复序列 1 的 B 细胞支架蛋白;ICAM-1. 细胞间黏附分子 1;TREX-1. 三初级核酸外切酶 1

二、神经内分泌因素

神经内分泌因素是导致 SLE 发生的重要因素之一。SLE 患者体内雌性激素水平增高,雄性激素降低[如 DHEA(睾酮合成中的中间化合物)]。护士健康研究表明,初期月经初潮或接受含雌激素(如口服避孕药或绝经后激素替代疗法)治疗的女性患 SLE 的风险显著增加(HR 1.5~2.1)。SLE 中雌激素的致病作用可能与其对免疫反应的影响有关。研究表明雌激素可以刺激胸腺细胞以及多种免疫细胞,促进某些细胞因

子(如 IL-1)的释放,促进 HLA 和内皮细胞黏附分子(VCAM,ICAM)的表达,从而更倾向于制造自身抗体,最终导致临床上明显的 SLE。相比之下,雄激素倾向于免疫抑制。泌乳素水平增高亦可能对 SLE 的病情有影响,妊娠后期和产后哺乳期常出现病情加重可能与体内的雌激素和泌乳素水平有关。甲状腺激素可能会影响 SLE,反之亦然。SLE 患者的甲状腺疾病发病率增加。此外 SLE 患者也可能存在下丘脑-垂体-肾上腺轴异常。

三、系统性红斑狼疮与环境因素相关

（一）紫外线

光敏感现象是 SLE 患者的特征之一，可以使 SLE 皮疹加重和疾病活动。紫外线可以刺激角质形成细胞在其细胞表面表达更多的 snRNP 并分泌更多的 IL-1、IL-3、IL-6、粒细胞巨噬细胞集落刺激因子（GM-CSF）和 TNF -α，从而刺激 B 细胞产生更多抗体。紫外线会降低 T 细胞 DNA 甲基化，这可能导致淋巴细胞功能相关抗原（LFA）-1 过度表达，然后这些 T 细胞可以变为自身反应性，导致自身抗体形成。SLE 患者对波长为 290~320nm 的紫外线 B 敏感，这种紫外线可以透过云雾层和玻璃。因此，即使夏季的阴天，SLE 患者户外活动时也需注意对紫外线的防护。

（二）药物

一些含有芳香族胺基团或联胺基团的药物，如肼屈嗪、普鲁卡因酰胺等可诱发药物性狼疮。药物性狼疮的临床表现和部分血清学特征类似 SLE，但很少累及内脏，SLE 患者应慎用这类药物。此外，新诊断的 SLE 患者比健康对照组更易药物过敏，特别是抗生素。

（三）其他

许多实验室依据提示 SLE 可能与某些感染因素有关，尤其是病毒感染，并可能通过分子模拟破坏自身免疫耐受。锥虫病、分枝杆菌或 EB 病毒（EBV）感染可能诱发抗 DNA 抗体或甚至狼疮样症状。SLE 患者的 EBV 抗体滴度也较高，循环 EBV 病毒载量增加，并产生逆转录病毒抗体，包括与核抗原同源的蛋白质区。各种器官中微生物组的平衡可能有助于自身免疫。另外，任何过敏均可能使 SLE 病情复发或加重。因此，SLE 患者必须注意避免各种过敏原，包括非计划免疫接种。SLE 与使用染发剂，职业溶剂暴露，使用杀虫剂或饮酒之间没有明显关联。

第二节　发生发展规律

一、分类标准的变迁

最早描述了 SLE 的医生可能是希波克拉底（Hippocrates，公元前 460 年—前 370 年）。他描述了一种皮疹为 herpes esthiomenos（可翻译为痛苦的皮炎）。从描述来看，疑似为红斑狼疮皮疹。公元 855 年，法国籍基督教巡回大主教 Hebernus 第一次用 lupus 描述了一种皮肤病：一位主教罹患了一种貌似被狼咬过的皮肤病。20 世纪 50 年代以前，临床医师主要将红斑狼疮作为皮肤病进行诊治，根据皮损特点将其分为局限性盘状红斑狼疮和播散性红斑狼疮两类。随着研究的深入，认识到红斑狼疮是一病谱性疾病，局限性盘状红斑狼疮（DLE）和系统性红斑狼疮（SLE）为其两极端类型，中间有亚急性皮肤型红斑狼疮和深部红斑狼疮等，有无系统性症状是影响患者预后的决定性因素。为将 SLE 患者从正常人群中区分出来，并将 SLE 患者与罹患相似临床表现的其他疾病患者分离出来加以研究，自 1948 年以来在美国、英国和日本等国家地区已有几十种 SLE 分类标准相继提出。美国风湿病协会于 1971 年制定的 SLE 诊断标准（ARA 诊断标准），在 1982 年、1997 年、2009 年（SLICC）分别对其进行修订，该标准包括 14 项指标：

1. 面部蝶形红斑
2. 盘状红斑
3. 雷诺现象
4. 脱发
5. 光敏感
6. 口咽或鼻腔溃疡
7. 非畸形性关节炎
8. 狼疮细胞或抗非变性 DNA 抗体
9. 持续性梅毒生物学假阳性反应
10. 大量蛋白尿（每日排出大于 3.5g）
11. 管型尿（任何管型）
12. 胸膜炎或心包炎
13. 发作性精神病或癫痫
14. 溶血性贫血，或血小板减少（低于 $100 \times 10^9/L$），或白细胞减少（两次测得低于 $4.0 \times 10^9/L$）

至少有以上指标 4 项出现始能确定诊断。该标准存在一些不足之处，如狼疮细胞或抗非变性 DNA 抗体意义与其他项相同，但将其作为一项独立的指标，又如将同为狼疮性肾炎表现的蛋白尿和管型尿各作为一个诊断指标等。

为进一步提高 SLE 诊断标准的灵敏度和特

异度，1982 年美国风湿病协会 Tan 等就 SLE 标准作了大量的科学研究，将 1971 年的 SLE ARA 诊断标准修正为 11 项指标：

1. 颊部红斑
2. 盘状狼疮
3. 光敏感
4. 口腔溃疡
5. 关节炎
6. 蛋白尿（>0.5g/d）或尿细胞管型
7. 抽搐或精神病
8. 胸膜炎或心包炎
9. 溶血性贫血或白细胞减少或淋巴细胞减少或血小板减少
10. 抗 dsDNA 抗体或抗 Sm 抗体或狼疮细胞或梅毒血清反应假阳性
11. 荧光抗核抗体阳性

符合 4 项或 4 项以上始能确诊。该标准作为 SLE 的主要诊断依据，至今已被广泛用于 SLE 临床、血清学、细胞学或病理学分类研究。

1988 年 Edworthy 等对 1982 年的 SLE ARA 诊断标准又作了修正。他们通过重复分割（recursive partitioning）衍生出两条分类树，制定了 SLE 简单分类法和详细分类法：简单分类法仅需要免疫学异常指标和颊部红斑两个变量。详细分类法在 1982 年 ARA 诊断标准基础上，引入血清低补体血征作为诊断指标之一（该指标未被包括在 ARA 诊断标准内）。对标化资料的分析结果表明，ARA 诊断标准和简单分类法在灵敏度、特异度和准确性方面相同，分别为 96%、92% 和 92%；随后，其他研究者应用受试者工作特性曲线（receiver operating characteristic curves） 和 Bayesian 定律，在选择性患者群体内进行个体标化（individual criterion）相对值检验，结果也提示 ARA 诊断标准和简单分类法对于 SLE 流行病学研究在可靠性方面无明显差异。

在临床应用中，人们发现 1982 年和 1997 年 SLE 分类标准仍有不少不足之处。例如，包含太多的皮肤病学标准（4 条，包括颊部红斑、盘状红斑、光过敏、口腔溃疡），不利于 SLE 和皮肤型狼疮的区分；非侵蚀性关节炎是否需要影像学定义，加入影像学定义后敏感性可由 41% 增加至 83%；浆膜炎是否应该包括腹膜炎；24 小时尿蛋白定量和管型是否能用更为方便的检测如尿蛋白/肌酐、尿沉渣替代；标准不能体现肾活检的重要性；神经系统表现仅包括精神病和癫痫，而狼疮脑病可有 19 种不同表现；是否应该纳入临床采用的低补体血症，不能体现抗 dsDNA 检测方法的差异；白细胞降低和淋巴细胞降低均未除外药物影响。因此，系统性红斑狼疮国际协作组（SLICC）在 2009 年 ACR 大会上公布了对 ACR SLE 分类标准的修订版。该分类标准包括 11 条临床标准和 6 条免疫学标准。

1. 临床标准

（1）急性或亚急性皮肤狼疮

（2）慢性皮肤狼疮

（3）口腔或鼻咽部溃疡

（4）非瘢痕形成引起的脱发

（5）炎性滑膜炎　医师观察到的两个或以上肿胀关节或者伴有晨僵的压痛关节。

（6）浆膜炎

（7）肾脏：尿蛋白/肌酐异常（或 24 小时尿蛋白 >0.5g）或红细胞管型。

（8）神经系统：癫痫发作，精神异常，多发性单神经炎，脊髓炎，外周或脑神经病，脑炎（急性精神错乱状态）。

（9）溶血性贫血

（10）白细胞减少（$<4 \times 10^9$/L，至少 1 次）或淋巴细胞减少（$<1 \times 10^9$/L 至少 1 次）。

（11）血小板减少（$<100 \times 10^9$/L，至少 1 次）。

2. 免疫学标准

（1）ANA 高于实验室正常参考值范围

（2）抗 dsDNA 抗体高于实验室正常参考值范围（ELISA 方法则要两次均高于实验室正常参考值范围）

（3）抗 Sm 抗体

（4）抗磷脂抗体包括狼疮抗凝物（梅毒试验假阳性）、抗心磷脂抗体（至少两次异常或中高滴度）、抗 -β_2GP1

（5）低补体包括低 C3、低 C4、低 CH50

（6）直接 Coombs 试验阳性（非溶血性贫血状态）

确定 SLE 需符合：①肾活检证实为狼疮肾炎且 ANA 阳性或抗 dsDNA 阳性；②满足 4 条标准，

包括至少 1 条临床标准和至少 1 条免疫学标准。与 11 条 ACR 标准比较,其敏感性明显提高(94% vs 86%),而特异性相当(92% vs 93%),误判率显著减低(p=0.008 2)。目前,这个标准尚需进一步接受广泛验证和评价。

迄今为止,国外制定的 SLE 诊断标准,均以从自身免疫性疾病病谱中将 SLE 分离出为主要目的,从而保证研究群体的均一性,便于病因的流行病学研究。但这些标准不利于鉴别或发现轻型 SLE,也不能将一些已出现多系统损害,但未能满足诊断标准的患者列入研究范围内。为了更早期诊断,为了更好地改善 SLE 患者的长期预后,2017 年 6 月份在西班牙马德里举行的欧洲抗风湿病联盟(EULAR)年会上发布了系统性红斑狼疮(SLE)诊断的新分类标准(表 7-2-1),该分类标准由 EULAR 和美国风湿病学会(ACR)共同推出。该标准在制定过程中结合了专家意见和真实数据基础,有全球范围内超过 150 个中心的广泛参与,与 2012 SLICC 标准相比重要区别是增加了各项诊断要点的权重积分,有助于单脏器受累患者的诊断,在验证队列中的诊断敏感性和特异性分别达到 98% 和 97%。

表 7-2-1 2017EULAR/ACR SLE 分类标准

入围标准	ANA 阳性史(Hep2 免疫荧光法 ≥ 1:80)	
临床领域及标准	定义	权重
全身状况:		
发热	无其他原因可解释的发热 >38.3℃	2
皮肤病变:		
口腔溃疡	不需要一定是医生观察到的	2
非瘢痕性脱发	不需要一定是医生观察到的	2
亚急性皮肤狼疮	环形或丘疹鳞屑性的皮疹(常分布在曝光部位)	4
急性皮肤狼疮	颊部红斑或斑丘疹,有或无光过敏	6
关节病变:		6
≥2 个关节滑膜炎或 ≥2 个关节压痛 + ≥ 30 分钟的晨僵	以关节肿胀和压痛为特征。如 X 线存在骨侵蚀或 CCP 抗体滴度超过 3 倍,则不计该项	
神经系统病变:		
谵妄	意识改变或唤醒水平下降,和症状发展时间数小时至 2 天内,和一天内症状起伏波动,和认知力急性或亚急性改变,或习惯、情绪改变	2
精神症状	无洞察力的妄想或幻觉,但没有精神错乱	3
癫痫	癫痫大发作或部分 / 病灶性发作	5
浆膜炎:		
胸腔积液或心包积液	需影像学证据支持,如超声、X 光、CT、MRI	5
急性心包炎	多于以下两项:①心包胸痛(锐痛,吸气时加重,前倾位减轻);②心包摩擦音;③心电图广泛 ST 段抬高或 PR 段偏移;④影像学新发或加重的心包积液	6
血液系统损害:		
白细胞减少	<4 × 10^9/L	3
血小板减少	<100 × 10^9/L	4
免疫性溶血	①存在溶血证据,网织红细胞升高,血红蛋白下降,间接胆红素升高,LDH 升高,以及② Coomb's 试验阳性	4

入围标准	ANA 阳性史（Hep2 免疫荧光法 ≥ 1 : 80）	
临床领域及标准	定义	权重
肾脏病变：		
蛋白尿 >0.5g/24h	收集的 24 小时尿液蛋白定量 >0.5g 或尿蛋白肌酐比值提示 24 小时尿蛋白 >0.5g	4
肾穿病理符合狼疮肾炎	Ⅱ 或 Ⅴ 型狼疮肾炎	8
	Ⅲ 或 Ⅳ 型狼疮肾炎	10
免疫学领域及标准		
抗磷脂抗体方面：	抗心磷脂抗体 IgG>40 GPL 单位或抗 β_2 GP1IgG>40 单位或狼疮抗凝物阳性	2
补体方面：		
低 C3 或低 C4		3
低 C3 和低 C4		4
高度特异抗体方面：	抗 dsDNA 阳性或抗 Sm 抗体阳性	6

注：对于每条标准，需排除感染、恶性肿瘤、药物等原因；既往符合某条标准可以计分；标准不必同时发生；至少符合一条临床标准；在每个方面，只有最高权重标准的得分计入总分。

总分 ≥ 10 分可以分类诊断 SLE。

二、流行病学

SLE 的患病率和发病率在文献中有很大差异。报告的患病率为 20~150/10 万。发病率为 1~25/10 万。这种差异部分是由于研究之间的方法学差异（例如，SLE 的定义不同和研究方法不同）。来自明尼苏达州罗切斯特的一项研究确定，在 1950—1979 年和 1980—1992 年期间，SLE 的发病率几乎增加了四倍。发病率的增加可能反映了多种因素的综合作用，包括疾病的实际增加、人口的变化、人口统计学、筛查工作的推广以及更多早期病例的检出。

（1）地理和种族分布：地理和种族都会影响 SLE 的患病率、临床表现及其严重程度，以及实验室指标的异常。城市比农村地区更常见。在美国，与高加索人相比，亚洲人、非洲裔美国人、非洲加勒比人和西班牙裔美国人的 SLE 患病率更高。在欧洲国家，亚洲和非洲人后裔中 SLE 的患病率也较高。相比之下，SLE 很少发生在非洲。北欧血统患者比南欧血统患者更常出现光过敏和盘状皮肤狼疮；然而，北欧患者的抗心磷脂抗体和抗双链 DNA（抗 dsDNA）抗体阳性率却低于南欧患者。

（2）性别：SLE 以育龄期女性发病为主，发病率的性别倾向随年龄而变化，目前认为雌激素影响不同年龄组的 SLE 女性与男性发病比例：对于性激素效应可能很小的儿童，女性与男性的比例为 3 : 1。在成年人中，特别是在育龄妇女中，比例范围为 7 : 1 至 15 : 1。在"老年人"中，特别是绝经后妇女，这个比例约为 8 : 1。X 染色体也与 SLE 易感性有关。至少有三种易感基因变异位于 X 染色体上（IRAK1, MECP2, TLR7）。同时，有实验证实 X 染色体的基因累积效应，与男性的一般人群相比，患有 SLE 的男性 XXY（Klinefelter 综合征）的患病率增加了 14 倍，而在 SLE 女性患者中 XO（特纳综合征）的患病率较低。女性患病率高的其他可能原因还包括：X- 失活，印记，X 或 Y 染色体遗传调节因子不同，DNA 的甲基化差异和与组蛋白乙酰化差异，宫内影响，时间生物学差异，妊娠，妊娠后的微嵌合体和月经。值得注意的是，男性 SLE 患者在临床表现上与女性略有不同，男性往往会预后更差。

（2）发病年龄：65% 的 SLE 患者发病年龄介于 16~55 岁之间。在剩余的病例中，20% 在 16 岁之前出现，15% 在 55 岁之后出现。白人女性在诊断时的中位年龄为 37~50 岁，白人男性为 50~59 岁，黑人女性为 15~44 岁，黑人男性为 45~64 岁。

（3）影响疾病结果的因素：不同的流行病学

亚组（例如，种族 / 民族，性别和发病年龄）往往有不同程度的疾病活动，因此可能影响疾病的结果：美国的非洲裔美国人和墨西哥西班牙裔美国人的肾脏预后比白种人更差，这一发现并不完全独立于社会经济状况。非洲裔美国人更有可能出现抗 Sm 抗体阳性，抗 RNP 抗体阳性，盘状皮肤病变，蛋白尿，精神病和浆膜炎。患有狼疮性肾炎的非洲裔美国人和拉丁美洲人对环磷酰胺治疗的反应也低于高加索人。受教育程度较低的人的临床状况较差；这种影响可能反应出依从性差。在社会经济地位较低且获得医疗保健不足的人群中，临床状况也较差。

不同国家和不同民族的 SLE 活动程度和程度各不相同。与女性相比，患有狼疮的男性患者肾病、皮肤表现、血细胞减少、浆膜炎、神经系统受累、血栓形成、心血管疾病、高血压和血管炎的发病率更高。相比之下，雷诺现象、光敏性和黏膜溃疡在男性中的发病率低于女性。大多数但并非所有研究都表明男性的一年死亡率更高。

儿童 SLE 往往比成人症状更严重，颧部皮疹、肾炎、心包炎、肝脾大和血液学异常的发生率较高。狼疮往往在老年人中较为缓和，临床表现与药物性狼疮更相似。老年患者狼疮的临床特征包括：老年女性与男性患者的比例低于年轻患者；颧部皮疹、光过敏、紫癜、脱发、雷诺现象、肾脏、中枢神经系统和血液系统受累的发生率减低；抗 La/SSB 抗体，抗 Sm 抗体和抗 RNP 抗体以及低补体血症的阳性率较低；干燥症状、浆膜炎、肺部受累和肌肉骨骼表现的患病率更高；类风湿因子的阳性率更高。

第三节 治疗现状

系统性红斑狼疮（SLE）曾被认为是一种急性致死性疾病，在 20 世纪 50 年代，其 5 年生存率仅 25%，人们把 SLE 视为不治之症。但近 50 年来，随着对本病的发病机制认识的不断深化和诊治方法的不断提高，特别是免疫调节和免疫抑制疗法的发展，本病的预后有了显著的改善。Peter Schur 及美国风湿病学学院（ACR）关于 SLE 诊治指南（1999）中已明确提出 SLE 是一种慢性炎症性、多脏器累及的自身免疫性疾病，有时可危及生命。结合国内近 30 年的临床实践，我们提出 SLE 的疾病模式目前已转换为可治可控的炎症性自身免疫病。现今 SLE 10 年生存率已达到 85% 以上。这对我们治疗 SLE 这个顽症加强信心。

关于本病的死亡原因，Urowitz（1976）最早提出 SLE 死亡率呈"双峰"模式，即早期死于感染和肾炎，晚期死于心、脑血管病变。在 18 年随访一文中分析了 SLE 致死原因，感染及肾炎并列第一（各占 33%）。复习近年文献报道，感染已成为 SLE 的主要致死原因，主要为肺部。且与大量应用糖皮质激素或 / 和免疫抑制剂密切相关，因此防治感染特别是肺部感染，已成为进一步提高 SLE 生存率的重要目标。近年来也报道了 SLE 早发冠状动脉粥样硬化的临床研究，引起人们的广泛注意。

一、治疗的艺术性——效益和风险的权衡

SLE 的治疗应倡导个体化治疗以及治疗效益和风险的权衡，对每一个 SLE 患者在决定治疗方案前一定要准确判断疾病活动性及严重性。疾病活动性是指炎症的程度。要了解疾病的活动性一定要从了解发病机制入手，这主要涉及遗传基因、T/B 细胞相互作用、细胞因子和免疫复合物的沉积，并最终使黏附分子表达增高，内皮破坏引起血管炎症，导致各种器官损害。尽管 SLE 的免疫发病机制中有炎症性和非炎症性损伤两种，但对机体造成损害的，主要是炎症性损伤。当前我们所用的药物多数的作用是免疫调节和抑制炎症。在临床实践中，如何估计炎症的程度显得尤为重要。常结合以下几方面进行评估：①临床表现，例如关节炎、面部红斑、脱发、间质性肺炎、肾炎等均是血管炎症的表现；②实验室检查，例如补体降低、血沉（红细胞沉降率）增高、蛋白尿等；③疾病的活动性评分指数，如 SLEDAI、SLAM、ECLAM、BILAG 及 OUT 等，这些常被用于临床药物试验中疗效的监测和评估。实际上列各种疾病的活动性评分指数主要亦由临床表现和实验室检查所组成。而疾病严重性主要指器官结构和功能的损害，有关损害的程度可由"损伤指数"SLICC 评估。

SLE 诊治包括诊断和治疗方面的双重挑战。SLE 是多系统疾病,有时也可仅限于少数或单个器官受累,除了依据特征性血清学异常(抗核和更具特异性的自身抗体),还需结合临床背景、排除其他疾病进行诊断。建议通过经验证的疾病活动度和慢性指数监测 SLE,包括医师全球评估(physician global assessment, PGA)。对于患有严重疾病的患者,需要在专门的狼疮诊治中心进行多学科护理。免疫抑制(IS)治疗(用于诱导和维持缓解)用于有脏器损害的 SLE。

完全缓解[无临床活动度,无糖皮质激素(GC)和 IS]很少见,因此新定义的低疾病活动状态(基于抗疟药 SLEDAI 评分 ≤ 3,或者 SLEDAI ≤ 4,PGA ≤ 1,GC ≤ 泼尼松 7.5mg 或等效剂量联合耐受性良好的 IS)已显示与完全缓解相似的预后,包括减少器官损伤(损伤指数增加 OR 0.5~0.7)和预防复发。因此,SLE 中的治疗应该以缓解为目标,如不能达到,则以低疾病活动为目标。在 LN 中,治疗应至少部分缓解[定义为蛋白尿(UPr)减少 ≥ 50% 至亚临床肾病水平,血清肌酐(SCr)在基线下 10% 内减少]6~12 个月;完全肾脏缓解(蛋白尿 <500mg/24 小时,SCr 在距基线 10% 以内),但可能需要更长的治疗时间,通常超过 12 个月至 24 个月。在监测肾脏疗效期间,治疗后 UPr(低于 0.8g /d)的减少比残余血尿更重要。患有严重蛋白尿和病程长的患者对治疗反应或延迟反应的概率较低。

二、治疗药物

(一)羟氯喹

所有 SLE 患者均推荐使用羟氯喹(HCQ)。目前证据显示 SLE 患者使用抗疟药可有许多获益,但是药物依从性差也较常见。药物血液水平可用于评估依从性,但目前数据不足以推荐血药浓度水平的作为常规监测。长期 HCQ 治疗引起的视网膜毒性的关注提高了筛查的敏感性,连续使用 20 年后视网膜异常的患病率超过 10%。视网膜病变的主要危险因素包括治疗持续时间(每 5 年使用 OR = 4.71),剂量(每 100mg 每日剂量 OR 3.34),慢性肾病(调整 OR 8.56)和预先存在的视网膜或黄斑疾病。现有证据表明,对于低于 5mg/kg 体重的剂量,毒性风险非常低,每日剂量

不应超过此阈值。值得注意的是,在规定剂量为 6.5mg/(kg·d)的研究中已经确定了 HCQ 在 SLE 中的功效,因此需确认较低剂量是否仍具有相当的临床效果。长期缓解的患者可能会降低剂量,但没有研究证实该策略。在皮肤表现和 HCQ 诱导的视网膜毒性患者中,可以考虑选择奎纳克林,一种替代抗疟药。

(二)糖皮质激素

GC 可以迅速缓解症状,但中长期目标应该是将日剂量最小化至 ≤ 泼尼松 7.5mg/d 的当量或停药,因为长期 GC 治疗可能会产生各种不利影响,包括不可逆的器官损害。连续 GC 剂量高于 7.5mg/d 时风险显著增加,一些研究表明,低剂量也可能有害。为此,可以考虑两种方法:①使用不同剂量(取决于严重程度和体重)的静脉注射甲泼尼龙(MP)脉冲,利用 GC 的快速非基因组效应,序贯 GC 口服较低起始剂量和快速减量;②早期启动 IS,促进逐渐减量并最终停用口服 GC(见下文)。在排除感染后,高剂量静脉注射 MP(通常为 250~1 000mg /d,持续 3 天)通常用于急性器官威胁性疾病。

(三)免疫抑制剂

免疫抑制剂有助于更快速地 GC 逐渐减量并且可以预防疾病发作。药剂的选择取决于主要的疾病表现,患者年龄和生育潜力,安全问题和成本。尝试使用 GC 和 HCQ,或者单独使用 HCQ 患者疗效不佳时,应考虑使用甲氨蝶呤(MTX)和硫唑嘌呤(AZA),因为他们使用的经验丰富且相对安全。MTX 的证据强度高于 AZA,但后者与可用于妊娠患者。吗替麦考酚酯(MMF)是一种有效的免疫抑制剂,对肾和非肾性狼疮有效(尽管不在神经精神狼疮中)。在最近一项关于肾外 SLE 的随机开放标签试验中,肠溶性霉酚酸钠(EC-MPS)在达到缓解和减少复发方面优于 AZA。然而,与 AZA 或 MTX 相比,霉酚酸酯成本较高沿其潜在的致畸(需要受孕之前停止至少 6 周),限制了育龄非肾外表现的女性的广泛使用。环磷酰胺(CTX)可被认为是器官威胁性疾病(尤其是肾脏,心肺或神经精神病),仅作为难治性非主要器官表现的挽救疗法;由于其性腺毒性作用,应该在育龄妇女和男性中谨慎使用。同时使用 GnRH 类似物减少了与 CTX 治疗相关的卵巢储备的消

耗，并且推荐用于绝经前 SLE 患者。国外指南还建议，应在 CTX 治疗前提供有关卵巢冷冻保存可能性的信息。还应考虑 CTX 治疗的其他风险，如恶性肿瘤和感染。

（四）生物制剂

有证据支持 B 细胞靶向剂在 SLE 中的有益作用。Belimumab 应被视为肾外疾病，对一线治疗的控制不足（持续的疾病活动或频繁发作）（通常包括 HCQ 和泼尼松联合使用或不使用免疫抑制剂），并且无法将 GC 每日剂量逐渐减少至可接受水平（即最大 7.5mg/d）。患有持续性疾病的患者可能受益于 Belimumab；更有可能响应的是具有高疾病活动的患者（例如，SLEDAI>10），泼尼松剂量 > 7.5mg/（kg·d）和血清学活动（低 C3/C4，高抗 dsDNA 滴度），具有皮肤，肌肉骨骼和血清学表现的疗效最佳。

由于随机对照试验的阴性结果，RTX 目前仅用于超适应证用药，用于其他免疫抑制剂和 / 或 Belimumab 难以治疗的严重肾脏或肾外（主要是血液学和神经精神病学）疾病的患者，或这些药物的禁忌证。一般来说，在 RTX 给药前需尝试至少一种 IS 并证实失败，除非合并严重自身免疫性血小板减少症（ITP）和溶血性贫血患者，因为 RTX 在 SLE 或非 SLE 患者合并 ITP 或自身免疫性溶血性贫血中均证实有效。在 LN 中，RTX 通常考虑为一线治疗失败（CTX、MMF）后或复发性患者的治疗。近期，一个事后多重比较研究对 LUNAR 试验的分析表明，LN 中 RTX 治疗后完全 B 细胞耗竭与 78 周完全缓解的概率相关。

三、系统性红斑狼疮脏器受累的处理

（一）皮肤受累

大量证据来源于皮肤红斑狼疮（CLE）患者的研究。该类患者应防止紫外线照射，使用广谱防晒霜和戒烟。对非典型或难治性病例，应考虑进行诊断性皮肤活检。皮肤病的一线治疗包括局部药物［糖皮质激素和 / 或钙调蛋白抑制剂（CNI）］和抗疟药，部分可联用全身糖皮质激素（后者以起始剂量取决于皮肤受累的严重程度）。羟氯喹具有多重有益作用，可能降低视网膜毒性风险，在对于药物反应不充分或有毒性视网膜病变证据的情况下，奎纳克林（米帕林）可分别作为

附加或序贯疗法使用。尽管奎纳克林目前在全球多个国家都无法使用，但它是一种有用的替代品。根据目前的知识，视网膜病变不被认为是奎纳克林的副作用。

相当大比例（几乎 40%）的患者对一线治疗无效。在这种情况下，可以添加 MTX。其他药物包括类维生素 A，氨苯砜和 MMF。贝利木单抗和 RTX 也对 SLE 的皮肤黏膜受累有效；RTX 在慢性皮肤狼疮中可能效果较差。沙利度胺可用于各种皮肤疾病亚型。由于沙利度胺其在妊娠期间属于绝对禁忌证，并存在不可逆性多发性神经病的风险以及药物停药后复发率较高，因此应将其视为多次治疗失败的患者的"抢救"治疗。目前欧洲皮肤病学论坛与欧洲皮肤病学和性病学研究所合作指导的欧洲皮肤病学家小组发表了针对各种狼疮皮肤病亚型的治疗策略。

（二）血液系统受累

SLE 引起的血液系统异常主要表现为贫血、血小板减少及白细胞减少。一般随疾病活动的控制而很快缓解。在 SLE 患者中经常需要药物治疗的血液学表现包括血小板减少症和自身免疫性溶血性贫血（AIHA）。自身免疫性白细胞减少症在 SLE 中很常见，但很少需要治疗；建议仔细检查以排除其他原因引起的白细胞减少症（尤其是药物引起的）。

溶血性贫血往往对大剂量激素［泼尼松 1mg/（kg·d）或相当剂量］反应较好。一旦血红蛋白升高、网织红细胞降低，激素可减量。如治疗无效，可考虑激素冲击。免疫抑制剂如硫唑嘌呤［1~2mg/（kg·d）］、环磷酰胺［2mg/（kg·d）］也有效果，但存在骨髓抑制的风险。

SLE 相关血小板减少性紫癜（LTP）中约有 5% 为难治性，如血小板数量能维持在 50×10^9/L 以上无生命危险可不予特殊处理；低于 50×10^9/L 伴有出血症状、或重型血小板迅速降至 30×10^9/L 以下则需积极治疗。重症狼疮血小板减少症（血小板计数低于 30×10^9/L）的一线治疗包括中 / 高剂量的糖皮质激素联合免疫抑制剂（AZA，MMF 或环孢素；后者具有最小的骨髓毒性可能）以促进糖皮质激素减量。建议使用 1~3 天激素冲击治疗。静脉注射免疫球蛋白（IVIg）可考虑应用在急性期、对高剂量糖皮质激素反应不足或避免激

素相关感染并发症的情况下。血小板减少症的治疗通常很长并且通常以糖皮质激素逐渐减量期间的复发为特征。在患者对激素没有响应（即未能达成血小板计数 >50×10⁹/L）或复发，可考虑使用利妥昔单抗（RTX）或使用环磷酰胺。同时应保留血小板生成素激动剂（TPO）或脾切除术作为最后选择。

但应注意：①许多药物如异烟肼、利福平、双氯芬酸、氢氯噻嗪、西咪替丁、柳氮磺胺吡啶、两性霉素 B 及万古霉素等；②多种病毒，如人类免疫缺陷病毒（HIV）、丙种肝炎病毒（HCV）及巨细胞病毒（CMV）等皆可引起血小板减少症，故在诊断狼疮性血小板减少性紫癜时应考虑排除药物及病毒所致的可能性。

血栓性血小板减少性紫癜，初期症状类似狼疮活动。治疗上，血浆置换最为重要，对激素或其他免疫抑制剂通常无反应。

（三）心脏受累

SLE 是心血管疾病（CVD）的独立危险因素，持续的疾病活动、狼疮肾炎、抗磷脂抗体存在和激素的使用均是心血管疾病的危险因素。动脉粥样硬化的替代指标，如颈动脉斑块、颈动脉内膜中层厚度（cIMT）和冠状动脉钙化积分，常被用于鉴别 SLE 中的亚临床 CVD。据一组 SLE 病例的长期随访证实，冠状动脉病（CAD）约占 SLE 死因的 30%，其中以冠脉粥样硬化最为常见。Manzi 等（1997）的研究表明绝经前女性 SLE 患者心梗的相对危险度是同年龄组正常女性的 52.3 倍。低剂量阿司匹林可考虑用于 CVD 的一级预防，因为它可降低 SLE 中发生 CVD 的风险（一项回顾性研究中 HR 0.24），但是值得注意的是最近对于糖尿病患者和老年人的大型流行病学研究发现阿司匹林对初级心血管疾病一级预防的益处与较大的出血危害相抵消。CAD 的发生可能与疾病本身免疫紊乱及长期糖皮质激素影响有关。长期泼尼松治疗史、高脂血症、高血压和糖尿病等危险因素的存在可能预示 SLE 发生 CAD 和 ACS 的高危性。Shoenfeld 等分别采用热休克蛋白、β₂GPⅠ和 ox-LDL 免疫动物，发现前两者可诱发动物的早发动脉粥样硬化，从而提出"动脉粥样硬化是一种自身免疫病"的推断，这有助于诠释 SLE 患者动脉粥样硬化的高发率。

症状性冠状动脉性疾病应该像非狼疮的患者一样进行评估和处理。激素可以影响高血压和糖尿病，应尽可能减少剂量。积极治疗高血压，将舒张压降到 85mmHg 以下和抗血小板积聚（如阿司匹林）。

心脏累及很常见，包括瓣膜、心包膜、心肌及冠状动脉等均可累及。近年来，随着 SLE 诊治水平的提高，目前有明显临床表现的瓣膜病变者，已很少见，但超声心动图所能探及的亚临床型瓣膜病变者达 33%。这类患者通常不需要特殊治疗，如有发生菌血症的风险，则要考虑应用抗生素。超声心动图可用来监测瓣膜病变。

心包炎常常会有心包累及，一般症状较轻，有大量渗出、心包填塞者在 SLE 较少见。可用 NSAID 治疗。如无效，可给予激素［泼尼松 0.5~1mg/（kg·d）］。偶有致命性的心包填塞时可做心包穿刺。

心肌炎虽然不常见，但在患者表现心律失常、EKG 异常（如 ST、T 波异常）、心肌肥厚、充血性心力衰竭症状时，应该高度怀疑。急性心肌炎，应用泼尼松治疗［0.5~1mg/（kg·d）］。必要时可辅以环磷酰胺或硫唑嘌呤。

（四）肺部受累

SLE 较常见的肺部表现有胸膜炎、间质性肺炎及肺动脉高压等。

SLE 的胸膜炎可引起胸膜炎性胸痛，伴有或不伴有胸腔积液的影像学证据，一般是少到中等量，很少出现大量胸腔积液。胸壁疼痛也是 SLE 胸膜炎型疼痛的常见原因，并且源于肌肉、结缔组织或肋软骨关节的炎症。轻者可使用非甾体抗炎药（NSAIDs），如无效可使用 10~30mg/d 剂量糖皮质激素，通常可迅速见效。

SLE 间质性肺炎可以分为急性间质性肺炎和慢性弥漫性间质性肺炎两种类型。

急性间质性肺炎起病急骤，临床表现为发热、咳嗽少痰、呼吸困难、胸膜炎、低氧血症，并常伴有肺外表现。HRCT 检查可以见到毛玻璃影及肺泡实变影，其程度与炎症反应的强弱相关，而实变影常提示更重的炎症。由于许多肺部感染的表现与急性间质性肺炎类似，有时间质性肺炎同时伴有肺部感染，因此鉴别诊断非常重要。在治疗开始时就应该以可靠的方法（必要时纤维支气管镜检查以及支气管肺泡灌洗）尽可能排除包括结核、耶氏肺孢子虫和巨细胞病毒在内的各种感染。注意排除心力衰竭、组织性肺炎、肺栓塞、药物毒性、弥漫性肺泡出血和恶性肿瘤。如为单纯的急性间质性肺炎，治疗可给予泼尼松 1~1.5mg/（kg·d）。若在 72 小时内无效而又找不到明显的感染依据，应考虑使用甲泼尼龙 500~1 000mg/d 静脉冲击治疗，必要时辅以静脉环磷酰胺。急性狼疮性间质性肺炎的死亡率很高，治疗的成功关键在于：①密切观察病情，根据情况随时调整方案；②严格注意消毒隔离，预防继发性感染；③一旦发现有感染，应及时给予足量强有力的抗生素治疗。

慢性间质性肺炎的特征是活动后呼吸困难、干咳、限制性和弥散性肺通气功能障碍，部分患者是由于急性期治疗不彻底。但常常 HRCT 检查多见网状条索影、蜂窝影以及牵拉性支气管扩张，同时伴有渗出性炎症性病变。治疗的关键在于正确地评估炎症反应的性质和程度，除定期做 HRCT、肺功能外，必要时应做肺活检。

治疗：①单纯弥漫性间质纤维化病变，主要以保护残余肺功能为主；如有肺外 SLE 活动表现，治疗肺外病变；激素和免疫抑制剂对于纤维化疾病效果不佳。②如同时伴有渗出性间质性炎症，仍应适量应用激素［如 0.5~1mg/（kg·d）］和 / 或免疫抑制剂治疗渗出性病变。③如伴有感染，则应及时控制。

继发于 SLE 的肺动脉高压发病率为 5%~14%，其中严重的症状型肺动脉高压虽然少见，但预后极差。SLE 患者可发生多种类型的肺动脉高压，包括肺动脉高血压（PAH）、严重的间质性肺疾病（ILD）导致低氧血症、血栓栓塞性疾病、肺静脉闭塞性疾病（PVOD）和左心室功能障碍。世界卫生组织（WHO）根据潜在原因将肺动脉高压的各种原因分为五组。SLE 肺动脉高压的治疗要着眼于：①对轻、中度肺动脉高压的早期发现，这方面心脏彩色多普勒超声是十分有益的检查手段。②通过右心导管检查鉴别肺动脉病变是活动性炎症、血栓形成（除外抗磷脂综合征）还是纤维化，WHO 分类归属，这对于治疗和判断预后极为重要。其治疗与原发性肺动脉高压相似，包括氧疗、抗凝和血管扩张药（如钙通道阻滞剂）。③作为 WHO 功能性Ⅱ级和Ⅲ级患者的初始步骤，使用针对内皮素和一氧化氮 - 环鸟苷酸（cGMP）途径的口服药物联合治疗。安立生坦和他达拉非的组合是优选的。④如为纤维化病变，则对各种治疗反应差。如为活动性血管炎症，则糖皮质激素［一般 1~2mg/（kg·d）］起始静脉滴注，有效者 2~3 周后见效，根据情况逐步减量维持，必要时调整剂量。和细胞毒药物（如环磷酰胺、环孢素）联用有效，部分患者的肺动脉压力可以恢复正常。⑤难治性肺动脉高压最终会发生心功能衰竭和猝死，心肺移植曾经是唯一的选择，近年来前列环素类似药物曲前列尼尔（连续皮下注射）的临床应用可能会有帮助。

肺泡出血是 SLE 比较少见，危及生命的并发症。患者急性起病，常常抱怨呼吸困难、咳嗽和咯血。出血可能足以诱发贫血；也可能存在狼疮性肾炎。胸部 X 线片和 CT 上常见双侧弥漫性或斑片状影。使用柔性支气管镜检查行支气管肺泡灌洗（BAL）是确认诊断并排除其他诊断（如感染）的优选诊断方式。大量的血性灌洗物支持该诊断。但有时，只能通过肺活检进行明确诊断。在排除感染后需积极治疗，联合使用糖皮质激素和其他免疫抑制剂（如环磷酰胺，霉酚酸酯或利妥昔单抗），若效果不好可考虑做静脉注射免疫球蛋白（IVIg）、血浆置换或免疫吸附治疗。

皱缩肺综合征（shrinking lung syndrome）：少数 SLE 患者发现有皱缩肺综合征，该综合征的特征是呼吸困难，持续的胸膜性胸痛发作，进行性肺容量减少，在肺 CT 上没有明显的肺间质纤维化或有意义的胸膜病变。糖皮质激素的疗效常有争议。

肺部感染虽然极少由 SLE 本身所引起，但却是 SLE 最常见的肺部表现。大多由于糖皮质激素和免疫抑制剂的过度使用，患者出现机会性感染（如病毒、真菌及原虫）的可能性越来越大。这方面应引起足够的重视。

（五）肾炎受累

长期以来激素一直是治疗狼疮性肾炎（LN）的主要药物，但从 1986 年美国 NIH 的 Austin 等报道的 10 年长期随访数据来看，激素对控制 LN 患者临床活动有很好的效果，但不能防止 90% 以上 LN 患者进展至肾衰竭，这可能是因为皮质激素能引起高血脂及高血压导致肾损伤，从而加速肾小球硬化。而应用 CTX 加小剂量泼尼松治疗狼疮肾炎，则 10 年后仅 10% 的患者发生肾衰竭，至今仍为治疗狼疮性肾炎的"金标准"。近年来，随着肾移植的进展和免疫抑制剂的不断发展，许多有效的免疫抑制剂如环孢素、霉酚酸酯、FK506 等从肾移植治疗中引入 SLE 的治疗，显著提高了 LN 的疗效。

LN 的治疗应结合 WHO 病理分型和临床表现的严重程度给予不同治疗。治疗的目的在于控制活动性肾炎和防止肾功能减退。2011 年美国风湿病学会（ACR）、欧洲抗风湿联盟（EULAR）及改善全球肾脏病预后组织（KDIGO）同时推出了狼疮性肾炎的治疗指南，这些指南建议在根据病理指导治疗决策时应对所有患者进行活检，并根据国际肾病学会/肾脏病理学学会分类系统对疾病进行分期，这为统一治疗方案提供了可能。

考虑到有数据表明羟氯喹可减少远期肾脏损害，这些指南强调了在无特殊禁忌证情况下，让所有患者接受羟氯喹治疗的重要性。除了羟氯喹，指南还建议所有蛋白尿 ≥ 0.5g/d 或蛋白/肌酐比例相当的患者接受血管紧张素转换酶抑制剂或血管紧张素受体拮抗剂治疗。

对于 WHO 肾活检属 I 型或 II 型，即单纯系膜改变，包括有轻度系膜增生，一般预后较好，常于活动性 SLE 治疗控制后上述肾炎临床表现亦可被控制，很少需要特殊治疗。对蛋白尿 >3g/d 且病理表现为轻微病变或局灶增生硬化的 II 型 LN 患者，建议使用糖皮质激素或钙调神经磷酸酶抑制剂（CNI）。

对 III 型特别是局灶型肾炎伴有相对弥漫的局灶增生（40%~50% 的肾小球受累）和 IV 型弥漫增生型肾炎，因可导致进行性肾衰竭，皆主张积极有力的治疗。治疗包括诱导缓解和维持治疗两阶段。初始诱导治疗疗程为 3~6 个月，若病情稳定且达到部分缓解（PR）或完全缓解（CR），则进入维持治疗；若治疗反应差，则选择其他初始诱导治疗的替代方案。维持治疗疗程为 6~24 个月，对于 CR 患者可逐渐在 1 年内减少甚至停止治疗，而 PR 患者须继续维持治疗。根据 2012 年 EULAR 对 LN 的建议，已经发表了一些关于使用 CNI 治疗增殖性 LN 的研究，单独或以"多靶点治疗"（他克莫司与 MMF 的组合）的形式。目前，CNI 可视为诱导或维持治疗的二线药物，主要用于膜性 LN、足细胞病或在 3~6 个月内进行了标准治疗难治性肾病综合征的增生性疾病。

初始诱导治疗推荐联合应用糖皮质激素和免疫抑制剂 [如环磷酰胺（CTX）、霉酚酸酯（MMF）]。对于严重增生性肾小球肾炎，考虑采用足量间断 CTX 静脉冲击治疗；欧洲低剂量 CTX 方案适用于罹患轻、中度 LN 的白人患者；MMF（2~3g/d，治疗 6 个月）在黑人和西班牙裔患者中优于环磷酰胺；对既往曾接受 CTX 治疗且累积剂量接近或超过 36g 者，考虑使用 MMF。维持治疗推荐将小剂量糖皮质激素（≤ 10mg/d 泼尼松或其他等量糖皮质激素）与 MMF（1~3g/d）、硫唑嘌呤 [AZA，1.5~2.5mg/（kg·d）] 或 CNI（当不能耐受 AZA 及 MMF 时）联合使用。维持治疗的疗程为：①在 CR 后，建议维持治疗至少持续 1 年以上，而后考虑减少免疫抑制剂剂量；②若在维持治疗减量时出现肾功能恶化和/或蛋白尿增多，建议将免疫抑制治疗剂量增加至初始控制 LN 的剂量。

对于蛋白尿属非肾病综合征范围且肾功能稳定的单纯 V 型 LN 患者，推荐使用羟氯喹、肾脏保护及控制肾外狼疮治疗。对于持续存在肾病综合征范围蛋白尿的单纯 V 型 LN 患者，建议除肾脏保护治疗外，加用适量糖皮质激素及以下任意一种免疫抑制剂治疗，即 MMF、AZA、CTX 或 CNI。对于经肾活检确定为 V + III 及 V + IV 型的 LN 患者，推荐治疗方案分别同 III 和 IV 型 LN 患者。

对于 LN 复发患者，建议使用原治疗方案诱导缓解治疗。若重复使用原治疗方案将导致 CTX 过量，推荐使用不含 CTX 的初始治疗方案。若怀疑患者的肾脏病理分型发生了变化或不能确定肾脏病变的程度，可考虑重复肾活检。对于经一个疗程的初始方案治疗后血肌酐和/或尿蛋白水平仍继续升高者，可考虑重复肾活检，以鉴别病因为活动性病变还是瘢痕等慢性病变；若为活动性 LN，换用其他初始治疗方案重新治疗。经多种常规方案治疗后仍无效的 LN 患者，可考虑使用生物制剂,尽管该类药物(利妥昔单抗)目前还未被批准用于该用途。

最近一项针对265名活动性LN患者的Ⅱ期随机试验评估了新型CNI Voclosporin联合霉酚酸酯和低剂量快速递减泼尼松作为诱导治疗的疗效和安全性。在治疗24周和48周时,与安慰剂相比,低剂量或高剂量Voclosporin治疗的患者完全肾脏缓解率更高。接受Voclosporin的患者中更严重的不良事件,尤其是感染,更为常见。

妊娠期不能使用CTX、MMF、ACEI和ARB,可继续使用羟氯喹。使用MMF治疗者妊娠前要改用AZA治疗。妊娠期出现LN复发,可用糖皮质激素治疗,并根据病情严重程度决定是否加用AZA。妊娠期加用低剂量阿司匹林可减少胎儿死亡或流产。

(六)胃肠道受累

SLE的基本病变是血管炎,故可以影响整个胃肠道,包括食管、胃、十二指肠、胰腺、腹膜和下消化道。此外,还应警惕药物引起的胃肠道并发症,尤其是NSAIDs和糖皮质激素。

肠系膜血管炎和梗死并非罕见。有时隐袭起病,有时呈急腹症样发作,按炎症的程度不同可以发生恶心、呕吐、腹泻、腹痛、出血和发热等表现,应及时明确诊断。如无急性穿孔,除广谱抗生素外可用泼尼松1~2mg/(kg·d)治疗。必要时大剂量激素冲击治疗(300~500mg/d)或加用1次静脉环磷酰胺(600~1 000mg),以后视情况而定。如由抗磷脂综合征引起,则参阅抗磷脂综合征治疗一节。如出现肠道穿孔、坏死或内科治疗无效,则外科手术。

如发生胰腺炎并有SLE活动证据,除内科常规处理以外,应予泼尼松治疗[1mg/(kg·d)],直至胰腺炎好转。

蛋白丢失性肠病也是肠道慢性血管炎的一种表现,典型患者可发生慢性腹泻,逐渐出现高度水肿和低蛋白血症,激素治疗有良效,必要时加用免疫抑制剂。

(七)神经精神狼疮

神经精神狼疮(NPSLE)见于10%~80%的SLE患者,曾被认为是中枢神经系统的不可逆严重病变,一经明确诊断,应立即给予大剂量激素冲击治疗,目前认为这样的治疗并非必要。1999年美国风湿学院(ACR)提出了19种神经精神狼疮综合征的名称和定义。

神经系统最常见的表现有脑卒中、癫痫、头痛和周围神经病。治疗方案因临床表现而异。一般可分为①栓塞、血栓形成或缺血性卒中:如果脑卒中是SLE的唯一表现,尤其抗磷脂抗体综合征时,则应首先考虑抗凝治疗,如无出血倾向可采用华法林;②炎症性改变:应首选免疫抑制剂,如泼尼松[1~2mg/(kg·d)]或合用环磷酰胺等免疫抑制剂。两种病理生理过程之间在临床实践中很难区别,并且可能在同一患者中共存,这类患者可以考虑免疫抑制联合抗凝/抗栓治疗。

1. 癫痫　SLE患者可发生各种类型的癫痫,可以是大发作,也可以是局限性发作。如无其他系统狼疮活动表现,抗癫痫药可能是最合适的选择。大发作常用苯妥英钠和巴比妥酸盐治疗。如果考虑与急性炎症反应有关的新发癫痫或者伴狼疮活动,应给予短程激素[泼尼松龙1mg/(kg·d)分次]以防止产生永久的癫痫病灶。但应注意排除药物、外伤、感染等其他原因引起癫痫的可能性。

2. 头痛　偏头痛和紧张性头痛常见,一般对非甾体抗炎药或对乙酰氨基酚有效,也可使用三环类抗抑郁药,如阿米替林(Amitriptyline)5~100mg/d,除非有其他中枢受累的表现,头痛无特殊处理。

3. 周围神经病　可表现为多发性单周围神经病,或多发性神经炎。一般激素治疗剂量为0.5~1mg/(kg·d),恢复较慢。

4. 横贯性脊髓炎　常在SLE活动时发生,可表现为突然发生的下肢无力和/或感觉缺失,直肠和膀胱括约肌障碍。其病理基础为脊髓血管炎。必须尽快积极治疗,可联用泼尼松1~2mg/(kg·d)和环磷酰胺,必要时可使用静脉甲泼尼龙冲击和血浆置换。存活患者完全恢复的很少。

5. 精神病　SLE活动引起的精神病对激素有效[泼尼松1~2mg/(kg·d)],应尽早治疗以阻止发生永久损伤,如果2~3周内未见改善,可加用环磷酰胺冲击治疗。同时应用抗精神病药及时控制精神症状。

6. 认知障碍　认知障碍是活动性中枢狼疮的另一种器质性表现。短程的激素[0.5mg/

（kg·d）]可能有效,如与抗磷脂抗体相关,则予以抗凝治疗。

7. 痴呆 痴呆是一种严重的认知障碍的表现。应与精神科医师协同治疗。

四、狼疮治疗新思路——靶向治疗

近年来,随着免疫学、细胞生物学、遗传学以及分子生物学的突飞猛进,对疾病发病机制中免疫性和炎症性的级联环节日益明确,使生物制剂(biologic agent)的特异性、靶向性治疗风湿性疾病成为可能,并期望能获得比传统的治疗更好的疗效且副作用小。20世纪90年代第一个生物制剂TNF-α受体拮抗剂治疗类风湿关节炎取得了十分显著的效果,激励了这方面研究的迅速发展。目前在狼疮鼠模型和临床试验中,亦正在研究运用各种生物制剂靶向性治疗SLE。这些制品可特异地作用于下列免疫过程:B细胞的活化、抗ds-DNA抗体的产生T/B细胞之间的相互作用、细胞因子的激活与调节和补体的激活及沉积。

（一）靶向B细胞治疗

1. 抗CD20单抗阻断B细胞信号通路 CD20是33~37kD非糖基化的四次跨膜磷酸化蛋白,其天然配体和生理功能不明,CD20的表达限制在B细胞,转化成为浆细胞后消失。抗CD20单抗(Rituximab,利妥昔单抗)是一种人鼠嵌合抗体,可以通过以下几种机制清除B细胞:①抗体依赖的细胞介导的细胞毒作用(ADCC);②补体介导的细胞毒;③抑制B细胞增殖和诱导B细胞凋亡。临床研究表明,利妥昔单抗对难治性SLE如中枢神经系统、肾脏、血液系统受累及血管炎有效。在2003年,Albert等应用利妥昔单抗治疗9例至少对一种免疫抑制剂耐药的活动性SLE患者,其中6例临床症状有改善,3例达到持续临床缓解,2例发生HACA。在2004年,Looney等采用利妥昔单抗治疗19例难治性SLE患者,其中16例完成全部治疗,10例疾病活动度明显改善,1例Ⅳ型狼疮肾炎患者经1年治疗后尿蛋白完全消失,两次肾活检提示肾脏病理明显改善,并且抗磷脂抗体滴度也有所下降。

2. 抗BlyS抗体抑制B细胞存活 B淋巴细胞刺激因子(B lymphocyte stimulator,BlyS)还包括BAFF、TALL-1、THANK、TNFSF13B和zTNF4,是一个285氨基酸的肿瘤坏死因子(TNF)家族,表达在B细胞上。SLE患者中,有50%高表达BlyS,在基因敲除的狼疮鼠中出现了病情的好转,过表达显著增加狼疮样表现,其人源化单克隆抗BLyS(B淋巴细胞刺激剂)抗体——贝利单抗(Benlysta)可以抑制B细胞存活,Ⅰ~Ⅲ期临床试验均已完成,参加Ⅲ期临床试验的SLE患者达1684人,结果显示,贝利单抗与目前的标准药联用之后,能够抑制病情的发展,并且还能防止疾病的突然发作。在临床研究期间,接受贝利单抗的患者比对照组报道了更多的死亡和严重感染病例。最常见的副作用包括恶心、腹泻、发热。目前,贝利单抗正式获FDA批准,用于治疗活动期、自身抗体阳性的SLE,贝利单抗成为56年以来首个获批的SLE新药。此外,BAFFR-Ig已经进入临床试验阶段,TACI-Ig正在进行Ⅰ期临床试验。

3. 抗CD22抗体诱导B细胞凋亡 CD22是B细胞的抑制性受体,而抗CD22抗体(Epratuzumab)则不但可以抑制B细胞的功能,而且可以诱导B细胞凋亡。在一个开放的研究中,14例狼疮患者使用了抗CD22抗体治疗,疗效与B细胞清除有关,且耐受性好。

4. B细胞耐受原使B细胞失能 B细胞耐受原(LJP-394)为人工合成分子,可交联B细胞表面的抗dsDNA抗体,诱导免疫耐受。延迟肾炎的发作,降低抗dsDNA抗体的滴度,且无明显副作用。

（二）CTLA-4-Ig抑制T细胞的共刺激信号

CTLA-4(cytotoxic T-lymphocyte antigen-4)是表达在T细胞表面的信号分子。CTLA-4-Ig(Abatacept)是人IgG1的Fc段与T细胞上CTLA-4分子的融合蛋白,能抑制共刺激分子CD28和B7-1/B7-2活化T细胞的第二刺激信号,从而抑制T细胞活化。主要机制是诱导IDO(indoleamine 2,3-dioxygenase)的表达,CTLA-4-Ig也能改变炎症细胞的迁移。CTLA-4-Ig联合使用CTX等药物可以使狼疮鼠病情缓解减少尿蛋白,延长生存期。已用于类风湿关节炎患者,长期随访显示其疗效明显高于安慰剂,治疗SLE患者的Ⅱ期临床试验正在进行中。

（三）细胞因子抗体

1. **抗 IL-1 治疗** 抗 dsDNA 抗体和 TNF-α 都能在体内增加 IL-1 的表达，在狼疮性肾炎组织中可以明显检测到 IL-1，狼疮鼠 MRL/lpr 和 NZB 的肾组织也过表达 IL-1，小剂量的 IL-1 可以加速肾脏病变，在体外试验中使用重组的 IL-1 受体拮抗剂可以明显降低狼疮鼠 MRL/lpr 的 B 细胞分泌自身抗体，在体内却不能改善狼疮肾炎，但使用可溶性 IL-1 受体则显示了疗效。在对 4 例严重的狼疮肾炎治疗的开放研究中，Anakinra（IL-1 受体拮抗剂）显示了安全性，并改善关节炎，但 2 例在 6 周后疗效停止，2 例在 8 个月后出现同样现象，继续治疗也没有观察到对狼疮肾炎的疗效。

2. **抗 IL-6 抗体** IL-6 是强烈的致炎症因子，在 SLE 患者和狼疮鼠的血清中的浓度显著升高，它有广泛的生物学活性，包括促进末期 B 细胞分化为浆细胞、T 细胞分化为效应细胞的作用，阻断 IL-6 可以改善狼疮鼠的症状。抗 IL-6 受体抗体 MRA 是人源化的单抗，在治疗类风湿关节炎的临床试验中发现 MRA 相对安全有效，有轻度而短暂的白细胞减少和腹泻。MRA 在 I 期临床研究中，发现治疗中度活动的狼疮的患者是安全有效的。

3. **抗 IL-10 抗体** IL-10 在 SLE 患者中显著升高，且与疾病活动相关。动物模型显示连续给予 IL-10 可以引起狼疮肾炎的发生，而使用抗 IL-10 抗体则能阻断肾炎的发生。在一个开放的研究中，使用 IgG1 型抗 IL-10 抗体可以改善皮损、关节症状、SLEDAI 积分并减少泼尼松用量，6 位用药的患者在 6 个月以内有 5 位保持病情稳定。

4. **IL-15 拮抗剂** IL-15 拮抗剂最近在其他自身免疫病中被用来治疗自身免疫性疾病，IL-15 在狼疮患者的血清中明显增加，可导致免疫异常，但在 IL15 敲除的小鼠中发现血清有显著的肾脏毒性，可能增加了使用 IL-15 拮抗剂治疗狼疮的风险。

5. **抗 IL-18 治疗** IL-18 是致炎症细胞因子，与 IL-1 相关，被 IL-1β 转化酶活化（ICE），多个研究小组都发现了 IL-18 在 SLE 患者血清中升高，且与病情活动度相关，在类风湿关节炎中，IL-18 的作用弱于 TNF。狼疮鼠（MRL/lpr）的肾组织过表达 IL-18，我们在狼疮肾炎的肾组织中也发现类似的现象，但目前 IL-18 的拮抗治疗狼疮还没有报道。

6. **干扰素拮抗剂** 最近的研究发现，IFN-α 在狼疮鼠和 SLE 患者的发病中均起了重要作用，因此 IFN-α 拮抗剂也可能成为潜在的治疗靶点。IFN-α 有很多生物学活性，如增强 T 细胞的活化、分化和 IL-10 的产生，接着再活化 B 细胞并促使 B 细胞分泌抗体。尽管是潜在的靶点，由于 IFN-α 的亚型众多，因此需进一步了解 SLE 患者体内的对发病有作用的 IFN-α 亚型，以免影响抗病毒免疫反应。

7. **肿瘤坏死因子 α 抑制剂** 使用肿瘤坏死因子 α 抑制剂在治疗 RA 和克罗恩病发现，患者出现了狼疮样综合征，并可以检测到抗核抗体和抗 ds-DNA 抗体，相反在治疗狼疮鼠时，却显示了治疗效果。最近在一个开放的试验中，使用英利单抗治疗 6 例难治性狼疮性肾炎并伴有关节炎的患者，发现 60% 的患者蛋白尿减少，疾病活动度降低和关节炎缓解。但在 SLE 患者中不推荐广泛使用这类药物，使用该药物同时可能增加感染机会。

8. **Janus 激酶 / 信号转导和转录激活因子（JAK-STAT）信号通路抑制剂** Janus 激酶（JAK）和信号转导和转录激活因子（STAT）蛋白是干扰素（IFN）依赖性基因表达的主要成分，并负责 50 种细胞因子，激素和调节关键细胞过程（如生存）的生长因子的信号转导。JAK-STAT 信号通路参与自身免疫疾病的发病机制，包括系统性红斑狼疮（SLE）。已有病例报道和病例系列报道 JAK 抑制剂在 SLE 患者中的有效性，有研究结果表明甲氨蝶呤（MTX）等药物也可能是由于它们抑制 STAT 蛋白磷酸化的能力，因而证明该药在 SLE 治疗中的可行性，目前 JAK 抑制剂治疗 SLE 的临床研究正在进行中。

（四）补体抗体

在 SLE 患者中同时存在经典途径的补体活化和替代途径的补体活化，C5 活化产生的 C5a 结合免疫细胞的 C5a 受体后有强烈的趋化炎症细胞和致炎效应，也可以形成 C5a-9 膜攻击复合体，导致细胞的损伤。在狼疮肾炎的患者和使用抗 ds-

DNA 抗体诱导的狼疮肾炎的小鼠模型中,人源化的抗 C5b 抗体(Eculizumab)能阻断补体的活化,并可以显著降低蛋白尿,已有的临床结果同时显示了良好的安全性和耐受性。

随着生物靶向性治疗的兴起,使 SLE 的治疗策略进入一个新时代,但有关长期安全性以及有效性的问题,尚待进一步的研究。

（李梦涛 赵久良）

参 考 文 献

1. Tan E M, Cohen A S, Fries J F, et al. Special article: the revised criteria for the clASSification of systemic lupus erythematosus. Arthritis Rheum, 1982, 25: 1271-1277.

2. Kono D H, Theofilopoulos A N. The genetics of murine systemic lupus erythematosus. //Wallace D J, Hahn B H. Dubois'lupus erythematosus. 5th ed. Baltimore: Williams & Wilkins, 1997, 119-132.

3. Andreoli L, Bertsias G K, Agmon-Levin N, et al. EULAR recommendations for women's health and the management of family planning, ASSisted reproduction, pregnancy and menopause in patients with systemic lupus erythematosus and/or antiphospholipid syndrome. Ann Rheum Dis, 2017, 76(3): 476-485.

4. Fanouriakis A. 2019 update of the EULAR recommendations for the management of systemic lupus erythematosus. Ann Rheum Dis, 2019, 78(6): 736-745.

第八章　抗磷脂综合征

一、发现和认识

最早描述抗磷脂综合征（antiphospholipid syndrome, APS）的相关文献源于法国的记载，描述了一些法国宫廷的贵族女性有面部红斑、流产和死胎的现象，当时的医学解释这些患者可能是梅毒。

从1952年起，临床医生发现系统性红斑狼疮等自身免疫性疾病患者的血清可以表现为"梅毒血清反应生物学假阳性"（biological false positive serological test for syphilis, BFP-STS），即梅毒血清反应阳性，但确证实验为阴性。以后Conley等发现了循环抗凝物质（circulating anticoagulant），即患者的血清在体外可以延缓凝血过程。临床上发现BFP-STS或LA阳性的患者常有血栓性疾病或反复流产的症状。这种患者体内的易形成血栓的现象和体外延缓凝血的过程似乎有矛盾，从某种意义上讲，"狼疮抗凝物"是个错误的或矛盾的命名，因为抗磷脂抗体（antiphospholipid antibody, aPL）在体内是诱发或促进血栓的形成，在体外由于其结合磷脂的特性而抑制凝血酶原激活复合物的形成，而造成一种实验假象。由于习惯的原因一直沿用至今。由于缺少更特异、敏感的检测aPL的方法，使APS的研究一度进展缓慢。

1983—1985年Graham Hughes等报道了许多BFP-STS或LA阳性患者常有吉兰-巴雷综合征、脑卒中、血小板减少症、网状青斑、肺动脉高压、反复流产、心瓣膜损伤、下肢溃疡以及多种其他动静脉血栓的症状，并进一步建立以心磷脂为包被抗原的ELISA法来检测aPL，从而真正开创了APS研究的时代。历史文献上也曾一度称APS为抗心磷脂综合征（anticardiolipin syndrome），经过一段时间对此病的再认识，Hughes于1987年在临床上统一命名为"抗磷脂综合征"。1996年Gharavi及Wilson提出将APS更名为Hughes综合征，现在这一命名未得到公认。

APS可作为原发疾病发生，或可在有基础全身性自身免疫性疾病，尤其是系统性红斑狼疮（systemic lupus erythematosus, SLE）的情况下发生。

二、抗磷脂抗体研究的过去和未来

抗磷脂抗体的研究始于循环抗凝物质或狼疮抗凝因子（LA），这种利用aPL在体外可以延缓凝血过程的特性来测定抗磷脂抗体的方法一直沿用至今。1952年发现梅毒血清反应生物学假阳性（SFP-STS）的患者患有系统性红斑狼疮（SLE）或其他结缔组织疾病的概率较高（5%~19%）。1983年建立以心磷脂为包被抗原的ELISA法来检测APL。从而真正开创了APS研究的时代。

1. 梅毒血清试验　梅毒假阳性试验（BFP-STS）和性病实验室研究试验（venereal disease research laboratory test, VDRL test）在狼疮或其他结缔组织病中的阳性率为5%~19%。用心磷脂、磷脂酰胆碱和胆固醇混合作为抗原称为VDRL抗原，仅提高了与梅毒血清的结合，却降低了与自身免疫病的aPL的结合，因此，发现BFP-STS和VDRL试验的阳性率和抗体滴度与梅毒有关，而与自身免疫病及抗磷脂抗体综合征无明显相关性。该实验方法已被其他检测aPL的实验方法所替代。

2. 狼疮抗凝物质　狼疮抗凝物质（LA）是一种IgG或IgM类的免疫球蛋白，在体外干扰并延长了各种磷脂依赖的凝血试验，该方法一直沿用至今。LA试验并不测定抗体的滴度而仅是功能检测，且受抗凝治疗的影响。LA是异质性的，可能包括抗凝血酶原抗体、抗β_2GP I抗体、抗V因子抗体、抗X因子抗体等。较普遍应用的LA

筛选试验有部分凝血活酶时间（activated partial thromboplastin time，APTT）、白陶土凝集时间（kaolinclotial time，KCT）和蛇毒凝集时间（russell viper venom time，RVVT）。

3. **抗心磷脂抗体** 抗心磷脂抗体（aCL）的检测方法是用心磷脂作为实验系统的一种抗原，国际标准化抗磷脂抗体专题讨论会上统一了 ELISA 法检测程序，此方法可对 IgG、IgA、IgM 三类 aCL 进行定量或半定量检测，较 LA 试验更敏感。关于实验结果的表达 1989 年第二届国际 aPL 标准化讨论会提出用 GPL（即 IgG-aPL）、MPL（IgM-aCL）定量单位，以此可提高各实验室检测的一致性和重复性。

4. **抗 β₂GP I 抗体** 抗 β_2GP I 抗体的发现应该是 aPL 研究的一个里程碑，回顾其研究过程对我们今后的研究工作应该有所启迪。1990 年澳大利亚学者 Mecneil 发现了一个有趣的实验现象，他首先用亲和层析柱纯化出抗磷脂抗体阳性血清的 IgG，在不含小牛血清的缓冲液的反应体系中，这种纯化的 IgG 不能结合到包被在 ELISA 反应板上的心磷脂；另外，用离子交换层析化的抗磷脂抗体不能吸附于磷脂亲和层析柱，而加入正常人血清或牛血清后，抗体即可吸附于反应板或亲和层析柱上，继而证明血中起这种作用的物质是 β_2 糖蛋白 I（β_2-glycoprotein I，β_2 GP I）。根据这一现象提出了辅因子（cofactor）的概念。β_2GP I 是一种血浆蛋白，血中浓度为 200μg/ml，存在于乳糜颗粒、极低密度脂蛋白、高密度脂蛋白，所以又称为载脂蛋白 H（apolipoprotein H）。分子量约 50kD，由纯化的 β_2GP I 作蛋白质的氨基酸序列分析及通过筛选基因文库所得到核苷酸序列后推测的氨基酸序列的结果表明：β_2GP I 是由 326 个氨基酸构成的单一多肽链，为高度糖基化的糖蛋白，糖的含量约占分子量的 18%。置于 pH 7.4 的磷酸缓冲液中，其二级结构 40% 为 β 片层、30% β 转角、30% 无规则卷曲。除去大部分糖后，其一级结构不受影响，但二级结构中的 β 转角比例增加，而无规则卷曲比例减少。β_2GP I 有 5 个功能区，每个功能区约由 60 个氨基酸组成，含有 4 个半胱氨酸（Cys）构成的高度保守短共有重复序列（short consensus repeat，SCR），在 Cys1~3 及 Cys2~4 之间有二硫键相连。这种结构上的

短共有重复序列（SCR）常见于补体调控蛋白（complement control protein，CCP），所以 β_2GP I 属于补体调控蛋白超基因家族（CCP superfamily）的成员，或为短共有重复序列超基因家族（SCR superfamily）的成员。

对于 β_2GP I 在抗磷脂抗体检测中所起的作用，许多研究结果不甚一致：有的实验室提出抗磷脂抗体的检测必须有 β_2GP I 的参与，有的实验室则得出相反的结论。为进一步证实 β_2GP I 的作用及剖析这种相互矛盾的实验结果，Hunt 等设计了一系列实验。首先根据各个实验室所报道的纯化 β_2GP I 的方法，纯化了得出阳性实验结论的 β_2GP I 以及得出阴性结论的 β_2GP I（为了区别以 β_2GP I com 表示）。这两种 β_2GP I 均能与兔抗 β_2GP I 抗体反应，但只有同位素标记的 β_2GP I 可与反应板上的磷脂结合，而同位素标记的 β_2GP I com 则失去了与反应板上的磷脂结合的能力。用 β_2GP I 或 β_2GP I com 直接包被反应板后，与纯化的抗磷脂抗体阳性血清反应（纯化抗体是为了避免血清中的 β_2GP I 对实验的干扰），β_2GP I 可以被直接识别，而 β_2GP I com 则不能被抗磷脂抗体所识别。用色谱聚焦（chromatom focusing）及氨基酸序列分析揭示，β_2GP I com 在 Lys317~Lys318 间的肽腱在纯化过程中断裂，从而失去了其抗原性或辅因子活性。此实验结果从分子生物学角度解释了有些实验结论为阴性的原因，进一步证实了 β_2GP I 是抗磷脂抗体检测时所必需的，亦提示 β_2GP I 可能是抗磷脂抗体识别的真实抗原。

β_2GP I 与磷脂结合后可被抗磷脂抗体识别，或直接包被于经 X 线或 γ 射线处理后的聚苯乙烯反应板（其表面发生氧化，β_2GP I 与之结合后可能发生了构象的变化）时亦可被抗磷脂抗体直接识别，而 β_2GP I 不能有效地与包被于反应板上的纯化抗磷脂抗体结合，亦不能吸附于抗磷脂抗体亲和层析柱。因此，β_2GP I 可能是抗磷脂抗体的真实抗原，但其必须与磷脂类带阴性电荷的物质结合后，构象发生变化而暴露出新的抗原表位才能被抗磷脂抗体所识别。临床研究揭示感染所引起的抗磷脂抗体直接针对的抗原是磷脂，而不需 β_2GP I 的参与，β_2GP I 反而能抑制其与磷脂的结合。而自身免疫病患者血中的抗体检测则必

须有 $\beta_2GP\ I$ 的存在，$\beta_2GP\ I$ 与磷脂结合后暴露出的表面可能是抗磷脂抗体所针对的真实抗原，而不是磷脂，这就是这两种抗磷脂抗体的本质区别。从而提出了蛋白质 - 磷脂 -aPL 三分子复合物致病机制的学说。

今后，用 $\beta_2GP\ I$ 直接包被 X 线或 γ 射线处理过的反应板来检测抗磷脂抗体（或称为抗 $\beta_2GP\ I$ 抗体），可以排除直接针对磷脂的抗磷脂抗体的干扰，从而为临床提供更加可靠的实验诊断依据。

5. 凝血相关因子抗体　以上的研究结果或学说仍不能圆满解释抗磷脂抗体是如何诱发血栓的。LA 的实验是在体外延缓凝血的过程，与体内的血栓形成的临床现象相背离；抗心磷脂抗体和抗 $\beta_2GP\ I$ 抗体的三分子复合物致病机制的学说亦很难令人满意。其根本的原因是没有解释清楚抗磷脂抗体是如何影响凝血过程的。凝血是一系列血浆凝血因子相继酶解激活的过程，最终的结果是生成凝血酶，形成纤维蛋白凝块。在这个过程中，受到组织因子途径抑制物（TFPI）、抗凝血酶Ⅲ和蛋白 C 系统的负反馈调节。纤维蛋白溶解系统的最终效应分子为纤溶酶，其可以溶解沉积的血纤维蛋白，对保持血管的通畅和防止血栓的形成起着重要的作用。最终是否形成血栓取决于凝血激活过程和纤维蛋白溶解系统的动态平衡的结果。近年来，国内外许多实验室围绕抗磷脂抗体识别凝血过程的相关分子和受体等进行了大量的体内外的研究。

体外研究发现某些人单克隆抗磷脂抗体可以与凝血酶结合，减少抗凝血酶Ⅲ对凝血酶的灭活，从而抑制抗凝血酶Ⅲ的负反馈调节。另外，人单克隆抗磷脂抗体（CL15）可以与蛋白 C 结合并抑制蛋白 C/ 蛋白 S 的负反馈调节功能。通过以上两种机制，抗磷脂抗体可以促进血栓的形成。也有研究发现有可与凝血酶 / 凝血酶原结合的人单克隆抗心磷脂抗体都识别纤溶酶，体外功能试验亦表明，人单克隆抗磷脂抗体（CL15）可以体外抑制纤溶酶对纤维蛋白的降解作用，即其可抑制纤溶酶的活性，从而有利于血栓的形成。

另外，针对其他凝血相关分子如 Annexin Ⅱ、Annexin Ⅴ和凝血因子 Ⅹ a 的抗体也被发现可能与抗磷脂综合征患者血栓形成相关。

6. 展望　从 APS 研究的历程上可以看出人们对该疾病的理解，从当初观察到自身免疫性疾病患者血栓和病态妊娠的发生率明显增高起步，到发现 aCL 和 LA 在这组患者中的阳性率的增高，从而把该疾病命名为 APS，但目前仍不能确切的解释 aCL 引起血栓的机制。由于存在复杂免疫学机制，抗磷脂抗体如何形成的仍然是个谜，如何解开这个谜是我们努力的方向。

三、抗磷脂综合征临床表现

APS 特点是在持续存在抗磷脂抗体（antiphospholipid antibody，aPL）的情况下，出现动脉、静脉或小血管血栓栓塞事件和 / 或病理妊娠。

（一）血栓事件

血栓事件是 APS 的标志之一，静脉血栓形成比动脉血栓形成更为常见。下肢深静脉是最常发生血栓事件的部位之一，不同大型队列研究估计其在 APS 患者中的发生率为 20%~30%。动脉血栓形成最常发生于脑血管，通常以脑卒中或短暂性脑缺血发作的形式出现。不同研究中 APS 患者的血栓形成事件复发率差异很大，每年血栓事件再发的风险为 5%~12%。尚不清楚静脉或动脉循环系统好发血栓形成的决定因素。APS 血栓的形成是一个复杂过程，除了具有 aPL 以外，往往合并其他继发血栓因素：如肿瘤、创伤、高脂血症、吸烟、避孕药服用，合并 SLE 的 APS 患者可能会伴有 SLE 的高度活动。这些磷脂抗体抑制了抗凝过程、或是使凝血过程持续。APS 血栓形成无明显淋巴细胞浸润，已发现补体过度活化是引起血栓主要机制。新近的研究发现中性粒细胞释放的 DNA 和蛋白质一起形成细胞外陷阱（neutrophil extracellular traps，NETs），可以活化内皮细胞，从而促进内皮细胞表达组织因子过表达，启动外源性凝集通路。此外，4 型肽酰基精氨酸脱亚胺酶（peptidylarginine deiminase 4，PAD4）可以使 DNA 去沉淀，可以调控血栓的病理生理过程，但这些复杂的机制仍需要深入研究。

（二）病理妊娠

APS 的另一标志是妊娠并发症。最早在 1980 年就有报道发现流产的 APS 患者的胎盘有大量的补体沉积，可以通过 C5 受体（C5R）旁路和 C5~9 膜攻击复合物诱导流产。活化的补体

C3b、C5a 可以启动致炎的放大环路,导致组织损伤和死胎。实验证实一种能阻止 C3 和 C4 活化的内源性补体调节蛋白 Crry 缺陷的小鼠由于不能抑制补体活化而导致流产和死胎显著增加,而使用 Crry-Ig 融合蛋白能抑制抗磷脂抗体介导的流产。

2006 年提出了悉尼标准对 APS 诊断中的病态妊娠做了明确界定,包括:①发生一次以上的在 10 周或 10 周以上不可解释的形态学正常的死胎,正常形态学的依据必须被超声或被直接检查所证实;②在妊娠 34 周之前因严重的子痫或先兆子痫或严重的胎盘功能不全 5 所致一次以上的形态学正常的新生儿早产;③在妊娠 10 周以前发生 3 次以上的不可解释的自发性流产,必须排除母亲解剖、激素异常及双亲染色体异常。

目前尚无较强的证据证实 aPL 与原发不孕或体外受精失败之间存在相关性。无并发症妊娠女性中 aCL 的阳性率为 0~11%,中位数约为 2%。因为 aPL 可出现在无任何症状的健康人群中,这些抗体与任一个体的临床事件之间的因果关系很难证实。对于 aPL 阳性但不满足 APS 诊断标准的无症状健康女性,其发生病态妊娠的风险是否增加尚不明确。

(三)其他表现

APS 的其他较常见临床表现包括网状青斑、血小板减少或短暂性脑缺血发作。少数原发性 APS 患者会发生肾脏疾病。肾小球毛细血管及其他肾脏血管(包括各种大小的动脉和静脉)均可受累。疾病可以无症状,也可引起急性或慢性肾衰竭伴蛋白尿。APS 患者可能出现食管、胃、十二指肠、空肠、回肠或结肠缺血,造成胃肠道出血、腹痛、急腹症、食管坏死并穿孔,或巨大胃溃疡或不典型十二指肠溃疡。也可发生脾脏或胰腺梗死。此外,肝脏可能受累;肝或门静脉血栓形成、肝小静脉闭塞病、肝梗死、门静脉高压及肝硬化。更少见的 APS 临床表现还包括心脏瓣膜疾病、肺高压、缺血性坏死、类似坏疽性脓皮病的皮肤溃疡、出血性梗死所致肾上腺皮质功能减退症,以及认知障碍。

(四)灾难性抗磷脂综合征

少数 APS 患者具有广泛的血栓性疾病伴多器官衰竭,称为灾难性抗磷脂综合征(catastrophic APS, CAPS)。这种情况下的血栓形成通常累及不同器官的多个小血管,而非大血管 DVT 或脑卒中,但后者也可发生。CAPS 诊断要素包括:① APS 病史和 / 或 aPL 阳性;②一周内 3 个或更多器官新发血栓形成;③活检证实存在微血栓;④排除多器官血栓形成或微血栓形成的其他病因。对 1 000 例 APS 患者平均随访 7 年发现,仅 8 例(0.8%)发生了 CAPS。CAPS 鉴别诊断包括弥散性血管内凝血(disseminated intravascular coagulation, DIC),肝素诱导的血小板减少症(heparin-induced thrombocytopenia, HIT),血栓性微血管病(thrombotic microangiopathy, TMA)等。

(五)尚不能诊断 APS 的 aPL 阳性女性妊娠相关问题

对于 aPL 阳性但不满足 APS 诊断标准的无症状健康女性,其发生病态妊娠的风险是否增加尚不明确。大量证据显示该群体的妊娠并发症风险很少增加或并未增加。对于无症状、仅 aPL 阳性且无血栓事件个人史的健康妊娠女性,首次血栓事件的风险亦不明确。目前尚无较强的证据证实 aPL 与原发不孕或体外受精失败之间存在相关性。尽管证据支持 aPL 与病态妊娠之间的相关性,但是这些抗体的预测价值有限。无并发症妊娠女性中 aPL 的阳性率为 0~11%,中位数约为 2%。aPL 可出现在无任何症状的健康人群中,其与任一个体的临床事件之间的因果关系很难证实,特别是不良妊娠结局相对常见时(如,小于 10 周孕龄的自然流产)。

四、抗磷脂综合征的诊断

APS 的诊断至今仍依靠临床和实验室指标的综合判断。出现以下临床情形时临床上应怀疑 APS:①原因不明的一个或多个静脉或动脉血栓形成事件,尤其是在年轻患者中。②原因不明的一个或多个与妊娠相关的特定不良结局,包括:妊娠 10 周后死胎;重度子痫前期或胎盘功能不全导致的早产;或多次胚胎丢失(<10 孕周)。若患者存在以上任一种情况,同时还有网状青斑、心脏瓣膜病和 / 或神经系统表现(如认知障碍和白质病变),则应进一步增加对 APS 的怀疑。若患者有系统性自身免疫性疾病,如系统性红斑狼疮,则应在有相应临床症状时增加对 APS 的怀疑。

2006 年悉尼国际抗磷脂综合征国际会议推

荐的 APS 分类标准（表 8-0-1）把血栓和病态妊娠的临床表现进行了定义——血管栓塞需影像学的依据，如为小血管的栓塞，组织学还必须证实血管壁附有血栓，但没有显著炎症反应；对于病态妊娠要排除母亲解剖、激素异常及双亲染色体异常。另外，为了给今后 APS 的研究奠定基础，该标准建议应当标明患者是否合并遗传性或获得性引起血栓的因素，并按照血栓发生的原因进行分层诊断。有关原发和继发 APS 概念的问题，悉尼标准建议不用原发和继发 APS 这一概念，其理由是在 APS 相关的临床表现上这两组患者无差异，大部分所谓的继发 APS 患者是继发于 SLE 或狼疮样疾病（lupus like disease）。有关此概念仍有待进一步的研究和讨论。

表 8-0-1 2006 年修订的 Sapporo 国际抗磷脂综合征分类标准

临床标准：

1. 血栓形成

任何器官/组织发生的 1 次或 1 次以上动、静脉或者小血管血栓形成（浅表静脉血栓不做诊断指标），必须有客观证据（如影像学、组织病理学等），组织病理学如有血栓形成，必须是血栓部位的血管壁无血管炎表现

2. 病态妊娠

1）1 次或多次无法解释的形态学正常的胎龄 ≥ 10 周胎儿死亡，必须经超声检查或对胎儿直接体检表明胎儿形态学正常

2）在妊娠 34 周以前因重度子痫或者重度先兆子痫或者严重的胎盘功能不全所致一次或多次形态正常的新生儿早产

3）连续 3 次或 3 次以上无法解释的胎龄 < 10 周的自然流产，需除外母亲生殖系统解剖异常、激素水平异常、因母亲或父亲染色体异常等因素所致

实验室标准：

1. 血浆中 LA 阳性 需按照国际 LAS/磷脂依赖性抗体研究组制定的血栓和止血指南进行检测

2. 采用标准化的 ELISA 法检测血清或者血浆中抗心磷脂抗体（aCL）：IgG/IgM 型中高效价阳性抗体（>40 IgG 磷脂单位或 IgM 磷脂单位，或 >99 百分点）

3. 采用标准化的 ELISA 法检测血清或者血浆抗 β2GP1 抗体：IgG/IgM 型阳性（效价大于正常人效价分布的第 99 百分点）

注：上述检测均要求间隔 12 周以上，至少 2 次或者 2 次以上阳性，如果 aPL 结果阳性与临床表现之间间隔 <12 周，或者间隔超过 5 年，则不能诊断

因考虑到一些临床表现虽然不是 APS 特异的，但这些表现也与 APS 相关，所以，2006 年悉尼的国际 APS 会议上建议，尽管没被列入分类标准，有以下情况应考虑 APS 可能：①心脏瓣膜病；②网状青斑；③血小板减少；④肾脏病；⑤神经精神症状；⑥IgA aCL、IgA 抗 β_2-GP Ⅰ 抗体阳性；⑦针对其他磷脂如磷脂酰丝氨酸的抗体等。

因抗心磷脂抗体的检出率在正常人为 5%~12%，在 SLE 患者可达 40%，在制定抗心磷脂抗体检测方法和结果标准化的基础上，新的分类标准中把抗心磷脂抗体检测结果定义为大于 40GPL 或 40MPL 时才达到标准，提高了 APS 诊断的特异性。

1990 年研究发现与血栓或病态妊娠相关的抗磷脂抗体主要针对的抗原是 β_2GP Ⅰ。此后大量临床观察研究发现，一些患者有反复的动静血栓或病态妊娠的表现但仅有抗 β_2GP Ⅰ 抗体阳性（aCL 和 LA 均阴性）的情况，所以把抗 β_2GP Ⅰ 抗体的检测作为一项实验室指标纳入新的分类标准中，从而提高了实验室检测指标的敏感性。

随着抗磷脂抗体研究得深入，发现患者的血中存在一些针对凝血因子或凝血抑制因子的抗体，这些抗体在体内外可以促进血栓的形成或诱发动物的流产。目前，这些针对凝血相关因子的抗体也归于抗磷脂抗体的概念，即抗磷脂抗体不是一种抗体，而是针对磷脂和凝血相关因子抗体的一组抗体或谱系。但目前的分类标准中的实验室检测指标仍未包含这些抗体的检查。所以，对临床上有反复血栓或病态妊娠的临床表现、但无符合诊断标准上的实验室检测阳性结果的患者——即"血清学阴性的 APS"的研究是今后 APS 研究的重点之一，或 APS 的概念需进一步的扩展之处。

APS 的鉴别诊断广泛，包括导致动脉和静脉

血栓形成以及反复妊娠丢失的其他原因。鉴别血栓形成的其他原因包括遗传性和获得性易栓症、解剖学原因导致的血管阻塞、阵发性睡眠性血红蛋白尿、肝素诱导的血小板减少症及骨髓增生性肿瘤等。这些疾病与 APS 的不同之处在于不伴有 aPL 的实验室证据。反复妊娠丢失鉴别诊断包括染色体异常、子宫解剖异常和内分泌疾病（如甲状腺功能减退症）。这些情况与 APS 的不同之处在于一般不伴有血栓栓塞风险增加以及 aPL 阳性。

五、抗磷脂综合征的治疗

（一）血栓的治疗与预防

APS 可出现动静脉及小血管栓塞事件。基于一些观察性研究的结论，若患者无 APS 但 aPL 阳性，不建议常规使用抗血栓形成药物（阿司匹林或抗凝药）进行血栓形成的一级预防。但应分析血栓形成的所有非 aPL 危险因素并尽可能消除。APS 患者急性血栓栓塞的主要治疗方法是抗凝。抗凝通常包括肝素重叠华法林，肝素通常与华法林重叠使用至少 4~5 天，直到连续 2 天 INR 处于治疗范围内，即通过凝血酶原时间（prothrombin time，PT）测定的 INR 为 2~3。随后对大多数患者进行无限期华法林治疗。目前缺乏直接口服抗凝药（direct oral anticoagulant，DOAC），如阿哌沙班、达比加群、依度沙班和利伐沙班用于 APS 患者的有效性和安全性数据。华法林有致畸风险，不在妊娠期使用。妊娠期 APS 患者都采用低分子肝素（low-molecular-weight heparin，LMWH）治疗。出现过血栓的 APS 患者复发的可能性高，并且动脉栓塞性事件可能后果非常严重，因此推荐终生抗凝治疗。对于血栓形成有明确诱因的特定 APS 患者，特别是 aPL 滴度低时，在与患者讨论停止抗凝的利弊之后，可考虑停止抗凝治疗。停用抗凝后检测发现 LA 持续存在和 / 或有中至高滴度 aCL 抗体 / 抗 β_2- 糖蛋白（glycoprotein，GP）- I 的患者，长期随访中 aPL 通常不会消失。因此，如果考虑停止抗凝，应复查 aPL；但它不应是决策的唯一决定因素。

（二）抗磷脂综合征合并妊娠的治疗

APS 妊娠女性患者，采用低分子肝素预防静脉血栓事件，采用低剂量阿司匹林（每天 75~100mg）或者阿司匹林联合肝素预防动脉血栓事件和妊娠并发症。孕 36 周后可停用低剂量阿司匹林，临产和分娩前 24 小时需停用肝素，以降低出血风险。

（三）关于免疫抑制剂

若患者接受充分抗凝却仍复发血栓形成，加用羟氯喹和他汀类药物；若患者有 APS 的血液系统表现（如，血小板减少）或血栓性微血管病特征，可考虑利妥昔单抗。

（四）CAPS 治疗

CAPS 死亡率可高达 50%，早期诊断和积极治疗对处理 CAPS 而言至关重要，通常要联合应用抗凝药、全身性糖皮质激素、血浆置换和静脉注射免疫球蛋白（intravenous immune globulin，IVIg）。

（五）无症状 aPL 阳性者

2019 年 EULAR 建议对于 aPL 阳性者进行风险划分。若患者为间隔 12 周以上 2 次狼疮抗凝物阳性，或多种 aPL 阳性，或 aPL 持续高滴度，被认为是高风险患者。对于无症状的高风险患者（不满足任何血管或产科 APS 分级标准），无论伴或不伴有传统危险因素，均推荐低剂量阿司匹林（每天 75~100mg）进行预防性治疗。无血栓形成或妊娠并发症的妇女，妊娠期间也应考虑低剂量阿司匹林（每天 75~100mg）治疗。

（刘毅 杨闵）

参考文献

1. Tektonidou M G. EULAR recommendations for the management of antiphospholipid syndrome in adults. Ann Rheumatic Dis, 2019, 78（10）: 1296-1304.

2. Bertolaccini M L. 14th International Congress on Antiphospholipid Antibodies Task Force. Report on antiphospholipid syndrome laboratory diagnostics and trends. Autoimmun Rev, 2014, 13（9）: 917-930.

3. Ruiz-Irastorza G. Antiphospholipid syndrome. Lancet, 2010, 376: 1498.

4. Abreu M M. The relevance of "non-criteria" clinical

manifestations of antiphospholipid syndrome: 14th International Congress on Antiphospholipid Antibodies Technical Task Force Report on Antiphospholipid Syndrome Clinical Features. Autoimmun Rev, 2015, 14 (5): 401-414.

5. Chighizola C B. The ASSociation between antiphospholipid antibodies and pregnancy morbidity, stroke, myocardial infarction, and deep vein thrombosis: a critical review of the literature. Lupus, 2015, 24 (9): 980.

6. Gary S.Kelley And Firestein'S Textbook Of Rheumatology. 10th ed. Philadelphia: Elsevier, 2017.

第九章　类风湿关节炎

类风湿关节炎（rheumatoid arthritis, RA）是一种以炎症介质过度释放和持续性滑膜炎为特征，以关节及其周围组织受累为主的慢性全身性自身免疫性疾病。未经治疗的 RA 可导致关节骨与软骨的损伤并进一步发展为肢体残疾。近年来，新的分类诊断标准及治疗策略的不断涌现，使 RA 的早期诊断和规范化治疗受到了广泛的关注，目标治疗的提出明显改善了 RA 的预后，患者的生活质量也显著提高。当前，针对 RA 发病危险因素和发病机制的研究取得了实质性进展，研究发现，在 RA 症状出现前数年约有 50% 患者的血清中可检测到类风湿因子（rheumatoid factor, RF）和抗瓜氨酸蛋白抗体（anti-citrullinated protein antibody, ACPA）。2012 年欧洲抗风湿病联盟（European League Against Rheumatism, EULAR）的 RA 风险因素研究小组提出了临床前期类风湿关节炎（pre-clinical RA, pre-RA）和临床 RA 的概念，认为 RA 的发生和发展可能有 6 个阶段，包括 RA 相关遗传风险因素期、RA 相关环境因素期、RA 相关系统性自身免疫期、无临床关节炎症状期、未分化关节炎期及确诊 RA 期；推荐将前 4 个时期，即 RA 相关遗传风险因素、RA 相关环境风险因素、RA 相关系统免疫紊乱及无临床关节炎期统称为 pre-RA，pre-RA 概念的提出使 RA 的早期分类诊断成为可能。

第一节　临床特征

类风湿关节炎（RA）是一种以累及关节及其周围软组织为主要特征的伴骨与软骨破坏的致残性全身性自身免疫病，是常见的炎性关节炎之一。其在任何年龄均可发病，以 30~50 岁最多见，男女患病比率约为 1∶3。至今，RA 的病因及发病机制仍然不清，研究发现可能与遗传、异常免疫、

表观遗传学、环境影响以及内分泌等多种因素密切相关。其病理基础是血管炎、滑膜炎及滑膜血管翳形成。未经规范治疗的 RA 最终会发生关节畸形和功能丧失。流行病学调查显示，RA 的全球患病率为 0.18%~1.07%，不同种族的患病率明显不同，如北美洲的 Pima 印第安人患病率可达约 5%，我国 RA 的患病率为 0.28%~0.36%。

RA 常为隐匿起病，以累及手、腕和足的小关节为主要特征，通常表现为对称性关节疼痛伴有关节肿胀；晨僵可作为关节炎的主要伴随症状，一般可持续 30 分钟至几小时不等，常见持续 1 小时以上。少数患者以大关节受累（如肘、膝或髋关节炎）为首发症状，偶见单关节炎或少关节受累起病；以外周大关节受累起病的患者与脊柱关节炎相似，需要密切随访。在超过 65 岁的患者中，多伴有全身症状，包括发热、体重减轻、疲乏等，关节疼痛伴弥漫性可凹性肿胀时需要与 PMR 或 RS3PE 进行鉴别。

研究发现，部分临床前期类风湿关节炎（pre-RA）可以先出现关节痛，而无关节肿胀（无临床滑膜炎），进一步随访检查可发现血清 RF 或 ACPA 阳性、MRI 或超声检查可显示滑膜炎或骨侵蚀，尤其表现在腕关节和手部小关节；部分患者有 CRP 和 / 或 ESR 的升高，其他促炎细胞因子、趋化因子水平也可升高。提示 pre-RA 需要密切关注，一旦分类诊断为早期 RA，需要尽快给予规范治疗。

一、关节受累的典型表现

RA 是一种慢性进行性疾病，多数患者隐匿性起病，由于病程从数周到数月不等，其症状和体征主要是由活动性滑膜炎导致的关节疼痛、肿胀及僵硬，有时会伴有低热。早期典型受累的关节包括手足等小关节，随着时间的推移，大关节

也可能受累,此外非典型关节,包括颞下颌关节、环枢关节、胸锁关节及脊椎椎间盘关节等也可受累。

(一) 小关节

典型的 RA 主要累及小关节,包括腕关节、掌指关节 (metacarpophalangeal, MCP)、近端指间关节 (proximal interphalangeal, PIP) 和跖趾关节 (metatarsophalangeal, MTP)。早期可以表现为双侧对称性小关节的疼痛和 / 或短暂的晨僵,随着疾病的持续进展,疼痛的关节出现肿胀,晨僵时间逐渐延迟,多数超过 30 分钟甚至几小时;关节肿痛逐渐增多侵蚀滑膜、骨与软骨时,可以发生关节功能受限甚至导致关节畸形。腕关节严重受累可导致关节强直、活动受限,严重时可以卡压神经出现腕管综合征等。手和足的小关节受累严重时可以出现关节畸形,包括天鹅颈、纽扣花、关节半脱位等畸形等,严重影响患者的生活质量。

(二) 大关节

少数 RA 患者是以大关节受累为首发症状,常见的是累及上肢肘关节、肩关节及下肢膝关节、髋关节和踝关节;特别是膝关节肿痛可使关节活动受限,积液严重时可形成腘窝囊肿或贝克囊肿 (Baker's cyst)。在极端情况下,贝克囊肿可能破裂,炎性液体渗入小腿远端,导致急性血栓性静脉炎或深静脉血栓形成,MRI 和超声检查有利于诊断贝克囊肿。髋关节和膝关节受累也会出现软骨与骨的破坏,最终导致关节畸形甚至肢体残疾。

(三) 其他关节

RA 除了累及典型部位的大小关节之外,还可以累及颞颌关节、环枢关节、胸锁关节及脊椎等小关节。其中颞颌关节受累的患者常主诉下颌骨疼痛和咀嚼时疼痛,影像学可出现颞颌关节间隙狭窄和骨侵蚀。环枢关节是调节声带外展和内收的关节,受累的症状往往较轻,常表现为声音嘶哑、咽喉痛、吞咽困难或言语疼痛,有时出现吸气性喘鸣,纤维喉镜和 CT 是诊断环枢关节炎最敏感的检查方法。此外,胸锁关节和胸骨柄关节受累出现的症状较隐匿,少数患者可表现胸锁关节的疼痛和肿胀,但压痛较明显,如发现胸锁关节受累应与化脓性关节炎进行鉴别。脊椎椎间小关节特别是颈椎椎间盘关节受累时伴有明显的颈部疼痛,侧位 X 线片上可见软骨组织破坏和椎间隙变窄,严重时可以有寰枢关节半脱位及感觉和运动神经受压迫的症状。

二、关节外表现

RA 是系统性自身免疫性疾病,关节外受累也是其疾病特征,常常累及皮肤、肺脏、肾脏、唾液腺、眼等全身器官,表现为类风湿结节、类风湿血管炎、肺间质病变、肺类风湿结节、胸膜病变、肾淀粉样变及继发性干燥综合征等多系统病变;RA 的基本病理改变是血管炎。了解器官系统受累对判断 RA 的预后和制定治疗决策具有重要意义。

(一) 类风湿结节

类风湿结节是 RA 一种常见的关节外表现,常见于血清阳性的重度或晚期疾病活动性较高的患者。随着规范治疗和生物 DMARDs 的应用,类风湿结节的发生率已明显下降。典型表现是位于前臂和上肢伸肌表面的皮下结节,偶尔可在其他关节周围,如跟腱、枕后和内脏中,如肺部和心肌。由于类风湿结节的临床表现非常典型,通常不需要组织学检查。然而,对于非典型表现或有症状的结节 (例如出现压迫症状时),活检或组织切除可呈肉芽肿性病变,即纤维母细胞环绕的中央局灶性纤维蛋白样坏死。

(二) 眼部受累

眼部受累包括常见的继发性干眼征、少见的浅层巩膜炎、巩膜炎和角膜炎等。约四分之一的 RA 伴发干燥综合征,以典型的眼和口干燥症状为特征。RA 中浅层巩膜炎发病率小于 1%。临床表现通常轻微或无症状,伴有弥漫型和结节型巩膜外层炎症。临床症状包括疼痛、畏光和视力障碍;巩膜炎可分为前和后,前巩膜炎约占 90%,还可分为弥漫性或结节性非坏死性炎症和少数无痛坏死性炎症,由于巩膜炎可导致穿孔甚至失明,应当给予足够的重视。与巩膜炎可同时发生的最严重的眼部损害是周围溃疡性角膜炎 (peripheral ulcerative keratitis, PUK),即角膜 "融化"。主要发生在长病程 RA 中,且与眼穿孔和继发失明的高风险相关。

(三) 血液系统受累

血液常规检测可以出现白细胞 (WBC) 计数

正常或轻度升高；血小板（PLT）轻度升高，PLT可以反映全身慢性炎症程度，明显升高可提示炎症反应明显；此外，还可表现为轻度正细胞性贫血，严重的小细胞贫血很少见，可能与其他因素相关，如缺铁、药物不良反应等。良性淋巴结肿大是活动性和长病程 RA 的常见表现，应该与非霍奇金淋巴瘤鉴别。Felty 综合征是 RA 的全身性表现之一，其特征是伴有慢性中性粒细胞减少、脾大、受累关节破坏、自身抗体（RF 和 ACPA）高滴度阳性以及类风湿结节。Felty 综合征约占 RA 的1%，通常需要强化的免疫抑制治疗。

（四）血管炎

目前，在 RA 中较少伴发系统性血管炎，血管炎的发生与 RA 的严重程度及其活动性相关。最常出现皮肤血管炎，主要累及小腿部皮肤导致坏死和溃疡。此外，血管炎可能导致周围神经病变，出现感觉和运动功能减退，表现为对称性"手套和袜子"型感觉障碍或多发性单神经炎。器官特异性血管炎可导致梗死，包括心肌梗死或卒中，或通过累及肠系膜动脉（如腹痛、消化系统症状和肠缺血）而损害其他内脏器官。实验室通常提示炎症反应指标升高（CRP 和 ESR）以及免疫功能的异常，例如高滴度 RF、冷球蛋白阳性和补体降低。

（五）肺和心脏受累

RA 的肺部受累很常见。发病初期即可伴有胸膜炎，并可因胸腔积液导致进行性呼吸窘迫，然而，积液量少的无症状患者需通过影像学检查发现。此外，常见肺间质病变，尤其是易发生在病程较长的患者，由于肺纤维化和肺动脉高压可出现临床症状，如干咳、喘憋及呼吸困难。间质性肺疾病也可表现为肺内结节，可能与类风湿性结节相关。

RA 最常见的心脏受累是心包炎，可表现为急性胸痛、呼吸困难和心包积液。心包积液可导致心包填塞，需做超声心动图检查密切监测。慢性缩窄性心包炎可导致右心衰竭。此外，血管炎还可导致心肌和心内膜受累，发生传导阻滞和冠状动脉炎。

（六）淀粉样变

慢性持续性淀粉样变性是一种严重的隐匿性且诊断困难的疾病。淀粉样蛋白 A 沉积于肾脏可导致终末期肾衰竭，显著增加患者的死亡率，是 RA 预后较差的因素之一。RA 规范治疗和目标治疗将可能有效抑制淀粉样的发生。

三、伴发疾病

RA 的死亡和致残与其伴发疾病密切相关，如心血管疾病（心肌梗死和卒中）、感染、骨质疏松、重叠自身免疫性疾病和淋巴瘤等。因此，RA 伴发疾病的认识与治疗对改善其预后有重要意义。

（一）感染

由于 RA 的免疫紊乱以及 DMARDs 与免疫抑制药物的作用，RA 易合并感染特别是严重感染的发生率显著增加，包括软组织、皮肤、呼吸道和泌尿道以及关节周围的感染。RA 合并感染的早期诊断和治疗是非常重要的。

RA 治疗药物尤其是糖皮质激素的使用，是病程中反复感染的危险因素。此外，生物制剂也是 RA 感染风险增加相关因素，但不同生物制剂有显著差异，研究表明，肿瘤坏死因子 α（TNFα）抑制剂与感染风险增加有明显的相关性，包括潜伏结核的重新激活等，而目前尚无证据表明 B 细胞和 T 细胞的抑制剂利妥昔单抗和阿巴西普具有相同的风险。生物制剂治疗前均需筛查潜伏性结核。此外，强烈建议在免疫抑制剂特别是生物制剂使用之前使用灭活疫苗（破伤风、乙型肝炎、流感和肺炎球菌疫苗等）进行预防接种；相反，不建议使用活疫苗或减毒疫苗。值得注意的是，接受免疫抑制剂等药物治疗的 RA 患者，其感染的症状和体征常常隐匿或不典型，难以早期发现。

（二）心血管风险

RA 患者发生心血管事件的风险明显增加，与糖尿病患者相似，RA 本身也是心血管疾病的独立危险因素，其中心肌梗死、充血性心力衰竭和卒中是导致 RA 死亡的主要并发症。RA 早期即可伴有动脉粥样硬化，并且与持续的炎性指标升高（ESR 和 CRP）及糖皮质激素的使用密切相关。越来越多的证据表明，血清 RF（APCA）阳性及伴有关节外受累的 RA 患者发生心血管并发症的风险最高。由于过早的动脉粥样硬化与疾病活动有关，因此有效的抗炎治疗是恰当的预防。研究显示,使用传统 DMARDs 以及 TNF 抑制剂等生物制剂可以降低心血管事件的风险。同时必须考虑吸烟、高血压、糖尿病和高胆固醇血症等传统危险因素。值得注意的是,在活动性 RA 中,他汀类药物可抑制高水平的胆固醇,对心血管风险和疾病活动均有益。

（三）骨质疏松症

RA 与全身性骨丢失和骨质疏松症的风险增加相关。RA 患者中骨质疏松的风险大约增加了两倍,因此,椎体和非椎体骨折(尤其是髋部,骨盆,肱骨,胫骨和腓骨)的风险也增加。骨质疏松症的发生受多种因素影响,包括对骨代谢有影响的促炎细胞因子(如 IL-6)的释放,也包括由于疼痛和功能受损导致的制动等。长病程、疾病活动性及低体重指数(BMI)是其预测因素。因此,骨质疏松症也可以作为 RA 的关节外表现来治疗。此外,长期使用糖皮质激素是继发性骨质疏松症发生的主要危险因素。因此,早期预防治疗(如,补充维生素 D、钙剂及双膦酸盐等)是 RA 规范治疗的一部分。

（四）恶性肿瘤

与健康人群相比,RA 患者某些恶性肿瘤的风险略有增加。其中,非霍奇金淋巴瘤(最常见大 B 细胞亚型淋巴瘤)的发病率增加了 2~4 倍,且与 RA 病情活动及其严重程度明显相关,非霍奇金淋巴瘤是难治性 RA 患者的长期风险。此外,荟萃分析显示,与普通人群相比,RA 的肺癌风险明显增加,而结直肠癌和乳腺癌的风险则降低。针对生物制剂的研究显示,使用 TNF 抑制剂的患者非霍奇金淋巴瘤发生的总体风险未变。而利妥昔单抗是伴有或曾患有 B 细胞淋巴瘤的 RA 患者的选择。

（五）自身免疫病

RA 常与其他系统性自身免疫病重叠。有时临床症状难以区分,例如 RA 伴风湿性多肌痛、混合性结缔组织疾病、继发性干燥综合征或 SLE;在 SLE 中血清 RF 阳性的患者可能会出现侵蚀性关节炎(rhupus)。此外,由于遗传易感性,RA 的多发性硬化症、重症肌无力、自身免疫性甲状腺炎以及自身免疫性肝病的发生率也会显著增加。在伴有血栓形成或特征性病态妊娠 RA 患者中重复检测到抗磷脂抗体阳性,则应考虑继发性抗磷脂综合征。

四、实验室检查特征

临床前期 RA 及其发生发展过程中伴有明显的自身免疫紊乱,体内可检测到多种自身抗体,并出现多系统多器官受累的实验室异常。

（一）血常规检测

血常规检测可表现为小细胞低色素性贫血,可能是由于慢性病贫血或缺铁性贫血或长期服用 NSAIDs 导致的消化道慢性失血所致。RA 还常伴有血小板的明显升高,提示慢性炎症活动,可能与病情活动相关;此外,少数患者会出现白细胞和/或血小板的减少,常常与治疗 RA 的药物抑制骨髓的不良反应有关,或并发 Felty 综合征或继发干燥综合征。

（二）炎性标志物

ESR 和 CRP 是反映机体炎症活动程度的常用指标,RA 病情活动时会显著增(升)高,病情缓解后可降至正常,是临床上判断病情活动的参考指标之一。

（三）自身抗体

多种自身抗体参与 RA 的发病,临床上检测这些自身抗体可协助 RA 的早期诊断与鉴别诊断,同时也是判断 RA 预后的重要指标之一,包括:

1. 类风湿因子(rheumatoid factor, RF) 是针对变性 IgG-Fc 段的抗体,可分为 IgM、IgG 和 IgA 型。临床常规检测的是 IgM 型 RF,在 RA 分类诊断中其敏感性为 60%~80%,特异性为 76%~86%。此外,高滴度的 RF 可见于原发性干燥综合征和冷球蛋白血症,还可见于其他自身免疫病、慢性感染及 1%~5% 的健康人群,超过 10% 的老年人中出现 RF 阳性。RF 阴性亦不能排除 RA,此外,高滴度的 RF 提示病情较重、疾病进展迅速、骨破坏严重预后差。

2. 抗环瓜氨酸肽抗体(anticyclic citrullinated peptide antibody, ACPA) RA 分类诊断特异性较高的自身抗体,在 RA 诊断中的敏感性为 42%~72%,特异性高达 97%~99%;部分 pre-RA 也可出现阳性;在 RF 阴性的 RA 具有更好的诊断价值。其中,抗 CCP 抗体是 ACPA 抗体家族的典型代表。抗 CCP 抗体阳性患者的骨破坏较阴性者严重;高滴度 CCP 抗体提示早期 RA 的骨侵蚀及预后较差。

3. 抗核周因子抗体（anti-perinuclear factor, APF） 其在 RA 的分类诊断中的敏感性为 50%~80%，特异性是 89%~94%，与抗 ACPA 密切相关。可在疾病的早期出现，高滴度阳性往往提示预后欠佳。

4. 抗角蛋白抗体（antikeratin antibody, AKA） 在 RA 分类诊断中的敏感性为 40%~60%，特异性是 94%~98%。可出现在临床关节炎之前，其阳性提示预后不良，与 ACPA 密切相关。

5. 抗突变型瓜氨酸波形蛋白（antimutant citrulline vimentin, MCV）抗体 在 RA 分类诊断中的敏感性为 78.2%，特异性为 93.4%，在 25% 的极早期 RA（very early RA, VERA）中可以检测到，特别是在 RF 与抗 ACPA 阴性的 VERA 中与放射学进展密切相关。其与抗 ACPA、抗 APF 或 AKA 有交叉互补的作用。

6. 其他自身抗体 研究提示，抗 Carp 抗体、抗 P68 抗体、抗 PAD4 抗体及均在 RA 的分类诊断中有较好的敏感性和特异性，与其他自身抗体联合检测可以提高 RA 诊断的准确性。

五、影像学检查

RA 可以导致骨与软骨的侵蚀与破坏，最终导致关节畸形，X 线可以辅助 RA 诊断，但其显示的骨质侵蚀与破坏多出现在疾病的晚期；近年来利用关节超声及磁共振（MRI）检测技术可在早期识别出滑膜炎及骨侵蚀，辅助 RA 的早期分类诊断。

（一）关节 X 线

RA 的早期 X 线仅可发现关节周围软组织肿胀、骨端骨质疏松；中期可见关节间隙变窄、关节边缘骨侵蚀或小囊状改变；晚期可表现为关节脱位、半脱位、关节间隙消失或融合。提示关节 X 线检查对于辅助 RA 的早期诊断价值有限。

（二）关节超声

关节超声检查可发现包括滑膜增生、关节腔积液、骨皮质缺损（不连续）和不规则等影像学表现。彩色多普勒超声可以检测到滑膜血流信号，并依据血流信号的强弱判断局部滑膜炎症的程度。关节超声可以发现早期滑膜炎，协助 RA 的早期诊断，亦可用于监测滑膜炎活动的程度，协助判断疾病活动度及评价药物的疗效。

（三）关节磁共振

MRI 对软组织的分辨率较高，有助于早期发现关节及其周围的骨髓水肿、滑膜炎、屈肌腱鞘炎、关节面边缘的骨侵蚀及关节面下骨质小囊状改变，辅助早期 RA 的分类诊断及其判断预后，特别是针对掌指关节（MCP）及腕关节受累的特征性 MRI 表现更具诊断价值。

第二节　病因与发病机制

目前，RA 的确切病因和发病机制仍不清楚，但研究越来越深入。已经证明，遗传易感性、慢性感染、环境因素、免疫异常及雌激素失衡等与 RA 的发病密切相关，体内多种免疫细胞包括巨噬细胞、T 细胞、B 细胞、成纤维细胞、中性粒细胞、肥大细胞及树突状细胞的异常活化等参与 RA 的发病。

一、遗传因素

尽管 RA 的遗传学研究尚未完全阐明，但多数观点认为对 RA 影响最大的遗传危险因素是 MHC Ⅱ 类基因的单倍体。PTPN22 和 PADI4 基因的单核苷酸多态性（single-nucleotide polymorphism, SNP）在某些人种或民族中能增加 RA 发病的风险。全基因组分析提示，超过 100 个基因参与了 RA 发病，其中大部分基因与免疫功能有关。

（一）HLA 基因

调查发现，双胞胎患 RA 的一致性率为 15%~30%（单卵）和 5%（双卵），遗传力估计高达 60%。抗原提呈细胞的 Ⅱ 类主要组织相容性抗原复合体（major histocompatibility antigen complex, MHC）的分子结构与 RA 易感度及高疾病活动度相关，其影响占遗传因素的 40%。20 世纪 70 年代首次报道了携带人类白细胞抗原（human leukocyte antigen, HLA）DR4 基因的个体罹患 RA 的相对危险是普通人群的 4~5 倍。RA 的遗传危险因素包括 MHC 和非 MHC 基因。在 RA 遗传易感因素中，三分之一左右是由 MHC 所致，HLA-DR4 分子属于 MHC 的 Ⅱ 类分子，分别

由 *DRB1*0401* 和 *DRB1*0404* 等位基因编码,大量的研究显示,RA 的发病与 *HLA-DRB1* 基因型(如 **0401*、**0404*、**0405*、**0101*、**1001* 等)密切相关,在 HLA-DRB1 亚型 β 链上的 70~74 位具有 QK/RRAA 的"共同表位"。此外,已鉴定了细胞因子受体编码基因的多种基因多态性,如促炎细胞因子 *TNF-α* 基因位于 *MHC Ⅱ* 类区域中,可能与 TNF-α 抑制剂的治疗效果有一定的相关性。

(二)非 *HLA* 基因

自本世纪初以来,利用全基因组相关性研究(GWAS)等方法,深入研究了启动子区、编码区和未知功能区的 SNP,确定了多种非 *HLA* 基因与 RA 发病有关。2003 年首次报道了非 *HLA* 基因是 RA 发病的风险因素,其中 *PADI* 和 *PTPN22* 相关基因对 RA 易感性的影响最大。研究已发现 PADI 有 4 种异构体,分别命名为 PADI1 至 PADI4,而 PADI4 的扩展单倍体型与 RA 发病相关。*PTPN22* 编码蛋白酪氨酸激酶,在 T 淋巴细胞和 B 淋巴细胞中作为抗原受体信号的负向调控因子,在 TCR 或 BCR 信号减少时可发生变异,影响淋巴细胞的克隆并诱导自身反应性淋巴细胞的产生;PTPN22 的变异还与 TLR7 信号减少以及外周血单核细胞中高聚亚氨酸化有关。此外,*CTLA-4*、*TRAF1 C5*、*STAT4*、*IL-2*、*IL-6*、*LCE*、*MINCLE*、*LILR*、*STAT1* 及 *NFκB100* 等 100 多个的非 *HLA* 基因与炎症通路和 RA 的自身免疫反应有关。

(三)表观遗传学

表观遗传学(epigenetics)研究的是在基因核苷酸序列不变的情况下基因表达的可遗传性变化,是遗传学的分支,包括 DNA 甲基化和组蛋白乙酰化等,可能在 RA 发病中起一定的作用。鉴于 DNA 甲基化、组蛋白修饰和非编码 RNA 在调节和维持细胞特异性生物学功能中的广泛作用,许多病理改变与表观遗传学改变相关,并可能参与免疫细胞的发育和分化。研究表明,与 RA 相关的遗传变异富含 CD4[+]T 辅助细胞中活化染色质的表观遗传标记。在单卵双胞胎中,RA 与非 RA 双胞胎的 *EXOSC1* 中 DNA 甲基化不同;针对无亲缘关系的 RA 患者 DNA 甲基化研究鉴定出 9 个在 HLA 区域具有差异甲基化模式的簇,这表明 DNA 甲基化可以导致 HLA 风险变异的遗传效应。DNA 甲基化研究提示,环境因素可以通过甲基化机制诱导细胞活化,如吸烟且 ACPA 阳性的 RA 患者,携带 *HLA-DRB1* 位基因的甲基化水平高于未携带者;在非吸烟者中未观察到这种甲基化差异。DNA 中胞嘧啶 - 磷脂酰基 - 鸟苷酸(cytosine-phosphatidyl-guanine, CpG)序列的甲基化修饰能够抑制基因的表达,在细胞分化中起到一定作用。组蛋白乙酰化也能改变转录因子及 RNA 聚合酶与 DNA 的结合能力。RA 患者外周血单个核细胞(peripheral blood mononuclear cells, PBMC)显示出 DNA 甲基化的变化,如在 RA 中 IL-6 启动子 CpG 的异常甲基化与 IL-6 的 mRNA 水平改变相关,IL-10 启动子中胞嘧啶甲基化的丧失与 RA 患者 PBMC 高表达 IL-10 的相关。

二、环境危险因素

遗传因素不能完全解释 RA 的发病机制,多种环境因素增加了 RA 的易感性。目前已经发现与 RA 发病相关的环境因素包括以下几个方面:

(一)吸烟

吸烟是已确定的参与 RA 发病的环境危险因素之一。吸烟如何影响到 RA 滑膜炎的发生发展尚不清楚,但吸烟可激活呼吸道内天然免疫系统、诱导气道内 PADI 的表达并增加蛋白的瓜氨酸化,为易感个体 ACPA 的合成提供了激活条件。临床前期 RA 的胸部高分辨率 CT 显示,ACPA 的产生与支气管黏膜增厚相关,提示局部炎症反应可能起始于支气管黏膜。吸烟或 HLA-DR 的 SE 等单一因素仅轻度增加 RA 易感性,而两者之间的协同作用可使致病风险明显增加。携带有两个 SE 拷贝数的吸烟者患 RA 的概率比一般人群高出 40 倍,这两种危险因素的相互作用可能与吸烟者体内的蛋白质高瓜氨酸化水平及 HLA-DR-SE 分子的高瓜氨酸蛋白的呈递能力有关,超过 20 包/年吸烟史与 RA 高风险相关。随着戒烟时间的延长,RA 患病风险会缓慢下降,戒烟十年以后可逐渐降至接近非吸烟者的水平。研究提示,吸烟与促炎性细胞因子水平升高和 RA 疾病活动性增加有关。吸烟与某些 DNA 区域的低甲基化显著相关,提示 RA 发病的风险可能是由表观遗传变异介导的,改变病情抗风湿药物(DMARD)可能改变了该区域的异常甲基化而达到控制病情的目的。

（二）慢性感染

研究发现，RA 患者淋巴细胞的 EB 病毒负载量高于健康人，而血清中抗 EB 病毒抗体的水平也较健康人升高；同时，发现 RA 中 EB 病毒特异的抑制性 T 细胞的功能缺陷；进一步研究表明，EB 病毒糖蛋白 gp110 序列与 HLA-DRB1 亚型具有"共同表位（SE）"-QK/RAA，使针对 EB 病毒的免疫应答通过"分子模拟"的模糊识别诱发 RA，多种抗原如 C Ⅱ 等均可通过模糊识别与 HLA-DRB1 结合形成二聚体后，被 TCR 识别激活 T 细胞诱导自身免疫反应。此外，约 5% 的 RA 起病时有近期感染细小病毒 B19 的证据；而 RA 的滑膜病理研究提示，细小病毒 B19 的 DNA 阳性率为 75%，非 RA 组仅约 20%，且免疫组化可在 RA 滑膜组织中检测到 B19 蛋白 VP-1，而其他关节炎滑膜则无相关证据。

牙周炎与 RA 是不同的疾病，但均为慢性炎性疾病，可出现炎性骨侵蚀。已有研究显示，牙周炎会增加 RA 的患病风险，口腔微生物菌群可介导 RA 和牙周炎的发病，如牙龈卟啉单胞菌和放线菌聚合杆菌。除了牙周微生物群外，肠道微生物也在 RA 发病中发挥重要作用。与正常人群相比，RA 患者肠道微生物群的多样性减少，肠道菌群参与黏膜免疫及 T 细胞分化，如调节性 T 细胞和辅助性 T 细胞；肠道菌群失调可激活肠内自身反应性 T 细胞，增加关节炎的易感性。此外，肠道菌群的代谢产物也能间接诱导 RA，研究显示，早期 RA 患者消化道内的普氏菌属殖增加，伴有拟杆菌减少；RA 患者的 HLA-DR 中分离出了与普氏菌属及其他菌属具有同源序列的新型抗原肽段，进一步证明了环境、自身免疫和 RA 的关系。

（三）二氧化硅

二氧化硅是 RA 发病相关的环境危险因素之一。研究发现，在 2001 年纽约世贸中心倒塌现场灰尘中的消防员和应急人员患系统性自身免疫病的风险显著增加，其中包括了 RA。粉尘中含有水泥粉、二氧化硅、石棉、玻璃纤维等物质。马来西亚的研究提示，暴露于粉尘中的职业女性患 RA 的风险也显著增加。

（四）其他

研究显示，红肉与食盐的摄入可能是 RA 发病的风险因素，适量饮酒可有助于降低 RA 的患病风险，并可适当缓解 RA 的病情；素食或短期禁食可能通过减少食物性抗原的摄入而减轻自身免疫反应强度；维生素 D 缺乏等是 RA 发展的风险因素之一。

三、自身免疫异常

在类风湿关节炎发病前数年即称之为 pre-RA 的患者中可检测到自身免疫异常的证据，且研究发现多种免疫细胞及细胞因子均参与了 RA 的发病。

（一）T 淋巴细胞

RA 发病机制复杂，T 细胞在 RA 的发生发展中扮演着重要的角色。抗原依赖性 T 淋巴细胞的活化可能是最早启动的，临床上应用细胞毒性 T 淋巴细胞抗原 4（cytotoxic T lymphocyte antigen-4，CTLA-4）的抑制剂竞争结合 CD28 分子进而抑制 CD28-B7-1/B7-2 共刺激信号，阻断 T 细胞的活化治疗 RA 取得一定的疗效，验证了 T 细胞活化在 RA 发病中的作用。研究证实，部分瓜氨酸特异性 CD4$^+$T 细胞是 ACPA 的靶标，多数为 Th1 型细胞。此外，RA 患者 Th17 细胞的比例增加且与疾病活动性呈正相关，Th17 细胞介导的破骨细胞与滑膜新生血管翳的形成参与了 RA 骨侵蚀的过程。近年来的研究表明，Notch 信号通路通过促进 Th1 与 Th17 分的化参与 RA 的发病；滤泡辅助性 T 细胞具有独特的基因表达谱和促进自身免疫反应的特殊作用，其前体细胞亚群在 RA 发病中了发挥了重要作用；分泌 IL-17 的 Treg 在 RA 患者滑膜中明显减少，其对自身免疫反应负向调控功能降低，从而参与了 RA 的发病。

（二）B 淋巴细胞

B 淋巴细胞可以作为抗原提呈细胞，为 T 细胞增殖、活化提供重要的共刺激信号。在滑膜中 B 细胞可以分泌多种细胞因子和趋化因子加重炎症反应。此外，活化的 B 细胞可分泌多种自身抗体，如 RF、ACPA、抗 p68 抗体等参与 RA 的致病过程。近年来研究提示，B 细胞可分化为不同亚群，除了经典的 B1 和 B2 细胞外，B2 细胞可分为 B10 细胞、记忆 B 细胞、天然免疫样 B 细胞（innate-like B cells）等亚群。B10 细胞是一群能产生 IL-10 并具有免疫负调节功能的细胞亚群，在 RA 中该亚群细胞比例显著降低,使机体免疫反应的抑制能力下降,进而参与 RA 发病过程。

(三)树突状细胞

树突状细胞(dendritic cell,DC)是经典的抗原提呈细胞。当机体受到抗原刺激时,DC 对抗原进行加工,并迁移至中枢淋巴区域并将处理后的抗原提呈给 T 淋巴细胞,诱导 T 细胞活化而发生免疫细胞紊乱;此外,趋化因子通过募集作用使 DC 迁移至滑膜组织,表达趋化因子 CCR7 与滑膜组织表达的相应配体结合并进一步定位。滑膜组织中的 DC 不仅具有抗原提呈功能,还可以分泌影响 T 细胞分化的细胞因子,包括促进 Th1 和 Th17 分化的细胞因子等。因此,在 RA 患者中 DC 不仅在数量上增多,还伴有功能的异常。

(四)自然杀伤细胞

自然杀伤(natural killer,NK)细胞是固有免疫系统的重要组成部分,不仅能通过自然杀伤效应调节固有免疫应答,而且能通过分泌细胞因子等方式来调节适应性免疫应答,是连接固有免疫和适应性免疫的桥梁。早期研究发现,RA 患者外周血和关节液中 NK 细胞的数量和杀伤功能异常。随后的研究发现,炎症聚集部位的 NK 细胞表型发生了改变,活化型 NK 细胞比例增高。活化后的 NK 细胞既可以产生 IFN-γ,诱导 B 细胞活化及免疫球蛋白转化、促进 DC 成熟等加重 RA 炎症反应,还可抑制 T 细胞向 Th17 细胞分化而抑制自身免疫反应。因此 NK 细胞在 RA 发病中的作用机制值得进行更深入研究。

(五)单核/巨噬细胞

单核/巨噬细胞(monocyte/macrophage)是一种分布广泛而且生物学功能活跃的细胞,以单核细胞形式存在于体循环中,进入组织对炎症刺激产生应答反应。巨噬细胞通过分泌多种细胞因子例如 IL-1、IL-18、IL-33、TNF、IL-6、IL-12、IL-15、集落刺激因子及趋化因子等促进炎症持续进展,多种细胞因子能够刺激成纤维样细胞增生、成纤维样滑膜细胞也能诱导其他细胞因子产生参与 RA 的骨侵蚀与关节破坏。趋化因子作为治疗靶点可以减少免疫细胞向滑膜组织的募集,临床研究也证实,应用生物制剂治疗后关节滑液中巨噬细胞向滑膜的迁移数量减少,表明巨噬细胞是导致 RA 患者滑膜炎的主要参与者。

(六)成纤维细胞和成纤维样滑膜细胞

RA 患者关节腔滑膜的衬里细胞明显增多,可由静息状态的 1~3 层细胞增至 10~15 层。RA 中纤维样滑膜细胞(fibroblast-like synovial,FLS)可伴发多个癌相关基因的异常表达,如原癌基因 *Bax*、*Bcl-xs*、*myc*、*fos*、*ras*、*raf* 和 *sis* 等表达升高,而抑癌基因 *Bcl-2*、*Bcl-xl*、*p53* 和 *PTEN* 的表达降低。研究发现,Fas 配体对 FLS 有双重作用,RA 关节液中可溶性配体 Fas 的浓度明显升高,与病情的严重程度相关,可溶性 Fas 还能促进 FLS 的增殖,而膜结合性 Fas 配体能促进其凋亡。此外,FLS 也可以通过巨噬细胞-成纤维细胞因子系统,参与 RA 的骨破坏。

四、性激素

RA 最常见于女性患者,粗略估计女性 RA 的患病率是男性的 2~3 倍,超过四分之三女性 RA 在妊娠早期病情可得到改善,但分娩或流产后会出现病情加重伴 RF 滴度的明显升高,部分是由于雌激素对免疫系统的刺激作用。但性激素在 RA 发展中的作用还不清楚,目前仍然存在争议。

五、其他

生活方式等因素也与 RA 发病有一定关系,如肥胖可增加 RA 的风险,是发病的独立危险因素;而适度饮酒和严格控制饮食能抑制 RA 的病情活动,提示饮食控制可以调节自身免疫系统。创伤应激障碍可能是女性 RA 的风险因素。已发现社会经济地位较低,包括受教育水平低与 RA 预后较差有关。此外,最近研究发现缺氧诱导因子(hypoxia-inducible factor-1α,HIF-1α)在 RA 发病中可促进关节破坏,由于病变局部滑膜的大量增殖而处于缺氧状态,缺氧进一步加剧滑膜细胞产生大量的致炎症因子,进而形成正反馈环路,加剧 RA 骨破坏。

第三节　分类诊断与鉴别诊断

一、分类诊断标准的演变

在 20 世纪 50 年代之前类风湿关节炎的分类诊断主要根据患者的临床表现和临床医生的经

验。1958 年由美国风湿病学会（American College Rheumatology，ACR）提出了 RA 的第一个分类诊断标准，并在此后不断修订完善。1961 年提出的罗马标准和纽约标准将 RA 分为活动性和非活动性。1987 年 ACR 修订的分类标准（表 9-3-1）在

RA 的分类诊断及临床研究中发挥了重要作用，因此沿用至今。但是，由于制定该标准时所入选的 RA 患者病程较长，导致此分类标准的特异性较好，但敏感性较差，特别是用于早期 RA 的分类诊断时往往易导致漏诊。

表 9-3-1　美国风湿病学会（ACR）1987 年修订的 RA 分类标准

	条目	定义
1	晨僵	关节及其周围组织的僵硬，在最大程度改善前至少持续 1 小时（持续时间至少 6 周）
2	多关节炎	医生观察到在 14 个关节区中同时至少有 3 个以上软组织肿胀或关节积液（不是单纯骨性肥大）（持续时间至少 6 周），14 个关节区包括左右的近端指间关节（PIPs）、掌指关节（MCPs）、腕关节、肘关节、膝关节、踝关节及跖趾关节（MTPs）
3	手关节炎	腕、MCPs 或 PIPs 至少 1 个关节区肿胀（如上定义）（持续时间至少 6 周）
4	对称性关节炎	双侧相同的关节区同时受累（如 PIPs、MCPs 及 TMPs 受累，但并不要求绝对对称）（持续时间至少 6 周）
5	类风湿结节	医生观察到的在骨隆起或伸肌表面或近关节区域的皮下结节
6	类风湿因子	任何方法检测血清类风湿因子异常，在正常对照中 5% 阳性
7	放射学改变	手和腕关节前后位 X 线上有类风湿关节炎典型的放射学改变，包括骨侵蚀或受累关节及其邻近部位有明确的骨质疏松

注：满足以上 7 项中的 4 项或 4 项以上者可分类为 RA；该分类标准的敏感性为 91%~94%，特异性为 89%。

对于该分类标准的临床应用，有几点应予以注意：①标准中前四项均要求病程持续或超过 6 周。②第 2 项中的 14 个关节区不是 14 个关节，例如一侧的全部掌指关节受累只能计为一个关节区，否则会导致过度诊断。③血清学指标中仅提及 RF 阳性，这是由于当时尚缺乏对其他自身抗体的认识。事实上，目前临床上常用的 APCA、抗 MCV 抗体、抗 p68 抗体、抗 Cit-bC Ⅱ 抗体及抗 Cit-Fib 抗体与 RF 相比，对 RA 的分类诊断具有类似或更好的参考价值。④第 7 项放射学改变中将 X 线上关节及其邻近部位生物骨质疏松作为放射学改变的条件之一过于宽松。

在临床上，典型 RA 的分类诊断已经不是难题，面临的挑战是早期和不典型 RA 的分类诊断。因此，2010 年 ACR 与欧洲抗风湿病联盟（EULAR）制定了新的 RA 分类标准（表 9-3-2）。

表 9-3-2　2010 年 ACR/EULAR 关于 RA 分类标准和评分系统

适用人群	
至少有 1 个关节有明确的临床滑膜炎（肿胀）	
滑膜炎不能由另一种疾病更好地解释	

续表

受累关节数	得分
1 个中大关节	0 分
2~10 个中大关节	1 分
1~3 个小关节	2 分
4~10 个小关节	3 分
>10 个关节（至少 1 个小关节）	5 分
血清学	
RF 和 ACPA 均阴性	0 分
RF 或 ACPA，至少有一项低滴度阳性	2 分
RF 或 ACPA，至少有一项高滴度阳性（超过正常上限 3 倍）	3 分
急性时相反应物	
CRP 和 ESR 均正常	0 分
CRP 或 ESR 升高	1 分
症状持续时间	
<6 周	0 分
≥6 周	1 分

注：四类评分相加总分数超过 6 分即可诊断 RA。

新诊断标准中名词的定义：①受累关节数是指评价时压痛和肿胀的关节数，但不包括远端指间关节、第一腕掌关节、第一跖趾关节；②关节大小的定义：小关节指掌指关节、近端指间关节、第一指间关节、跖趾关节 2~5 和腕关节；大关节是指肩、肘、髋、膝和踝关节；③抗体滴度的定义：低滴度是指高于正常上限，但不超过正常上限的 3 倍；高滴度是指高于正常上限的 3 倍或以上。

新分类标准有利于在临床研究中早期分类诊断出 RA,但该分类标准推出时并未给出其在 RA 诊断中的敏感性和特异性,且由于其比以往分类标准更为"宽松",发生过度诊断的机会明显增加,已有研究提示其假阳性率达 18%。

为了建立适合于临床实践应用的早期 RA 分类标准,一项国内多中心大样本前瞻性研究推出并验证了早期类风湿关节炎(early RA,ERA)的分类标准(表 9-3-3),经国内外多中心临床验证,该分类标准的敏感性高于 1987 年 ACR 和 2010 年 ACR/EULAR 分类标准,且特异性下降不明显,更简便适用;其阳性预测值和阴性预测值均优于 1987 年 ACR 和 2010 年 ACR/EULAR 分类标准。在病程小于等于 1 年的早期 RA 中,其分类诊断的敏感性为 84%,特异性为 87%;在病程小于等于 3 个月的极早期关节炎中,该分类标准仍具有较高的敏感性(83.1%)和特异性(84.5%)。

ERA 分类标准是基于 1987 年 ACR 分类标准的修订,其主要变化是:①将晨僵最低时间由 60 分钟改为 30 分钟;②剔除了类风湿结节 1 项,取消关节症状持续 6 周以上的限制,增加了抗 CCP 抗体这一条件;③由于炎性指标 ESR 及 CRP 在多种风湿性疾病中均有升高,对于 RA 诊断缺乏特异性,与 2010 年 ACR/EULAR 分类标准不同,未将其纳入早期 RA 分类标准中;④对称性关节受累并非 RA 特有的临床特征,故未列入此条件;⑤关节典型的影像学改变虽然对 RA 分类诊断的特异性较高,但在早期关节炎出现 X 线改变的较少,故未列入其中。

表 9-3-3 早期类风湿关节炎(ERA)分类标准

	标准	定义
1	晨僵	关节及其周围组织的僵硬时间至少持续 30 分钟
2	多关节炎	14 个关节区中至少 3 个以上受累,14 个关节区包括左右的 PIPs、MCPs、腕关节、肘关节、膝关节、踝关节及 MTPs
3	手关节炎	腕、PIPs 或 MCPs 至少 1 处受累
4	RF 阳性	阳性是指 IU 值大于实验室和测定法正常值上限
5	抗 CCP 抗体阳性	阳性是指 IU 值大于实验室和测定法正常值上限

注:以上 5 项满足 3 项或 3 项以上者可分类为 RA。

总之,RA 的早期分类仍然面临挑战,由于 RA 的异质性,关节炎的表现可以多种多样,需要与多种疾病鉴别,因此,没有任何一种分类标准可以取代风湿病学家的判断这一"金标准"。然而,分类标准有助于风湿病学专家早期完成分类诊断,早期诊断的意义是为了早期治疗,避免延误治疗或过度(错误)治疗带来的风险。

二、鉴别诊断

多种疾病可以累及关节及其周围软组织而表现为关节疼痛和肿胀,如系统性红斑狼疮和干燥综合征等自身免疫性疾病均可伴有关节炎。银屑病关节炎也可以累及全身大小关节,出现 RA 类似的症状等,需要进行鉴别;骨关节炎也需要与老年 RA 进行鉴别,见表 9-3-4。

表 9-3-4 RA 的鉴别诊断

疾病	疾病特征	血清学	影像学特征
银屑病关节炎	常伴有银屑病性皮肤病变,关节受累呈多种方式,多为非对称性关节炎及不规则关节畸形,常见 DIP 受累,可伴发肠病、筋膜炎、"腊肠指"样指炎及脊柱受累	血清 RF 和 ACPA 阴性,HLA-B27 可以阳性	关节超声和 MRI 显示滑囊-腱鞘炎及滑膜炎。X 线显示不易察觉的关节周围骨质疏松、侵蚀性关节炎、骨化性骨膜炎、指/趾端骨溶解合并远端骨吸收导致"笔帽"畸形,脊柱骨赘形成和骶髂关节炎
风湿性多肌痛	近端肌肉骨骼受累为主的疼痛等症状	血清 ACPA 的阴性,ESR 可明显升高	超声和 MRI 可检测出三角下肌、肩峰下、股骨大转子滑囊炎和肱二头肌长头腱鞘炎,颈和背部棘突间、肩和髋关节滑膜炎

续表

疾病	疾病特征	血清学	影像学特征
反应性关节炎	非对称性单关节炎或寡关节炎,可有结膜炎、尿道炎、结肠炎及肠炎等	血清 RF 和 ACPA 呈阴性,血清学或感染病原体检测阳性	超声和 MRI 可检测出滑囊 - 腱鞘炎和滑膜炎,呈非侵蚀性关节炎
痛风	发作性非对称性单关节炎或寡关节炎,伴或不伴有痛风石	血清 RF 和 ACPA 阴性,血尿酸升高(急性发作时可能正常或下降),偏光显微镜可检出尿酸盐晶体	双能 CT 可检出尿酸盐晶体沉积和痛风石,伴有关节内及其周围的骨侵蚀和骨内钙化,可有继发性骨关节炎变化
骨关节炎	累及 DIP 和 PIP 的退行性改变,形成 Heberden's 和 / 或 Bouchard's 结节	血清 RF 和 ACPA 阴性,炎症标志物正常	退行性改变伴关节间隙不对称变窄、软骨下囊肿形成、硬化、软骨变薄和骨赘

第四节 治疗目标与原则

一、治疗目标

当今任何一种治疗方案都不能彻底治愈 RA,所以最好的治疗目标是使疾病达到完全缓解,不能达到病情完全缓解,要达到低疾病活动度。判定 RA 是否达到目标,需要不断重复评估疾病活动度和缓解状态,并且定期随访,调整治疗方案。

目前临床中尚缺乏有效评估疾病活动的单个检查方法和实验室指标,现有的评估方法都是综合性的(表 9-4-1),多数评估方法包涵关节压痛数和肿胀数、患者和医师对疾病的总体评价、躯体功能评估、反映炎症活动的实验室指标如 ESR 和 CRP 等。在临床实践中,很难短时间内记录上述全部资料,因此,简化疾病活动的评估方法非常必要。以 28 个关节数为主要评价指标的疾病活动评分(disease activity score, DAS)、不要求实验室指标的临床疾病活动指数(clinical disease activity index, CDAI)及完全依赖于患者的风湿病评估患者指数数据(rheumatology assessment patient index data, RAPID)的方法可能会更常用于临床实践,这些评估方法的结果密切相关,采用何种方法并不十分重要。2019 年 EULAR 有关 RA 治疗指南的更新提出,RA 的缓解推荐采用 ACR-EULAR 缓解定义判断。

二、治疗原则

RA 治疗的原则是早期、联合(强化)及个体化治疗,近十年来推出最重要的原则是达标治疗(treat to target, T2T),T2T 可以说是改善 RA 预后最重要的因素。治疗原则应包括以下几个方面:

表 9-4-1 RA 疾病活动界定

方法	评分范围	疾病活动性界定			
		缓解	低度活动	中度活动	高度活动
DAS28	0~9.4	≤ 2.6	>2.6 且 ≤ 3.2	>3.2 且 ≤ 5.1	>5.1
SDAI	0.1~86.0	≤ 3.3	>3.3 且 ≤ 11	>11 且 ≤ 26	>26
CDAI	0~76.0	≤ 2.8	>2.8 且 ≤ 10	>10 且 ≤ 22	>22
RADAI	0~10	≤ 1.4	>1.4 且 <2.2	>2.2 且 ≤ 4.9	>4.9
PAS 或 PAS Ⅱ	0~10	≤ 1.25	>1.25 且 <1.9	≥ 1.9 且 ≤ 5.3	>5.3
RAPID	0~30	≤ 1	>1 且 <6	≥ 6 且 ≤ 12	>12

为了实现治疗目标,首先,需对患者进行疾病知识、药物使用及自我管理方面的教育,使患者正确认识疾病,树立信心配合治疗。第二,对于早期活动性 RA 需要及时给予改变病情抗风湿药(disease-modifying antirheumatic drugs,DMARDs)治疗,如果错过"机会之窗"的治疗,将会影响患者的预后。第三,活动期患者给予治疗后应密切随访,并客观记录和评判病情活动性,病情稳定的患者,可适当延长随访间隔,有复发风险的患者及时随访。第四,对于单药治疗超过 3 个月不能达标的患者无论是否伴有预后不良因素,均应尽早使用 DMARDs 联合(强化)治疗。第五,DMARDs 联合治疗效果肯定、耐受性较好,联合治疗多采用两种、三种或更多的药物,包括传统合成 DMARDs(conventional synthetic DMARDs,csDMARDs)联合、也包括 csDMARD 与生物 DMARDs(biologic disease-modifyinganti-rheumatic drugs,bDMARDs)或靶向合成改变病情抗风湿药(targeted synthetic DMARDs,tsDMARDs)的联合。第六,强调个体化治疗原则,选择单药或联合治疗应充分考虑患者的病情活动度、伴发疾病、经济能力及生育要求等多方面因素。第七,治疗后病情维持缓解的 RA 患者,可以考虑逐渐减停药物,推荐优先减停糖皮质激素和 NSAIDs,其次是减停生物或靶向 DMARDs。

第五节 治疗药物与治疗策略

一、治疗药物

RA 的治疗药物包括非甾体抗炎药(non-steroidal anti-inflammatory drugs,NSAIDs)、糖皮质激素(glucocorticoid,GC)、改变病情抗风湿药(DMARDs)以及植物药等药物;DMARDs 又分为 sDMARDs 和 bDMARDs,sDMARDs 包括 csDMARDs 和 tsDMARDs。目前约有超过 20 种传统或生物 DMARDs 可供选择(表 9-5-1),近年来,国内外进行了大量关于 RA 治疗药物的疗效以及安全性的研究,现将 RA 治疗相关药物介绍如下。

表 9-5-1 改变病情抗风湿药

sDMARDs	bDMARDs
甲氨蝶呤	依那西普
羟氯喹	英夫利昔单抗
柳氮磺吡啶	阿达木单抗
来氟米特	利妥昔单抗
硫唑嘌呤	戈利木单抗
米诺环素	阿巴西普
环孢素	托珠单抗
青霉胺	赛妥珠单抗
糖皮质激素	
艾拉莫德	
托法替布	

(一)非甾体抗炎药

NSAIDs 是 RA 治疗中最常用的缓解症状的药物,其通过抑制环加氧酶(cyclooxygenase,COX)活性,减少前列腺素合成而具有抗炎、止痛、消肿等作用。COX 有两种同工酶,COX-1 和 COX-2。COX-1 是合成酶,在正常组织中广泛分布,而 COX-2 是诱导性酶,在炎症反应时才表达。

根据对 COX-1 和 COX-2 抑制的强度,NSAIDs 分为非选择性 COX 抑制剂和选择性 COX-2 抑制剂。大多数 NSAIDs 是非选择性 COX 抑制剂,可同时抑制 COX-1 和 COX-2 减少前列腺素合成,因此有血压升高、血小板异常和急性肾损伤等不良反应的风险;相关研究证明非选择性 NSAIDs 药物最易导致消化道溃疡,可引起严重的上消化道并发症,包括穿孔、梗阻和消化道出血;NSAIDs 药物还可增加心血管风险,例如心肌梗死和卒中等。目前,非选择性 COX 抑制剂包括吲哚美辛、舒林酸、萘丁美酮、美洛昔康、双氯芬酸、萘普生、尼美舒利、布洛芬等;选择性 COX-2 抑制剂包括塞来昔布、艾瑞昔布、依托考昔等。临床上治疗 RA 应结合患者个体差异进行选择。此外,关于 NSAIDs 治疗 RA 应强调的是:①当患者的症状完全缓解时应将 NSAIDs 减量至停用,使用最低有效剂量和最短疗程;②使用一种足剂量的 NSAIDs,不主张两种同时应用;③关注 NSAIDs

相关消化道不良反应,消除相关危险因素,如根治幽门螺杆菌(Hp)感染等、使用质子泵抑制剂(PPI)或前列腺素类似物;用 COX-2 抑制剂替换非选择性 NSAIDs;④一旦诊断为 NSAIDs 相关溃疡消化道首先停用 NSAIDs 和其他对胃肠刺激的药物,并积极给予抑酸治疗。

(二)糖皮质激素

1948 年美国医生 Philip S. Hench 教授将糖皮质激素(GC)首次用于治疗重症类风湿关节炎,取得了显著疗效,为此他与其他两名教授共同获得 1950 年的诺贝尔生理学或医学奖。由此 GC 被广泛应用于治疗 RA,并因此发现了 GC 的多种不良反应,包括向心性肥胖、痤疮、多毛、低血钾、水肿、高血压、骨质疏松及股骨头坏死等,人们开始谈激素色变;近年来,随着对糖皮质激素的重新认识,其在 RA 治疗中的地位和作用也被广泛认可。

GC 有很强的抗炎作用,在炎症早期可以减少毛细血管扩张、抑制白细胞浸润及吞噬反应,从而改善 RA 患者关节肿痛的症状;GC 能抑制巨噬细胞对抗原的吞噬和处理功能;小剂量 GC 能够抑制细胞免疫,而大剂量则能抑制 B 细胞分化为浆细胞,进而减少自身抗体的生成。GC 临床应用非常广泛,使用不当或长期大量使用可导致多种不良反应和并发症,甚至危及生命。

糖皮质激素是治疗 RA 的主要药物选择之一。全世界接受糖皮质激素治疗的 RA 患者为 15%~90%,欧洲国家较高,我国约有超过 30% 的 RA 使用糖皮质激素。应用糖皮质激素目的是快速减轻症状、体征及抑制关节破坏的进展。在 RA 治疗中推荐小剂量(7.5~10mg 泼尼松或等效的其他激素)、短疗程(一般不超过 3~6 个月),口服或局部激素注射。用于治疗 NSAIDs 无效的重症 RA 或合并血管炎的 RA 患者。关于糖皮质激素使用值得强调的是:①伴有高血压、动脉硬化、心肾功能不全的应注意电解质;②长期使用 GC,尤其是年龄较大的患者建议每日补充钙片和维生素 D 剂;③ DMARDs 药物还没发挥药效,使用口服 GC 效果不佳或者伴有严重血管炎者,可以考虑冲击治疗;④单关节受累为主的患者首选曲安奈德关节腔内注射;⑤最好选择半衰期短的糖皮质激素口服,最佳服用频率为每日

一次,晨起服用;⑥对于晨僵明显的 RA 患者,夜间可以加用适当的 GC;⑦糖皮质激素治疗 RA 需要与 DMARDs 联合应用,不可单独应用;⑧长期使用糖皮质激素的患者应定期检测其不良反应,如骨质疏松、高血压、高血糖及高血脂等情况。

(三)改变病情抗风湿药

改变病情抗风湿药(DMARDs)属于免疫抑制剂,通常起效较慢,但对于控制病情、减缓关节破坏具有重要意义,早期给予 DARMDs 可显著改善 RA 的远期预后。目前 DMARDs 分为合成类和生物类,合成类包括 csDMARDs 和 tsDMARDs,bDMARDs 包括生物原研和生物仿制(biosimilar)DMARDs。

1. csDMARDs csDMARDs 包括甲氨蝶呤、来氟米特、硫酸羟氯喹、柳氮磺胺吡啶、艾拉莫得、环磷酰胺、环孢素和他克莫司(FK506)等。

(1)甲氨蝶呤:甲氨蝶呤(Methotrexate,MTX)的作用机制是抑制二氢叶酸还原酶,可以增加腺苷的释放,而腺苷是炎症的有效抑制剂;可以抑制多种细胞的多聚谷氨酸化,从而发挥长期的治疗作用。MTX 是治疗 RA 的基础药物及首选药物,MTX 可以延缓或阻止关节的侵蚀性破坏,既可单独应用,也是联合治疗中的基础用药。2015 年 ACR 和 2016 年 EULAR 制定的 RA 治疗指南和推荐意见均将 MTX 定位为 RA 初始治疗的首选用药,2018 年中国 RA 诊疗指南亦推荐首选 MTX 单用以及作为联合治疗的"锚定药物"。值得注意的是:①对 MTX 单药治疗反应不佳的患者,联合 2~3 种 csDMARDs 能更好地控制疾病活动度,其疗效可能不劣于 MTX 联合一种生物制剂或联合小分子靶向治疗药物;②建议使用 MTX 后 12~48 小时内给予叶酸,补充叶酸可减少胃肠道不良反应和肝功能损害,且不降低疗效,但不能改善胃肠道不适、血细胞减少及转氨酶升高等反应;③皮下或肌内注射比口服 MTX 的胃肠道不适可能更小;④出现 MTX 严重不良反应时,需要减少剂量或停药,MTX 导致的肺炎很少见,但是一种严重的可致命并发症;⑤ MTX 口服给药的起始剂量为 7.5~10mg/ 周,可根据患者病情及治疗反应逐渐增加剂量,最大剂量可为 25~30mg/ 周,肾功能下降者需调整 MTX 的剂

量,疗效不佳或口服不耐受者,可改为胃肠外途径给药,如果停药后复发,可恢复用药,但应减少剂量或频率。

（2）柳氮磺吡啶:柳氮磺吡啶(sulfasalazine,SSZ)是第一个合成的治疗 RA 的药物,是由具有抗炎作用的 5-氨基水杨酸与抗菌作用的磺胺嘧啶通过偶氮键相连的共轭化合物。体外研究证实 SSZ 可以抑制 T 细胞的增殖、NK 细胞和 B 细胞的活化,减少免疫球蛋白的合成和类风湿因子的产生;抑制细胞因子的释放,例如 IL-1、IL-6、IL-12 和 TNF-α 等。动物模型研究证明柳氮磺吡啶抑制 Ⅱ 型胶原诱导的关节炎,并且能够延长小鼠预后寿命,临床试验证明在 RA 中,SSZ 能抑制细胞因子分泌,并与疾病活动度的改善有关。

SSZ 治疗 RA 疗效肯定且耐受性较好,可减缓关节破坏发生,是 RA 治疗联合用药常选用的药物之一。临床研究均显示,SSZ 的有效剂量为 2~3g/d,可从 250~500mg/d 开始逐渐增加剂量。早期病情活动度较低的患者可单独使用,多数情况下常需联合使用。最常见的不良反应是胃肠不适,例如恶心、呕吐、消化不良或厌食等,随着持续用药,发生率会降低;其他的不良反应还包括白细胞减少、转氨酶增高,甚至中枢神经系统受损等不良反应。使用 SSZ 时应强调:①初始推荐剂量是 500mg/d,逐渐加量至 2~3g/d;② SSZ 可减缓 RA 患者的放射学进展;③ SSZ 可用于有生育要求的 RA 患者;④胃肠道不耐受是 SSZ 常见的不良反应;⑤使用早期应监测血常规和肝肾功能等不良反应。

（3）来氟米特:来氟米特(Leflunomide,LEF)是异噁唑类衍生物,是一种新型免疫抑制剂,其在体内的活性成分是 A77 1726,通过可逆性抑制二氢乳清酸脱氢酶的活性而抑制嘧啶合成,进而抑制淋巴细胞、减少 T 淋巴细胞增殖和 B 淋巴细胞产生自身抗体,由于滑膜细胞中主要是活化的 $CD4^+T$ 细胞,因此可以抑制滑膜炎;LEF 能阻断 NFκB 的活化,该因子可调节炎症反应中多个重要基因的表达,此外,LEF 与 MTX 一样可抑制中性粒细胞趋化,降低关节局部炎症细胞的募集;也能降低 MMP-1 与 TIMP-1 的比值;LEF 还能改变细胞因子合成,增强具有免疫抑制作用的细

胞因子-转化生长因子 β1,抑制具有免疫增强作用的 IL-2。由于体内的肠肝循环,LEF 的半衰期较长。

2008 年 ACR 的治疗指南中将 LEF 列为与 MTX 类似的基础用药,LEF 单独应用治疗 RA 的疗效与 MTX 相似,可以延缓骨破坏。在 RA 治疗中,LEF 可单独应用,也可联合应用,剂量为 10~20mg/d。LEF 的不良反应包括消化道反应、皮疹、转氨酶升高和白细胞下降等,恶性肿瘤或淋巴增生性疾病的发生率没有明显增加。关于来氟米特应强调:①用药前应该进行肝肾功能和血尿常规的检测;②使用初期,每月需进行肝功能和血常规的监测;③有生育要求的女性应该停止使用来氟米特并进行洗脱。

（4）抗疟药:抗疟药具有抑制疟原虫血红素聚合酶的功能最早用于治疗疟疾而称为抗疟药,包括氯喹(Chloroquine,CQ)和羟氯喹(Hydroxychloroquine,HCQ)。研究发现此类药物具有免疫调节和抗炎作用,可以稳定溶酶体膜、弱化抗原表达和递呈,抑制细胞介导的细胞毒作用;抗疟药还对促炎细胞因子亦有抑制作用,可以抑制单核细胞及 T 细胞分泌 IL-1 和 γ 干扰素;亦可抑制巨噬细胞、TNF-α 的 mRNA 转录以及内毒素诱导的 TNF-α、IL-1 和 IL-6 分泌;此外,抗疟药在细胞凋亡或细胞死亡的免疫调节中也有重要作用。

目前临床上常用的抗疟药是 HCQ,在 RA 中 HCQ 主要通过抑制 IL-1、IL-6 和 IFN-γ 的产生而发挥作用,缓解 RA 的关节疼痛和肿胀,并抑制病情进展的作用。该药且耐受性好,适合用于早期以及轻型患者,是治疗 RA 的药物选择之一。约 10% 的患者在使用 HCQ 时出现角膜沉积物,并且呈剂量依赖性,停药后可逆转。最严重的眼部不良反应是视网膜病变,其特征为水肿、萎缩、视野缺损等;高剂量长时间使用是视网膜损伤的重要风险因素。心脏毒性是 HCQ 罕见但严重的并发症,主要表现为限制性或扩张性心肌病,包括房室传导阻滞和束支传导阻滞,心脏毒性发生的风险因素主要包括年龄较大、女性、治疗时间较长（>10 年）或既往心脏功能较差。除此之外皮肤色素沉着、头痛、头晕、肝功异常及胃肠道反应等也有可能发生。常用剂量为 0.2~0.4g/d。关于 HCQ

治疗值得强调的是：①早期识别和预防视力异常很重要，建议患者定期进行眼底检查，特别是高危人群（年龄 >50 岁，服用超过 5 年、有伴发疾病者）；②可以用于有生育要求的患者，妊娠期控制 RA 病情。

（5）艾拉莫德：研究发现，艾拉莫德（Iguratimod，T-614）能够有效抑制免疫球蛋白的生成，抑制 IL-1、IL-6、IL-8、TNF-α、IFN-γ 和 MCP-1 的生成；对基质金属蛋白酶（MMPs）的表达有一定的抑制作用，可抑制滑膜成纤维细胞增殖和滑膜炎症反应，减少骨破坏的作用；此外，艾拉莫德具有抑制 Th1 和 Th17 细胞促进 Treg 的作用以及与 COX-2 抑制剂相似的抗炎作用，在 RA 治疗中兼具 NSAIDs 和 csDMARDs 双重作用。研究显示，艾拉莫德与甲氨蝶呤联用能快速改善活动期 RA 的临床症状。2015 年 APLAR 指南及 2018 年中国 RA 诊治指南均推荐艾拉莫德治疗活动期 RA，推荐量 25~50mg/d。艾拉莫德最常见的不良反应是肝功能异常，发生率约 18.3%，故在临床使用时应密切检测肝功能变化，使用艾拉莫德患者还有可能出现胃肠道不适、白细胞减少等不良反应。

（6）环孢素：环孢素（Cyclosporine，CsA）是钙调磷酸酶抑制剂，常用于治疗难治性 RA，环孢素主要作用机制是与亲环蛋白结合形成复合物，此复合物与钙调磷酸酶结合并抑制其活性，阻止活化的 T 细胞胞质核因子移位至细胞核，抑制 IL-2 基因转录和 T 细胞活化，进一步抑制 IL-2 和其他细胞因子的产生，减少淋巴细胞增殖。环孢素不是早期 RA 的首选，可单独或联合使用治疗难治性 RA，常用量为 2~3mg/（kg·d）。与其他免疫制剂相比，环孢素的主要优点是骨髓抑制作用较弱。其严重不良反应是血压增高、肾毒性；其他不良反应还包括肝毒性、多毛症、牙龈增生、淋巴组织增生性肿瘤等。使用环孢素治疗应注意的是：①定期监测肝肾脏功能；②日常监测血压。

（7）硫唑嘌呤：硫唑嘌呤（Azathioprine，AZA）用于治疗 RA 有近 50 年的历史，近年来关于该药的研究较少，AZA 不是 RA 治疗的首选药物，但当患者对 MTX 禁忌或不耐受时，AZA 则可以替代 MTX。当 RA 患者妊娠时，也可选用 AZA 替代。此外伴有间质性肺疾病的 RA 可以选用 AZA，剂量通常为 50~200mg/d。AZA 与 DMARDs 联用的研究提示其耐受性好。中性粒细胞缺乏是 AZA 最常见的不良反应，目前这种不良反应可以通过测定硫代嘌呤甲基转移酶（tyhiopurine S-methyltransferase，TMPT）的多态性来进行预测。建议 ZAZ 从低剂量 50mg/d 开始使用，2 周后检测全血细胞计数，如果白细胞（WBC）计数正常，则根据需要增加剂量。此外，用药过程中要常规监测患者肝肾功能的变化。

（8）其他 csDMARDs：其他用于治疗 RA 的 csDMARDs 包括金制剂、D- 青霉胺、环磷酰胺及他克莫司（FK506）等，这些药物需在风湿免疫专科医师指导下使用。

2. tsDMARDs 目前靶向小分子药物的研究及应用已成为 RA 治疗的主要进展之一，多种调控信号通路的抑制剂成功用于临床，成为 RA 治疗的又一选择手段。

Janus 激酶（Janus kinase，JAK）是一种可结合跨膜细胞因子受体胞外区域并通过 1 型和 2 型细胞因子受体介导信号转导的蛋白酪氨酸激酶。托法替布是 JAK-STAT 通路靶向性抑制剂，能可逆性抑制 JAK1、JAK2、JAK3 激酶，但抑制 TYK2 激酶的作用较弱，而与 JAK2/2 相比其对 JAK1/3 和 JAK1/2 的信号转导更具有选择性功能，是第一个被美国 FDA 批准用于 RA 治疗的靶向性 DMARD，其联合 MTX 在 RA 治疗中取得了很好效果，持续且显著地改善了 RA 患者的症状、体征及躯体功能，如疲劳、疼痛和健康相关生活质量，并具有延缓影像学进展的治疗效果，推荐剂量每日 5~10mg。巴瑞替尼是 JAK2/JAK1 选择性抑制剂，对 JAK3 或 TYK2 抑制作用较弱，与 MTX 联合治疗难治性 RA 起效迅速，可显著持续的改善临床症状和体征，疗效肯定，推荐剂量 2~4mg，每天一次。此类药物与生物 DMARDs 的安全性类似，用药前应关注感染和肿瘤的筛查，特别是结核感染的筛查。此外还应注意肝肾功能的检测及血常规的监测。

Fostamatinib 是脾酪氨酸激酶（spleen tyrosine kinase，Syk）的选择性抑制剂，通过抑制 Syk 信号转导通路，抑制滑膜细胞中 TNF-α 和基质金属蛋白的产生而控制 RA 疾病活动度。有丝分裂原活化蛋白激酶（mitogen-activated protein kinases，

MAPKs）被认为在这些促炎性细胞因子的产生、关节发炎和骨破坏中起着关键的调节作用。研究发现，MAPKs抑制剂通过与三磷酸腺苷结合位点结合竞争性抑制该激酶，进而抑制p38通路信号转导，减少IL-6、TNF、IL-1的合成，可有效改善RA患者的临床症状和体征，但不能持续降低患者体内的炎性细胞因子。Fibotinib（GLPG0634）是一种口服的选择性JAK1抑制剂，正在研发用于治疗RA和克罗恩病；其他小分子靶向药物包括Btk抑制剂、CⅡ多肽、siRNA药物及T细胞疫苗等已进入临床研究阶段。

3. bDMARDs　大量证据显示，在RA滑膜组织中，关键的致炎细胞因子如肿瘤坏死因子（TNF）、白细胞介素（IL）-1、IL-6等明显的异常。针对这些关键炎症介质（如TNF）的抑制剂在RA及其他系统性炎性疾病的治疗中具有显著疗效。2016年EULAR建议，csDMARDs治疗RA未达标且预后较差时，可加用生物制剂联合治疗。

（1）肿瘤坏死因子（TNF）-α抑制剂：肿瘤坏死因子-α（tumor necrosis factor-α，TNF-α）在RA及其他炎性疾病的发病机制中起重要作用。TNF-α可由多种细胞产生，在RA中TNF-α主要由活化的巨噬细胞产生。TNF-α为细胞膜表面的跨膜蛋白，与其受体结合后可活化多条信号通路，导致信号级联反应因子如转录因子NF-κB、蛋白激酶和p38丝裂原活化蛋白激酶等的激活。TNF-α可能通过多种机制参与RA发病，包括诱导促炎细胞因子（如IL-1、IL-6）和趋化因子（如IL-8）分泌；通过增加内皮通透性和黏附分子的表达及功能促进免疫细胞迁移、活化等。

目前，临床上TNF-α抑制剂有五种，包括英夫利昔单抗，是人鼠嵌合单克隆抗体；依那西普是TNF-α受体融合蛋白，具有可溶性p75-TNF-R/Fc二聚体融合结构；阿达木单抗和戈利木单抗均是人源化抗TNF-α单克隆抗体；赛妥珠单抗是重组的Fab片段与40kD的聚乙二醇（PEG）结合的人源化抗TNF-α单克隆抗体。此外，不久的将来，包括生物仿制药在内的其他TNF-α抑制剂还会陆续应用于临床。以上五种药物都是大分子TNF-α抑制剂，但其药理学和药效学存在差异。英夫利昔单抗、阿达木单抗、戈利木单抗和赛妥珠单抗对TNF-α的作用具有特异性，而依那西普与TNF-α和淋巴毒素-α两者均可以结合。英夫利昔单抗静脉后可达到较高的血液峰浓度（C_{max}），其后被稳态清除。依那西普、阿达木单抗、戈利木单抗和赛妥珠单抗都是皮下注射药物，药代动力学曲线更为平坦。除了赛妥珠单抗外，其他TNF-α抑制剂都能影响Fc介导的功能，比如补体依赖的细胞溶解和抗体依赖细胞介导的细胞毒性作用，可与可溶性跨膜TNF-α结合，但结合的亲和力有差异。此外，对细胞因子的分泌以及细胞凋亡的作用也有差异。

（2）白细胞介素-6抑制剂：白细胞介素（interleukin-6，IL-6）及家族成员在炎症和免疫反应中发挥着重要作用。IL-6是一种小分子多肽，由多种细胞分泌，包括单核细胞、T淋巴细胞、B淋巴细胞和成纤维细胞；IL-6通过与其受体（receptor，R）结合而发挥活性，IL-6R包括辅助蛋白与糖蛋白130（gp130），IL-6R分为可溶型和膜结合型，膜结合型表达于多种细胞，包括淋巴细胞和肝细胞，可溶型IL-6R与gp130高效结合。IL-6可激活Th17分泌IL-17诱发自身免疫损伤；对B细胞的活化和分化有重要作用，对破骨细胞的分化和活化也有影响，包括配体依耐性NFκB受体激活蛋白（RANK）等。

托珠单抗（Tocilizumab，TCZ）是重组人源化的IgG1型IL-6R单克隆抗体，是免疫球蛋白IgG1的亚类，能与IL-6R呈高亲和性结合，可以有效地抑制IL-6的作用，进而抑制可溶性IL-6R与多种细胞中gp130的相互作用。临床研究显示，托珠单抗单药治疗活动性RA有显著的ACR20反应，治疗1周时CRP即可明显下降，并可持续至4周。治疗难治性活动性RA患者4周时，关节炎活动性可显著改善，并持续至第12周。随访5年，多数患者可以维持疗效。经MTX治疗6个月仍处于疾病活动的RA患者无论是单用或联合MTX，TCZ的疗效均优于单用MTX组。此外，TCZ还可改善关节骨破坏的进展。其他IL-6抑制剂还包括Sarilumab和Sirukumab，均是针对IL-6R的人源化的单克隆抗体，皮下注射两种药物治疗RA均可改善患者的症状和体征。

（3）白细胞介素-1抑制剂：IL-1家族成员

包括 IL-1α、IL-1β 和天然存在的 IL-1 受体拮抗剂（IL-Ⅰ Ra），其受体分为两种亚型：1 型（IL-1RⅠ）和 2 型（IL-1RⅡ），IL-1 家族成员与 IL-1RⅠ 的结合具有相似的亲和力，而与 IL-1RⅡ 的结合可激活不同的信号转导通路，可溶性 IL-1RⅡ 通过与 IL-1RⅠ 竞争性结合 IL-1 而抑制的活性。IL-1 和 TNF-α 一样是炎症反应的重要介质之一。

IL-1 受体（IL-1Rα）拮抗剂是与 IL-1α 及 IL-1β 有同源氨基酸序列的天然拮抗蛋白，这种蛋白以多种形式存在，其中一种为分泌型，同时也是 IL-1α 和 IL-1β 竞争性抑制剂。阿那白滞素（Anakin）是人重组 IL-1 受体拮抗剂，是非糖基化的白介素 -1 重组体，可竞争性与 IL-1R 结合抑制 IL-1α 和 IL-1β，阻断 IL-1 的生物学活性，从而抑制 IL-1D 促炎反应。研究表明，阿那白滞素联合 MTX 可减少 IL-17、IFN-γ 及 IL-21 的产生，同时促进 Treg 的比例增加，抑制过激的炎症反应，缓解 RA 的临床症状，但其总体临床症状和体征改善率低于 TNF 抑制剂；阿那白滞素的不良反应主要是继发感染和局部反应。利洛纳塞是一种包含人 IL-1 受体胞外域和 IgG1 Fc 片段的融合蛋白。将 IL-1RI 和 IL-1R 辅助蛋白的胞外域合并成一个单分子。安慰剂对照研究提示，利洛纳塞治疗中重度 RA 的疗效不显著。康纳单抗是针对白介素 -1β 的人单克隆抗体，它与 IL-1 家族中其他成员包括 IL-1α 没有任何交叉反应。

（4）共刺激阻断剂：阿巴西普（Abatacept）是一种融合蛋白，由可与细胞毒性 T 淋巴细胞相关抗原（cytotoxic T lymphocyte-associated antigen）的胞外域融合的 IgG1 的 Fc 区构成，通过干扰细胞共刺激分子（CD28 和 CD80/CD86）调节 T 细胞的活化，提示阿巴西普可能在 RA 的进展和 / 或发病中起作用。阿巴西普已在美国和欧洲批准上市，用于治疗 DMARDs 效果不佳的 RA。临床试验显示，阿巴西普治疗活动性 RA 有显著疗效，还可延缓 RA 的影像学进展。不良反应与 TNF-α 抑制剂相似，因此不推荐二者联合使用。

（5）IL-17 受体拮抗剂：IL-17A 产生于 RA 的滑膜组织，可导致滑膜和软骨与骨溶解。多数 RA 患者血清和滑液中可检测到 IL-17 水平升高。IL-17A 受体拮抗剂，包括抗 IL-17 单克隆抗

体 Secukinumab 和 Ixekizumab 以及 IL-17 受体亚单位 A 的单克隆抗体 Brodalimumab 已在类风湿关节炎患者中进行了初步临床研究，结果显示其临床疗效一般。

（6）B 细胞抑制剂：B 细胞的多种功能与 RA 发病相关，包括抗原提呈、分泌促炎细胞因子、产生 RF 和 APCA、形成免疫复合物及其与 T 细胞共刺激作用等；B 细胞还与滑膜中异位淋巴样组织的生发过程有关。

利妥昔单抗（Rituximab）是针对 B 细胞表面 CD20 抗原结构域的人鼠嵌合型单克隆抗体，能够启动补体介导的 B 细胞溶解和清除，杀伤性 T 细胞；可通过识别 Fc 段，产生抗体依赖性细胞介导的细胞毒作用；还可以启动凋亡、降低 B 细胞对抗原或其他刺激的反应能力。美国和欧洲已经批准其应用于 TNF-α 抑制剂无效的活动性 RA。最近的研究显示利妥昔单抗对初治或未用过 MTX 治疗的 RA 特别是血清阳性患者同样有效。虽然有利的证据越来越多，但利妥昔单抗治疗 RA 的安全性还需进一步评价。

以 CD20 为靶点的抗体还包括奥瑞珠单抗（Ocrelizumab）与奥法木单抗（HuMax/ofatumumab），其临床试验和安全性数据也已有相关报道。奥瑞珠单抗是人源化的 CD20 单抗，其治疗 RA 的 Ⅰ/Ⅱ 期试验结果提示安全有效。Ⅲ 期临床研究已经全面报道奥瑞珠单抗的相关疗效，但因研究者发现其严重感染和机会致病菌感染信号，叫停了其临床研究。奥法木单抗是特异性抗人 CD20 抗原的 IgG1κ 可溶性单克隆抗体，可识别人 CD20 分子的特异性膜表位，针对 DMARDs 治疗无效活动性 RA 的 Ⅰ/Ⅱ 期临床研究提示，与安慰剂比较，奥法木单抗显示了显著的临床疗效和良好的耐受性。且机会性致病菌所致意外感染并未出现。

其他多种针对 B 细胞靶向性治疗方法还在临床测试阶段，贝利木单抗（Belimumab, LymphoStat-B）是一种新研制的人源化抗 BlyS 单抗，其治疗活动性 RA 的研究提示，贝利木单抗略优于安慰剂，且耐受性良好。其他抑制 BlyS 作用途径的研究仍处于临床开发的早期阶段。

4. 间充质干细胞 间充质干细胞（mesenchymal stem cells, MSC）是具有多谱系分化潜能

的细胞,可以调节先天性和适应性免疫反应。抑制包括 CD4⁺T 细胞增殖的有丝分裂原或抗体反应。间充质干细胞可抑制单核细胞生成树突状细胞,减少白细胞 HLA-DR 和抗原提呈细胞表面共刺激分子 CD86 和 CD80 的表达。此外,间充质干细胞可降低抗原提呈细胞的 IL-2、IFN-γ 和 TNF-α 分泌、增加 IL-10 的产生。相关研究证明,异体骨髓间充质干细胞移植后,难治性 RA 的疾病活动度降低。随着分子和细胞生物学、组织工程学及相关学科的发展,间充质干细胞治疗 RA 的研究取得了很大的进展,间充质干细胞是最有前途的治疗方法之一。

5. 免疫净化治疗 免疫净化疗法是利用离心分离、膜分离等技术去除血液循环中异常的抗原、抗体、免疫复合物及炎性介质等病理成分或免疫细胞,达到治疗疾病的目的。通过免疫净化可以安全迅速有效去除 RA 血清中存在的多种自身抗体、致炎细胞因子、炎性介质等致病成分。多个研究显示,免疫净化联合慢作用抗风湿药物(DMARDs)治疗难治性和危重 RA 较单用 DMARDs 治疗能快速缓解病情、提高临床缓解率,且安全可靠。

(四)中药单味药

1. 雷公藤多苷 雷公藤属卫矛科植物雷公藤的根部,具有祛风除湿、活血通络、消肿止痛、杀虫解毒的功效。雷公藤中的有效成分为雷公藤碱、雷公藤红素及雷公藤甲素等。雷公藤甲素是抗炎及免疫调节的主要成分,通过抑制基质金属蛋白酶 -9(matrix metalloproteinase-9,MMP-9)的表达影响胶蛋白的表达,从而发挥减轻骨质破坏的作用。雷公藤红素作为有效成分之一,通过损伤纤维样滑膜细胞使其停留在 DNA 合成后期(G₂ 期),无法完成转录而凋亡,抑制成纤维样滑膜细胞的增殖,减轻骨质破坏。近来雷公藤多苷治疗 RA 的研究越来越受到关注,有研究显示单用雷公藤多苷治疗 RA 与 MTX 的疗效相似,且可以有效延缓 RA 的骨破坏进展;雷公藤多苷联合 DMARDs 治疗 RA 的疗效肯定,但还需要大规模的临床验证。应用雷公藤多苷主要需关注的不良反应是肝肾功能损伤和骨髓抑制,因此应定期检测,此外其抑制性腺功能的不良反应也值得关注,年轻的男女患者均应避免使用。

2. 白芍总苷 白芍属毛茛科植物,芍药的根,具有养血调经、敛阴止汗、柔肝止痛、平潜肝阳的功效。白芍功效明显且不良反应小,是 RA 治疗的辅助药。白芍的主要成分白芍总苷具有一定的抗炎效果,通过抑制 MMPs 的表达及 PGE₂ 等炎性因子的产生达到减轻炎症的作用,白芍总苷还可调节免疫细胞、抑制 T 细胞对 RANKL 的表达。相关研究发现,白芍总苷对成纤维样滑膜细胞增殖活性有影响。目前不主张单独使用白芍总苷治疗 RA,主要是辅助 DMARDs 治疗 RA,协助提高疗效稳定病情。主要的不良反应是腹泻,值得关注。

其他中药治疗 RA 也取得了一定的效果。

随着 RA 发病机制的深入研究,RA 治疗的新型药物将不断出现,更多的 RA 患者将从中获益。

二、治疗原则和策略

RA 患者的治疗目标是达到疾病缓解或处于低疾病活动状态。除了药物不良反应和经济状况,临床医师更应该关注是否达标。没有任何一种或几种治疗方案适于所有患者,在制定治疗策略时需要认真考量疾病特征、治疗的期望值、疾病活动度、预后不良因素及伴发疾病等。迄今为止还没有明确的指标可以预测治疗方案的有效性。

ACR 和 EULAR 的多个推荐意见中都明确提到制定 RA 治疗方案时,应考虑到预后不良的因素,但尚无证据提示依据不良因素的分层治疗可以提高疗效。目前的研究提示,RA 的预后不良因素主要包括:关节疼痛和肿胀计数持续增多;急性时相反应物水平较高;RF 和 / 或 APCA 阳性,特别是高滴度阳性;早期出现骨侵蚀以及 2 种或 2 种以上 csDMARDs 治疗失败等,在制定治疗策略时除了考虑上述因素,主要应关注以下几方面:

(一)未用过 DMARDs 的 RA

对于早期或已经确诊但未用过 DMARD 治疗的 RA,初始治疗都应首选 DMARD,如何选择 DMARDs 药物、单药还是联合治疗是目前面临的问题。选择 DMARDs 治疗是非常复杂的过程,目前没有统一的治疗方案,需要考虑许多因素,包括疾病活动度、合并症、经济承受能力和卫生保健体制以及患者对受孕的期望等，临床医师需要与患者充分讨论沟通、共同决策治疗方案。

大多数临床医师主张从单药治疗开始，必要时采用DMARDs联合治疗。研究表明，DMARDs联合治疗可明显提高疗效，且耐受性好，联合治疗是指使用两种、三种或更多种DMARDs，公认DMARDs联合治疗方案是MTX、HCQ与SSZ联合，或csDMARDs（MTX）与bDMARDs联合，也有其他csDMARDs联合方案，多个研究表明，联合治疗的疗效明显优于DMARD单药，并未导致不良反应显著增加，但仍需要高度关注。

MTX是大多数RA患者首选的一线csDMARDs药物，也称是为RA治疗的"锚定"药物，因其价廉、有效性和耐受性好，也是联合治疗方案中的基础用药，特别是与TNF抑制剂及其他bDMARDs联合治疗的核心药物。对于MTX有禁忌或不耐受的RA，可以选用LEF或SSZ替代。对于早期或初始治疗选择单药还是联合治疗各指南和推荐意见并不一致。对早期活动性RA，EULAR主张初始给予MTX或DMARD单药，而美国国立卫生与临床研究所（The National Institute for Health and Clinical Excellence，NICE）则主张早期采用联合治疗。

（二）MTX或csDMARD单药无效的RA

依据指南或推荐意见如经MTX或传统DMARD单药治疗后RA仍处于病情活动时，除了判断患者病情活动度，应考虑有无预后不良因素。如果是中低疾病活动度，没有预后不良因素，可以选择换用其他csDMARD单药或在原治疗的基础上联合csDMARDs；对于高疾病活动度的患者，无论是否有预后不良因素，均可选择二联或三联csDMARD，经济条件允许直接加上bDMARDs或tDMARDs联合治疗。目前的研究结果提示，bDMARDs或tsDMARDs需与csDMARDs联合使用，如果csDMARDs有禁忌，IL-6抑制剂和tsDMARDs较其他生物制剂具有一定的优势。

（三）难治性RA的治疗策略

尽管csDMARDs联合以及bDMARDs或tsDMARDs的治疗明显提高了RA的缓解率，但仍有10%~40%的患者持续处于中高疾病活动状态，目前这部分RA在临床上重视不足，且出现骨质侵蚀甚至关节畸形的比例高，易导致工作能力和生活质量的明显下降，是造成患者家庭和社会沉重负担的主要因素之一。目前难治性RA的概念并未达成一致，多数学者认为经csDMARDs规范治疗至少6个月或联合bDMARDs治疗至少3个月，RA病情仍不能达到临床缓解或低疾病活动度即可称为难治性RA。

面对难治性RA时，需要逐一了解之前的治疗方案，评估DMARDs是否足量足疗程是非常重要的，除非有禁忌，提倡MTX最大剂量为每周25~30mg。有研究提示，在难治性RA中，csDMARDs三联治疗的疗效与联合bDMARDs治疗的疗效相当，对于有一定经济困难的患者在使用bDMARDs之前应该考虑csDMARDs的联合。目前已有多种可供选择的治疗方案，包括调整为另一种TNF抑制剂，或使用托珠单抗、托法替布、利妥昔单抗或阿巴西普等。但支持选择治疗方案的临床数据还很有限，还需要大规模的临床研究提供选择治疗的依据。

（四）持续缓解期RA

持续缓解期RA如何减停药物已经成为医生和患者关注临床实际问题。目前，针对缓解期RA的治疗研究数据较少，且研究显示，如果停用DMARDs，疾病复发率较高。血清抗体（RF或ACPA）阴性、多普勒超声未提示滑膜炎可以有效预测减药。国内外多个指南和推荐意见提示，对于病情持续缓解的患者可以逐渐减药，首选减停的药物是糖皮质激素（GC）和非甾体抗炎药（NSAIDs）。多个研究证实，在RA治疗中GC和NSAIDs是快速缓解症状，起到"桥"治疗的作用。如果选择的是csDMARDs（MTX）联合bDMARDs或tsDMARDs治疗方案，考虑经济因素和药物不良反应的关系，应优先减用bDMARDs或tsDMARDs。如果患者使用bDMARDs或tsDMARDs超过6个月，疾病持续缓解6个月，就可以慎重地减少剂量或延长给药间隔，直至完全停用bDMARDs或tsDMARDs。此外，对于使用csDMARDs联合治疗的患者怎样减停药物，目前没有专家共识，但推荐意见认为，RA是慢性进行性疾病，如果病情持续缓解1年以上，可以考虑减少csDMARDs的种类或剂量，但不主张完全停用。

缓解期 RA 的减药是一个漫长的过程，需要不断地病情监测，在众多的监测方法中，US 和 MRI 可以在临床症状不明显时发现滑膜炎，特别是 US 可以预测临床缓解期 RA 病情复发的风险，但因 US 在临床实践中并没有广泛应用，操作技术的不规范限制了它使用价值。

（苏　茵　白明欣）

参 考 文 献

1. Maeda Y. Dysbiosis Contributes to Arthritis Development via Activation of Autoreactive T Cells in the Intestine. Arthritis Rheumatol, 2016, 68（11）: 2646-2661.

2. Jin S. Maresin 1 improves the Treg/Th17 imbalance in rheumatoid arthritis through miR-21. Ann Rheum Dis, 2018, 77（11）: 1644-1652.

3. Hu F. Pathogenic conversion of regulatory B10 cells into osteoclast-priming cells in rheumatoid arthritis. J Autoimmun, 2017, 76: 53-62.

4. Alpizar-Rodriguez D. The role of female hormonal factors in the development of rheumatoid arthritis. Rheumatology（Oxford）, 2017, 56（8）: 1254-1263.

5. Tedeschi S K. Is There a role for diet in the therapy of rheumatoid arthritis?. Curr Rheumatol Rep, 2016, 18（5）: 23.

6. Ramirez J. Anakinra for the treatment of rheumatoid arthritis: a safety evaluation. Expert Opin Drug Saf, 2018, 17（7）: 727-732.

7. 栗占国, 主译. 凯莉风湿病学. 10 版. 北京: 北京大学医学出版社, 2019.

8. 中华医学会风湿病学分会. 2018 中国类风湿关节炎诊疗指南. 中华内科杂志, 2018, 57（4）: 242-251.

9. Alexandre S. Safety of synthetic and biological DMARDs: a systematic literature review informing the 2019 update of the EULAR recommendations for the management of rheumatoid arthritis. Ann Rheum Dis, 2020, 79（6）: 760-770.

10. Bryant R E. 2019 update of the American college of rheumatology recommended rheumatoid arthritis disease activity measures. Arthritis Care Res, 2019, 71（12）: 1540-1555.

第十章　干燥综合征

干燥综合征（Sjögren's syndrome, SS）是由于外分泌腺淋巴细胞浸润和炎症，从而出现干燥症状的一种慢性自身免疫性疾病。患者血清中可存在多种自身抗体。泪腺和唾液腺受累是本病最特征性的临床表现。SS还可能影响腺体外的其他器官（腺外病变），出现皮肤、关节、肌肉、肺、肾、神经和血液系统等多系统受累表现。自身免疫炎症可影响器官（如肝脏和肾脏）的导管上皮，出现类似唾液腺和泪腺病理改变的炎症，故又称为"自身免疫性上皮炎"。根据是否伴发其他弥漫性结缔组织病，可以将SS分为原发性SS（pSS）和继发性SS（sSS）。单独发病的SS称为pSS。类风湿关节炎、系统性红斑狼疮、系统性硬化症合并SS的发生率分别约为17.1%、8%~20%和14%。pSS发病率为0.1%~0.6%，女性多见，男女比例为1：9~20。任何年龄均可发病，多见于40~50岁，30岁前发病仅占10%左右。

一、病因

（一）遗传因素

针对人类白细胞抗原（HLA）基因的研究显示，与SS相关的HLA基因包括HLA-DR3、B8、DQ2和C4。不同种族的遗传相关性在有较大差异。HLA-DQB1*0201和HLA-DQA1*0501主要见于高加索人，HLA-DR5主要见于希腊人，DRB1*0405-DRB4*0101-DQA1*0301-DQB1*0401多见于日本人，我国汉族人群则与DRB1*0803-DQA1*0103-DQB1*0601相关。

除了HLA基因，全基因组关联分析（GWAS）还发现其他与SS高度相关的基因，包括：与固有免疫相关的信号因子，如干扰素调节因子5（IRF-5）和肿瘤坏死因子α诱导蛋白3相互作用蛋白1（TNIP1）；与适应性免疫相关因子BLK、STAT4、IL-12A和CXCR5等。

近来研究显示：表观遗传因素例如DNA甲基化，组蛋白乙酰化，非编码RNA和基因重组都可能在基因表达调控中发挥作用从而参与SS发病。

（二）性别

SS患者多为女性，提示雌激素可能与SS发病有关。然而动物实验发现雌激素可以预防泪腺和唾液腺炎症，而停用雌激素反而促进唾液腺上皮细胞凋亡。研究还发现SS患者血清及唾液腺中脱氢表雄酮和二氢睾酮水平均降低，提示雄激素在SS发病中可能起保护作用。X三体综合征（47, XXX）具有正常的女性性别发育和激素水平，但其SS的发生率较（46, XX）女性高2.5倍，较（46, XY）男性则高25倍。提示SS发病的性别优势与X染色体的剂量效应有关，且这种效应并不依赖于性激素水平，可能与X染色体上存在的大量免疫相关基因有关。虽然在胚胎发育过程中，女性其中一条X染色体转录后失活（剂量补偿效应）使男性和女性的X染色体基因产物相等，但研究发现女性淋巴细胞上某些基因则逃避了这一过程，解释了为什么自身免疫性疾病在女性中高发。

（三）病毒感染

多种病毒可能与SS发病及疾病进展有关，其中EB病毒（EBV）研究较多。EBV是一种广泛存在的疱疹病毒，主要通过唾液传播，可感染唾液腺。EBV原发性感染后进展为终身潜伏感染，并且可以周期性再激活。SS患者唾液腺组织可检测到EBV抗原及DNA，EBV可诱发T细胞免疫反应及激活B细胞介导自身抗体的产生。pSS患者唾液腺的异位淋巴滤泡周围EBV感染的浆细胞可产生抗Ro52和抗La/SSB抗体，提示EBV感染在局部B细胞增殖分化及自身抗体产生方面具有一定作用。另外，人类嗜T淋巴细胞病毒（HTLV）、人类免疫缺陷病毒（HIV）和丙型肝炎病毒（HCV）感染常可出现 SS 的某些临床表现。研究还发现在部分 pSS 患者唾液腺中检测到丁型肝炎病毒（HDV），并且 HDV 抗原表达可以诱发小鼠出现类似 SS 的表现。

二、发病机制

SS 是遗传易感因素和非遗传因素（病毒感染、性别等）相互作用下缓慢发病的自身免疫性疾病。目前观点是在遗传易感因素影响下，环境因素例如病毒感染可激活腺体上皮细胞和树突状细胞等固有免疫细胞，引起干扰素（IFN）通路活化，促使 B 细胞活化因子（BAFF）及 IL-12 等因子过度表达、B 细胞和 T 细胞增殖活化。固有免疫及适应性免疫共同作用，介导自身抗体产生及慢性炎症反应，导致组织损伤。其他外分泌腺病变（如胰腺炎）的发病机制类似于唾液腺。腺外表现与免疫复合物沉积（如冷球蛋白血管炎）、细胞或组织特异性自身免疫反应（如血小板减少症、共济失调感觉神经节病和视神经脊髓炎）及结外淋巴组织增生（例如淋巴细胞性间质性肺炎）等有关。B 细胞的增殖及反复的慢性刺激引起高球蛋白血症，并可能促进淋巴瘤的形成。

（一）固有免疫和适应性免疫

唾液腺上皮细胞在 SS 腺体炎症的启动和维持中发挥重要作用，因而有"自身免疫性上皮炎"的概念。由 I 型 IFN 或病毒感染激活的唾液腺上皮细胞可以发挥以下作用：①表达主要组织相容性复合物（MHC）II 类分子，包括人白细胞抗原 HLA-DR 和共刺激因子 CD80、CD86 和 CD40，促进上皮细胞与 T 细胞相互作用；②释放细胞因子，如 BAFF、IL-1、IL-6、TNF-α 和 IL-22 等，在固有和适应性免疫反应中起重要作用；③通过产生 CXCL13 和其他趋化因子促进淋巴细胞和树突状细胞浸润；④通过细胞凋亡和外泌体的释放介导细胞内抗原（如 Ro/SSA-La/SSB）的释放，从而驱动自身反应性 B 细胞的产生。

固有免疫在 SS 发病中起重要作用。患者外周血单个核细胞及唾液腺组织 IFN 诱导基因表达增加。唾液腺上皮细胞在病毒感染等损伤因子刺激下发生凋亡，SSA 抗原（Ro60）-小非编码 Y RNA（hYRNA）复合物由核内转移至胞膜，与自身抗体相互作用，促进局部树突状细胞和 B 细胞对复合物加工，激活 Toll 样受体（TLRs），促进 IFN 相关基因的表达。病毒感染或其他环境因素也可以直接活化局部树突状细胞，激活固有免疫产生 IFN 反应，同时促进 T、B 细胞活化及细胞因子产生。固有免疫和适应性免疫的相互刺激循环，导致持续的腺体损伤和功能障碍。

（二）自身抗体

SS 可出现多种自身抗体，其中以抗 Ro/SSA 和抗 La/SSB 抗体与本病关系最为密切。抗 SSA 阳性率为 60%~80%，抗 SSB 阳性率约为 50%。这两种抗体也可见于部分 SLE 患者。抗 SSA 抗体识别的抗原有 52kD 的 Ro52 和 60kD 的 Ro60 两种，主要表达在细胞核，但也可表达在胞质和胞膜。Ro52 属于三结构域（tripartite motif, TRIM）蛋白家族，是一种 E3 泛素连接酶，在调节固有免疫尤其是 I 型干扰素反应中起关键作用。另外还可以作为胞内的 Fc 受体与病毒抗体复合物的 Fc 段结合而发挥作用。抗 Ro52 阳性的患者往往具有较高的疾病活动度。Ro60 也称为 TROVE2，和胞质中的小 RNA（hYRNA）结合介导异常 RNA 的清除，还可以和内源性 Alu 反转录元件结合调控炎症相关基因的表达。SS 中抗 SSA 抗体可识别 Ro52 和 Ro60，而 SLE 中 SSA 多数识别 Ro60。抗 SSB 识别的 47kD 的新合成 RNA 聚合酶 III 转录相关磷酸化蛋白，目前抗 SSB 抗体在 SS 致病中作用尚不清楚。抗 SSB 阳性者往往同时有抗 SSA 抗体。国外一项针对 624 例患者的 1173 份抗 SSA 和 / 或抗 SSB 抗体阳性的血清标本研究发现仅 13.5% 为单纯抗 SSB 抗体阳性。一般认为抗 SSB 抗体阳性对于 pSS 的分类诊断标准无贡献价值。

除抗 SSA 和抗 SSB 抗体外，SS 中存在其他自身抗体。大约一半 SS 患者抗核抗体（ANA）和类风湿因子（RF）阳性，但 ANA 和 RF 对诊断 SS 特异性不高。少数 SS 可有抗 RNP、抗双链 DNA（dsDNA）抗体、抗组蛋白、抗心磷脂、抗线粒体抗体。部分患者还有 M 型乙酰胆碱受体抗体，可能与腺体分泌功能减退有关。

（三）细胞因子

SS 患者唾液腺组织中细胞因子主要为 Th1/Th17 相关，包括 CD4⁺T 细胞分泌的 IL-2、IL-10 和 IFN-α 及 Th17 分泌的 IL-17。另外，活化的腺体上皮还可以分泌 IL-1、TNF-α 和 IL-6。目前认为

BAFF 是 SS 中较为关键的因子,在 SS 患者血清及唾液腺组织中均明显升高。除单核 / 巨噬细胞和树突状细胞等固有免疫细胞外,腺体上皮及淋巴细胞在 IFN 诱导下均可产生 BAFF,介导 B 淋巴细胞的活化、增殖,发挥连接固有和适应性免疫的桥梁作用。

三、病理

SS 病理特征为外分泌腺及腺外器官大量淋巴细胞浸润和炎症。在唾液腺中表现为局灶性淋巴细胞性唾液腺炎,淋巴细胞紧密地成簇聚集,形成一个淋巴灶,每个淋巴灶的淋巴细胞数目多于 50 个(图 10-0-1,见文末彩图)。持续性唾液腺导管阻塞导致的腺体损害也可见这种淋巴细胞病灶,出现与 SS 唾液腺损害类似的病变,但 SS 唾液腺病理中一般没有腺泡萎缩,而导管梗阻的腺体损害则腺泡萎缩比较明显,可用于鉴别。因此,在正常的黏液腺泡附近出现淋巴细胞灶是 SS 比较特征病理表现。SS 患者唇腺活检提示浸润细胞 90% 为 CD4$^+$T(70%)细胞及 B 细胞(20%),其余 10% 为 CD8$^+$T 细胞、Treg、NK 及巨噬细胞等。不过,最近也有研究报道人 SS 唇腺中的 CD8$^+$T 数目大于 CD4$^+$T。约 20% SS 患者唇腺活检组织中可出现异位淋巴结构(ectopic lymphoid structures,FLS),由组织中浸润的淋巴细胞组成,具有类似生发中心的形态和功能。异位淋巴结构中心为 B 细胞滤泡,周围为富含 T 细胞的区域,具有内皮微静脉和滤泡树突状细胞网络,可以促进抗原驱动的 B 细胞克隆选择,并为靶组织中抗体产生提供有利微环境。异位生发中心样结构是发生恶性淋巴瘤的危险因素。

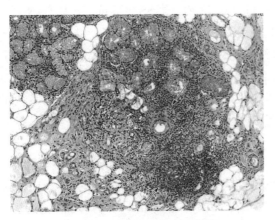

图 10-0-1 唇腺活检 HE 染色

部分 SS 患者因高球蛋白血症、冷球蛋白血症和免疫复合物沉积,可出现血管炎改变,形成肾小球肾炎、神经系统病变、紫癜性皮疹和雷诺现象等表现。

四、临床表现

(一)腺体表现

SS 最主要累及外分泌腺体,包括泪液、唾液腺和其他腺体,引起干眼症、口干和消化道、生殖道分泌减少等相应症状。

1. 眼干 泪液分泌减少导致眼干,主要表现眼睛干涩感、灼烧感、"沙砾"感或异物感,内眦黏稠分泌物,晨起醒来时内眼角积聚粗黏液丝,常感眼易疲劳,严重者哭时无泪,可出现视物模糊。泪液减少导致角膜上皮缺损,出现丝状角膜炎或干燥性角膜结膜炎。

2. 口干 唾液减少导致口干,常频繁喝水,难以进食面包、饼干等干燥食物。进食干燥固体食物时常需用水送服。半夜醒来喝水,讲话难以持续数分钟,食物残渣常黏附在口腔黏膜表面。可出现味觉变,食用辛辣刺激食物可出现口腔疼痛。牙齿呈粉末状或小块状破碎,牙冠变黑,牙质呈片状剥落,后期仅剩牙齿残根,又称"猖獗龋"(图 10-0-2),是口干燥症的特征性表现。口腔检查有无唾液分泌减少的一系列表现,如唾液池内无唾液、口腔黏膜干燥、舌面干裂、舌质黯红、舌乳头萎缩使舌面光滑无苔。唾液分泌减少还可导致口腔菌群改变、口腔念珠菌病和其他细菌感染发生率增加。另外唾液分泌减少致中和胃酸能力下降,胃酸反流引起慢性食管炎、喉气管反流症状。

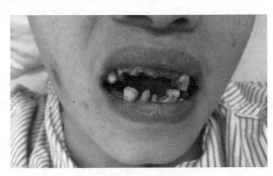

图 10-0-2 猖獗龋

3. 唾液腺肿大 约 1/4 的 SS 患者在病程中曾出现腮腺、颌下腺肿大,多为弥漫无痛性,质地偏硬,常单侧起病,可累及双侧,亦可反复出现,数周内常可缓解。唾液腺的急性肿胀亦可由干燥的黏液短暂阻塞腺体导管所致,保守治疗数日常可消退。也可伴疼痛、压痛、发热。发热和全身症状明显时注意排除感染等因素。不对称的腺体增大,坚硬呈结节并持续增大可能提示肿瘤病变例如淋巴瘤。

4. 其他腺体受累　其他上皮细胞组成的组织器官如肾小管、肝内小胆管、胰腺、肺支气管、甲状腺等也常累及,详见下述腺外表现。SS还可出现皮肤干燥及瘙痒、鼻腔黏膜干燥出血、干燥性咽喉炎、气道干燥出现干咳。膀胱受累可引起间质性膀胱炎。女性还可出现阴道干燥及性交痛等症状。

(二)腺外表现

1. 全身症状　SS患者常出现疲乏,部分患者可合并纤维肌综合征。可有睡眠障碍,常与口腔干燥引起的多饮导致夜间多尿有关。少数患者可出现低热。

2. 关节肌肉　近半数的SS患者出现关节痛,但不一定有关节炎。SS的关节炎类似于轻度的RA,对称性、多个关节受累,但无关节破坏。手、腕、膝关节最常受累。可出现肌无力或亚临床肌炎,明显肌无力和肌酶升高少见。合并肾小管酸中毒患者常有比较显著的低钾血症,有时可引起显著的肌无力。

3. 皮疹　可有多种皮肤表现,常见的有紫癜、雷诺现象、皮肤血管炎、环状红斑等。皮肤血管炎累及小血管为主,主要表现为可触及的紫癜,也可表现为荨麻疹样皮疹、丘疹和小溃疡。累及稍大血管可出现网状青斑或肢体溃疡。累及下肢为主,但荨麻疹样皮疹也可出现在上肢、躯干甚至面部。

4. 呼吸系统　10%~20% SS患者伴有呼吸系统受累,呼吸道各部位均可受累,唾液减少使中和反流胃酸能力下降,刺激咽喉部,可致异物感、过度清嗓、咳嗽、声音嘶哑等。气道黏膜分泌减少导致气道干燥可出现干咳。肺病变最常见为非特异性间质性肺炎(NSIP),亦有淋巴细胞性间质性肺炎(LIP)、寻常型间质性肺炎(UIP)、毛细支气管炎和淋巴瘤。间质性肺炎受累起病隐匿,早期可无临床症状,可有干咳和活动后气促,随着疾病进展,呼吸困难逐渐加重。肺功能(PFT)和高

分辨CT有助于早期诊断及病情评估。体格检查双肺底可闻及吸气末细小的干性爆裂音或Velcro啰音,是间质性肺炎的常见体征,尤其是UIP。其中LIP是SS特征性的肺部病变(图10-0-3),胸部CT表现为双肺磨玻璃影和薄壁囊泡,伴有小叶中心结节,小叶间隔增厚和支气管血管束增厚。肺活检镜下见间质弥漫性淋巴细胞、浆细胞和组织细胞浸润,小叶间隔和肺泡间隙增宽。间质性肺炎PFT主要以限制性通气障碍和换气障碍为特征,限制性通气障碍表现为肺容量包括肺总量(TLC)、肺活量(VC)和残气量(RV)均减少,肺顺应性下降。第一秒用力呼气容积/用力肺活量(FEV_1/FVC)正常或增加。气体交换障碍表现为一氧化碳弥散量(DLCO)减少,肺泡-动脉氧分压差增加[$P_{(A-a)}O_2$]和低氧血症。纤维支气管镜检查并进行肺泡灌洗(BAL)和/或经支气管肺活检(TBLB)对于了解肺部渗出性质,鉴别诊断有一定意义,但TBLB取材较小,对于间质性肺疾病的分型诊断价值不高。肺淀粉样变和肺动脉高压也可见于SS。

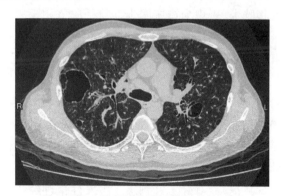

图10-0-3　淋巴细胞性间质性肺炎(LIP)

5. 消化系统　SS患者可因唾液分泌减少、咽部和食管干燥、食管清除酸能力下降和/或食管运动异常引起吞咽困难、恶心、烧心及上腹部不适。有病例报道SS中出现感觉性共济失调性神经病变累及肋间神经从而引起食管贲门失弛缓症。SS患者胃镜下常有慢性萎缩性胃炎,胃酸分泌减少,消化不良症状常见。胃黏膜活检可见固有层大量淋巴细胞浸润,以CD4+T细胞为主。国外一项纳入335例pSS患者的研究发现27%患者中出现抗壁细胞抗体,但抗体阳性患者只有2%患有恶性贫血和/或萎缩性胃炎。SS患者常合并肝损害,可表现为轻度生化指标异常,还可

出现原发性胆汁性胆管炎（PBC）和自身免疫性肝炎（AIH）。研究发现 PBC 患者中 SS 发病率为 18%~38%，而 SS 患者中临床有明显的 PBC 发病率不到 2%。SS 患者 AIH 的发生率也不到 2%。研究还发现抗线粒体抗体和抗平滑肌抗体在 SS 患者的阳性率分别为 8% 和 62%，提示 SS 中可能存在亚临床的自身免疫性肝脏病变。SS 中胰腺亦可受累，但多为亚临床病变，可出现胰导管系统结构异常或胰腺分泌功能下降。

6. 泌尿生殖系统 10%~15% SS 患者有肾受累，主要是间质性肾炎和肾小管功能障碍伴或不伴远端肾小管酸中毒，表现为低渗尿、低钾血症、肾性尿崩症、肾小管酸中毒、肾性骨病、泌尿系结石或肾钙化。肾小管间质损害大部分患者可无症状，需通过实验室检查诊断。SS 肾小球损害较少见，以系膜毛细血管性肾小球肾炎（MPGN）和膜性肾病（MN）居多，其他肾小球病变例如微小病变肾病、IgA 肾病和新月体肾炎也有报道。肾小球疾病可能与免疫复合物沉积有关，部分与冷球蛋白血症相关（MPGN）。膀胱受累可出现间质性膀胱炎，表现为排尿困难、尿频、尿急和夜尿增多等，应注意排除尿路感染。女性生殖道受累可出现外阴阴道干燥、外阴瘙痒和性交痛。

7. 神经系统 SS 累及周围神经常见，不同的研究报道神经系统受累及的发生率差异较大。10%~60% 可出现周围神经病变，10% 出现明显症状，多表现为对称性多发性神经病变。感觉性神经病变更突出，表现为四肢对称性手套袜套样感觉减退，伴有麻木针刺感。多发性单神经病变和自主神经病变亦可见。脑神经中以三叉神经受累多见并具有特征性，可出现三叉神经痛及面部麻痹感。在一项横断面研究中，62 例 pSS 患者中 17 例（27%）根据常规神经系统检查确诊为周围神经病变，但 62 例中只有 34 例（55%）存在神经传导速度异常。其中 19 例（31%）有运动神经病变，8 例（13%）为感觉神经病变，7 例（11%）为感觉运动神经病变。正常神经传导速度的 SS 患者可能存在小纤维神经病变，常规神经传导和肌电图检查正常。SS 患者中枢神经系统受累少见（1%~2%），可出现局灶性/弥漫性脑损伤、脊髓受累或无菌性脑膜炎等。脊髓受累例如横贯性脊髓炎、多发性硬化（MS）及视神经脊髓炎（NMO）等

均有报道。pSS 患者中约有 1/3 可发生神经精神症状，如抑郁和轻微的认知障碍。

8. 血液系统损害 三系均可受累，约 20% SS 患者可出现贫血，多为轻度正细胞正色素贫血。12%~22% 可出现白细胞减少。5%~13% 可出现血小板减少。ESR 升高常见，CRP 多正常。高球蛋白血症在 SS 很常见，36%~62% SS 伴有高球蛋白血症，可为单克隆或多克隆，高球蛋白血症是 SS 患者 ESR 升高的重要原因之一。偶见低球蛋白血症。5%~10% SS 患者可有补体 C3 和 C4 下降。一项研究发现 16% pSS 患者出现冷球蛋白血症，通常为 II 型（单克隆/多克隆）混合性冷球蛋白血症，其中的单克隆成分通常为具有 RF 活性的 IgM。冷球蛋白常与皮肤小血管炎、低补体血症和 HCV 感染有关。

9. 淋巴瘤 SS 患者淋巴瘤发生率为 5%~15%，高于普通人群 5~44 倍，以非霍奇金淋巴瘤（NHL）为主。欧洲一项研究发现 NHL 在 pSS 中发生率为 4.3%，中位发病年龄在 pSS 诊断后 7.5 年。最常见的 NHL 类型为黏膜相关淋巴组织（MALT）淋巴瘤，是一种边缘区 B 细胞淋巴瘤，通常发生在淋巴结外，与黏膜或腺上皮相关，pSS 中 MALT 淋巴瘤最常发生于唾液腺，也可见于肺和胃肠道。腮腺肿大、脾大、淋巴结肿大、中性粒细胞减少、冷球蛋白血症或 C4 降低的 pSS 患者淋巴瘤风险升高 5 倍。

10. 血管炎 免疫复合物介导的血管炎常累及小血管，主要表现为皮肤紫癜，少数可出现荨麻疹样皮疹、皮肤溃疡、多发性单神经炎及冷球蛋白相关 MPGN。极少数 SS 患者可出现中等动脉的坏死性血管炎类似结节性多动脉炎的表现。

11. 妊娠相关 SS 患者妊娠结局和健康女性相似。然而，抗 SS-A/SS-B 抗体阳性女性有生育新生儿狼疮患儿的风险，出现皮疹和/或先天性心脏传导阻滞。

12. 其他相关疾病 10%~70% pSS 患者可出现甲状腺病变，包括结构、激素水平或自身抗体的异常，其中以自身免疫性甲状腺炎最常见，然而 SS 和这些甲状腺疾病的相关性仍不明确。

五、辅助检查

（一）抗核抗体

85% 的 SS 患者 ANA 阳性，免疫荧光核型

多为均质型或斑点型。不同研究报道的自身抗体阳性率有所不同。抗SSA/Ro阳性率一般为60%~80%，抗SSB/La阳性率约为50%。除了SS，抗SSA抗体也可见于其他结缔组织病，例如SLE、特发性炎性肌病、系统性硬化症及混合性结缔组织病（MCTD）等。而抗SSB抗体特异性较高，主要见于SS和SLE。约有50%SS患者可有RF阳性。小部分（<5%）pSS患者抗着丝点抗体阳性。

（二）干眼检查

1. 泪液分泌功能 泪液分泌试验（Schirmer's Test）主要反映泪液分泌功能，具体做法是将折叠的标准无菌滤纸条放置在下眼睑边缘外1/3和中1/3交界处。在患者的眼睛轻轻闭合的情况下，测量5分钟滤纸条润湿长度。在没有局部麻醉的情况下润湿度小于5mm表明泪液缺乏，是SS的分类标准之一。通常双侧结果相似。

2. 泪膜破裂时间（tear break-up time, BUT） 泪膜破裂时间反映的是泪膜稳定性。做法是向患者结膜囊内滴入一滴荧光素钠溶液，嘱患者眨眼数次，然后向前平视，用裂隙灯（钴蓝滤光片，宽光线）扫视角膜，记录泪膜出现第一个黑斑即泪膜出现破裂时间。BUT ≤ 10秒为阳性，提示泪膜稳定性下降。

3. 角膜结膜染色 检查原理是结膜和角膜上皮缺损时可被染色剂和荧光素染色。应用较广的是 Van Bijsterveld 染色评分和SS国际临床合作联盟（SICCA）研究提出的结膜角膜染色评分（OSS）（图10-0-4，见文末彩图）。van Bijsterveld染色评分法采用孟加拉红对结膜和角膜进行染色将每眼眼表分为鼻侧结膜、颞侧结膜和角膜三部分，每部分根据染色点的密度分为0~3分，单眼总分0~9分。OSS采用荧光素钠和丽丝胺绿对角膜和结膜分别染色。OSS评分方法为每眼眼表分为3部分，即鼻侧结膜、角膜和颞侧结膜。结膜按照睑裂区染色点数目进行评分：0~9个染色点为0分，10~32个为1分，33~100个为2分，大于100个为3分。角膜染色根据染色点数量、形态和分布进行评分：无染色点为0分，1~5个为1分，6~30个为2分，大于30个为3分；染色点有融合、染色点位于瞳孔区或出现丝状角膜炎

则在上述染色点数量评分基础上各加1分。单眼OSS为鼻侧结膜、角膜、颞侧结膜评分之和，最高12分；双眼分别进行评分，评分结果不相加。van Bijsterveld评分 ≥ 4分或OSS评分 ≥ 5分支持SS诊断。通常的眼科检查顺序是眼前节检查、BUT试验、荧光素角膜染色、丽丝胺绿结膜染色、Schirmer试验。

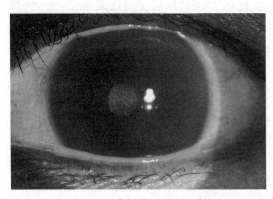

图 10-0-4　荧光素角膜染色

（三）唾液腺检查

1. 唾液流率 有未刺激的（基础）唾液流率和动态唾液流率测定两种。未刺激的唾液流率用以评估基础唾液产生，主要来自舌下腺和下颌下腺，不需要特殊设备或成像剂。做法是嘱患者将唾液全部吐出，然后将所有唾液收集到预先称重的容器中。5~15分钟后，重新称重收集瓶，并使用水的比重（1g/ml）计算唾液的体积。在此期间 ≤ 0.1ml/min 的表示唾液产生异常。流率测定与患者年龄、性别、用药情况及测定时间等因素有关。它随着年龄的增长而下降，与龋齿的程度呈负相关。动态唾液流率是通过咀嚼或催涎剂（例如柠檬酸或毛果芸香碱）刺激唾液分泌后测定的流率，主要来自腮腺分泌。还可以通过咀嚼预先称重的海绵，然后通过计算咀嚼前后海绵重量差异代表唾液的产生量（Saxon test）。根据健康人群数据的分析结果，在两分钟内少于2.75g唾液为阳性，该方法缺点是无法测定基础唾液流率，并且容易误吞。

2. 唾液腺影像检查

（1）腮腺造影：需要探查腮腺管口，逆行插管注入造影剂进行腮腺造影，然后进行X线射线检查。SS腮腺造影典型表现为末梢导管扩张（呈点状、球状或腔洞状），而无主导管阻塞。这种方

法可以很好地显示腮腺导管,但为有创操作,有导管破裂及感染风险,急性腮腺炎发作时不应做。目前已逐渐被无创的 MR 造影取代。

(2)唾液腺核素动态显像:放射性标记的高锝酸盐酸钠($^{99m}TcO_4$)进入血液后,被吸收到唾液腺并分泌到口腔中,然后用伽马相机拍摄左右腮腺、下颌下腺处的积聚及排泄情况,可用于判断唾液腺功能。SS 诊断 pSS 的诊断敏感性和特异性分别为 75% 和 78%。唾液腺核素显像在常规检测中应用并不广泛。

(3)唾液腺超声和 MR 检查:唾液腺超声可以显示 SS 患者唾液腺组织相对特异的异常回声,并进行评分分级,帮助 SS 诊断。SS 中的病变腺体在 B 超下通常呈现多个类似囊肿的具有凸边界的低回声区。病变晚期可出现线状强回声带、囊肿和钙化等。目前甚至认为唾液腺超声在 SS 中具有与核素扫描或唾液腺活检相当的诊断价值。国外一项 103 例临床疑诊 SS 的门诊患者研究中,发现和 2016 年 ACR/RULAE 分类标准相比,唾液腺超声诊断 SS 的敏感性和特异性分别为 67% 和 94%,诊断一致性为 80%。因此,超声检查未来可能会获得更广泛的认可并作为 SS 的诊断工具,替代昂贵的 MRI 检查。然而唾液腺超声检查对检查人员要求较高,需要经过专业和系统的培训。另外,超声引导下的细针穿刺活检对于评估唾液腺肿物及不对称腺体肿大的性质,排除淋巴瘤和其他肿瘤性疾病也有重要的价值。

SS 患者的腮腺 MRI 图像的特征为 T_1 和 T_2 加权序列上的腺体实质的不均匀性。典型表现为腮腺组织内弥漫分布多个不同大小的点状或结节状低信号和高信号区域,呈现"蜂窝"或"胡椒盐"模式,认为是由脂肪浸润,纤维化,导管扩张和腮腺小叶的淋巴细胞浸润引起的。另外,通过脂肪抑制序列和增强扫描可以更好地显示导管结构。

3. 唾液腺活检 唇腺活检是诊断 SS "金标准"。在详尽的临床及实验室评估后还不能确定 SS 诊断时应考虑活检。其适应证包括:①疑诊 SS 的确诊,尤其是缺乏其他自身免疫表现时;②排除其他引起唾液腺功能低下及双侧唾液腺肿大的疾病。活检组织应包含至少 4 个腺体小叶以便评估。SS 病理特征为灶性淋巴细胞性唾液

腺炎。至少 50 个淋巴细胞紧密的成簇聚集称为一个灶(淋巴灶通常位于导管周围,与正常的黏液腺泡相邻,而不是在纤维化或导管扩张区域)。$4mm^2$ 腺体切面面积中的淋巴细胞灶的数量被称为"灶性评分(指数)",可用于组织损伤的半定量评分。通过计算整个切片组织的面积和淋巴灶的数目计算出每 $4mm^2$ 腺体面积中的淋巴灶数目,即灶性指数。灶性指数 $\geqslant 1$ 为阳性,是 SS 组织病理诊断标准。值得注意的是,腺体萎缩、间质纤维化、散在(非灶性)淋巴细胞浸润等病理特征在老年人中普遍存在。仅仅具有这些病理改变常为非特异性慢性唾液腺炎或硬化性慢性唾液腺炎。SS 患者唾液腺组织中也可出现部分或全部上述病理特征,但通常认为和老龄有关而非免疫介导的炎症。另外,正常唾液腺中可见浆细胞和散在的 T 淋巴细胞,属于正常的黏膜免疫系统。SS 唇腺早期病变不太严重时以 CD4$^+$T 细胞中占优势,而 B 细胞在更晚期的病变中占优势。大约 20% 的 SS 患者唾液腺可见生发中心样结构。有研究发现异位发中心样结构是发生恶性淋巴瘤的预测因子。

六、诊断

目前已经有十几个 SS 诊断标准问世,其中应用较广泛的是 2002 年修订的干燥综合征国际分类(诊断)标准和 2012 年美国风湿病学会(American College of Rheumatology,ACR)分类标准。

2002 年 SS 国际分类标准仍保留患者主诉症状,不再要求唇腺活检及血清学检查两项皆须阳性,肯定的 SS 诊断必须唇腺组织学或自身抗体两者至少必具其一(表 10-0-1)。欧洲多中心的研究表明该标准的敏感性为 89.5%,特异性为 95.2%。

表 10-0-1 2002 年 SS 国际分类(诊断)标准

Ⅰ. 口腔症状:3 项中至少 1 项阳性
1. 每日感到口干持续 3 个月以上
2. 成年后腮腺反复或持续肿大
3. 吞咽干性食物时需用水帮助
Ⅱ. 眼部症状:3 项中至少 1 项阳性
1. 每日感到不能忍受的眼干持续 3 个月以上
2. 感到反复的沙子进眼或磨沙感
3. 每日需用人工泪液 3 次或以上

续表

Ⅲ. 眼部体征：下述检查至少1项阳性

  1. Schirmer 试验（+）（≤5mm/5min）

  2. 角膜染色（+）（van Bijsterveld 评分≥4分）

Ⅳ. 组织学检查：下唇腺病理活检示每 $4mm^2$ 腺体组织至少有1个淋巴细胞灶（邻近正常黏液腺泡，由至少50个淋巴细胞聚集而成）

Ⅴ. 唾液腺受损：下述检查至少1项阳性

  1. 唾液流率（+）（≤1.5ml/15min）

  2. 腮腺造影（+）

  3. 腮腺放射性核素检查（+）

Ⅵ. 自身抗体：抗 SSA 或抗 SSB 抗体（+）（双扩散法）

注：

（1）原发性 SS：无任何潜在疾病的情况下符合下述1条即可诊断：①符合上述6条中4条或4条以上，但必须含有条目Ⅳ（组织学检查）和/或Ⅵ（自身抗体）；②条目Ⅲ、Ⅳ、Ⅴ、Ⅵ4条中任何3条阳性。

（2）继发性 SS：患者有潜在的疾病（如任一结缔组织病），而符合表中条目Ⅰ和Ⅱ中任何1条，同时符合Ⅲ、Ⅳ、Ⅴ中任何2条。

（3）必须除外：颈头面部放疗史、丙型肝炎病毒感染、AIDS、淋巴瘤、结节病、移植物抗宿主病（GVHD）、抗乙酰胆碱药的应用（如阿托品、莨菪碱、溴丙胺太林、颠茄等）。

2012年 ACR 标准和2002年国际标准相比，摒弃了主观症状，仅包括三项客观指标（眼科检查、唇腺活检和自身抗体），使用起来更为简便，提高了特异性，去除了主观因素及药物的影响，主要是针对临床试验纳入患者而设立（表10-0-2）。

表 10-0-2 2012年修订的美国风湿病学会（ACR）分类（诊断）标准

以下3项中有2项及以上符合则可诊断：
1. SICCA 眼球表面染色积分（丽丝胺绿染色法）≥3级（或同等级别）
2. 唇腺活检病理提示灶性淋巴细胞性唾液腺炎且灶性指数≥1
3. 抗 SSA 或 SSB 抗体阳性；或类风湿因子阳性和 ANA≥1∶320
必须除外：颈头面部放疗史、丙型肝炎病毒感染、AIDS、淀粉样变、结节病、GVHD、IgG4 相关性疾病（IgG4-RD）

ACR 和欧洲抗风湿病联盟（European League Against Rheumatism, EULAR）综合2002年国际标准和2012年 ACR 标准提出了最新的2016年

ACR/EULAR 修订标准（表10-0-3）。根据2016年 ACR/EULAR 修订的分类诊断标准，患者首先应符合入选标准，即包括至少1项干燥症状：①每日感到不能忍受的眼干持续3个月以上；②有反复的沙子进眼或磨沙感觉；③每日需用人工泪液3次或3次以上；④每日感觉口干持续3个月以上；⑤吞咽干性食物时需要用水帮助，或者至少1条 EULAR 干燥综合征疾病活动指数（European league against rheumatism SS disease activity index, ESSDAI）条目阳性。符合入选标准后进行评分，总分≥4分符合分类诊断标准。

表 10-0-3 2016年 ACR/EULAR 修订的原发性干燥综合征分类（诊断）标准

项目	得分
1. 唇腺活检病理提示灶性淋巴细胞性唾液腺炎并灶性指数≥1个灶 $/4mm^2$	3
2. 抗 -SSA（Ro）抗体阳性	3
3. 至少一只眼睛角膜结膜染色评分（OSS）≥5分或孟加拉红染色（van Bijsterveld）评分≥4分[§]	1
4. 至少一只眼睛 Schirmer 试验≤5mm/5min[§]	1
5. 未刺激的唾液流率≤0.1ml/min[§]	1

注：诊断需要排除头颈部放疗史，活动性丙型肝炎病毒感染（PCR 证实），艾滋病，结节病，淀粉样变，GVHD，IgG4 相关性疾病。

[§] 服用抗胆碱能药物的患者注意停药足够时间后再评估口干及眼干情况。

与之前的标准相比较，2016ACR/EULAR 标准将至少1个干燥症状或1条 ESSDAI 条目阳性作为入选标准，5条诊断条目均为客观检查，每个条目根据权重进行计分，总分≥4为符合诊断标准。新标准中，抗 SSB 抗体、RF 和 ANA 阳性不再作为诊断标准，OSS 评分标准从3分提高到5分，增加了 Schirmer 试验和唾液流率检测，新增眼部 VBS 评分作为 OSS 评分的替代（考虑到部分医疗机构无法进行 OSS 评分）。另外，新标准将 ESSDAI 条目也作为纳入标准之一，就使得早期缺乏干燥症状和以系统症状为主的 SS 患者能够早期识别及诊断。

ESSDAI 和 EULAR 干燥综合征患者报告指数（European League Against Rheumatism Sjögren's Syndrome Patient Reported Index, ESSPRI）是目

前应用最广泛的用于评估 SS 患者病情的评分系统。ESSDAI 通过计算 12 项（全身症状、淋巴结病、腺体病变、关节病变、皮肤病变、肺部病变、肾脏病变、肌肉病变、外周神经病变、中枢神经病变、血液系统病变、血清学改变）受累部位评分从而评估整体疾病活动程度。每部位活动度评分 0~3 分，权重 1~6，各部位评分 = 活动度评分 × 权重，最终评分为各部位积分之和，总分 0~123 分。ESSPRI 是评估患者症状严重程度的自我报告，包括干燥、疼痛和乏力三方面症状的视觉模拟量表评分。ESSPRI 最终评分为三个症状积分的平均值，范围为 0~10 分。ESSDAI 和 ESSPRI 目前主要应用于药物临床试验，实际临床工作中使用并不多。

七、鉴别诊断

干燥综合征临床表现多样，患者可因某些突出症状就诊相应科室，特别是以某些腺外症状为首发或突出表现时，例如皮疹、关节痛、间质性肺炎、低钾肌无力、肾小管酸中毒、胆汁性肝硬化、外周神经炎等，要考虑到 SS 可能。以外分泌腺受累为主要表现时需要和其他引起干燥症状和 / 或腺体肿大的情况鉴别。通常这些情况可以通过详细的病史询问、体格检查及缺乏自身免疫特征与 SS 相鉴别，必要时行腺体活检明确诊断。

（一）其他系统性结缔组织病

合并多系统损害时，注意和其他系统性结缔组织病鉴别，例如系统性红斑狼疮、类风湿关节炎等。系统性红斑狼疮肾脏受累明显，以肾小球病变为主，表现为血尿、蛋白尿，可有面部蝶形红斑、脱发、口腔溃疡等，特异性抗 dsDNA 和抗 Sm 抗体阳性。类风湿关节炎的典型表现为持续性对称性多发性小关节炎，滑膜炎症突出，后期骨侵蚀和关节畸形明显，抗 CCP 抗体常阳性。

（二）年龄相关的干燥症

可出现类似 SS 的眼干、口干症状，但发病年龄通常较大，抗 SSA 和 SSB 抗体常阴性，无 SS 的腺外表现，唾液腺活检表现为年龄相关的病变，如腺泡萎缩、间质纤维化和导管扩张等。

（三）IgG4 相关性疾病

某些泪腺和唾液腺疾病例如眼眶炎性假瘤、慢性硬化性唾液腺炎（Küttner 瘤）和米库利兹病（Mikulicz disease）可模拟 SS 的干燥症状和 / 或腺体肿大，但病理基础均为 IgG4 浆细胞浸润。这些 IgG4 相关性疾病（IgG4-RD）可伴有全身其他器官受累，常见的有自身免疫性胰腺炎、淋巴浆细胞性主动脉炎、腹膜后纤维化、硬化性胆管炎和肺、乳腺或肝脏的炎性假瘤。典型病理改变为 IgG4 浆细胞浸润、席纹状纤维化和闭塞性静脉炎，常伴血 IgG4 水平和嗜酸性粒细胞增高。IgG4-RD 通常无 SS 的女性发病优势，以腺体肿大为主，口干眼干不明显，自身抗体常阴性。

（四）良性淋巴上皮唾液腺炎

淋巴上皮性唾液腺炎是以唾液腺组织有显著的间质淋巴细胞浸润、腺泡萎缩和淋巴上皮病变形成为特征的唾液腺病变。淋巴上皮病变为淋巴细胞侵入导管上皮形成淋巴细胞浸润中的上皮细胞岛，随后基底上皮细胞增殖和导管结构消失。淋巴上皮性唾液腺炎与 SS 关系密切。事实上它也是晚期 SS 特征性病理改变，但约 50% 淋巴上皮性唾液腺炎可为特发性，无 SS 临床表现。

（五）淋巴瘤和其他恶性血液病

白血病可发生外分泌腺浸润，常表现为双侧唾液腺和泪腺肿大。原发腮腺的淋巴瘤往往以单侧病变为主，偶可累及双侧。可以通过相关病史、辅助检查和病理活检来鉴别。

（六）结节病

结节病是一种多器官多系统受累的以非干酪样坏死性肉芽肿病变为特征的慢性炎症性疾病。可出现类似 SS 的表现，例如腮腺炎（4%~6% 可出现）、泪腺肿大（7%~16% 可出现）。结节病也可出现类似 SS 腺外表现，包括关节炎和间质性肾炎。结节病偶可表现为 Heerfordt 综合征，出现双侧腮腺、颌下腺和泪腺肿大，偶伴发热。通过临床表现难以鉴别时，自身抗体检测及病理活检可以明确诊断。

（七）丙型肝炎感染

SS 偶可和 HCV 感染合并存在，其表现和不伴 HCV 感染的 SS 有所不同。前者起病年纪较大，男性多见，肝脏受累、冷球蛋白血症、周围神经病变、皮肤血管炎、低补体血症、类风湿因子阳性等更常见，而抗 SSA 及 SSB 抗体阳性率较低。因此 SS 患者注意排除 HCV 感染尤其是合并肝损害及冷球蛋白血症时。

（八）HIV感染

HIV感染患者也可出现干燥症状、淋巴细胞性间质性肺炎和腮腺肿大等，属于弥漫性CD8淋巴细胞增多症的表现。唾液腺活检以CD8⁺T淋巴细胞为主，不同于SS患者以CD4⁺T淋巴细胞浸润为主。另外，自身抗体检查常阴性，而HIV检测阳性。

（九）GVHD

异基因造血干细胞移植术后GVHD患者发生口干、眼干症状很常见。国外一项针对101名慢性GVHD患者的研究发现，82%存在泪腺功能异常，27%存在唾液腺功能减退。唇腺活检显示明显的腺泡萎缩和间质纤维化，导管周围可有炎症细胞浸润，但不如SS明显。

（十）药物及其他

抗胆碱能药物（例如抗组胺药、三环类抗抑郁药、解痉药）、可乐定、利尿剂、异维A酸、雌激素及胺碘酮等药物，既往头颈部放疗史、睑板腺功能障碍，未控制的糖尿病和情绪焦虑等都可引起干燥症状，和SS鉴别并不困难。对于有口、眼干燥症状，初步检查发现ESR增快，球蛋白升高者，应进行自身抗体（如ANA、RF、抗SSA、抗SSB抗体）检查，必要时进行干燥性角结膜炎、口腔干燥的相关检查。

八、治疗

继发性SS症状一般较轻，合并的其他结缔组织病（例如SLE、RA等）往往决定了治疗强度，因此这里着重讨论pSS的治疗。

pSS治疗目标是缓解口、眼干燥症状，防止干燥并发症（例如龋齿、角膜溃疡及口腔念珠菌感染等），评估器官损害情况并采取相应治疗。SS患者分为三类，第一类为仅有干燥症状，无系统受累和腺体肿大。第二类为干燥症状伴有腺体肿大和/或轻度系统受累表现，例如关节痛、疲乏、高球蛋白血症或轻度白细胞减少。第三类为干燥伴有中、重度脏器受累。对于第一类SS患者，主要是对症治疗。对于第二、三类SS患者，往往需要系统治疗，包括激素、免疫抑制/调节剂和生物制剂等。药物剂量和疗法类似其他系统性结缔组织病。

（一）口干眼干的治疗

口干者少进干食，餐后清除牙缝中食物残渣，注意漱口和刷牙，预防龋齿和口腔感染。人工唾液也有多种制剂，含羧甲基纤维素、黏液素（mucin）、聚丙烯酸（polyacrylic acid）、黄胶原（xanthan）或亚麻仁聚多糖（linseed polysacchride）等成分。人工唾液作用时间短，口感较差，没有人工泪液那样应用广泛。长效口腔滋润胶是胶状物，作用时间较长，一般在夜间使用。另外患者还可以使用含氟的漱口液漱口，以减少龋齿的发生。当使用唾液或泪液替代治疗效果不满意时可使用M型胆碱受体激动剂，促进外分泌腺的分泌，对于缓解口干及部分眼干症状有一定疗效。毛果芸香碱为乙酰胆碱类似物，可刺激胆碱能受体，剂量为5mg，每日3~4次。副作用为出汗、尿频、肠激惹等。消化道溃疡、哮喘和闭角性青光眼的患者禁用。为减少副作用可从小剂量开始，逐渐加量。西维美林作用于外分泌腺的M3受体，特异性更好，30mg，3次/d。口眼干燥患者应避免风吹及干燥的室内外环境，避免吸烟、饮酒，并尽可能避免使用抗胆碱能类药物。使用人工泪液可以缓解眼干症状，预防角膜损伤，减少眼部并发症。另外在夜间患者还可以使用含甲基纤维素的润滑眼膏，以保护角、结膜。局部使用环孢素滴眼液（0.05%或0.1%）可以促进泪液分泌、改善中重度眼干患者的症状。含有糖皮质激素的滴眼液对眼干疗效不佳且可引起角膜损伤和眼压增高，因此不推荐使用。

（二）腺体肿大的治疗

急性单侧的腺体肿大往往由进食诱发，与涎石症或涎管狭窄形成的黏液栓阻塞导管有关。在排除感染后可以给予热敷、止痛及挤压或吸吮酸性食物促进涎液排泄处理。反复发生时可应用促分泌剂毛果芸香碱或西维美林增加唾液流量并定期挤压唾液腺进行预防。唾液腺内镜检查也可用于缓解顽固性发作病例的导管阻塞。唾液腺炎引起的间歇性腮腺肿大可短期应用糖皮质激素治疗，通常20mg/d，持续一周后逐渐减量，共使用两周。慢性持续性肿大治疗较为困难，肿大通常为双侧，可以不对称，部分患者随着时间推移可自行消退，也可反复发生或持续存在。对于肿大影响外观，伴有腺体疼痛或其他全身症状者可加用羟氯喹（HCQ）和/或甲氨蝶呤（MTX）治疗。利妥昔单抗（RTX）对SS的唾液腺炎症有效，但通常用于更严重的器官受累。贝利木单抗和阿巴西普对 SS 的腺体病变有效，但均为开放性临床研究，尚缺乏 RCT 研究支持。腺体肿胀超过 12 周要注意排除淋巴瘤可能，特别是当肿胀为单侧，质地变硬呈结节状时。

（三）肌肉关节痛的治疗

肌肉关节痛的治疗取决于症状的原因、严重程度和对治疗的反应。SS 中肌肉关节痛的包括轻度关节痛和肌痛到明显的滑膜炎和慢性疼痛。对于轻度关节肌肉痛而缺乏明确的滑膜炎依据时，可先用 NSAIDs 对症处理。对于中重度疼痛伴有明显滑膜炎或 NSAIDs 反应不佳者，可短期使用小剂量糖皮质激素治疗，并加用 DMARDs 药物，例如羟氯喹（HCQ）和 / 或甲氨蝶呤（MTX）、来氟米特（LEF）等，使用方法可参考 RA 治疗。部分 SS 患者合并纤维肌痛综合征，治疗方法类似于不合并 SS 的纤维肌痛综合征。抗胆碱能药物可加重干燥症状并影响睡眠，尽量避免使用。对难于确定疼痛病因的 SS 患者，可给予为期两周的低剂量泼尼松（15mg/d），然后快速减量，有助于区分炎症性或非炎症性病变。

（四）皮肤病变的治疗

不同皮肤病变类型治疗有所不同。皮肤瘙痒往往和干燥有关。避免过于频繁沐浴和过高的水温，使用有保湿功能的沐浴和保湿产品，同时避免使用抗胆碱能药物。SS 也可出现类似于亚急性皮肤狼疮表现的环形红斑。轻症可局部外用他克莫司软膏，较严重者可口服泼尼松（5~30mg/d）、HCQ 和 / 或 MTX。其他可选用的药物包括低剂量环孢素（CsA）、吗替麦考酚酯（MMF）、硫唑嘌呤（AZA）、他克莫司（FK506）、沙利度胺、氨苯砜等。SS 皮肤血管炎表现为紫癜、红斑性斑疹或丘疹、荨麻疹样皮损、皮肤溃疡，少数可出现肢端坏死，常由白细胞破碎性血管炎引起，可伴或不伴冷球蛋白血症。出现皮肤血管炎时要评估是否合并其他脏器血管炎，例如肾脏和周围神经系统损害。下肢瘀点或小紫癜性病变（又称良性高球蛋白血症性紫癜）可给予穿弹力袜、避免长时间站立和 HCQ 治疗。秋水仙碱也可能有效。以上治疗无效或症状严重者可给予泼尼松（15~30mg/d），2~3 周后快速减量。难治性病例或组织活检提示中等肌性动脉受累则糖皮质激素（泼尼松 <30mg/d）

使用时间往往更长，同时加用 DMARDs（MTX、LEF 或 AZA）或利妥昔单抗（RTX）治疗。严重的皮肤溃疡、肢端坏死或危及生命的器官受累可能需要血浆置换、大剂量或冲击剂量糖皮质激素、环磷酰胺（CTX）或 RTX 治疗。伴有冷球蛋白血症时注意排查有无淋巴瘤，合并 HCV 感染时要抗病毒治疗。雷诺现象在 SS 中也常见，尤其是抗着丝点抗体阳性的患者，其治疗同其他结缔组织病所致的雷诺现象。

（五）心肺病变的治疗

镇咳药包括吸入糖皮质激素和 β_2 肾上腺素能激动剂如沙丁胺醇用于治疗 pSS 的肺部症状，但其功效尚未得到 RCT 证实。pSS 患者的间质性肺疾病通常较轻，一般无需治疗。对没有症状，CT 提示肺部病变 <10%，DLCO>65% 的患者，可暂不治疗，每 6 个月重新评估，内容包括临床症状、胸部 CT 和肺功能检查。病情严重或进展的患者，开始给予泼尼松 1mg/（kg·d），4~6 周后减量，维持半年左右。可联用免疫抑制剂包括 AZA、MMF、CTX、CsA、FK506 或 RTX。心包炎在 pSS 中很少见，出现时应考虑是否为 SLE 或 SLE 继发 SS。根据严重程度，可选用 NSAIDs、秋水仙碱、糖皮质激素和 AZA。

（六）肾脏病变的治疗

对于急性肾小管间质性肾炎主要使用糖皮质激素治疗，而免疫抑制剂作用不确切。若是慢性肾小管间质病变，则糖皮质激素或免疫抑制治疗无效。这些患者需要长期用枸橼酸钾替代治疗。远端肾小管酸中毒可口服枸橼酸钠补碱，目标是使血清碳酸氢盐浓度恢复正常（22~24mmol/L），以纠正酸中毒，并纠正低钾血症。枸橼酸钾是强碱弱酸盐，呈碱性，能在补碱性同时补钾，更适合于肾小管酸中毒患者。碳酸氢钠虽然能补碱，但单纯补碱后容易进一步加重原先的低钾血症。枸橼酸钾本身有抑制尿路结石形成的作用，更适合于伴有高尿钙和含钙结石的患者。肾小管酸中毒一般不宜用氯化钾来补钾，因为这些患者有高氯性酸中毒，补充氯化钾容易加重高氯血症，进一步加重酸中毒。采用枸橼酸合剂（枸橼酸钠 + 枸橼酸钾）能更好地纠正酸中毒和低钾血症。肾小管酸中毒患者尿碳酸氢根中丢失量大，补碱量要比较大才足以纠正酸中毒。患者由于尿中碳酸氢钠丢失，大量排钠以及机体酸中毒（溶骨增加）导致尿钙丢失增加、尿路结石形成和骨质疏松，因而需要适当补充钙和维生素 D。肾损害严重者，维生素 D 的 1 位羟化功能受损，$1, 25\text{-}(OH)_2D_3$ 缺乏，故应补充活性维生素 D_3。有肾功能不全或显著蛋白尿的患者应进行肾活检。肾小球肾炎较少见，最佳治疗方案尚不明确。冷球蛋白血症介导的 MPGN 肾损害常较严重，需要糖皮质激素联合 CTX 或 RTX 治疗，也可选用 MMF 或 AZA，病情严重时考虑行血浆置换。

（七）神经系统病变的治疗

感觉性周围神经病变常先对症治疗，其中 $\alpha_2\text{-}\delta$ 钙通道配体（加巴喷丁、普瑞巴林）有助于缓解神经痛症状。5- 羟色胺 / 去甲肾上腺素再摄取抑制剂（如文拉法辛和度洛西汀）也有效，特别适用于并存抑郁症的患者。尽量避免在 SS 患者中使用三环类抗抑郁药物（例如阿米替林、去甲替林、地昔帕明等），其抗胆碱能作用往往加重干燥症状。对症治疗效果不佳或合并运动损害时加用激素和免疫抑制剂（例如 CTX、MMF 及 AZA）治疗。近年来 RTX 替代 CTX 用于严重血管炎病变日益受到关注，难治性病例还可考虑血浆置换。对病情严重者例如合并视神经脊髓炎谱系疾病在往往需要大剂量激素冲击治疗（甲泼尼龙 0.5~1g/d，连用 3~5 天），同时使用丙种球蛋白静滴，0.4g/（kg·d），连用 3~5 天。

（八）血液系统病变的治疗

SS 患者中的白细胞减少往往无症状，一般无需治疗。当合并感染时，应用抗生素治疗。白细胞减少引起严重感染可考虑使用糖皮质激素、IVIg 和粒细胞刺激因子（G-CSF）治疗。免疫性血小板减少的治疗参照 ITP 治疗。贫血以轻度慢性病性贫血居多，无需治疗。其他类型的贫血例如溶血性贫血、纯红再障和恶性贫血等则根据不同病因采取相应治疗方法。出现淋巴瘤时，按照肿瘤治疗原则根据组织类型、部位及范围采用手术、化疗和 / 或放疗。

（九）生物制剂

目前 pSS 中尚缺乏严格的大样本研究证实生物制剂的确切疗效。虽然多种生物制剂在开放临床试验中显示有效，但在 RCT 研究中却未能达到主要疗效终点。TNF-α 抑制剂（英夫利昔、依那西普）的 RCT 研究表明其在 SS 的治疗中无效。自身免疫性 B 细胞的激活是 SS 重要发病机制，因此针对 B 细胞的生物制剂例如 RTX（抗 CD20 单抗）、贝利木单抗（BAFF 抑制剂）受到广泛关注。然而 RTX 的多项研究结果不完全一致。TEARS 研究显示与安慰剂相比，RTX 治疗对 SS 患者的关节痛、疲劳和干燥症状无改善。另一项 RCT 研究 TRACTISS 试验发现 RTX 对改善 SS 患者的疲劳和口干无效，但可以减轻唾液流量受损情况。一项针对 78 例全身症状为主的 SS 患者的研究发现，RTX 至少能改善 2/3 患者的全身症状，尤其是冷球蛋白血症引起的血管炎或反复的腮腺肿大。因此 RTX 主要适用于治疗 SS 腺外脏器受累，尤其是血管炎病变。一项 Ⅱ 期开放性临床研究表明贝利木单抗在 60% 的 SS 患者中有效，能改善 SS 患者五项临床指标中至少两项，包括干燥、疼痛、疲劳、全身活动性指标和 B 细胞活化指标，但对唾液流率及泪液的分泌无明显改善作用。其他生物制剂仍在临床试验中，包括靶向 B 细胞的 Ianalumab（VAY736，BAFF 受体抗体）、阿巴西普（CTLA-4 抑制剂）和 CFZ533（CD40 抗体）等。

九、预后

pSS 病程虽长，但预后良好。尽管合并腺外病变的患者患病率和死亡风险增加，但与普通人群相比，pSS 患者的总体死亡率没有增加。pSS 患者淋巴瘤发生率高于同年龄正常人群 5~44 倍，是影响预后的重要因素之一。pSS 发生淋巴瘤的危险因素包括：持续的腺体肿大尤其是腺体质地坚硬呈结节时、脾大和 / 或淋巴结大、皮肤紫癜、ESSDAI 评分 >5、RF 阳性、冷球蛋白血症、低 C4 血症、CD4$^+$T 淋巴细胞减少、异位生发中心样结构、灶性指数 >3 个 /4mm^2、肿瘤坏死因子 α 诱导蛋白 3（TNFαIP3）突变及明显的全身症状（疲乏、发热及体重减轻）。推荐每 1~2 年对 pSS 患者进行这些危险因素的评估，包括常规的临床评估和实验室检查包括淋巴细胞计数、蛋白电泳、RF、补体和冷球蛋白检测等。对于高危患者，则推荐每 6 个月评估一次。对于高度怀疑淋巴瘤的患者，PET-CT 有助于诊断，而最终确诊则需要病理活检。

（杨念生　王　双）

参 考 文 献

1. Mariette X, Criswell LA. Primary Sjogren's Syndrome. N Engl J Med, 2018, 378: 931-939.

2. 葛均波,徐永健,王辰. 内科学. 第9版. 北京:人民卫生出版社, 2018.

3. Firestein G S, Budd R C, Gabriel S E, et al. Kelley & Firestein's textbook of Rheumatology. 10th ed. Amsterdam: Elsevier, 2017.

4. 吴东海,王国春. 临床风湿病学. 北京:人民卫生出版社, 2008.

5. Nocturne G, Mariette X. B cells in the pathogenesis of primary Sjogren syndrome. Nat Rev Rheumatol, 2018, 14: 133-145.

6. Hochberg M C, Silman A J, Smolen J S, et al. Rheumatology. 7th ed. Amsterdam: Elsevier, 2018.

7. Fisher B A, Jonsson R, Daniels T, et al. Standardisation of labial salivary gland histopathology in clinical trials in primary Sjogren's syndrome. Ann Rheum Dis, 2017, 76: 1161-1168.

8. Shiboski C H, Shiboski S C, Seror R, et al. 2016 American College of Rheumatology/European League Against Rheumatism classification criteria for primary Sjogren's syndrome: A consensus and data-driven methodology involving three international patient cohorts. Ann Rheum Dis, 2017, 76: 9-16.

9. Seror R, Ravaud P, Bowman S J, et al. EULAR Sjogren's syndrome disease activity index: development of a consensus systemic disease activity index for primary Sjogren's syndrome. Ann Rheum Dis, 2010, 69: 1103-1109.

10. Saraux A, Pers J O, Devauchelle-Pensec V. Treatment of primary Sjogren syndrome. Nat Rev Rheumatol, 2016, 12: 456-471.

第十一章 脊柱关节炎

第一节 概 述

脊柱关节炎（spondyloarthritis, SpA）既往称脊柱关节病（spondyloarthropathies, SpA）是以中轴和/或外周关节受累为主要特点，可伴肌腱端炎、指/趾炎、葡萄膜炎、升主动脉炎、肺间质病变、肠道病变、黏膜病变、皮肤病变等关节外系统损害的一组炎性疾病。这些疾病临床表现和遗传倾向的相似性，提示这组疾病有着共同的发病机制。SpA 多与 HLA-B27 相关，男性略多于女性，男：女性别比 2~3 ：1，青壮年多发，国际上 SpA 发病率 1% 左右，欧洲 AS 发病率 0.5%，东南亚发病率 0.2%~1.6% 不等。遗传是 SpA 发病的重要基础，而感染及机械应力是重要诱因。TNF-α、IL-17、1L-23 等在发病中发挥关键作用。肌腱附着点炎是其主要病理基础。这组疾病早期诊断难，疾病持续进展可导致畸形及功能障碍，严重影响患者生活质量。

一、分类

SpA 的分类经历了很多演变。1930 提出以骶髂关节为特征的强直性脊柱炎的概念，1973 年发现 HLA-B27 与这类疾病相关，1974 年首次提出强直性脊柱炎及有相似特征的一组疾病即脊柱关节炎。2009 年，国际脊柱关节炎联合会（Assessment of Spondyloarthritis International Society, ASAS）提出了 SpA 的新的分类，分为中轴型 SpA（axial spondyloarthritis, ax-SpA）及外周型 SpA（peripheral spondyloarthritis, pSpA），中轴型 SpA 有依据有无 X 线下骶髂关节炎而分为放射学阳性中轴型脊柱关节炎（radiographic axial spondyloarthritis, 即 ankylosing spondylitis, AS）及放射学阴性中轴型脊柱关节炎（non-radiographic axial spondyloarthritis, nr-axSpA）（表 11-1-1）。

表 11-1-1 脊柱关节炎的分类

中轴型 SpA
放射学阳性：有放射学（X 线）骶髂关节炎（with radiographic sacroiliitis）
放射学阴性：无 X 线下骶髂关节炎（without radiographic sacroiliitis）
MRI 骶髂关节炎（sacroiliitis on MRI）
HLA-B27 阳性 + 临床特征
外周型 SpA
有银屑病（with psoriasis）
有炎症性肠病（Crohn's disease or ulcerative colitis）
有前驱感染（with preceding infection）
无银屑病、炎症性肠病或前驱感染（without psoriasis or inflammatory bowel disease or preceding infection）

续表

强直性脊柱炎（ankylosing spondylitis, AS）
反应性关节炎［reactive arthritis（infection-associated arthritis），ReA］
银屑病相关脊柱关节炎（psoriatic spondyloarthritis, PsA）
外周关节为主（predominantly peripheral）
中轴关节为主（predominantly axial）
肠病相关脊柱关节炎（enteropathic spondyloarthritis, associated with inflammatory bowel disease）
主要外周关节为主（predominantly peripheral）
主要以中轴关节为主（predominantly axial）
儿童发作的脊柱关节炎（juvenile-onset spondyloarthritis, enthesitis-related juvenile idiopathic arthritis）
未分化脊柱关节炎（undifferentiated spondyloarthritis）

二、共同特征

SpA 在发病原因及机制、临床特征、影像学特点等方面有共同特征，这些特征是区别该类疾病与其他疾病的重要依据，对诊断尤其是早期诊断及鉴别诊断非常重要。

SpA 的共同特征：①有家族聚集发病倾向；②与 HLA-B27 有程度不同的关联；③常有以下表现单独或重叠出现，如银屑病样皮疹或指甲病变、眼炎（结膜炎、虹膜睫状体炎等）、口腔和肠道及生殖器溃疡、尿道炎、前列腺炎、结节性红斑、坏死性脓皮病、血栓性静脉炎等；④炎性腰背痛；⑤非对称性外周关节炎，常为大关节、寡关节，下肢关节多见，无类风湿结节；⑥血清 RF 阴性；⑦影像学证实骶髂关节炎；⑧病理变化主要集中在肌腱端周围及韧带附着于骨（非滑膜）的部位。

炎性腰背痛是 SpA 常见表现，而且常常是首次就诊的原因。70%~80% AS 患者有炎性腰背痛。炎性腰背痛最特征性表现是夜间痛及活动后减轻。

2009 年 ASAS 提出炎性下腰痛（inflammatory back pain, IBP）定义为：①年龄 <40 岁；②隐匿起病；③活动后改善；④休息无缓解；⑤夜间痛，因腰背痛半夜醒来，起床活动后减轻。满足 5 条中 4 条诊为 IBP，敏感性 77.0%，特异性 91.7%。由于该标准特异性不高，2016 年 Joel D.Taurog 在 *The New England Journal of Medicine*（《新英格兰杂志》）上提出 IBP 新标准：①年龄 <45 岁；②持续时间 >3 个月；③隐匿起病；④晨僵 >30 分钟；⑤活动后改

善；⑥休息无缓解；⑦夜间痛，因腰背痛半夜醒来，起床活动后减轻；⑧交替性臀区疼痛。研究显示，如上述 4 条中存在 2 条，诊断 IBP 特异性为 81.2%，敏感性为 70.3%，存在 3 条特异性 >95%。AS 患者 70%~80% 有 IBP。满足 2 条以上怀疑 IBP，4 条以上诊为 IBP，敏感性 70%~80%，特异性 90% 以上。

关节外损害是 SpA 常见的表现，也常常是首次就诊的原因，知晓这些特点，对 SpA 早期诊断、治疗及多学科合作至关重要（表 11-1-2）。

表 11-1-2　SpA 的关节外损害

关节外表现（EAM）	AS 患者发生率 /%
前葡萄膜炎	30~50
IBD	5~10
肠道的亚临床炎症	25~49
心血管功能异常	
传导紊乱（障碍）	1~33
主动脉瓣关闭不全	1~10
银屑病	10~20
肾功能异常	10~35
肺功能异常	40~88
Airways 疾病	82
间质性肺炎	47~65
肺气肿	9~35
骨异常	
骨质疏松	11~18
骨量减少	39~59

HLA-B27 既是 SpA 的遗传标志及疾病特征，又参与发病过程，不同 SpA 其阳性率不同（表 11-1-3）。

表 11-1-3 HLA-B27 与 SpA

疾病	HLA-B27 阳性率 /%
强直性脊柱炎（AS）	90
反应性关节炎（ReA）	70
外周型银屑病关节炎（PsA）	25
中轴型 PsA（脊柱受累）	60~70
炎症性肠病相关的 SpA（IBDA）	70

三、诊断

SpA 的诊断主要依据临床特征、影像学特点、HLA-B27 等确定。2009 年 ASAS 分类诊断标准是目前国际公认标准。

2009 年国际脊柱关节炎评估工作组（ASAS）将 SpA 分为中轴型 SpA 及外周型 SpA。中轴型 SpA 又分为放射学阳性及放射学阴性。

中轴型 SpA 分类标准为：腰背痛 3 个月以上、起病年龄 <45 岁者，①有 X 线或 MRI 证实的骶髂关节炎加至少 1 条 SpA 表现；②或 HLA-B27 阳性加至少 2 条其他 SpA 表现，可诊为中轴型 SpA。其中 SpA 表现包括：①炎性腰背痛；②关节炎；③肌腱端炎（足跟）；④葡萄膜炎；⑤指 / 趾炎；⑥银屑病皮疹；⑦克罗恩病 / 溃疡性结肠炎；⑧NSAIDs 反应好；⑨SpA 家族史；⑩HLA-B27 阳性；⑪C 反应蛋白水平增高。该标准敏感性为 82.9%，特异性为 84.4%，影像学证实骶髂关节炎的敏感性为 66.2%，特异性为 97.3%。该标准在临床研究中能可靠分类患者，利于有慢性腰背疼痛的中轴 SpA 患者的早期诊断。

外周型 SpA 分类标准：

关节炎或附着点炎或指 / 趾炎患者，满足下列 SpA 特征 1 条以上可诊断外周型 SpA：①银屑病皮疹；②炎症性肠病；③前驱感染；④HLA-B27 阳性；⑤葡萄膜炎；⑥影像学证实骶髂关节炎（X 线或 MRI）。或满足下列 2 条以上：①关节炎；②附着点炎；③指 / 趾炎；④炎性腰背痛；⑤SpA 家族史。

第二节 强直性脊柱炎

强直性脊柱炎（ankylosing spondylitis，AS）是一种原因不明的炎症性疾病，主要累及中轴和外周关节，关节外结构也可受累。起病年龄 10~20 岁，男女比例 2~3 ：1。

一、流行病学

不同人种 AS 发病率略有差别，国际上 SpA 发病率 1% 左右，欧洲 AS 发病率 0.5%，东南亚发病率 0.2%~1.6% 不等。AS 与人类组织相容性抗原 B27（HLA-B27）显著相关，在世界范围内都以大致相似的比例发生在 B27 阳性人群中。北美白种人 HLA-B27 的阳性率为 7%，而在 AS 患者中 B27 的阳性率为 90%。HLA-B27 与疾病的严重程度无关。AS 患者中 10% 左右 HLA-B27 阴性。HLA-B27 阳性不一定都是 AS，人群中 HLA-B27 阳性者仅 5%~7% 会患 AS；反之，HLA-B27 阴性也不能除外 AS。

人群调查显示，1%~6% 的遗传了 HLA-B27 的成年人会患有 AS。在 AS 患者 HLA-B27（+）的一级成年亲属中，AS 的患病率是 10% 左右。同卵双胞胎中共同发病率为 65%。AS 的患病易感性在很大程度上是由遗传因素决定的，HLA-B27 在遗传因素中占 50% 的分量。

与 HLA 相关联的其他基因也对 AS 发病的易感性起一定的作用。全基因组单核苷酸多态性分析已确定 *ERAP1*（染色体 5q15）和 *IL-23R* 基因（染色体 1p31.3）上存在其他的 AS 易感的等位基因。*TNFSF15*、*TNFSFIA*、*STAT3*、*ANTXR2* 和 *ILLR2* 基因和至少 6 个其他染色体区域也与 AS 发病的易感性相关。

二、病理

AS 中轴骨的炎症位置是常规活检所不能达到的部位，因此很难通过外科手段来进行活检。因此，我们对中轴骨组织病理学的了解绝大多数来自较为晚期的患者。骶髂关节常是 AS 患者最早的病理表现，也可出现滑膜炎、血管翳、黏液状骨髓、软骨下肉芽组织形成、骨髓水肿、附着点炎、软骨分化。巨噬细胞、T 细胞、破骨细胞广泛存在。最终被破坏的关节边缘逐渐被纤维软骨替代,然后发生骨化,关节间隙完全消失。

在脊柱的盘状软骨纤维环和椎骨缘连接处有炎性肉芽组织。外纤维环被侵蚀,最终被骨所替代,形成韧带骨赘的起始部位,然后骨赘持续地软骨内骨化,最终在相邻椎体间形成骨桥。这个过程的上行性进展导致放射学上的"竹节样脊柱"。脊柱的其他病变包括广泛的骨质疏松、椎间盘边缘的椎体侵蚀,"椎体方形变",椎间盘 - 骨边界的炎症和破坏。骨突关节的炎症性关节炎常见,伴血管翳导致的软骨侵蚀,随后常出现骨性强直。疾病早期脊柱和近端股骨骨密度减低。

AS 患者的外周滑膜炎表现为明显的血管增多、滑膜衬里层增生、淋巴细胞浸润和血管翳形成。常见软骨下肉芽肿增生导致的中央软骨侵蚀。

AS 和其他 SpA 的特征性损伤是发生在纤维软骨附着点处的炎症,这一区域是肌腱、韧带或关节囊附着于骨的地方,在中轴和外周关节都可出现这种炎症。附着点炎与相邻的骨髓出现的明显水肿相关,以最终发展为骨化的骨侵蚀为特征。

三、发病机制

尽管 AS 的发病机制被认为是免疫介导的,但没有自身免疫参与发病的直接证据。疾病起始的主要部位尚不清楚。目前的共识是 AS 的疾病过程开始于关节软骨、韧带和其他与骨相连的部位,尤其是肌腱韧带附着点部位。起止点炎主要是肌腱、韧带附着部位及其邻近的肌腱、纤维软骨、脂肪垫、滑囊及滑膜的炎症。这些部位炎症的发生主要是分散机械压力。尽管 AS 的炎症反应的触发因素尚不清楚,但有证据显示一些细胞及因在参与发病。如 IL-23、IL-17。在鼠模型中。肌腱端定居的 CD4+ 及 CD8+ T 细胞在 IL-23 作用下,产生 IL-17 及其他炎症因子,从而导致中轴及外周肌腱端炎,提示 IL-23-IL-17 通路在 SpA 发病中发挥重要作用。

疾病对肿瘤坏死因子 α 受体拮抗剂戏剧般地反应提示,TNF-α 在 AS 免疫发病机制中起重要作用。

发生炎症的骶髂关节被 CD4+、CD8+T 细胞和巨噬细胞所浸润,并显示有高水平的 TNF-α 表达,特别是在疾病的早期。在更晚一些的病变中发现有大量的转化生长因子 β(TGF-β)。AS 和其他 SpA 的外周滑膜炎以中性粒细胞、表达 CD68 和 CD163 的巨噬细胞、CD4+ 和 CD8+ 的 T 细胞和 B 细胞浸润为特征性表现。细胞间黏附分子 1(ICAM-1)、血管细胞黏附分子 1(VCAM-1)、基质金属蛋白酶 3(MMP-3)和髓相关蛋白 8 和 14(MRP-8 和 MRP-14)染色很明显。与类风湿关节炎的滑膜不同的是,没有发现瓜氨酸化的蛋白和软骨 gp39 肽主要组织相容性复合体(MHC3)的表达。虽然与反应性关节炎和炎症性肠病的重叠提示肠道细菌可能在发病中起重要作用,但是目前还没有发现触发疾病的特殊事件或外源性物质。近来附着点的微损伤触发固有免疫受到广泛重视。

HLA-B27 是 MHC 上 B 位点表达分泌的 MHC I 类分子。HLA-B27 阳性者患 SpA 的风险为 2%~10%,但如果一级亲属有 SpA,则风险显著升高。目前发现 HLA-B27 有 140 个以上不同亚型,与 AS 强相关的是 *B*27：02*(地中海人),*B*27：04*(远东人),*B*27：05*(白种人及世界各种人种),及 *B*27：07*(南亚及中东)。*B*27：06*(东南亚),*B*27：09*(意大利南部撒丁岛人)与 AS 不相关,其与 *B*27：04* 及 *B*27：05* 各有 2 个、1 个氨基酸不同,而影响其与肽结合、生化及细胞内作用及 B27 重链的舒展性。近来用单核苷酸多态性(SNPs)方法发现一些与 SpA 较弱相关的其他 HLA-I 及 II 类分子,相关风险为 1.06~2.35。

基因流行病学研究和 HLA-B27 转基因小鼠可以自发地出现关节炎和脊柱炎的研究发现,为 HLA-B27 在发病机制中起直接作用提供了有力证据。但 HLA-B27 在发病中的作用仍未得到彻底揭示。因为没有 CD8+T 细胞的 HLA-B27 小鼠仍可出现关节炎和脊柱炎,那么经典的将肽抗原呈递给 CD8+T 细胞就可能不是主要的疾病发病机制。但是 AS 与强烈影响 MHC I 类分子表达的 ERAP1 的关联仅见于 HLA-B27+ 的患者,提示与 HLA-B27 发生相结合的肽段是非常重要的。HLA-B27 重链有非常强的异常折叠倾向,这种异常折叠过程是致炎的。人类的遗传和功能研究提示,自然杀伤细胞(NK)在 AS 的发病中起一定作用,可能是通过与 HLA-B27 发生相互作用来参与发病的。研究一致发现,有发生 SpA 倾向的 HLA-B27 大鼠的树突状细胞功能是有缺陷的,但在人体是否是这样,还没有进行深入研究。

APC 细胞如树突状细胞(DC)及巨噬细胞(Mφ)功能异常与 SpA 及 AS 发病相关。异常的 HLA-B27 可以错误折叠及形成二聚体,通过 CD4$^+$T 上的杀伤免疫球蛋白样受体(killer immunoglobulin-like receptor 3DL2, KIR3DL2)相互重用或者通过内质网应激反应导致 IL-23 过度产生而触发 IL-17 的产生。自身反应性 CD8$^+$ T 细胞可以识别 HLA-B27 提呈的致关节炎肽。此外 HLA-B27 可以触发增强对肠道微生态紊乱的免疫法应,导致炎症及进一步 IL-23 及其他炎症因子产生。这些细胞因子可以作用于 Th17 细胞、γβ T 细胞,CD4$^+$ 或 CD8$^+$ T 细胞,肥大细胞,中性粒细胞及其他固有免疫细胞,诱导产生 IL-17、IL-22、TNF-α、TNF-γ 干扰素及其他细胞因子及趋化因子。其他一些等位基因可影响 IL-23 反应。IL-17、IL-23 参与肌腱端炎发生,IL-22 参与新骨形成,TNF-α、IL-17 参与滑膜炎,骨破坏及肠道炎症。

四、临床表现

AS 常在青少年后期或成年的早期首次出现能够引起注意的疾病症状;西方国家的平均发病年龄是 23 岁。5% 的患者在 40 岁后出现症状。最初的症状常是隐匿出现的钝痛,感觉在下腰或臀区深部,伴随下背部持续数小时的下腰部晨僵,晨僵活动后改善,休息后再次出现僵硬。在起病的最初几个月内,疼痛常为双侧持续性疼痛。夜间疼痛加重常迫使患者起床活动即炎性腰背痛在一些患者中骨触痛(认为这是附着点炎或骨炎的反应)可伴有背痛或僵硬,而在另一些患者中,这可能是最突出的主诉。常见部位包括肋胸骨交界处、棘突、髂嵴、大转子、坐骨结节、胫骨粗隆及足跟。25%~35% 的患者会出现髋和肩关节炎。严重的孤立性髋关节炎或胸骨痛也可以是一些患者的首发症状。除髋和肩关节炎的外周关节炎,通常表现为非对称性的,可发生在高达 30% 的患者。由于颈椎受累造成的颈痛和僵硬常是相对晚期的表现,但有时也是最主要的症状。偶有

患者,特别是年龄较大的患者,突出的表现是全身症状。

发展中国家 AS 常在幼年起病。这些患者的外周关节炎和附着点炎常很突出,在青少年后期才出现中轴症状。

最初的体格检查反映了炎症病变过程。最特征性的查体发现包括脊柱活动度消失、腰椎前屈、侧屈和伸展运动及胸廓扩张运动受限。运动受限常与骨强直的程度不呈比例,反映了存在继发于疼痛和炎症的肌肉痉挛。可以在直接按压或挤压骶髂关节时引出该关节的疼痛。此外,在触诊有症状的骨压痛部位和痉挛的椎突旁肌时常会出现触痛。

改良的 Schober 试验对检查腰椎屈曲情况很有帮助。让患者挺直站立,足跟并拢,在腰骶交界处(在双侧髂后上棘之间水平线位置)和以上 10cm 处做标记。然后让患者膝盖伸直,向前最大限度地弯腰,测量两个标记之间的距离。两个标记之间的距离 ≥ 5cm 为活动度正常,两个标记之间的距离 <4cm 为活动度减低。测量男性第 4 肋间隙或女性乳房下位置在最大吸气和最大用力呼气之间的差别来测量胸廓的扩张度,测量时患者手放于头上或头后。正常的胸廓扩张度为 ≥ 5cm。

髋或肩关节受累时常存在其活动受限或疼痛。在轻症患者的早期,症状可能很轻微且是非特异的,体格检查可能完全正常。

疾病的病情变异非常大,从轻度晨僵、放射学正常,到脊柱完全融合、严重的双髋关节炎,伴有严重外周关节炎和关节外表现不等。在疾病早期疼痛呈现持续存在的倾向,然后表现为间断出现疼痛,加重期和静止期交替出现。在典型的、严重的未治疗病例,脊柱炎可进展到骨赘形成,患者姿势发生特征性的改变,出现腰椎前突消失、臀肌萎缩及明显的胸脊后突。可能会出现颈部向前屈曲或髋部屈曲挛缩,伴膝关节代偿性屈曲。疾病的进展可以通过患者身高降低、胸廓扩张度和脊柱屈曲受限,以及枕墙距来做出临床估计。偶尔可以遇到已经出现严重畸形,但从来没有明显症状的患者。

预测疾病进展和功能预后的影响因素尚无共识。在一些研究中,青少年起病的 AS 和早期髋

关节受累与预后差相关。女性的孤立的颈椎强直和外周关节炎发病率增加，但女性 AS 患者较少发展为全脊柱强直。

在工业化国家，外周关节炎（髋和肩的远端）见于约 50% 的 AS 患者，常为晚期表现。然而在发展中国家患病率要高得多，常常是疾病的早期的典型表现。妊娠对 AS 的影响不一致。各有约 1/3 的妊娠患者妊娠期间分别会出现症状改善、不变或加重。吸烟与不良预后相关。

SpA 最严重的并发症是脊柱骨折，即使很轻的创伤也能使僵直的骨质疏松的脊柱发生骨折。最常发生骨折的部位是低位颈椎。这些骨折常导致脊柱错位引起脊髓损伤。最近的一项研究提示在患者的有生之年发生骨折的风险 ≥10%。偶尔骨折通过椎体和椎间盘连接处和邻近的神经弓，被称为假关节，最常出现在胸腰椎，引起不能确定来源的局部持续性疼痛和 / 或神经功能异常。胸椎楔形变也很常见，与明显的脊柱后突相关。AS 患者通常骨质疏松发生率高，且多为早发骨质疏松，也是易发生骨折的原因之一。

部分患者以关节外表现起病，如葡萄膜炎、皮疹、肠道病变等，应引起足够重视。

最常见的关节外表现是急性前葡萄膜炎，见于 20%~40% 的患者，可先于脊柱炎出现。典型发作是单侧，引起眼部疼痛、畏光、流泪及分泌增加。这些症状易复发，通常是在对侧眼复发。白内障和继发性青光眼是一种并非少见的后遗症。60% 以上的患者有结肠或回肠炎症。结肠和回肠炎症通常无症状，但 5%~10% 的 AS 患者可出现完全的 IBD。约 10% 满足 AS 分类标准的患者有银屑病。一小部分患者会出现主动脉瓣关闭不全，有时会引起充血性心力衰竭，偶尔发生在脊柱疾病的早期，但常出现在病程较长的患者中。Ⅲ度房室传导阻滞可单独或与主动脉瓣关闭不全同时发生。亚临床肺部损伤和心功能异常相对常见。马尾综合征和上肺叶纤维化是晚期的罕见并发症。腹膜后纤维化是罕见的伴发症。有报道 AS 患者中前列腺炎的患病率增加，淀粉样变罕见。

强直性脊柱炎疾病活动度评分（ankylosing spondylitis disease activity score，ASDAS）是目前国际公认的较好评估 AS 疾病活动度的评价指标，近年证据提示 ASDAS 反映炎症性疾病过程优于 Bath 强直性脊柱炎疾病活动度评分（bath ankylosing spondylitis disease activity index，BASDAI），所以最新 SpA 治疗指南均采用 ASDAS 判断疾病活动度及疗效。其他一些传统评估方法也有临床价值，如 BASDAI，Bath 强直性脊柱炎功能指数（一种评估日常生活活动能力受限的指标），以及几个评估放射学改变的方法。有关 AS 患者存活的研究显示，与普通人群相比，AS 患者的生存期是缩短的。AS 的主要死亡原因在很大程度上是由于脊柱创伤、主动脉瓣关闭不全、呼吸衰竭、淀粉样肾病或治疗的并发症，如上消化道出血引起的。肿瘤坏死因子拮抗剂治疗对预后和死亡率的影响目前仍不清楚，但有证据患明肿瘤坏死因子拮抗剂治疗可显著提高工作能力。

五、实验室检查

AS 没有特征性及诊断意义的实验室检查，80%~90% 的 AS 患者 HLA-B27 阳性的。血沉（ESR）和 C 反应蛋白（CRP）是常用的反映 AS 炎症及病情活动的指标，但活动性 AS 患者 ESR、CRP 并不一定升高，可能会出现轻度贫血。病情严重的患者可能有碱性磷酸酶水平升高，血清 IgA 水平升高常见。除非合并有其他疾病，否则大部分患者的类风湿因子、抗瓜氨酸肽抗体（CCP）和抗核抗体都是阴性，但是在肿瘤坏死因子拮抗剂治疗过程中可以出现 ANA。AS 患者的外周关节的滑液是非特异性炎症性的。在胸廓运动受限的患者，肺活量减低和功能残气量增加常见，但气流是正常的，常能很好地维持通气功能。

六、影像学检查

X 线强直性脊柱炎的特征性放射学改变要经历很多年后才出现。主要见于中轴关节，尤其是骶髂关节、椎间盘椎体连接、骨突关节、肋椎关节和肋横突关节。

骶髂关节炎是最早和最持久的 X 线征象。通常一个简单的后前位 X 线足以判断有无病变。病变为双侧对称性，最早的改变是软骨下骨皮质边缘模糊，随后出现类似邮票的锯齿样破坏和邻近骨的硬化。侵蚀的进展导致关节间隙的"假性增宽"；由于纤维化和接着发生的骨性强直占上风，造成关节间隙消失。病变的改变和进展通常是对称的。1966年制订的强直性脊柱炎纽约诊断标准对骶髂关节X线改变作了如下分期：0级，正常骶髂关节；1级，可疑或极轻微的骶髂关节炎；2级，轻度骶髂关节炎，局限性的侵蚀、硬化，关节边缘模糊，但关节间隙无改变；3级，中度或进展性骶髂关节炎，伴有以下一项（或以上）变化：近关节区硬化、关节间隙变窄/增宽、骨质破坏或部分强直；4级，严重异常，骶髂关节强直、融合，伴或不伴硬化。骶髂关节炎在X线下分为4级（图11-2-1）。

在腰椎，疾病的进展导致由于脊柱前突引起的腰椎变直及由于受侵蚀椎体前角的骨炎和随后发生的骨侵蚀引起的反应性硬化，导致一个或多个椎骨"方形变"或者"桶样变"。进行性骨化最终导致边缘韧带骨赘形成，在X线片中可见相邻椎体前侧连接而成的骨桥。CT，尤其是低能量CT可以较X线更清楚地观察到骶髂关节结构损伤，避免肠道干扰，但要考虑射线对人体影响（图11-2-2）。

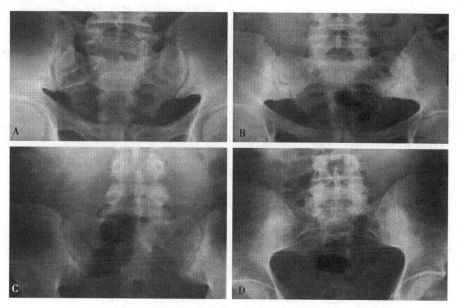

图 11-2-1　骶髂关节炎 X 线分级
A. 0~1级；B. 2级；C. 3级；D. 4级

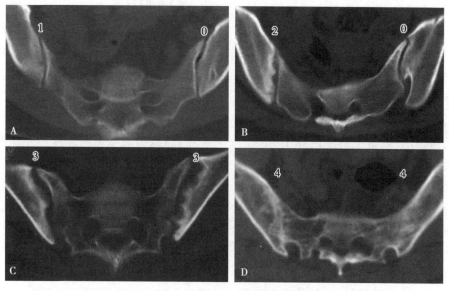

图 11-2-2　AS 的 CT 骶髂关节炎分级
A. 0级，1级；B. 2级；C. 3级；D. 4级

很多患者是在数年后才出现 X 线上明显的骶髂关节炎,因此磁共振(MRI)在 AS 诊断上的应用越来越广泛。MRI 比传统放射技术在发现早期关节内炎症、软骨改变和骶髂关节炎骨髓水肿的敏感性更高,在评估急性和慢性脊柱改变方面也具有很高的敏感性。

股骨颈和腰椎的骨密度降低可以通过双能 X 线吸光测定法来检测。通过使用 L_3 椎体的外侧定位投射可以避免因脊柱骨化造成的假性数值增高。

七、诊断

早期诊断是改善 AS 预后、减少残疾及不可逆畸形的保障。要做到早期诊断,必须仔细甄别 AS 的临床特征,结合影像学发现及实验室检查才能实现早期诊断。早期诊断通常困难,面临以下挑战:①背痛非常常见,而 AS 并不常见;②早期的疑诊有赖于专业经验的临床判断;③早期 AS 的年轻患者常不愿意就医。广泛用于诊断的修订的纽约标准(1984 年)是基于出现明确的放射学骶髂关节炎的,对于早期或轻症患者敏感性低。2009 年,国际脊柱关节炎评估工作组(ASAS)提出了中轴型脊柱关节炎的新标准。这一标准适用于年龄 <45 岁的、出现 3 个月以上背痛的患者。MRI 明确的骶髂关节炎活动性炎症与老标准中明确的放射学骶髂关节炎,对于诊断有同等重要的地位。

本病须与常见的能引起下背痛的疾病相鉴别。持续 3 个月以上的慢性背痛需要有以下 4 个方面或以上的特征:①起病年龄 <40 岁;②隐匿起病;③活动后改善;④休息后无改善;⑤夜间痛,起床活动后缓解。其他炎性背痛的常见特点还有晨僵 >30 分钟、后半夜背痛痛醒、交替性臀区痛。引起背痛最常见的原因除了 AS 外,主要是机械性或退行性原因,而这些非炎症性的腰背痛不具备上述这些特点。

其他导致背痛的较少见的代谢性、感染性和恶性原因也必须和 AS 相鉴别,包括感染性的脊柱炎、脊柱椎间盘炎、骶髂关节炎和原位或转移瘤。褐黄病能引起在临床和放射学上与 AS 相类似的表现。椎旁韧带的钙化和骨化见于弥漫性特发性骨肥厚(DISH),DISH 见于中年和老年人,常没有症状。韧带钙化在椎体前部形成"流蜡形"表现。椎间盘间隙存在,骶髂关节和脊柱骨突关节正常,有助于鉴别 DISH 和脊柱炎和 AS。

1984 年纽约 AS 分类标准由临床指标和放射学标准两部分组成:

1. 临床指标

(1)下腰痛(low back pain)和晨僵大于 3 小时,运动后改善,但休息后不减轻。

(2)腰椎在垂直和水平面的活动度受限。

(3)胸廓扩展(chest expansion)度较健康同龄人和同性别者减少。

2. 放射学骶髂关节炎标准

(1)单侧 3~4 级较显著 X 线骶髂关节炎。

(2)双侧的 1~2 级 X 线骶髂关节炎。

根据上述标准,患者能分为"肯定 AS"或"可能 AS"。"肯定 AS"患者符合上述一项放射学指标和至少一项临床指标。"可能 AS"是患者只符合一项放射学指标,但无任何临床指标。

2009 年,ASAS 提出中轴型 SpA 分类诊断标准,其中放射学阳性 SpA 即为 AS。

AS 的鉴别诊断非常重要,尤其是炎性腰背痛并不一定特异,MRI 骶髂关节骨髓水肿更不特异,剧烈运动、创伤、分娩后都可出现,很多病理条件下也可出现,如感染、结核、肿瘤、痛风等情况。

八、治疗

AS 是一种慢性进展性疾病,治疗的原则是早期诊断,早期治疗,尽早实现达标治疗,长期维持缓解或低疾病活动度,改善患者生活质量及参与社会活动的能力,减少残疾。

AS 的治疗包括功能锻炼及药物治疗两部分。患者教育、功能锻炼以保持姿势和关节活动度对 AS 治疗至关重要。非甾体抗炎药(non-steroidal anti-inflammatory drugs,NSAIDs)是 AS 药物治疗的一线用药,可以减轻 AS 患者的疼痛和压痛,增强活动能力。有证据证明,每日服用 NSAIDs 治疗可以减缓放射学进展。但是,很多 AS 患者即使使用了 NSAIDs 治疗也会持续存在症状,出现畸形。TNF-α 拮抗剂对 AS 及其他 SpA 疗效较好。使用英夫利昔(Infliximab)单抗(人/鼠嵌合抗 TNF-α 单克隆抗体），依那西普（Etanercept，可溶性 TNF-αp75 受体 -IgG 融合蛋白）或阿达木（Adalimumab）单抗或戈利木单抗（Golimumab，人源抗 TNF-α 单克隆抗体）治疗的 AS 患者，临床和实验室活动度相关的指标都出现快速、显著、持续地降低。即使是在疾病病程长的和甚至脊柱完全强直的患者，疾病活动性和功能的主观及客观指标都有显著改善，这些指标包括晨僵、疼痛、脊柱活动度、外周关节肿胀、CRP 和 ESR。MRI 研究显示，骨髓水肿、附着点炎和骶髂关节、脊柱和外周关节积液都明显吸收。在有关这四种药物的大规模的随机对照研究和许多开放标签的临床研究中都得到了相似的结果。约 50% 的患者可以达到 BASDAI 降低 50% 以上。这种治疗反应随着时间的推移也可保持稳定，部分或完全缓解非常常见。早在开始治疗 24 周后就可以检测到骨密度增加。随着对 AS 发病机制认识的加深，越来越多的新型生物制剂（如 IL-17A 抑制剂）的出现，给 AS 治疗带来新的希望。

由于这些生物制剂价格昂贵、有潜在的严重不良反应和长期影响的不确定性，这些药物的应用应该严格限制在诊断明确的，且疾病活动评分（BASDAI）>10 分中的 4 分和专家意见的患者，并且至少接受了两种不同的 NSAIDs 治疗仍不能获得充分缓解的患者。在开始 TNF-α 抑制剂治疗之前，所有患者都应行结核及乙肝的筛查。禁忌证包括活动性感染、感染风险高或恶性肿瘤；有系统性红斑狼疮、多发性硬化或相关自身免疫性疾病的病史。妊娠和哺乳是相对禁忌证。持续治疗 12 周以后是否需要继续治疗取决于 BASDAI 是否能够减少 50% 以上，或绝对值减少 ≥ 10 分中的 2 分，和专家的意见是否支持继续使用。每日 2~3g 柳氮磺吡啶对治疗以外周关节为主的 AS 患者的疗效一般。对于外周关节受累为主的 AS 患者，在使用任何一种 TNF-α 抑制剂之前都应该先使用柳氮磺吡啶治疗。甲氨蝶呤虽然被广泛应用，但是对治疗 AS 中轴关节炎无明显疗效，同样，金制剂或口服糖皮质激素的治疗作用也未得到证实。有报道沙利度胺治疗 AS 可能有效，每日剂量为 200mg，可能是通过抑制 TNF-α 起效的。

部分髋关节严重受累及脊柱畸形者可考虑手术治疗。

葡萄膜炎发作常可通过局部糖皮质激素联合散瞳剂得到有效控制，但是一些患者可能需要全身使用糖皮质激素、免疫抑制药或 TNF-α 抑制剂治疗。TNF-α 抑制剂可减少 AS 患者葡萄膜炎的发作次数，但是一些患者在使用 TNF 抑制剂后仍会出现新的发作，特别是依那西普。

共存的心脏疾病可能需要置入起搏器和 / 或置换主动脉瓣。目前中轴骨骨质疏松的处理同原发性骨质疏松，因为还没有专门针对 AS 的资料。

1. 2016 年 ASAS-EULAR 提出了 axSpA 管理的推荐

（1）总则

1）axSpA 是一种具有多种临床表现的潜在严重疾病，通常需要在风湿专科医生协调下进行多学科综合管理。

2）xSpA 主要治疗目的是通过控制症状和炎症反应、预防关节结构的进行性破坏、保持或恢复躯体功能和社会参与的正常，使健康相关的生活质量达到最佳。

3）对 axSpA 的最佳管理方案需要采用药物和非药物联合治疗的方式。

4）对 axSpA 患者的治疗应以最优疗法为目标，且必须由患者和风湿科医共同协商制定。

5）axSpA 可带来较高的个人、社会和医疗负担，风湿科医生在制定治疗策略时应充分考虑上述因素。

（2）13 条推荐

1）一般治疗：应根据目前疾病症状（中轴、外周、关节外临床表现）、体征和包括合并症、心理因素等在内的患者特征，对 axSpA 患者进行个体化治疗。

2）疾病监测：对 axSpA 患者的疾病监测应包括：患者报告的临床结局、临床表现、实验室和影像学检查结果，以上监测均应使用适当的检测工具且与患者的临床表现具有相关性。应根据症状、病情严重程度以及治疗情况,确定个体化监测频率。

3）治疗目标:治疗应在事先制定的治疗目标的指导下进行。

4）非药物治疗:应进行关于 axSpA 的患者教育,并鼓励他们进行有规律的体育锻炼和戒烟。物理治疗应纳入考量。

5）NSAIDs:NSAIDs 作为一线药物治疗疼痛和晨僵,直至其最大剂量,但应该考量其治疗风险和获益。对于 NSAIDs 应答良好的患者,首选持续用药,若症状改善不明显,则调整治疗。

6）镇痛剂:对既往治疗无效、存在禁忌证和/或治疗耐受性差的患者,可考虑使用对乙酰氨基酚、阿片(类)药物等镇痛药治疗。

7）糖皮质激素:可局部直接注射糖皮质激素,不得对存在中轴病变的患者长期进行全身性糖皮质激素治疗。

8）DMARDs:通常不应使用 csDMARDs 治疗单纯中轴病变;可考虑使用柳氮磺吡啶治疗外周关节炎患者。

9）生物疗法:对接受常规治疗但仍存在持续性高疾病活动度的患者使用 bDMARDs 治疗,目前临床常以 TNF 抑制剂作为初始生物疗法。

10）TNF 抑制剂治疗失败:若 TNF 抑制剂治疗失败,则应考虑转换为另一种 TNF 抑制剂或使用 IL-17 抑制剂治疗。

11）bDMARD 减量:若患者持续缓解,则可考虑进行 bDMARD 减量。

12）手术:对存在难治性疼痛或残疾及关节结构破坏影像学证据者,不论年龄大小,均应考虑施行全髋关节置换术;存在严重致残畸形者应考虑在专业治疗中心接受脊椎截骨矫正术。

13）改变病程:若发病过程中出现显著改变,则应考虑脊柱骨折等炎症反应之外的病因,并进行包括影像学检查在内的适当的评估。

2. 达标治疗是 AS 治疗的一个重要原则,2018 年 EULAR 更新了 SpA 达标治疗的推荐。

（1）首要原则:①治疗目标必须由患者和风湿科医生共同确定。②通过计算患者的疾病活动度并依此调整达标治疗目标,可以改善预后。③SpA 和 PsA 均是临床表现多样的系统性疾病;治疗时应兼顾肌肉骨骼和关节外表现,必要时与其他专科医师协作,如皮肤科、消化科和眼科医师。④治疗中轴型 SpA 和 PsA 的终极目标是通过对症状和体征的控制,预防结构性损害,恢复和保留功能,避免毒副反应及最小化并发症,从而达到健康相关生活质量和社会参与度的长期最优化。⑤消除炎症对达到这些目标至关重要。

（2）11 条推荐

1）治疗目标是肌肉骨骼和关节外表现(关节炎、指/趾炎、肌腱端炎、中轴病变)的临床缓解或疾病静止。

2）应基于患者疾病的临床表现设定个体化的治疗目标;结合治疗方法考虑确定达到目标的时间。

3）临床缓解或疾病静止的定义是无显著疾病活动的临床或实验室证据。

4）低疾病活动度或最小疾病活动度(minimal disease activity, MDA)可称为替代的治疗目标。

5）疾病活动度应基于临床症状、体征和急性期反应物水平计算得出。

6）在临床实践过程中应对肌肉骨骼系统的疾病活动度和皮肤及/或其他相关的关节外表现进行有效的评估;评估的频率取决于疾病活动的程度。

7）对于中轴型 SpA,推荐用强直性脊柱炎疾病活动度评分评估;对于 PsA,可用银屑病关节炎疾病活动度评分或最小疾病活动度来定义治疗目标。

8）治疗目标的选择和疾病活动度的评价应将并发症、患者因素和药物相关风险纳入考量。

9）除临床和实验室指标外,制定临床决策时应考虑影像学表现。

10）一旦确立治疗目标,在整个治疗过程中都应该坚持该目标。

11）在与患者的讨论过程中,应充分告知患者治疗目标、达标治疗策略的风险和获益。

3. 明确 SpA 治疗药物

（1）非甾类抗炎药（NSAIDs）:是一线用药,用以减缓疼痛、僵硬感;对中轴及外周关节均有效。疾病活动期建议足量长期治疗,缓解后酌情使用有研究证实,足量长期使用 2 年较按需使用,可以抑制脊柱新骨形成,抑制反射学进展。该研究尚需大样本深入研究。常用 NSAIDs 有 COX2 非选择性抑制剂:双氯芬酸、醋氯芬酸、萘普生等;COX2 选择性抑制剂:塞来昔布、依托考昔、帕瑞考昔和艾瑞昔布等。COX2 选择性抑制剂胃肠道安全性稍高。该类药物常见副作用是消化道损伤和心血管事件风险增加。需要根据患者全身情况进行选择。

（2）糖皮质激素:不是本病的首选用药,一般不作为中轴关节及外周关节的常规口服全身使用。但对于难治性虹膜炎时可以在眼科医生指导下全身使用。一些肌腱端病、严重外周关节炎可以局部注射激素制剂。糖皮质激素副作用大,不能阻止病程发展。

（3）改善病情的抗风湿药物（DMARDs）:这类药物对外周关节、PsA 皮疹、IBD-SpA、葡萄膜炎等有治疗作用,对单纯的中轴关节受累无足够证据支持一有明确疗效。一般用柳氮磺吡啶（SASP）1.0g　2~3 次 /d、甲氨蝶呤（MTX）10~15mg/ 周、来氟米特 20mg/d 等治疗。沙利度胺有特异性免疫调节作用,小样本研究提示可改善 SpA 病情,常睡前使用 50~200mg,但须注意其可导致胚胎畸形,因此有生育要求的妇女应谨慎使用。

（4）肿瘤坏死因子 α（tumor necrosis factor α, TNF-α）抑制剂:TNF-α 是一种促炎症细胞因子,在 SpA 发病机制中具有重要作用。阻断 TNF-α 产生和作用,对 SpA 治疗非常有效。TNF-α 抑制剂分为可溶性受体融合蛋白及单克隆抗体 2 类。我国临床上应用的 TNF-α 抑制剂主要有①受体类:依那西普（Etanercept）;②单抗类:英利西单抗（Infliximab）、阿达木单抗（Adalimumab）、戈利木单抗等。TNF-α 抑制剂作用强,起效快,可快速缓解病情。对 SpA 中轴关节、外周关节及关节外损害均有效。不同 TNF-α 抑制剂对中轴关节、外周关节炎的疗效相当,但对关节外损害,如葡萄膜炎、银屑病、炎症性肠病等,单抗类疗效好于受体类。TNF-α 抑制剂副作用主要是:增加感染机会尤其是结核感染、乙型肝炎病毒激活、恶性肿瘤、出现自身抗体、注射 / 输注位点反应或过敏等。用药前一定要排查结核、乙型肝炎等

危险。

（5）IL-17 拮抗剂（IL-17 inhibitors）:IL-17 是 SpA 发病中除 TNF-α 外,另一个关键促炎因子,尤其在 PsA 中其关键作用。IL-17A 拮抗剂（Secukinumab, Ixekizumab）国外已批准治疗 PsA,对 AS 也有治疗作用。

（6）IL-12/23 抑制剂（IL-12/23 inhibitors）优特克单抗（Ustekinurmab）:IL-12/23 在 SpA 尤其是银屑病及 PsA、炎症性肠病发病中发挥重要作用,其拮抗剂经研究证实,对银屑病、PsA、IBD 均有治疗作用,国外已批准治疗银屑病及 PsA,我国已经于近期上市。

（7）JAK 抑制剂:JAK 分子是很多炎性因子信号传递的通路,在炎性关节发病中发挥作用,拮抗 JAK 通路已成为炎性关节病治疗的新突破。JAK3 抑制剂（Tofacitinib,托法替布）已批准治疗类风湿关节炎,对银屑病及 PsA 也有治疗作用,对 TNF-α 抑制剂反应不佳者可以考虑使用。

第三节　反应性关节炎

反应性关节炎（reactive arthritis, ReA）指体内其他部位的感染伴发的急性非化脓性关节炎。近年来,反应性关节炎一词主要是指肠道或泌尿生殖道感染后发生的脊柱关节炎。

有其他形式的与 B27 无关的其他类型的反应性和感染相关的关节炎,临床特征不同于脊柱关节炎,包括莱姆病和风湿热。

一、历史背景

几个世纪前人类就已经认识到急性关节炎与腹泻或尿道炎发作相关。在第一次和第二次世界大战期间,大量的病例使大家认识了一种关节炎、尿道炎和结膜炎三联症,常伴黏膜损伤,以人名（Hans Reiter）命名这一疾病为赖特综合征。

证实能诱发临床综合征的细菌类型和发现很多患者具有 B27 抗原使 ReA 的概念统一为在遗传学上易感宿主被特殊病原体诱发的临床综合征。多种细菌,如志贺菌、沙门菌、耶尔森菌或弯曲菌属引起的肠道感染,沙眼衣原体引起的生殖道感染,以及其他病原体都可以触发相似的临床表现谱。关节炎、尿道炎和结膜炎三联症代表

的只是 ReA 临床表现谱的一小部分。在本章中，ReA 一词仅限于指那些至少有相关前驱感染证据的 SpA。有 ReA 临床表现但缺乏前驱感染证据的患者被认为患有未分化脊柱关节炎。

二、流行病学

ReA 发病最常见的年龄是 18~40 岁，但 5 岁以上的儿童和老年人也会出现。ReA 与 HLA-B27 相关，有研究报道 60%~85% 的 ReA 患者 HLA-B27 阳性，在近期基于社区或一般人群的流行病学研究中，ReA 患者的 HLA-B27 阳性率常低于 50%。大多数研究发现志贺菌、耶尔森菌或衣原体是触发 ReA 的感染病原体，而沙门菌和弯曲杆菌触发的 ReA 患病率较低。肠道感染后的 ReA 性别比将近 1：1，而性病获得性 ReA 主要见于男性。由于不同人群中触发感染的患病率和遗传易感因素的不同，很难获得 ReA 的总患病率和发病率。有报道斯堪的纳维亚的发病率是 10~28/10 万。而在非洲的撒哈拉以南地区几乎以前不知道有脊柱关节炎。然而，随着 AIDS 的流行，ReA 和其他外周型脊柱关节炎现在已成为非洲最常见的风湿性疾病，这些疾病是与 B27 无关的，因为这些地区非常罕见有 B27 阳性。在非洲 HIV 感染相关的脊柱关节炎常发生在疾病 I 期（按照 WHO 世界卫生组织的分类）的患者。常是感染的首发表现，并常随着病情的进展而缓解。相反，西方白种人 SpA 患者和 HIV 感染者通常是 B27 阳性，随着 AIDS 的进展而出现关节炎发作。

三、病理

滑膜病理表现与其他 SpA 相似。附着点炎表现为纤维软骨的血管增多和巨噬细胞浸润。性病后 ReA 患者的结肠和回肠中偶尔会发现有显微镜下组织病理学炎症的证据，但比肠病后 ReA 少见得多。与性病获得性 ReA 相关的主要皮肤病变是脓溢性皮肤角化病，在组织学上与银屑病的皮损无法区别。

四、病因及发病机制

四种志贺菌，宋内志贺菌、鲍氏志贺菌、弗氏志贺菌、志贺痢疾杆菌中，弗氏志贺菌最常容易并

发 ReA，可散发亦可流行。宋内志贺菌和志贺痢疾杆菌会触发一些患者发生 ReA。

其他已明确能触发 ReA 的细菌包括几种沙门菌属，如小肠结肠炎耶尔森菌、假结核分枝杆菌、空肠弯曲杆菌和沙眼衣原体。还有证据表明其他几种微生物也可触发 ReA，包括难辨梭状芽孢杆菌、大肠弯曲杆菌，某些产毒大肠埃希菌，可能还有解脲支原体和生殖支原体。肺炎支原体引起的肺部感染也可能会触发 ReA。也有很多在其他细菌、病毒或寄生虫感染后出现急性关节炎的个案报道，甚至有出现在膀胱癌患者卡介苗治疗后发生 ReA 的报道。

目前仍不明确是否这些微生物在感染后都以同样的发病机制引发 ReA，也没有上述任何一种已知的能够触发 ReA 的细菌引起发病的机制被完全阐明。微生物能够产生脂多糖（LPS），具有能攻击黏膜表面的能力，从而侵入宿主细胞并在细胞内存活。已证明在急性感染后来自衣原体、耶尔森菌、沙门菌和志贺菌的抗原可以在 ReA 患者的滑膜和 / 或滑液白细胞中长期存在。在小肠结肠炎耶尔森菌触发的 ReA 中，触发感染后数年在外周血细胞中还可以找到细菌 LPS 和热休克蛋白抗原。在 ReA 患者的滑膜组织中可以检测到耶尔森菌 DNA、沙眼衣原体 DNA 和 RNA，提示有活的微生物存在，尽管从这些标本中始终未能培养出微生物。然而这些发现的特异性还不清楚，在其他风湿性疾病的滑膜中也发现有细菌染色体 DNA，已在 ReA 患者滑膜中发现有多种细菌中广泛存在的 16S rRNA。有研究发现滑膜内存在有针对诱发微生物抗原发生反应的特异性 T 细胞，主要是以 TH2 或 T 调节表型的 $CD4^+T$ 细胞为特征。近期研究表明在 ReA 滑液中发现有高水平的 IL-17，但是其来源并不明确。HLA-B27 似乎与更严重的慢性 ReA 相关，但其致病作用仍有待确定。HLA-B27 的存在明显延长了细胞内小肠结肠炎耶尔森菌和肠炎沙门菌在人和鼠细胞系中的存活时间。细胞内细菌的存活延长，在 HLA-B27 或其他因子，或两者共同的促进下，使受感染的白细胞从最初感染部位进入关节，在关节内固有和 / 或获得免疫对持续存在的细菌抗原的反应促发了关节炎。

五、临床表现

ReA 的临床表现复杂多样,构成了一个疾病谱,从孤立的、一过性单关节炎或附着点炎到严重的多系统疾病。通过详细追问病史常可发现反应性炎性关节病症状开始前 1~4 周的前驱感染。然而在少部分患者,找不到前驱感染的临床或实验室证据。在假定为性病获得性反应性疾病的患者,常有近期有新的性伴侣的病史,即使没有感染的实验室证据。

全身症状常见,包括乏力、不适、发热和体重减轻。肌肉骨骼症状常急性出现。关节炎常是不对称的且逐渐增多,在几天到 1~2 周的时间内会出现新的关节受累。下肢的关节,特别是膝、踝、髁下、跖趾和趾间关节是最常受累的部位,但腕和指关节也可受累。关节炎疼痛常很明显,可有明显肿胀甚至积液,特别是膝关节。在没有支撑的情况下患者通常无法行走。指/趾炎或"腊肠指/趾",是指单一手指或脚趾的弥漫性肿胀,是 ReA 和其他外周脊柱关节炎的特殊表现。肌炎和筋膜炎是特别有特征性的病变,引起多个附着点疼痛(附着点炎),特别是跟腱、足底筋膜及沿着中轴骨的附着点。脊柱和下背痛很常见,可能是由附着点炎症、肌痉挛、急性骶髂关节炎或椎体间关节的关节炎所引起。

在整个病程中均可出现泌尿生殖系病变。在男性,尿道炎可以很明显或相对无症状,可以伴随触发感染出现,也可以是疾病反应阶段的结果。前列腺炎也常见。在女性,宫颈炎或输卵管炎也可由触发感染引起或由无菌性的反应过程所引起。

眼部疾病常见,可以从一过性的无症状的结膜炎到侵袭性的前葡萄膜炎,后者有时是难治性的,可能导致失明。

皮肤黏膜病变常见。口腔溃疡是表浅的、一过性的,且常无症状。特征性的皮肤病变是脓溢性皮肤角化病,由角化过度的小囊泡组成,在消失前最终形成痂。皮损在手掌和足底最常见,但也可发生在其他部位。在 HIV 感染患者,这些病变通常相当严重,并且很广泛,有时是最主要的临床表现。这些皮肤病变可以发生在龟头,称为环状龟头炎;病变由很快破溃形成无痛性的浅表溃疡的小疱组成,在进行过包皮环切的患者可形成类似于脓溢性皮肤角化病皮损的痂。指甲病变常见,包括甲松离、远端淡黄色变色和/或堆积状的角化过度。

ReA 少见或罕见表现包括心脏传导异常、主动脉瓣关闭不全、中枢或外周神经系统病变,以及胸膜肺浸润。

关节炎通常持续 3~5 个月,但也有持续长达 1 年者。约 15% 的患者出现慢性关节症状,60% 以上的患者需要住院治疗。复发及功能受损常见,慢性足跟痛特别让人痛苦。下腰痛、骶髂关节炎,以及完全的 AS 也是常见的后遗症。大多数研究显示,HLA-B27 阳性患者较阴性患者的预后更差。然而,耶尔森菌或沙门菌诱发的关节炎较流行性志贺菌引发的关节炎转变成慢性病程的患者要少。

六、实验室及放射学检查

在疾病的急性期 ESR 和急性时相反应物(CRP)通常升高,可出现轻度贫血,滑液呈非特异性炎症性改变,50%~80% 的患者 HLA-B27 阳性。在发生反应性疾病期间触发感染仍在初始感染黏膜部位持续存在者少见,但偶尔可以培养出病原体,如耶尔森或衣原体诱导的病例。可能存在近期感染的血清学证据,如耶尔森菌、沙门菌或衣原体抗体滴度明显升高。晨尿中沙眼衣原体 DNA 的聚合酶链反应(PCR)有较高的敏感性。

在早期或轻症患者,可以没有放射学改变或仅有局限在关节旁的骨质疏松。病程长期持续存在的患者,可有受累关节边缘侵蚀和关节间隙消失。伴有反应性新骨形成的骨膜炎是特征性表现。跖腱膜附着处骨刺常见。骶髂关节炎和脊柱炎在晚期常见。与 AS 相比,不对称骶髂关节炎更常见,脊柱炎不是从下腰段对称性地向上发展,而是可以从腰椎的任何部位开始形成。韧带骨赘可以是非对称性的、粗糙的,不在椎体边缘形成,而是从椎体的中间开始出现,这种情况在原发 AS 中很少看到。进展到脊柱融合者少见。

七、诊断

ReA 的诊断主要依据临床表现特点及前驱感染证据而确立,系临床诊断,无具有确诊意义的实验室检查或放射学检查发现。在任何有急性炎症性、非对称性、逐渐增多的关节炎或肌腱炎患者,应该考虑 ReA 的可能。评估应包括询问可能的触发事件,如腹泻或排尿困难。体格检查时,必须特别关注受累关节和肌腱的分布情况,以及可能的关节外受累部位如眼、黏膜、皮肤、指甲和生殖器。滑液分析有助于除外感染或晶体诱发的关节炎。培养、血清学或分子学方法可有助于证实触发感染的存在。

ReA 的诊断主要依据临床表现和实验室检查。临床上可参考第三届国际 ReA 专题会议提出的 ReA 诊断标准进行诊断(表 11-3-1)。

表 11-3-1　ReA 的诊断分类标准(第三届国际 ReA 专题会议,1999 年)

以下肢为主的非对称性少关节炎为突出表现的外周关节炎,并附加以下条件:
(1)前驱感染的证据,其要求为:①关节炎发生前 4 周内有明确的临床腹泻或尿道炎表现,并有实验室证据,但非必备条件;②若无明确的临床感染,则必须有感染的实验室证据
(2)除外引起单或寡关节炎的其他原因,如其他脊柱关节炎、感染性关节炎、晶体性关节炎、Lyme 病及链球菌 ReA
(3)下列表现并非 ReA 确诊的必备条件:①HLA-B27 阳性;②RS 的关节外表现(如结膜炎、虹膜炎、皮疹、非感染性尿道炎、心脏及神经系统病变等);③典型 SpA 特征(如炎性背痛、交替性臀区疼痛、肌腱端炎或虹膜炎等)。但若有发现则应记录

本病应与细菌性关节炎、急性风湿热、痛风性关节炎、AS、结核风湿症等相鉴别。

虽然在 ReA 中 HLA-B27 阴性的预测价值较低,但在判断疾病的严重性、长期性及是否容易发生脊柱炎和葡萄膜炎的倾向性方面有着重要的预后意义。此外,如果 HLA-B27 阳性,则有助于对不典型病例做出诊断。为了选择合适的治疗常需要进行 HIV 检查。

ReA 需与和播散型淋球菌病相鉴别,因为两者都最终能通过性传播并会伴发尿道炎。与 ReA 不同,淋球菌性关节炎和腱鞘炎累及上下肢的概率相等,没有背部症状,伴有特征性的水疱样皮肤损害。尿道或宫颈淋球菌培养阴性不能除外 ReA 的诊断;然而,从血、皮肤病变或滑膜中培养出淋球菌则可以确立播散型淋球菌病的诊断。聚合酶链反应(PCR)分析奈瑟淋球菌和沙眼衣原体可能对诊断有帮助。偶尔,只有试验性抗生素治疗能将两者区分开来。

ReA 和银屑病关节病有很多相同的表现,尤其是二者均可出现指 / 趾炎、腊肠指 / 趾。然而,银屑病关节炎常缓慢起病;关节炎主要累及上肢;伴发关节周围炎者较少;通常不伴有口腔溃疡、尿道炎或肠道症状。

八、治疗

虽然急性关节炎的症状很少能够完全缓解,但绝大多数 ReA 患者经大剂量 NSAIDs 治疗都会有一定的效果,但也有一些患者对 NSAIDs 治疗无反应。及时、适当的抗生素治疗急性衣原体性尿道炎或肠道感染可能预防 ReA 的出现。然而,一些对照试验未能证明在关节炎出现后应用抗生素能够获益。一项长期随访研究提示,尽管抗生素对于急性发作的 ReA 没有作用,但它有助于防止之后出现的慢性 SpA。另一项类似的研究未能证明抗生素的任何长期获益。最近一项令人鼓舞的双盲安慰剂对照研究表明,大多数因衣原体感染所致的慢性 ReA 患者抗生素治疗 6 个月病情可以明显改善,具体用药方案为:利福平 300mg/d+ 阿奇霉素 500mg/d×5d,然后改为 500mg 每天 2 次,共 6 个月;或利福平 300mg/d+ 多西环素 100mg,每日 2 次,共 6 个月。多中心研究显示,大剂量柳氮磺吡啶 3g/d 分次服用,对持续性 ReA 的患者有一定疗效。疾病持续的患者使用硫唑嘌呤治疗可能有效,剂量为 1~2mg/(kg·d),或甲氨蝶呤,最大剂量可达每周 20mg。虽然还没有抗 TNF-α 治疗 ReA 的对照研究报道,但有零散证据支持这些药物可以用于治疗重症慢性 ReA 的治疗,虽然也观察到有的患者对这种治疗无效。

对肌腱炎和其他附着点病变,局部使用糖皮质激素注射治疗有效。葡萄膜炎需要积极治疗来阻止发生严重后遗症。皮肤病变一般只需对症治疗。很多 HIV 感染合并 ReA 的患者都有严重的皮肤病变,皮肤病变对抗反转录病毒治疗特别有效。心脏并发症可以按传统方法治疗;神经并发症的处理是对症性的。

综合处理包括对患者进行避免性传播疾病和避免接触肠病原体相关知识的教育及适当的进行物理治疗、职业咨询,以及对长期并发症如强直性脊柱炎进行持续监测。

第四节 银屑病关节炎

银屑病关节炎(psoriatic arthritis,PsA)指一种特征性地发生在银屑病患者中的炎症性关节炎。

一、历史背景

PsA 是个古老的疾病,早在 17 世纪巴黎圣徒墓地就发现存在 PsA,19 世纪人们注意到了关节炎和银屑病之间的关系,1818 年,Jean Louis Alibert 发布了第一个 PsA 的临床报告。20 世纪 60 年代,在流行病学和临床研究的基础上,研究者已清楚地认识到与银屑病相关的关节炎与 RA 不同,常是血清阴性的,通常累及远端指间关节(DIP)及脊柱和骶髂关节,有特殊的放射学表现,有明显的家族聚集性。在 20 世纪 70 年代,由于与 AS 和 ReA 有相似的表现,因此 PsA 被归入脊柱关节炎这一大类疾病中。

二、流行病学

银屑病及 PsA 在不同地区及人种中患病率不同。白种人中,银屑病的患病率达 1%~3%,而在银屑病患者中,PsA 的患病率是 5%~30%。通常在皮疹 5~10 年后出现关节炎。高发年龄 30~55 岁,男女相差不大。肥胖的银屑病患者更易发生 PsA。我国银屑病及 PsA 患病率不清,PsA 患者的一级亲属患银屑病、PsA 及其他形式的脊柱关节炎的危险性增加。高达 30% 的银屑病患者的一级亲属会患病。据报道单卵双胞胎共患银屑病的比例为 35%~72%,共患 PsA 的比例是 10%~30%。与 HLA 相关性的报道也不尽相同。HLA-Cw6 与银屑病高度相关,特别是家族性幼年起病(Ⅰ型)的银屑病。HLA-B27 与银屑病

脊柱炎相关。由于与 Cw6 的连锁不平衡,HLA-DR7、HLA-DQ3 及 HLA-B57 与 PsA 相关。其他与 PsA 相关的基因包括 *HLA-B13*、*HLA-B37*、*HLA-B38*、*HLA-B39* 及 *HLA-DR4*。近来的全基因组扫描发现银屑病和 PsA 在 HCP5 均有多态性,与 *HLA-B*、*IL-23R*、*IL-12B*(染色体 5q31)及其他一些基因的部位均紧密相连。

三、病理学

PsA 关节滑膜炎症性改变与 RA 相似,虽然滑膜增生程度和细胞浸润程度较 RA 轻,但血管增多较 RA 明显。一些研究显示 PsA 的滑膜纤维化倾向更明显。与 RA 不同,PsA 患者的附着点炎更突出,附着点炎是 PsA 特征性病理改变,在组织学上与其他脊柱关节炎相似。

四、发病机制

PsA 病因不清。总的来说,是在基因及环境因素相互作用下,出现免疫炎症反应。感染及创伤是重要诱因。很多患者 ASO 增加,提示感染与基因相互作用,可以触发 PsA。有研究发现 24.6% 患者发病前有创伤。此外,肥胖、吸烟及精神压力也是 PsA 发生的重要危险因素。近年研究发现肠道菌群失调与发病相关。PsA 患者粪便艾克曼菌、胃肠球菌、假丁酸弧菌显著减少,粪便上清可溶性 IgA 及 TNF 超家族成员 11(RANKL)增加。PsA 是免疫介导的炎症性疾病,可能与银屑病有相似的发病机制。PsA 滑膜有 T 细胞、B 细胞、巨噬细胞及伴有白细胞归巢受体的上调 NK 受体表达细胞浸润。CD8+T 细胞克隆扩增在 PsA 中很常见。浆细胞样树突状细胞在银屑病的发病中起重要作用,有一些证据显示浆细胞样树突状细胞参与了 PsA 的发病。PsA 患者的滑膜有很多致炎细胞因子的过度表达。在 PsA 的滑膜或滑液中有 IL-2、γ 干扰素及 IL-1β、IL-6、IL-8、IL-10、IL-12、L-13 和 IL-15。Th17 细胞在银屑病和其他脊柱关节炎性疾病中很突出,与 IL-12/IL-23 轴上的基因有遗传相关性、对共同的 IL-12/23 p40 亚单位的抗体的治疗反应,都支持 Th17 细胞产生的细胞因子,尤其是 IL-17-IL-12/23 这一炎症通路在 PsA 发病中的关键作用。与 PsA 广泛的骨损害一致,研究发现 PsA 患者外周血

破骨细胞前体细胞明显增加,以及滑膜衬里层的NF-κB受体高表达。

五、临床表现

60%~70%的患者银屑病出现在关节病变之前。15%~20%的病例两者相继在1年内出现。15%~20%的患者关节炎先于银屑病出现,这对诊断是一个挑战。男性和女性的发病率几乎相同,虽然不同性别间疾病表现的发生率上稍有不同。疾病可在儿童期或老年开始,但典型的是在40岁或50岁发病,平均年龄是37岁。

PAS目前已有几种分类,最初由Wright和Moll提出的分类中包括五种疾病形式:①DIP关节的关节炎;②非对称性寡关节炎;③类似于RA的对称性多关节炎;④中轴受累(脊柱和骶髂关节);⑤毁损型关节炎,一种具有高度破坏性的疾病形式。这些类型并不固定,在很多患者中,慢性持续存在的疾病形式通常与最初起病时的表现不同。

本病常用分型为:寡关节炎、多关节炎和中轴关节炎。90%的PsA患者有手指或足趾的指/趾甲改变,而无关节炎的银屑病患者只有40%,脓疱型银屑病会伴有更严重的关节炎。PsA的一些关节表现是有别于其他关节疾病的。30%以上的患者会出现指/趾炎;附着点炎和腱鞘炎也常见,但在体格检查时难以发现。由于溶骨造成的指变短是PsA的特征性表现,与RA相比,小关节的纤维化和骨强直倾向更明显。在疾病早期一个或多个PIP关节的快速强直并不少见。背部和颈部疼痛和僵硬在PsA中也常见。

约15%的患者会以局限于DIP关节的关节病为突出临床表现。受累的手指几乎都会伴有指甲改变。其他形式的PsA中这些关节也常常会受累。约30%的患者有不对称的寡关节炎。这种形式常累及单个膝或另一个大关节,同时有一些手指或足趾的小关节受累,常伴有指/趾炎。约40%的PsA患者会发生对称性的多关节炎。在关节受累方面可能与RA没有区别,但常存在PsA的其他特征性表现。总体而言,虽然常存在炎症的征象,但PsA患者外周关节的触痛要比RA轻一些。几乎所有外周关节都可受累。没有外周关节受累的中轴关节病见于约5%的PsA患者。虽然颈部受累常见和胸腰段脊柱受累少见是PsA的特点,特发性AS的特点是没有指甲改变,但PsA与特发性AS是无法区别的。一小部分的PsA患者会出现毁损性关节炎,出现广泛的手指缩短("望远镜"现象),有时同时存在其他手指的强直和挛缩。

已发现有6种形式的指甲受累:凹陷、横嵴、甲松离、甲缘黄色变、营养不良性角化过度,以及这些表现的混合表现。脊柱关节炎的其他关节外表现也常见。有报道7%~33%的PsA患者会出现眼部受累,表现为结膜炎或葡萄膜炎。与AS伴发的葡萄膜炎不同,PsA患者的葡萄膜炎更常见的是双侧、慢性和/或后葡萄膜炎。<4%的患者会出现主动脉瓣关闭不全,常发生在病程长的患者。

PsA临床转归差别很大。其中最严重的伴有毁损性PsA,会像严重RA一样致残,最终致命。然而,与RA不同的是,许多PsA患者都会出现短暂的缓解。总体来说,大多数患者会出现侵蚀性病变,疾病进展致畸和致残常见,与一般人群相比,PsA患者死亡率明显升高。

HIV感染患者伴发的银屑病和相关的关节病有病情更严重的倾向,并且能够在很少有银屑病的非感染人群发生。可以看到严重的附着点炎、指炎及快速进展的关节破坏,但中轴受累很少见。抗反转录病毒治疗可以防止这种状况的发生。

六、实验室和放射学检查

PsA没有特征性有诊断意义的实验室检查。ESR和CPR通常升高。一小部分患者可有低滴度的类风湿因子或抗核抗体阳性。约10%患者抗CCP抗体阳性。银屑病皮疹广泛的患者尿酸可以升高。50%~70%有中轴疾病的患者HLA-B27阳性,但只有外周关节受累的患者中只有≤20%HLA-B27阳性。

PsA中外周和中轴关节病分别有一些与RA和AS不同的放射学特征。外周PsA的特征包括DIP受累,如典型的"笔帽征"样畸形、边缘侵蚀伴邻近骨增生("须")、小关节强直、指和掌骨骨溶解、伴"望远镜"样手指,在附着点炎位置出现骨膜炎和增生的新骨。中轴 PsA 的特点包括不对称性骶髂关节炎;与特发性 AS 相比,发生椎骨关节突关节炎者较少,以及较少的对称性的韧带骨赘;在椎体前方会出现绒毛状的骨膜炎;严重的颈椎受累,有发生寰枢椎半脱位倾向但相对不累及胸腰椎,以及椎骨旁骨化。超声和 MRI 两者都可以很好地显示附着点炎和在体格检查时很难发现的腱鞘积液。最近一项纳入 68 例 PsA 患者的磁共振研究发现,35% 的患者存在骶髂关节炎;与 HLA-B27 无关,但与脊柱活动度受限相关。

七、诊断

2006 年 的 PsA 分 类 标 准(classification of psoriatic arthritis,CASPAR)已被大家广泛接受(表 11-4-1)。该标准的特异性和敏感性均超过 90%,并且有助于早期诊断。该标准基于病史、存在银屑病、特征性的外周或脊柱关节的临床表现、体征和影像学。当关节炎先于银屑病出现、银屑病未诊断或不明确、或关节受累与另一种类型的关节炎很相似时,都会给 PsA 的诊断带来一定的困难。对任何没有明确诊断的炎症性关节病的患者都应该高度怀疑 PsA 的可能。在病史采集时应询问患者及其家族成员中是否有银屑病;要求患者脱去衣服进行体格检查,除了容易检查到的部位外,还应该检查头皮、耳朵、肚脐及臀部皮肤皱褶处是否有银屑病皮损;仔细检查指甲和趾甲。中轴受累的症状或体征、指/趾炎、附着点炎、强直、关节受累的方式,以及特征性的放射学改变都是有帮助的诊断线索。鉴别诊断包括可以与银屑病患者同时出现的其他所有形式的关节炎。与孤立性 DIP 受累的鉴别诊断较少。骨关节炎(Heberden 结节)通常是非炎症性的;累及 1 个以上 DIP 关节的痛风通常会累及其他部位并伴随有痛风石;非常少见的疾病包括多中心性网状组织细胞病累及其他关节,这种疾病会有特征性的小珍珠样甲周皮肤结节;不常见的疾病炎症性骨关节炎,像其他关节炎性疾病一样,没有 PsA 的指/趾甲改变。放射学检查是助于将所有这些疾病与银屑病脊柱炎与特发性 AS 区别开来。

表 11-4-1 2006 年银屑病关节炎 CASPAR 标准

炎性关节病(包括关节、脊柱或附着点)+ CASPAR 得分 ≥ 3 分	
1. 现发银屑病、既往银屑病史或家族史	2分
现发银屑病:就诊时由风湿病医师或医师诊断具有银屑病性皮肤或头皮病变	1分
既往银屑病史:由患者本人、医师(包括家庭医师、医师或风湿病医师等其他可信任医疗中心的医师)证实患者曾患有银屑病	1分
家族史:其一级或二级亲属中曾患银屑病	
2. 典型的银屑病指甲改变:包括甲剥离、顶针样凹陷、过度角化等表现	1分
3. RF 阴性:可用除凝胶法外的其他方法检测,最好采用酶联免疫吸附试验或比浊法	1分
4. 现发指/趾炎或既往指/趾炎病史	1分
5. 影像学:关节周围新骨形成,手足 X 线检查可见关节周围异常骨化(非骨赘形成)	1分

八、治疗

PsA 异质性强,治疗要高度个体化,既要治疗外周关节炎、肌腱端炎、中轴关节炎,又要治疗皮损、指/趾甲病变及关节外合并症。达标治疗,早期治疗,严密控制是治疗的策略。治疗需要多学科协作,尤其与皮肤科合作,这一点对控制病情、实现治疗目标非常重要。

PsA 的基本治疗包括:加强患者教育,适当休息,避免过度疲劳和关节损伤,注意关节功能的锻炼,忌烟、酒及刺激性食物,适当加用物理治疗(如紫外线治疗、光化学疗法、水浴等)。

PsA 的治疗药物包括 NSAIDs、糖皮质激素、传统 DMARDs、生物 DMARDs 及新型小分子合成药物。

NSAIDs 对关节炎有一定治疗作用,使用原则与 AS 相同。糖皮质激素可以关节或肌腱端局部注射,不主张全身用药。传统 DMARDs 治疗 PsA 的研究均证据等级低,疗效不尽如人意。甲氨蝶呤每周 10~25mg 及柳氮磺吡啶(通常应用剂量为 2~3g/d)在临床上有效,但这两种药物都不能有效地终止侵蚀性关节疾病的进展。其他在银屑病中有效、对治疗 PsA 也有效的药物有环孢素、维甲酸衍生物,以及补骨脂素联合紫外线 A 照射

（PUVA）。对已被广泛用于 RA 的金制剂和抗疟药在 PsA 中的疗效仍有争议，有报道抗疟药可以诱发、加重皮疹。随机对照试验表明嘧啶合成酶抑制剂来氟米特对 PsA 和银屑病均有效。

生物制剂是治疗 PsA 最有效的药物，也是近年来最大的进步。最理想的治疗是既控制皮损、甲病，又治疗关节病变，生物制剂是实现这一目标的有效手段。TNF-α 抑制剂的出现使 PsA 的治疗发生了革命性的改变。在大规模的随机对照临床研究中都观察到依那昔普、英夫利昔单抗、阿达木单抗和戈利木单抗治疗后，关节炎和皮肤损害会出现快速和戏剧性地好转。很多治疗有效的患者的病史很长，既往对多种治疗都无效，皮肤病变很严重。临床治疗反应比 RA 的改善更具戏剧性，并且影像学上也证实能够延缓疾病的进展。在罕见的情况下，一些患者在使用 TNF-α 抑制剂（尤其是依那昔普）治疗会诱发银屑病，需引起重视。

由于 IL-17-IL-12/23 通路在 PsA 发病中发挥关键作用，所以 IL-17、IL-12/23、IL-23 成为 PsA 治疗的新靶点。IL-17A 拮抗剂已在欧美及我国批准治疗银屑病，对 PsA 也有很好的治疗作用，尤其对严重皮损有较好疗效。乌思奴单抗，是抗 IL-23 和 IL-12p40 亚基的单克隆抗体，已被 FDA 批准用于治疗中重度斑块型银屑病。

在一项大规模的前瞻性研究中，7% 的 PsA 患者平均在患病 13 年后需要进行肌肉骨骼手术。手术的适应证与 RA 类似，但目前 PsA 患者的手术转归不如 RA 那样令人满意。

第五节 肠病性关节炎

一、历史背景

在 20 世纪 30 年代研究者就已经观察到了关节炎和炎症性肠病（IBD）之间的关系。20 世纪 50 年代和 60 年代的流行病学研究进一步证实了两者的关系，在 70 年代已经将其纳入了脊柱关节炎的概念中。长期以来，肠道疾病一直被认为参与了关节炎的发病，肠道内的微生物感染可以引发关节炎，以及其病理过程中的免疫和非免疫因素在常见的类风湿关节炎和强直性脊柱炎的发病

机制中发挥了重要作用。肠道相关的淋巴系统是高度特异性的组织，构成了 25% 的黏膜。肠道是体内最难以理解和评价的淋巴器官。

二、流行病学

IBD 的两种常见形式——溃疡性结肠炎（UC）和克罗恩病（CD）都与脊柱关节炎相关。UC 和 CD 的估测患病率都为 0.05%~0.1%，近 10 年来，这两种疾病的发病率都在增加。AS 和外周关节炎都与 UC 和 CD 相关。IBD 患者中，1%~10% 的患者被诊断为 AS，10%~50% 的患者有外周关节炎。炎性背痛和附着点病比较常见，另外许多患者的放射学检查有骶髂关节炎。

目前认为 AS 患者中 UC 或 CD 的患病率为 5%~10%。然而，对未加选择的 SpA 患者应用回肠结肠镜检查的调查显示，1/3~2/3 的 AS 患者有亚临床肠道炎症，无论是肉眼观还是组织学上都很明显。在未分化 SpA 或 ReA（肠道和泌尿生殖道获得者均可）的患者也发现有这些病变存在。

UC 和 CD 两者都有家族聚集倾向，CD 更明显，与 HLA 的相关性弱而且不一致。约 70% 的 IBD HLA-B27 阳性，但 <15% 的 IBD 合并外周关节炎或单独 IBD 患者 HLA-B27 是阳性的。近期发现在近 50% CD 患者的第 16 号染色体上有 NOD2/CARD15 基因的 3 个等位基因。这些等位基因与脊柱关节炎本身似乎并不相关。然而发现这些等位基因在以下两种情况中显著增多：①存在骶髂关节炎的 CD 患者中这些等位基因的出现频率明显多于无骶髂关节炎患者；②存在慢性肠道炎症的 SpA 患者中这些等位基因的出现频率要显著高于没有肠道炎症患者。这些相关性与 HLA-B27 无关。

全基因组研究显示，CD 和 UC 有一些共同的易感基因，也有一些各自特殊的基因。在这些基因中，IL-23R（与 CD 高度相关，而与 UC 的相关程度要小一些）同时存在于 AS 和银屑病患者中。与 CD 相关的 TNFSF15，也与 SpA 相关。

三、病理

IBD 周围关节炎与其他 SpA 的滑膜在组织学上是相似的，虽然一项研究发现肉芽肿与 CD 相关，但是目前认为伴发的关节病并不影响 UC 或

CD 的消化道组织学变化。与 SpA 相关的结肠和远端回肠的亚临床炎症性病变可分为急性或慢性，前者类似于急性细菌性肠炎，大部分肠结构是完整的，在固有层有中性粒细胞浸润；后者的病变与 CD 的病变相似，有固有层绒毛和隐窝变形、阿弗他样溃疡，以及固有层单核细胞浸润。

四、发病机制

IBD 和 SpA 都是免疫介导的，但对其发病的特异机制了解却甚少，两者之间的联系也不清楚。二者存在共同的基因，反映出这两者之间有共同发病机制，或与单独的易感基因有密切的遗传相关性，或两者都存在。在转基因过度表达或将参与免疫过程中的基因靶向性地去除的啮齿类动物系中，IBD 是常见的表型。在两个这种 IBD 模型中，关节炎是突出的伴随表现，有固有的 TNF-α 过度表达的 HLA-B27 转基因大鼠和小鼠，两者的免疫功能调节异常非常突出。几个系列的证据表明在肠道和关节进行了"白细胞的非法交易"：来自 IBD 患者黏膜的白细胞通过几种不同的黏附分子与滑膜血管发生强力结合。在脊柱关节炎患者的肠道和滑膜的炎症病变中以表达 CD163 的巨噬细胞为主。

五、临床表现

IBD 相关 AS 在临床上与特发性 AS 无法区分。其病变过程不依赖于肠道疾病，在很多患者，相关 AS 病变先于 IBD 出现，有时会早很多年。在出现明显的肠道疾病前，开始出现外周关节炎者不在少数。UC 和 CD 中外周关节炎的临床表现相似，包括与 IBD 复发同步出现的急性自限性寡关节炎，与 IBD 活动性无关的更慢性的对称性多关节炎等。一般来说，IBD 相关周围关节炎很少出现关节侵蚀和畸形，很少需要进行关节手术治疗。孤立性毁损性髋关节炎是 CD 的罕见并发症，与骨坏死和化脓性关节炎明显不同。偶可出现指炎和附着点病。除了约 20% 的 IBD 患者会伴发 SpA 外，有相当数量的患者有关节痛或纤维肌痛综合征的症状。

除了关节病外，IBD 还有其他的肠外表现，包括葡萄膜炎、坏疽性脓皮病、结节红斑和杵状指，所有这些表现在 CD 中均较 UC 中常见。IBD 相关葡萄膜炎与前面描述的 PsA 相关葡萄膜炎有一些共同的特点。

六、实验室和放射学检查

实验室检查反映了 IBD 的炎症和代谢表现，关节液通常是轻度炎症。30%~70% 的 AS 合并 IBD 的患者携带有 HLA-B27 基因，而单独 AS 中 90% 的以上患者携带有 HLA-B27 基因，50%~70% 的 AS 合并银屑病患者携带有 HLA-B27 基因。因此，在没有银屑病的 HLA-B27 阴性患者中出现明确的或可能的 AS 时，应该立即寻找是否存在隐性 IBD。中轴骨的放射学改变与没有并发症的 AS 是一样的。外周关节炎发生侵蚀性病变者不常见，但可以发生，特别是在跖趾关节。有报道患者可出现孤立的髋关节破坏性疾病。

七、诊断

目前无统一的炎症性肠病性关节炎的诊断标准，因为其所伴发的关节炎往往无特殊的诊断价值，因而只有在确诊溃疡性结肠炎或克罗恩病以后，才能够根据其所伴有的脊柱炎症表现和 / 或外周关节炎诊断炎症性肠病（相关性）关节炎。如果关节炎或脊柱炎表现先于肠道炎症表现，炎症性肠病未确诊以前是无法诊断炎症性肠病关节炎的。

腹泻和关节炎都是常见疾病，可能会因多种原因而共同存在。当病因 - 发病机制相关时，反应性关节炎和 IBD 相关关节炎是最常见的原因。少见的原因包括回肠疾病、盲样综合征及 Whipple 病。在大多数情况下，诊断依赖于对肠道疾病的检查和诊断。

八、治疗

肠病治疗通常用抗胆碱药：如苯乙哌啶（易蒙停）阿片酊或可待因，有助于缓解腹痛、腹泻症状。

广谱抗生素：对于克罗恩病患者，以及累及大肠或引起肛周脓肿或有瘘管、中毒性巨结肠时需要使用广谱抗生素，甲硝唑最为常用。

柳氮磺胺吡啶：在长期的治疗中已经证实了

其价值,是一种既对肠道有好处,又对关节炎有帮助的药物。该药可抑制 NF-κB 的功能,因此能较好地促进炎症因子的表达。针对肠道炎症的使用剂量为柳氮磺胺吡啶 3~6g/d,分 3 次服用,而用于关节炎的治疗剂量相对较小,2~3g/d,分 2 次服用。与之相似的药物有 5- 氨基水杨酸及美沙拉嗪。

糖皮质激素:在中重度炎症性肠病患者为控制肠道病变时才全身使用。其中泼尼松最为常用,1~2mg/(kg·d),病情控制后逐渐减量。

免疫抑制剂:为减少糖皮质激素的用量、控制病情,硫唑嘌呤和甲氨蝶呤被广泛应用,然而环孢素 A 的使用经验却十分有限。不过,有关对这些药物在控制关节症状的作用所进行的对照试验非常少,主要因为它们可影响肠道病变,这常是使用的主要适用证。使用剂量为硫唑嘌呤 50mg,每日 1~2 次;甲氨蝶呤 7.5~15mg,1 次 / 周。

许多治疗关节炎药物的临床应用主要来自类风湿关节炎的治疗经验,这些药物在控制关节炎的治疗中是有效的,而对于肠道病变的影响却未见研究。

TNF-α 抑制剂是 IBD 最有效的治疗药物。TNF-α 抑制剂尤其是单抗类显著改善了 CD 治疗及预后。英夫利昔单抗和阿达木单抗对于 CD 的诱导和维持临床缓解都是有效的,而且英夫利昔单抗对于 CD 形成的瘘管也是有效的。IBD 相关关节炎对抗肿瘤坏死因子治疗也有效。IBD 的其他治疗,包括柳氮磺吡啶和相关的药物、全身糖皮质激素及免疫抑制药物,通常对相关的外周关节炎治疗也有效。NSAIDs 通常是有用的,并且耐受性好,但可能会诱导 IBD 复发。抗肿瘤坏死因子治疗,通常是依那西普,在用于治疗其他风湿性疾病时,在罕见的情况下导致 IBD,UC 要更多见一些。

第六节 放射学阴性中轴型脊柱关节炎

一、简介

脊柱关节炎(spondyloarthritis,SpA)是一组以脊柱、外周关节和肌腱附着点的炎症为特征的炎性疾病,过去认为 SpA 包括强直性脊柱炎(ankylosing spondylitis,AS)、银屑病关节炎(psoriatic arthritis,PsA)、反应性关节炎(reactive arthritis,ReA)、炎性肠性病关节炎(arthropathy of inflammatory bowel disease,IBD)、幼年发病的脊柱关节炎(juvenile-onset spondyloarthropathies,JSpA)和未分化脊柱关节炎(undifferentiated spondyloarthritis,uSpA)。AS 为代表性疾病。

近年来随着对疾病的不断深入认识,更加细化了脊柱关节炎的分类,提出了放射学阴性中轴型脊柱关节炎(non-radiographic axial spondyloarthritis,nr-axSpA)这一概念。nr-axSpA 是指无放射学(X 线或 CT)骶髂关节炎改变,未满足 AS 的修订纽约标准,但磁共振(MRI)可有急性骶髂关节炎表现的 axSpA。因此,nr-axSpA 是一种疾病谱的命名。nr-axSpA 的临床表现多种多样,包括外周关节炎、骶髂关节炎、肌腱附着点炎、指 / 趾炎、炎性脊柱痛、结膜炎、虹膜炎等。

随着人们对疾病的认识,为了早期诊断此类疾病,避免延误治疗,2009 年脊柱关节炎国际协作组(Assessment of Spondyloarthritis International Society,ASAS)公布了中轴型 SpA 分类标准,2010 年发表了外周型 SpA 分类标准。中轴型 SpA 既涵盖了有 X 线骶髂关节炎、满足纽约标准的患者,又包括了仅有 MRI 急性骶髂关节炎、但无 X 线骶髂关节炎、不能满足纽约标准的患者。因此于 2012 年开始,有学者提出了放射学阳性中轴型 SpA 的概念(即有 X 线骶髂关节炎、满足纽约标准的中轴型 SpA),以区别放射学阴性中轴型 SpA(即无 X 线骶髂关节炎、不能满足纽约标准的中轴型 SpA),是为了更细化 SpA,区分具有不同临床特点的亚群,以利于未来的病因与遗传学研究。一段时间内 nr-axSpA 患者被风湿病医生诊断为未分化脊柱关节炎(undifferentiated spondyloarthritis,uSpA)。

学术界对 nr-axSpA 是否就是早期 AS 在一段时间存在分歧。支持者认为两者在炎性腰背痛、关节炎、虹膜炎的发生率和 HLA-B27 阳性率无明显差异,且对 TNF-α 抑制剂的治疗反应相近;不支持者认为两者在 HLA-B27 阳性率、男女比例不同,且 2 年放射学进展仅为 11.6%,即使骶髂关节病理阳性者随访 5~10 年,也只有 55.8% 进展为 AS,2013 年 FDA 建议不对 nr-axSpA 使用生物制剂。放射学阴性中轴型 SpA 囊括了可进展为 AS 的患者,但也包括了相当比例的非 AS 患者。将放射学阴性中轴型 SpA 作为早期 AS,尽管有利于早期治疗,但可能造成过度诊断和治疗。nr-axSpA 概念的提出更侧重于分类,即是 axSpA 的一类亚型。

有研究指出,MRI 显示骶髂关节活动性炎症病变的 nr-axSpA 患者随诊 2 年后 10%~20% 可出现影像学进展,随诊 5~10 年后有 87% 的 nr-axSpA 患者进展为影像学可见的骶髂关节炎。另一项研究调查了 329 名中轴型 SpA 患者,研究发现,在症状持续时间 <10 年的患者中有 40%、症状持续时间为 10~20 年的患者有 70%、症状持续时间 >20 年的患者中高达 86% 有 X 线骶髂关节炎(符合修订的纽约标准)。很明显,X 线骶髂关节炎的出现和患病时间密切相关。但这些数据也提示,10%~15% 的中轴型 SpA 患者可能永远不出现 X 线上的骶髂关节炎。以上这些来自不同研究的数据均表明,中轴型 SpA 是一种不同表现型的疾病,而放射学阴性中轴型 SpA 是一个有重要意义的患者群体,他们在整个中轴型 SpA 患者中的比例为 20%。

二、临床表现

nr-axSpA 与 AS 患者临床特点的区别也是人们关注的焦点。临床研究提示 nr-axSpA 的发病率为 0.35%~0.9%,与 AS 的发病率相近。nr-axSpA 与 AS 相比男性发病率低,病程短(平均 3.3 年),BASMI 评分低,MRI 显示侵蚀、脂肪沉积、强直发生率低,但骶髂关节骨髓水肿发生率高,BASDAI、ASDAS-CRP 评分高于 AS,HLA-B27 阳性率、家族史、炎性腰背痛无差异。国外的一些研究同样表明了 nr-axSpA 女性发病率高,并且 nr-axSpA 在炎性腰背痛、疾病活动度、葡萄膜炎、HLA-B27 阳性率方面与 AS 无差异,似乎为 nr-axSpA 和 AS 是疾病的不同阶段提供了证据。但关于 CRP 水平及 MRI 骶髂关节炎症的差异情况仍存在争议。

nr-axSpA 的临床表现与 SpA 相比有以下特点:①症状轻,不典型;②无脊柱活动受限;③无银屑病关节炎,无肠病性关节炎;④不一定有骶髂关节炎;⑤ HLA-B27 不一定阳性;⑥女性比例较 AS 患者明显升高。

症状要点:由于本病症状多样且不典型,因此应提高对本病的警惕性,如臀区痛常提示骶髂关节炎,大腿内侧痛和髋区痛提示髋关节受累,还有许多患者主诉足跟、足掌、胸部、膝关节痛,应仔细检查,考虑为附着点炎可能性较大。

查体要点:尽管 nr-axSpA 患者腰痛不显著甚至缺如,但怀疑此病时骶髂关节检查仍然很重要。常用的检查方法除"4"字试验、局部有无压痛外,应采用更多其他方法,如平卧位向下向外压迫两侧髂嵴,侧卧位向下向外压迫一侧髂嵴,观察是否能引出骶髂关节痛(综合而全面的专科查体,有助于诊断疾病)。

三、辅助检查

(一)实验室检查

1. 必做检查　血常规、尿常规、肝功能、肾功能、HLA-B27、ESR、CRP。其中,ESR、CRP、血小板等在急性期可升高,疾病慢性期可降低至正常。HLA-B27 阳性可支持 nr-axSpA 的诊断,但不是确诊的必要条件。

2. 根据情况选择检查　RF、ASO、ANCA、ANA、抗 CCP 抗体、PPD、关节液检查。大多数 uSpA 患者血清 RF、ANA 等阴性,但低度阳性不能作为排除诊断的依据。关节炎的检查对于 nr-axSpA 的诊断以及鉴别诊断至关重要,nr-axSpA 患者关节炎多为炎症改变。

(二)影像学检查

目前临床上常用的 SpA 影像学检查方法有胸腰椎正侧位 X 线检查、骨盆正位 X 线、骶髂关节 CT、骶髂关节 MR、关节超声、放射学核素骨显像检查。患者可存在放射学骶髂关节炎(单侧或双侧)而无腰痛或其他脊柱关节炎表现。影像学检查的意义不在于提供诊断依据,而在于排除其他骨质破坏(结核性关节炎)或骨质增生为主的关节炎(骨关节炎)。关节超声检查既无创又敏感,已被应用于 SpA 的诊断和治疗,对滑膜炎、肌腱端炎、跖底筋膜炎等具有重要的诊断价值。

X线仍是诊断SpA首选的基本检查方法,能够观察到骨的结构变化,可同时观察多关节或部位整体形态学的改变,有较高的空间分辨力,可对Ⅲ级和Ⅳ级骶髂关节炎做出肯定诊断。但其密度分辨力欠佳,难以显示软组织或软骨病变,对SpA早期病变的敏感性低。

CT有较好的空间分辨力和密度分辨力,可很好地显示骶髂关节间隙、关节软骨下骨板的微小病变,关节周围骨质疏松和骨性强直等,便于测量骶髂关节间隙。但其与X线一样,对活动期炎症难以做出判断,且有放射性,故同样不利于疾病活动的判定、疗效监测及预后评估。

MRI是目前唯一可以观察到关节软骨破坏及活动性炎症改变的影像学检查。不仅可以显示骨的结构形态变化,而且可以反映X线和CT不能显示的软组织和软骨的病变,MRI可作为早期诊断SpA及判断病情活动、进行疗效评估及判断预后的首选方法,2009年ASAS提出的中轴型SpA诊断标准就将MRI引入其中,提高了sDA早期诊断的特异性和敏感性,MRI作为影像学诊断标准之一可早期发现骶髂关节炎,提高诊断的敏感度。但在临床诊断和治疗中也存在较多争议。一部分学者认为nr-axSpA是AS的早期阶段。随病程延长会发展为AS,但也有一些研究证据提示nr-axSpA和AS的性别、遗传学、人群分布存在差异。把两者视为同一疾病缺乏证据。国外研究提示nr-axSpA患者在健康状态、疾病活动度和功能方面造成的疾病负荷与AS相似。

超声技术在发现SpA外周关节病变和附着点炎方面,可以发现关节炎、滑膜炎、肌腱端炎、软骨和骨损害,通过超声的灰阶值和能量多普勒定量评价关节炎,已经成为临床诊断和评价疗效的有用手段,但超声无法检测中轴附着点炎,用外周附着点炎代替骶髂关节和脊柱炎症是不可取的。

放射性核素骨显像是一种以脏器内外,或正常组织与病变组织之间某种放射核素(或其化合物)的浓度差来进行显像的方法。放射学核素骨显像应用于SpA的早期诊断已有报道。可以早期定量反映骶髂关节骨质代谢的改变,提示活动性炎症的存在。但其诊断SpA的敏感性及特异性均比MRI低,限制了临床应用。

综上所述,MRI用于早期诊断SpA及判断病情活动、进行疗效评估及判断预后方面优于其他影像学检查。然而,MRI用于nr-axSpA诊断和评估亦存在一些局限性。

(三)其他检查

病理显示骶髂关节炎的nr-axSpA只有不到三分之一(29.8%)MRI显示骨髓水肿,三分之二以上的骶髂关节存在炎症的病例,MRI未能显示出炎症性变化。骶髂关节病理检查较MRI能更早发现早期骶髂关节炎,病理表现可能为:骨髓炎、血管翳;软骨下骨板改变;软骨改变;滑膜炎;附着点炎。不同预后可能与不同病理组织类型有关。CT引导下骶髂关节穿刺技术相对便利、安全,虽然创伤性检查限制了其临床应用价值,但有助于病因病理及机制研究,为进一步早期诊断奠定基础。

四、诊断

ASAS对中轴型脊柱关节炎的分类标准(2009年):

对于发病年龄为45岁以下,病程在3个月以上的不明原因的腰背痛患者,符合以下两个条件之一,可考虑中轴型脊柱关节炎(axialspondyloarthritis,SpA):①影像学的骶髂关节炎改变,加上至少1条脊柱关节炎的特点。② HLA-B27阳性,加上至少2条脊柱关节炎的特点。

脊柱关节炎的特点:炎性背痛、关节炎、附着点炎(跟腱炎)、葡萄膜炎、指/趾炎、银屑病、克罗恩病/溃疡性结肠炎、对非甾体抗炎药治疗有效、脊柱关节炎家族史、HLA-B27阳性、CRP升高(仅当存在炎性背痛的时候才作为特征之一)。

影像学的骶髂关节炎表现:MRI显示的活动性(急性)炎症,高度提示与脊柱关节炎相关的骶髂关节炎;X线显示符合修订的纽约标准的明确骶髂关节炎;nr-axSpA诊断符合2009 ASAS中轴型脊柱关节炎标准,MRI表现为活动性炎症信号,而X线或CT无异常。

新的分类诊断标准主要依靠影像学,存在着一定的局限性。X线有97.3%的特异性,但敏感性仅为66.2%。在nr-axSpA中,骶髂关节MRI活动性炎症是影像学的必要条件,因此,MRI阳性的定义很关键,但仅依靠MRI阳性诊断nr-axSpA容易误诊。研究表明大概30%的机械性背痛和健康人的 MRI 可以显示骨髓水肿，且 MRI 显示的轻微骨髓水肿不一定会发展为放射学骶髂关节炎。最常见的误诊原因是影像学及炎性腰背痛的误判。与此同时，ASAS 分类标准仅包括了骶髂关节的 X 线或 MRI 的变化，不包括中轴骨的其他部位。根据症状的持续时间，MRI 所显示的脊柱炎症可见于 12%~70% 的中轴型 SpA，造成了一定程度的漏诊。因此对于 nr-axSpA 的影像学诊断问题需更加谨慎。

鉴别诊断：

目前 nr-axSpA 误诊较多，临床医生还普遍存在对骶髂关节 MRI 阅片经验不足，且 MRI 显示骶髂关节骨髓水肿对预测骶髂关节炎的特异性不高，致使 ASAS 中轴型 SpA 分类标准还存在较多误用、误判。应提高临床医生的阅片水平，严格掌握中轴型 SpA 的分类标准，降低误诊率。nr-axSpA 需与其他脊柱关节炎鉴别，包括①强直性脊柱炎：炎性腰背痛、弯腰扩胸受限及 X 线肯定的骶髂关节炎；②反应性关节炎：关节炎发作前有泌尿道甚至呼吸道感染证据；③银屑病关节炎：有典型银屑病皮疹；④肠病性关节炎：有溃疡性结肠炎或克罗恩病的证据。此外，nr-axSpA 还需与其他疾病相鉴别，如类风湿关节炎、感染性关节炎、痛风性关节炎、弥漫性特发性骨肥厚、代谢性骨病等。

五、治疗

（一）治疗原则

根据 2015 年 ACR 发表的 nr-axSpA 治疗建议，由于 nr-axSpA 概念提出较短，目前相关治疗研究相对较少。除 TNF-α 抑制剂外，其他治疗参照 axSpA 治疗指南建议。治疗目标是尽早、最大程度地控制炎症、改善功能、减少畸形，争取达到临床缓解。

由于 nr-axSpA 和 AS 有相似的疾病活动度，并且高水平 CRP 和 MRI 的活动性炎症可加快 nr-axSpA 患者的影像学进展，因此多数人认为处于疾病活动期的 nr-axSpA 患者需要进行治疗。

（二）一般治疗

康复锻炼、理疗、定期监测病情活动以及患者教育这些非药物治疗措施均是 nr-axSpA 患者很重要的辅助治疗手段。

（三）药物治疗

目前治疗 nr-axSpA 的药物主要是非甾体抗炎药（non-steroidal anti-inflammatory drugs，NSAIDs）、改善病情抗风湿药（disease modifying anti-rheumatic drugs，DMARDs）和肿瘤坏死因子 α 抑制剂（tumor necrosis factor-alpha inhibitors，TNF-αi）。

1. NSAIDs NSAIDs 为 nr-axSpA 的一线用药，活动期患者推荐连续给药，稳定期患者更推荐按需给药，这主要是考虑长期给药可能带来的副作用，但同时指出对于早期 AS、无更多合并症的患者以及更有可能出现脊柱强直的患者（如男性、吸烟、持续 CRP 增高、已有脊柱骨赘形成）仍建议持续给药。由此 NSAIDs 仍然保持着在 SpA 治疗中的基础地位。NSAIDs 除了有明确的控制症状、抑制炎症的作用外，少数的研究提示连续给药可能抑制 AS 的影像学进展，这也是建议某些情况连续给药的重要因素之一。INFAST 研究给 nr-axSpA 患者萘普生治疗 28 周后发现 ASASPR>35%，证明萘普生治疗 nr-axSpA 有效，且仅有 3/51 患者出现不良反应。虽然 NSAIDs 能够快速缓解患者的临床症状，但对于其是否参与延缓疾病的发展尚存有争议。

2. TNF-α 抑制剂 为活动性 SpA 患者的二线药，强烈推荐如果患者 1 个月内对至少 2 种 NSAIDs 无反应或者 2 个月内对至少 2 种 NSAIDs 无完全反应时则应该使用 TNF-α 抑制剂。而对于 nr-axSpA，2015 ACR 指南推荐有条件的使用 TNF-α 抑制剂，即对 NSAIDs 治疗无效可有条件推荐使用 TNF-α 抑制剂，但同时建议限于磁共振显示骶髂关节炎或 CRP 升高的患者。短病程、高 CRP 水平、骶髂关节 BME 和骨赘形成等是促进 nr-aSpA 进展为 AS 的危险因素，TNF-α 抑制剂对高疾病活动、高 CRP 水平、病程短的年轻患者反应好，因此早诊断、早治疗对于控制中轴型 spA 患者的临床症状、减缓影像学进展、改善预后有着十分重要的意义。但并非所有的 nr-axSpA 都将发展为 AS，且 TNF-α 抑制剂价格昂贵，长期使用 TNF-α 抑制剂给多数患者带来巨大的经济负担，严格筛查应用 TNF-α 抑制剂适应证将提高生物制剂治疗的风险 / 获益比。

3. 慢作用抗风湿药 由于目前尚缺乏支持慢作用抗风湿药对于 SpA 确切疗效的循证医学

证据,仅推荐柳氮磺吡啶可用于 nr-axSpA 患者外周关节炎的治疗。反对全身使用糖皮质激素治疗活动性 AS,而对于 nr-axSpA 合并肌腱附着点炎以及外周关节炎则可谨慎推荐局部使用糖皮质激素。

(四)手术治疗

部分患者存在髋关节病变及脊柱畸形,需要外科治疗矫正畸形及改善关节功能。

六、随访

随着时间的推移,10%~20% 的 nr-axSpA 患者可能会进展成为可以确定的疾病,如强直性脊柱炎等;因此对于 nr-axSpA 的随访至关重要,既可以观察疾病的进展,又可以调整治疗方案。服药期间,要定期复查血常规、肝肾功能、红细胞沉降率、CRP 等。

(吴振彪)

参 考 文 献

1. Firestein G S, Budd R C, Gabriel S E, et al. Kelley & Firestein's textbook of Rheumatology. 10th ed, Amsterdam: ELSEVIER, 2017.

2. Hochberg M C, Silman A J, Smolen J S, et al. Rheumatology. Amsterdam: ELSEVIER, 2015.

3. Goldman L, Schafer A I. Goldman-Cecil Medicine. 25th ed. Amsterdam: ELSVER, 2016.

4. Kassper F, Hauser L. Harrison's principle of internal medicine. 19th ed. New York: McGraw hill education, 2015.

5. van der Linden S, Valkenburg H A, Cats A. Evaluation of diagnostic criteria for ankylosing spondylitis. A proposal for modification of the New York criteria. Arthritis Rheum, 1984, 27(4): 361-368.

6. Sieper J, van der Heijde D. Review: Nonradiographic axial spondyloarthritis: new definition of an old disease?. Arthritis Rheum, 2013, 65(3): 543-551.

7. Ward M M, Deodhar A, Akl E A, et al. American College of Rheumatology/Spondylitis Association of America/Spondyloarthritis Research and Treatment Network 2015 Recommendations for the Treatment of Ankylosing Spondylitis and Nonradiographic Axial Spondyloarthritis. Arthritis Rheumatol, 2016, 68(2): 282-298.

8. Joel D, Taurog. Ankylosing Spondylitis and AxialSpondyloarthritis, N Engl J Med, 2016, 374: 2563-2574.

9. Rudwaleit M, van der Heijde D, Landewé R, et al. The development of As-sessment of SpondyloArthritis interna-tional Society classification criteria for axial spondyloarthritis(part Ⅱ): valida-tion and final selection. Ann Rheum Dis, 2009, 68: 777-783.

10. Rudwaleit M, van der Heijde D, LandewéR, et al. The assessment of Spondyloarthritis international Society classificaion criteria for peripheral spondyloarthritis and for spondyloarthritis in general. Ann Rheum Dis, 2011, 70: 25-31.

11. Reimold A M, Chandran V, et al. Nonpharmacologic therapies in spondyloarthritis. Best Practice & Research Clinical Rheumatology, 2014, 28: 779-792.

12. Joachim S, Denis P. Axial spondyloarthritis. Lancet, 2017, 390: 73-84.

13. Elewaut D, Matucci-Cerinic M. Treatment of ankylosing spondylitis and extra-articular manifestations in everyday rheumatology practice. Rheumatology(Oxford), 2009, 48(9): 1029-1235.

第十二章 系统性血管炎

第一节 概 述

血管炎是一组以血管壁的炎症导致血管结构破坏为病理基础、以受累血管所供脏器损害为突出临床表现的自身免疫性疾病,其临床表现因受累血管的类型、大小、部位以及病理特点不同而异,因此临床表现复杂多变,属于临床疑难疾病。血管炎可分为原发性和继发性,原发性血管炎是指不合并另一种已明确疾病的系统性血管炎,继发性血管炎是指继发于另一种已明确疾病的血管炎,如感染、肿瘤、弥漫性结缔组织病等。虽然在临床上绝大多数血管炎是系统性的,但少数血管炎仅局限于某一器官,称为单器官血管炎。

一、分类

由于对各种血管炎缺乏足够的认识,因此在历史上有过多个分类标准。2012 年 Chapel Hill 研究小组提出的新分类方法不仅对部分血管炎进行了更名,还增加了累及血管大小可变的血管炎、单器官血管炎、系统性疾病相关血管炎和可能病因相关血管炎等类别(表 12-1-1),目前使用最广泛。

表 12-1-1 2012 年 Chapel Hill 血管炎分类标准

以累及大血管为主的系统性血管炎:大动脉炎 巨细胞动脉炎

以累及中等大小血管为主的系统性血管炎:结节性多动脉炎、川崎病

以累及小血管为主的系统性血管炎

ANCA 相关血管炎

显微镜下多血管炎

肉芽肿性多血管炎

嗜酸性肉芽肿性多血管炎

续表

免疫复合物性小血管炎

抗肾小球基底膜病

冷球蛋白性血管炎

IgA 性血管炎

低补体血症性荨麻疹性血管炎

累及血管大小可变的系统性血管炎
  白塞综合征
  科根综合征

单器官血管炎

皮肤白细胞破碎性血管炎

皮肤性动脉炎

原发性中枢神经系统血管炎

孤立性主动脉炎

与系统性疾病相关的血管炎

红斑狼疮相关血管炎

类风湿关节炎相关血管炎

结节病相关血管炎

与可能病因相关的血管炎

丙型肝炎病毒相关冷球蛋白血症性血管炎

乙型肝炎病毒相关血管炎

梅毒相关主动脉炎

血清病相关免疫复合物性血管炎

药物相关性免疫复合物性血管炎

药物相关性 ANCA 相关血管炎

肿瘤相关血管炎

二、病因

尚不完全清楚。一般认为与遗传和感染有关。遗传易感者,在微生物、毒素或药物等因素的触发下,引起针对这些外来抗原或物质的异常免疫应答,损伤血管壁,导致血管炎。研究发现,

HLA-DRB1*01、*HLA-DRB1*04* 与巨细胞动脉炎易感性相关;*HLA-DRB52*01* 与大动脉炎易感性相关;*HLA-DP*、*DQ* 基因与抗中性粒细胞胞质抗体（anti-neutrophil cytoplasmic antibody, ANCA）相关血管炎的易感性相关。病毒感染也与血管炎的发病相关,如 10% 的结节性多动脉炎（polyarteritis nodosa, PAN）患者伴有乙型肝炎病毒感染;80% 混合型冷球蛋白血症患者同时伴有丙型肝炎病毒感染;另外,人类免疫缺陷病毒（HIV）及巨细胞病毒（CMV）感染者亦可出现血管炎的表现;结核分枝杆菌感染与大血管炎如大动脉炎和白塞综合征的发病有密切的相关性;60%~70% 的肉芽肿性多血管炎（granulomatosis with polyangitis, GPA）患者是金黄色葡萄球菌和大肠杆菌的带菌者;川崎病的发生可能与金黄色葡萄球菌和链球菌感染有关。此外,一些药物,如丙硫氧嘧啶、可卡因等也能通过诱导 ANCA 的产生而引起血管炎。

三、发病机制

血管炎的发病机制不清,但可能与感染、固有免疫系统和获得免疫系统异常有关。中性粒细胞、巨噬细胞、淋巴细胞、内皮细胞及其分泌的细胞因子、自身抗体与补体都参与了发病。

（一）感染

外来感染原对血管的直接损害在血管炎的发病中起一定作用。但较重要的是微生物通过巨噬细胞活化及其分泌的细胞因子引起 T、B 淋巴细胞活化而导致血管炎。

（二）巨噬细胞及细胞因子

一些细菌或病毒,可通过多种途径激活固有免疫系统,其中包括巨噬细胞。巨噬细胞被激活后,会释放一些致炎性细胞因子如肿瘤坏死因子 -α（TNF-α）和白介素 -6（IL-6）等,导致血管壁炎症;巨噬细胞还可激活 T 细胞和 B 细胞,导致免疫异常,使血管壁的炎症过程得以持续造成受累脏器损害。

（三）自身抗体

自身抗体在血管炎发病中起重要作用,其中研究最多的是 ANCA,ANCA 是第一个被证实参与原发性血管炎发病的自身抗体。ANCA 的靶抗原为中性粒细胞胞质内的多种成分,如丝氨酸蛋白酶 3（PR3）、髓过氧化物酶（MPO）、弹性蛋白酶、乳铁蛋白等,其中 PR3 和 MPO 是主要的靶抗原。当易感人群遭受到微生物感染时,中性粒细胞参与抗击外来感染原,也会在外来感染原的作用下发生凋亡。中性粒细胞在凋亡过程中释放出一种富含染色质的网状结构,称为中性粒细胞胞外网（neutrophil extracellular traps, NETs）,该网状结构富含多种蛋白成分,包括 PR-3 和 MPO 等多种 ANCA 针对的靶抗原;NETs 中的这些蛋白会被循环中的抗原递呈细胞捕获,作为抗原递呈给 T 细胞和 B 细胞,最终形成针对这些抗原成分的抗体,即 ANCA,并释放入血液循环。被感染微生物或外来抗原激活的巨噬细胞释放的细胞因子（如 TNF、IL-1）会诱导中性粒细胞将其胞质内的靶抗原如 PR3、MPO 等 ANCA 的靶抗原转移到细胞膜表面,在黏附分子作用下与 ANCA 形成聚合物,附着于血管内皮细胞表面,导致中性粒细胞发生"呼吸暴发",中性粒细胞脱颗粒、释放反应性氧分子、蛋白溶解酶等,使局部血管壁受到损害,引发血管壁的炎症。

除 ANCA 抗体外,抗内皮细胞抗体与白塞综合征和 TA 发病有一些相关性,但相关性远不及 ANCA 与 AAV 那样密切。

（四）补体系统

补体系统是固有免疫反应的重要组成部分。在 ANCA 相关血管炎中,受到感染原攻击的中性粒细胞可以激活补体替代途经,释放其中的一些成分,如 C5a 片段,参与血管与组织脏器损伤。

四、病理

血管炎的基本病理改变是血管壁的炎症。主要的病理改变有:

（一）血管壁炎症与坏死

表现为血管壁中性粒细胞、淋巴细胞、巨噬细胞等各种炎症细胞浸润及血管壁的纤维素样坏死,其中血管壁的纤维素样坏死是血管炎的特征性病理改变。但除嗜酸性肉芽肿性血管炎（eosinophilic granulomatosis with polyangitis, EGPA）外,嗜酸性粒细胞浸润很少见。在一些血管炎中,浸润的炎症细胞还会形成巨细胞和由不同炎症细胞组成的肉芽肿,如见于肉芽肿性多动脉炎（granulomatosis with polyangitis, GPA）的淋巴细胞性肉芽肿和 EGPA 的嗜酸性肉芽肿。

（二）血管壁结构破坏

发生炎症反应的血管壁会出现胶原沉积、纤维化，造成血管壁增厚、管腔狭窄，可继发血栓形成。血管壁的炎症还会造成管壁弹力纤维和平滑肌受损，形成动脉瘤和血管扩张，这种病变见于累及肌性动脉的血管炎。

迄今为止，受累组织活检见到血管炎的病理改变仍是确诊血管炎的"金标准"，尤其在临床表现不典型、需与感染或肿瘤进行鉴别时更为重要。但由于血管炎具有血管受累时间存在差异及在不同部位病变存在差异的特点，因此在一个患者可以存在一种以上的血管炎病理改变，有时在同一条血管的不同部位也会出现不同的病理改变；此外，血管炎的病变还存在跳跃性（节段性）的特点，因此，即使活检没有见到血管炎性改变也不能排除血管炎的诊断。

五、诊断与鉴别诊断

血管炎的诊断通常较困难，目前为止还没有特异的实验室检查能确诊血管炎，因此需密切结合临床表现、病理检查和影像学检查来综合判断，尤其是大血管的血管炎病理样本难于获取时，确诊就更困难。因此，需以患者的临床表现为主要依据，结合影像学、病理学和实验室检查等综合做出诊断，临床表现是血管炎诊断的核心和基础。对于出现任何无法解释的系统性疾病的患者都应该将系统性血管炎作为诊断和鉴别诊断之一，尤其是对于出现不能解释的发热、突出皮肤的紫癜、肺部浸润影、显微镜下血尿、慢性炎症性鼻窦炎、多发性单神经炎、无法解释的缺血表现和肾小球肾炎中一种或多种表现时，需考虑系统性血管炎的诊断。

由于一些感染、肿瘤都可以模拟血管炎的临床表现，因此在诊断了血管炎之后，还要寻找是否合并了肿瘤和感染，以最终去除引起血管炎的原因。

六、系统性血管炎的治疗原则

一般来说系统性血管炎都是进展性的，不经治疗均会引起不可逆的脏器损害，很少有自发缓解的情况，因此早期诊断、早期治疗是系统性血管炎诊治的基本原则。糖皮质激素是血管炎的基础治疗药物，其剂量及用法因血管炎的病变部位与病变严重程度而异。凡有肾、肺、神经系统、心脏及其他重要脏器受累者，除需要足量糖皮质激素治疗外，还应及早加用免疫抑制剂；对于急进性或严重重要脏器损害者还需要大剂量糖皮质激素冲击治疗。免疫抑制剂中最常用的为环磷酰胺（Cyclophosphamide, Cytoxan, CTX）。环磷酰胺治疗血管炎虽然疗效明确，但不良反应多且重，在应用过程中应密切监测患者的血常规、肝功能、性腺功能等。其他常用免疫抑制剂有硫唑嘌呤、甲氨蝶呤、霉酚酸酯、钙调蛋白酶抑制剂、来氟米特、雷公藤等，这些药物的具体使用方法及注意事项详见第六章。有急进性脏器损害和病情危重者还可辅以血浆置换、免疫吸附、静脉注射大剂量免疫球蛋白等治疗。

近年来，随着对系统性血管炎发病机制研究的进展及生物工程技术的发展，出现了一些针对血管炎发病机制中可能起作用环节的靶向性治疗药物，称为生物制剂或靶向治疗药物，如以细胞因子、细胞信号转导通路和免疫细胞为靶向的生物制剂或靶向治疗药物，是未来血管炎治疗的发展方向；目前最为常用的有针对 TNF-α 的受体融合蛋白和单克隆抗体、针对 IL-6 及其受体的单克隆抗体、针对 B 淋巴细胞的单克隆抗体等，为血管炎的治疗开辟了新的篇章。有关这些药物的介绍详见第六章。

七、预后

系统性血管炎的预后与受累血管的大小、种类、病变部位有关，个体与疾病间差异较大。重要器官严重缺血的大血管炎患者、重要脏器小动脉或微动脉受累者通常预后较差。早期诊治、及时恰当的治疗是改善预后的关键。

第二节 大 动 脉 炎

大动脉炎（Takayasu arteritis, TA）过去曾被称为无脉症、高安病，是指累及主动脉及其一级分支的慢性、肉芽肿性、全层动脉炎，导致受累动脉狭窄或闭塞，少数也可引起动脉扩张或动脉瘤形成，造成所供器官缺血。据估计，TA 的患病率为

0.4~2.6/10万,好发于亚洲、中东地区,日本报道的患病率为40/10万,而欧美的患病率为4.7~8/10万,因此,TA又被称为"东方美女病"。本病发病年龄为5~45岁,约90%患者在30岁以内发病,男女患病率之比为1:8~1:9。

一、病因

本病病因未明,与遗传因素(如 *HLA-B*52·1* 单倍体型)、感染(结核分枝杆菌、肺炎衣原体、疱疹病毒等)及雌激素有关。

二、发病机制

TA的发病始于主动脉外层的滋养动脉。目前认为,外来抗原通过这些滋养动脉进入动脉壁外层后,通过三种途径触发动脉壁的免疫应答:①抗原诱导NK细胞和CD8+细胞活化,产生大量穿孔素和细胞因子如TNF-α和IL-6等,导致组织损伤并进一步吸引炎症细胞浸润;②树突状细胞将外来抗原递呈给CD4+T细胞,产生IFN-γ,吸引巨噬细胞至炎症部位,释放TNF-α和IL-6等炎性细胞因子;③在外来抗原的作用下,T、B细胞相互作用,释放更多的TNF-α和IL-6。TNF-α不仅可引起炎症,还可介导肉芽肿形成、吸引更多的炎症细胞参与炎症过程的放大和持续;IL-6也通过激活Th17通路,参与炎症反应。最近有研究发现,一些细胞内通路也参与了TA的发病,但还需要更多的研究支持。

三、病理

由于目前为止还没有成熟的TA动物模型,TA患者在开放手术时能获取的生物样本量很有限,因此目前对TA患者的病理分期来自有限的资料。根据现有资料推断,TA的病理改变大致可分为三期:第一期即急性期,炎症始于位于动脉中、外膜交界的滋养血管,逐渐累及外膜与中膜,引起片状坏死、弹力纤维断裂、平滑肌消失,并形成巨细胞肉芽肿;内膜出现反应性纤维化和基质成分增加;第二期为慢性期,表现为中膜纤维化、瘢痕形成、血管增生,伴有散在的炎症反应;第三期为瘢痕期,出现动脉壁全层纤维化、管壁增厚,造成血管狭窄、闭塞;或因弹力纤维断裂、平滑肌损伤严重,造成管壁变薄、血管扩张,最终造成动脉瘤;偶合并血栓形成。

四、临床表现

临床表现分二期,第一期又称为"无脉前期"或"全身期",以炎症表现为主,典型的表现为发热、全身不适、盗汗、关节痛、厌食、体重下降,偶有口腔溃疡和结节红斑等;这一期的血管受累和脏器缺血改变很轻微,但一些患者可因血管壁的急性炎症出现血管疼痛或压痛,在临床上常表现为颈前或颈侧部痛或者背痛;此期因临床表现不特异,漏诊率极高;但非常仔细的查体可能会在患者颈部、腹部或背部听到血管杂音,为确诊提供线索。第二期为"无脉期",此期以组织器官缺血表现为主,Numano等根据血管受累类型将这期的血管病变分为五型,其相应临床表现会有所不同。①Ⅰ型:累及主动脉弓发出的三支病变,颈动脉和椎动脉狭窄引起头部不同程度缺血,表现为头痛、一过性黑矇、视物模糊、视力下降、咀嚼无力等,少数患者可以出现脑卒中;锁骨下动脉受累可造成上肢缺血,引起上肢无力、间歇性跛行、发凉、酸痛、麻木等。体格检查可发现颈动脉、桡动脉、肱动脉搏动减弱或消失,颈部、锁骨下窝可闻及血管杂音。②Ⅱ型:累及升、降主动脉及主动脉弓的三个分支血管,其临床表现与Ⅰ型相似。③Ⅲ型:累及降主动脉、腹主动脉与双侧肾动脉,临床上主要表现为顽固的高血压,少数患者腹主动脉的分支及下肢动脉也有可能受累,出现腹痛、下肢间歇跛行;体格检查可于背部、腹部闻及血管杂音,下肢血压低于上肢血压。④Ⅳ型:仅累及腹主动脉及双肾动脉,临床表现与Ⅲ型相似,但背部不能闻及杂音。⑤Ⅴ型:累及主动脉全程及其沿途一级分支,可以出现所有前述表现;其中Ⅰ型在临床上最常见,有人认为Ⅴ型是由于病程长病变蔓延造成的,但也有患者发病起始就表现为Ⅴ型。

TA出现心脏瓣膜病变者较常见,最常累及的瓣膜为主动脉瓣,以主动脉关闭不全最多;其他瓣膜均可受累。北京协和医院对因瓣膜病变进行手术治疗患者的瓣膜病理检查结果分析发现,心脏瓣膜本身并没有炎症的证据,提示瓣膜病变可能为继发改变。TA累及冠状动脉者少见,但可以是一些患者的首发临床表现,患者出现心绞痛,甚至心肌梗死。

五、辅助检查

TA 的辅助检查包括实验室检查与影像学检查。随着影像技术的发展，影像检查在 TA 诊断与病情监测上的作用也越来越受到重视，成为大血管炎进展最快的领域。

（一）实验室检查

TA 没有特异的实验室检查异常。急性期或疾病活动期可出现血白细胞、血小板计数升高、红细胞沉降率增快、C 反应蛋白升高等非特异改变，部分患者 AECA 及抗主动脉抗体阳性，但缺乏特异性。

（二）血管影像学检查

1. **彩色多普勒超声与超声造影技术** 可发现颈部、锁骨下、头臂干动脉、上、下肢动脉病变，常见异常为血管壁三层结构界限不清、增厚、管腔狭窄，呈"通心粉"征；病情重、病程长者可出现管腔闭塞及继发血栓形成；部分患者会出现动脉瘤样扩张。

超声造影技术是近来出现的新技术，在血管壁有活动病变时，可以在动脉管壁看到造影剂出现。这种技术目前尚处于研究阶段，其临床使用价值尚有待于进一步探索、研究，在疾病活动度评价中的作用尚需临床研究进一步来证实。

2. **动脉造影或 CT 血管造影（CTA）** 是确诊大动脉炎的依据。血管造影或 CTA 检查表现为主动脉及其一级分支动脉管壁增厚、管腔狭窄、闭塞，部分患者出现血管扩张和动脉瘤形成。近年来，CTA 技术已经逐步替代传统的动脉插管造影成为确诊 TA 的影像学依据，CTA 不仅可以发现血管壁的病变，还能了解血管病变的严重程度与累及范围。

3. **磁共振血管造影（MRA）** 不仅能够观察到动脉造影或 CTA 所见的动脉异常，还能看到血管壁是否存在炎性水肿信号，既可用于诊断，亦可用于判断疾病的活动状态；敏感性很好，但对于发现较小分支病变的敏感性较差，另外价格昂贵是限制其常规临床应用的重要原因。

4. **PET、PET-CT/MRA** PET 可以看到病变动脉壁对同位素的摄取情况，有助于判断疾病是否处于炎症活动状态，还可通过同位素摄取程度对病变的活动程度进行半定量评估；PET 与 CT 影像结合可以更好地观察病变血管与异常部位；PET 与 MRA 图像的结合不仅可以更清晰地反映病变发生的部位和病情的活动程度，研究还显示 PET-MRA 与经病理学证实的活动性疾病相关性最强，是用于监测疾病活动性与治疗效果的最佳影像学技术，但因为价格昂贵，目前并没有广泛应用于临床实践。

（三）超声心动图

用于发现心脏瓣膜和心肌病变。最常见的是主动脉瓣关闭不全，其次为二、三尖瓣关闭不全；继发于高血压的心脏改变亦较常见，极少数患者会出现心肌受累的改变。

六、诊断

1990 年美国风湿病学会（ACR）关于 TA 的分类标准如下：①发病年龄 ≤ 40 岁；②肢体间歇性跛行；③一侧或双侧肱动脉搏动减弱；④双上肢收缩压差 >10mmHg；⑤一侧或双侧锁骨下动脉或腹主动脉区闻及血管杂音；⑥动脉造影异常。符合上述 6 条中 3 条者可诊断本病。

七、鉴别诊断

一些血管病引起的临床表现与 TA 相似，例如先天性主动脉缩窄、动脉肌纤维发育不良、动脉粥样硬化、白塞综合征、PAN 及胸廓出口综合征等。

（一）先天性主动脉缩窄

属于一种先天发育异常，新生儿最常见，也有青春期或更晚才出现症状者；缩窄部位最常见于降主动脉，偶有发生于主动脉弓和腹主动脉者。最常见的临床表现为高血压，严重者在新生儿期可以心衰为最初临床表现；新生儿期经超声心动图可以做出诊断；CTA 上特征性的节段性主动脉狭窄有助于确诊。早期介入如支架植入或球囊扩张术可取得较好效果。

（二）动脉肌纤维发育不良

动脉肌纤维发育不良是一种罕见的非炎性、非粥样硬化性血管病，主要累及大血管，以肾动脉、颈动脉受累最常见，与 TA 血管受累相似，非常易与 TA 混淆。本病在影像学上可表现为血管狭窄、闭塞或动脉瘤形成，CTA 上看到特征性的"串珠样"或"草绳样"动脉狭窄与动脉瘤相间有助于鉴别。动脉肌纤维发育不良为一种可治愈性疾病，血管成形术、支架植入是主要的治疗措施。

（三）动脉粥样硬化

发病年龄通常在45岁以上，常有高血压和高脂血症的病史，虽然可以引起动脉狭窄，但通常没有炎症的表现，可以鉴别。

八、治疗

（一）药物治疗

TA的治疗原则为早期诊断、尽快控制活动性病变、缓解脏器缺血、改善预后。控制病情的一线治疗药物为糖皮质激素。对病情处于活动期的患者，可使用泼尼松（龙）1mg/（kg·d），4~6周后逐渐减量至停用。快速进展性疾病者需考虑大剂量糖皮质激素（甲泼尼龙500~1 000mg/d）冲击治疗。对单用糖皮质激素疗效不佳或激素减量困难者，可联合使用免疫抑制剂，如CTX、硫唑嘌呤、甲氨蝶呤、霉酚酸酯等。

基础研究发现，TNF-α和IL-6参与了TA的炎症机制与肉芽肿形成，因此，有针对TNF-α的TNF-α拮抗剂治疗TA有效的报道。一些小规模临床研究显示，TNF-α拮抗剂可以用于TA的诱导治疗，有一定疗效，但缺乏大规模、高质量的临床研究。近年来也有一些随机双盲对照研究发现，针对IL-6受体的单克隆抗体托珠单抗不仅可以控制TA的炎症，还能减少疾病的复发次数与糖皮质激素的累计使用剂量。我国尚无大规模临床研究来证实托珠单抗治疗TA的疗效，但北京协和医院的一项前瞻性临床研究显示，托珠单抗对我国TA患者也有较好的临床疗效。最近也有零星病例报道显示，对于难治性TA，针对B细胞的利妥昔单抗对部分患者有效。这些针对在TA发病中起作用的炎性细胞因子的生物制剂，为TA的治疗开辟了新的篇章，在临床使用中也取得了一定的疗效，但是由于对TA发病机制的了解还不够深入，尤其是对与疾病复发关系密切的肉芽肿性病变的发病机制还缺乏了解，迄今为止尚缺乏治疗TA的特异靶向治疗，因此加强对TA发病机制的研究将成为未来TA的重点研究方向。

（二）手术与介入治疗

对因血管狭窄或闭塞造成重要脏器缺血、严重影响患者生存和生活质量者，可以采取手术或介入治疗，如血管搭桥手术、介入治疗如血管成形术和支架植入术等。研究显示，有近1/3的TA患者在病程中需要进行介入或手术治疗。对于病变广泛、多发狭窄、介入治疗失败者可进行开放性血管搭桥术等，对因严重肾动脉狭窄造成的顽固性高血压且药物控制不佳者，可考虑肾切除术。

近些年来对介入治疗与开放手术治疗进行的临床研究结果显示，对于病变严重、累及范围广的患者，开放手术治疗的血管再通成功率、疾病复发率和并发症的发生率都优于介入治疗。

九、预后

TA多为进展性疾病，极少呈自限性；多数TA患者预后良好，5年生存率为93.8%，10年生存率为90.9%，早诊断、早治疗是改善预后的关键。死亡原因中最常见的为继发于血流动力学改变导致的心功能衰竭，其他死因有心脑血管意外、肾衰竭及手术并发症等。

第三节 巨细胞动脉炎

巨细胞动脉炎（giant cell arteritis，GCA）又称颞动脉炎，是一种慢性、肉芽肿性、大动脉全层炎症，常累及主动脉弓及其一级分支，尤其是颞动脉，所以也被称为"颞动脉炎"。本病为50岁以上人群发病，发病率为1.4~27.3/10万，患病率地区差异甚大，以北欧患病率最高，亚洲患病率最低，是西方老年人最常见的血管炎。GCA的平均发病年龄为74岁，女性发病明显高于男性，为2~4∶1，近30% GCA患者会合并风湿性多肌痛（polymyalgia rheumatica，PMR）。

一、病因

本病病因不清，与遗传因素（如*HLA-DRB1*01*、*HLA-DRB1*04*单倍体型）、高龄、血管本身的退行性变以及外来因素，如吸烟、病毒感染等有关；近年来有研究显示，采用组织化学和基因检测技术在GCA患者的颞动脉中检测到存在水痘带状疱疹病毒感染的证据，提示这种病毒与GCA发病相关，但亦有一些研究并未能发现这种相关性；此外，一些药物也会触发GCA的发病。

二、发病机制

近年来有研究显示,免疫系统老化引起的树突状细胞(DC 细胞)、T 细胞功能紊乱在 GCA 的发病机制中起重要作用,病毒感染是触发疾病的重要环节。定植在动脉滋养血管内的 DC 细胞被外来病毒感染激活后会募集并激活 T 细胞和巨噬细胞进入到动脉壁,T 细胞和巨噬细胞在动脉壁增殖,释放致炎性细胞因子,如 IL-1、IL-6、IL-17、IL-21 和 IL-18 等,引起血管壁炎症、内皮细胞损伤、动脉壁弹力纤维断裂、内膜增生,造成动脉壁结构破坏、管腔狭窄或动脉瘤形成;IL-18 还会上调 T 细胞释放 IFN-γ,IFN-γ 进一步促进炎症反应、肉芽肿形成,使炎症持续。

三、病理

GCA 的病理改变与大动脉炎几乎相同,为累及动脉管壁全层的肉芽肿性动脉炎,血管壁全层有炎症细胞浸润,常伴有内膜增生和内弹力层断裂,可有巨细胞肉芽肿性病变。随着病程推移,出现胶原沉积、纤维化,造成管壁增厚、管腔狭窄,可以继发血栓形成。

四、临床表现

起病多隐匿,有时会急性起病。患者可有全身炎症的表现,如发热、全身不适、疲劳、关节肌肉疼痛、厌食、体重减轻和情绪低落等。依受累血管分布不同,GCA 的临床表现可以分为颅内型和颅外型,70% 的患者为颅内型,临床表现以颞动脉受累为主,表现为一侧或双侧颞部头痛、头皮触痛、下颌跛行(长时间咀嚼或说话时,患侧颞颌部明显疼痛、无力,休息后可缓解),颞浅动脉增粗变硬,呈结节状,有压痛,偶尔枕后、颜面及耳后动脉亦可受累;30% 的颅内型患者有头、颈动脉缺血症状,表现为视力下降、复视、眼肌麻痹,甚至失明;一些患者还会出现脑血管意外,如脑卒中。30% 的患者为颅外型,病变主要累及主动脉弓及其一级分支动脉,临床表现与大动脉炎十分相似,如下肢间歇性跛行、麻木、无力、脉弱或无脉、血压降低或测不出,双上肢血压不等,颈部及锁骨上、下窝可闻及血管杂音。

30% 的 GCA 患者伴有 PMR,但也有报道高达 40%~60% 的 GCA 患者伴有 PMR,表现为颈部、肩胛带、骨盆带肌肉酸痛和晨僵,但肌肉压痛及肌力减弱不显著,肌活检、肌酶谱、肌电图均正常,超声检查发现患者肩关节和髋关节周围的滑囊炎,有别于多发性肌炎,详见第二十六章。

五、实验室检查

红细胞沉降率明显增快为 GCA 最突出的实验室检查异常,C 反应蛋白升高也较突出;贫血、白细胞和血小板计数升高常见,一些患者碱性磷酸酶、血清 IgG 和补体水平亦升高。

六、影像学表现

GCA 患者的血管超声、CTA、MRA 和 PET-CT/MRA 表现与 TA 十分相似,颅内型患者在 CTA 或 MRA 上可以看到颞动脉或椎基底动脉系统血管的管壁增厚、管壁水肿、管腔狭窄,但是 GCA 出现动脉瘤者远多于 TA 患者,尤其发病时即有主动脉病变的患者更易形成动脉瘤。

七、诊断

50 岁以上老年人一侧或双侧颞部头痛、颞浅动脉搏动减弱或消失、动脉增粗、变硬,颞动脉活检有肉芽肿性动脉炎即可确诊 GCA。由于颞动脉病变的节断性分布容易造成活检阴性,这时颞动脉血管造影、CTA、磁共振颞动脉显像以及 PET 发现有颞动脉病变均都有助于 GCA 的诊断。1990 年 ACR 制定的 GCA 分类标准为:①发病年龄≥50 岁;②新近出现的头痛;③颞动脉有压痛,搏动减弱(非因动脉粥样硬化);④红细胞沉降率≥50mm/h;⑤颞动脉活检示血管炎,表现以单个核细胞为主的浸润或肉芽肿性炎症,并且常有多核巨细胞。具备 3 条即可诊断 GCA。

八、鉴别诊断

最需要鉴别的是 TA。但对于出现动脉瘤的患者还应与感染性动脉瘤相鉴别。感染性动脉瘤患者一般都有血管介入治疗或血管开放手术治疗的病史,以升主动脉和胸主动脉最常见,患者出现发热、乏力等非特异症状,实验室检查以外周血白细胞升高、红细胞沉降率、C 反应蛋白明显升高为突出表现;影像学上出现快速进展的动脉瘤可以协助诊断;抗生素联合手术修补是主要的治疗措施。

九、治疗

本病对糖皮质激素治疗反应十分明显。泼尼松(龙)40~60mg/d,1周内症状可消失,一般糖皮质激素治疗1个月后逐渐减量。但由于激素减量后疾病非常容易复发,因此需小剂量长期维持。对于在激素缓慢减量过程中疾病复发者,可以加用免疫抑制剂,如甲氨蝶呤、硫唑嘌呤、CTX等;但对于出现视力改变的患者,则需要甲泼尼龙500~1 000mg/d冲击治疗3天后,继以泼尼松(龙)40~60mg/d治疗4~6周,后缓慢减量,同时加用免疫抑制剂联合治疗。

近年来有国际多中心、大规模、随机、双盲、安慰剂对照临床研究结果显示,针对IL-6受体的单克隆抗体托珠单抗,不仅可以显著缓解GCA患者的病情,还能显著减少糖皮质激素的累计使用剂量,在这些临床研究的基础上,2018年欧洲药监局和美国FDA批准将托珠单抗用于GCA的治疗;一项最新的临床研究发现,JAK通路阻断剂可以减缓GCA患者动脉壁内T细胞的增殖速度,减少IFN-γ、IL-17和IL-21的释放,有可能成为治疗GCA的新一类治疗药物。

十、预后

大多数患者预后良好。但是出现动脉瘤和动脉夹层者的预后较差,是引起GCA患者死亡的最主要原因,其次为脑血管缺血改变,如脑卒中、视力丧失,严重影响患者生活,脑卒中是引起患者死亡的第二位原因;感染和合并存在的恶性肿瘤也是引起患者死亡的原因。

第四节 结节性多动脉炎

结节性多动脉炎(polyarteritis nodosa,PAN)是一种累及中、小动脉的坏死性血管炎,随着乙型肝炎疫苗的广泛应用,已十分罕见。估计年发病率是0~8/100万,患病率为31/100万;男性发病多于女性,发病高峰年龄为40~50岁。

一、病因

迄今为止,PAN的病因不明,遗传因素与病毒感染的相互作用与发病相关。既往发现乙型肝炎病毒、丙型肝炎病毒和HIV病毒感染与发病相关,但是,随着乙型肝炎疫苗的普遍应用,乙型肝炎病毒感染相关PAN越来越少见,仅占PAN患者的5%以下。

二、发病机制

PAN的发病机制不清;病毒与病毒抗体形成的免疫复合物、HBV病毒对血管壁的直接损害都可能参与了血管炎的发病。

三、病理

为中、小动脉的局灶性全层坏死性血管炎,病变好发于血管分叉处。机体任何部位的动脉均可受累,但却很少累及肺。急性期血管炎症损伤的特点主要表现为肌性血管壁炎性细胞浸润、血管壁纤维素样坏死、弹力纤维破坏、血管狭窄或血管瘤形成;正常血管壁结构被完全破坏,形成动脉瘤和血管管腔狭窄,可见继发血栓形成。

四、临床表现

PAN的临床表现多种多样,可分为系统性和单器官性,单器官性以仅局限于皮肤的皮肤型PAN最常见,以皮下结节为最常见表现。系统性PAN包括特发性和与HBV感染相关两种类型,可表现为严重的全身多器官病变,部分患者的病情进展较快。

(一)系统性PAN

系统性PAN临床表现复杂,无论是否与HBV感染相关,临床表现没有差别。

1. **全身症状** 发热、全身不适、体重减轻、肌肉关节痛是最常见的全身症状,见于90%的患者。

2. **系统症状** 依受累器官不同可出现相应的临床表现。

(1)神经系统:是PAN最常受累的器官,见于36%~72%的患者,以外周神经受累为主,偶有中枢神经系统血管炎。外周神经炎表现为多发性单神经炎和周围神经炎,如垂腕、垂足、肢体感觉异常等。

(2)肾脏:临床上有30%~60%的患者出现不同程度的肾损害,但肾小球本身几乎不受累。

肾脏入球血管受累可引起血肌酐水平升高、高血压、血尿、蛋白尿；肾血管病变可导致肾脏多发性梗死。

（3）胃肠道：近40%的患者会出现胃肠道表现，常见有腹痛、胃肠道出血、肠梗死和穿孔、腹泻、恶心、呕吐、肝功能异常等。

（4）生殖系统：20%的患者会出现睾丸疼痛、硬结、肿胀，但尸检发现80%的男性患者有附睾和睾丸受累。

（5）其他表现：眼部受累患者可以出现结膜炎、角膜炎、葡萄膜炎，一些患者可以出现视网膜血管炎，表现为视物模糊、复试、视力下降，甚至失明；外周血管受累者可以出现下肢间歇性跛行、肢体坏疽等；心脏受累可有心脏扩大、心律失常、心绞痛，甚至可发生心肌梗死、心力衰竭。肺部很少受累。

（二）皮肤型PAN

罕见。常见于40岁以上的女性，最常见的为皮肤溃疡、葡萄状青斑、皮下结节、白色萎缩及紫癜，多见于下肢，但上肢和躯干亦可受累，皮肤改变呈现复发、缓解的特点。

五、实验室检查

一般无特异性，可见轻度贫血，白细胞、血小板计数轻度升高，尿液检查可见蛋白尿，血尿少见，还可见血沉增快、C反应蛋白增高、白蛋白下降、球蛋白升高，ANCA阴性，与乙型肝炎相关者多为HBsAg阳性。

六、血管影像学检查

血管造影或CTA可显示肾、肝、肠系膜及其他内脏器官、下肢的中、小动脉微小动脉瘤形成和节段性狭窄，典型的血管造影表现为节断性扩张和狭窄形成的"念珠样"改变，具有诊断特异性。

七、诊断与鉴别诊断

PAN的初始临床表现各不相同，又缺少特征性表现，早期不易确诊。因此发现可疑病例应尽早做病理活检和血管造影，综合分析，做出诊断。1990年ACR的分类标准为：

1. 体重下降 病初即有，无节食或其他因素。

2. 网状青斑 四肢或躯干呈斑点及网状斑。

3. 睾丸痛或触痛 并非由于感染、外伤或其他因素所致。

4. 肌痛、无力或下肢触痛 弥漫性肌痛（不包括肩部、骨盆带肌）或肌无力，或小腿肌肉压痛。

5. 单神经炎或多发性神经炎 单神经炎、多发性单神经炎或多神经炎的表现。

6. 舒张压≥90mmHg 出现舒张压≥90mmHg的高血压。

7. 尿素氮或肌酐升高 血尿素氮≥14.3mmol/L或血肌酐≥133μmol/L，非因脱水或阻塞所致。

8. 乙型肝炎病毒 HBsAg阳性或HBsAb阳性。

9. 动脉造影异常 显示内脏动脉闭塞或动脉瘤，除外其他原因引起。

10. 中小动脉活检 血管壁有中性粒细胞和/或单核细胞浸润。

在10项中有3项阳性者即可诊断为PAN，但应排除其他结缔组织病并发的血管炎以及ANCA相关血管炎。

八、治疗

年龄在65岁以下、没有神经系统、肾脏和心脏损害的特发性系统性PAN，单用糖皮质激素治疗即可；出现上述脏器损害者，则需要泼尼松每日1mg/kg或相当剂量的糖皮质激素联合免疫抑制剂治疗，首选环磷酰胺；4~6周后糖皮质激素减量至逐渐停用；待疾病缓解后，可以采用其他免疫抑制剂如硫唑嘌呤、甲氨蝶呤等维持治疗。近年来有报道对于难治性PAN，TNF-α抑制剂治疗有效。由于乙型肝炎病毒感染相关的系统性PAN通常临床病变较特发性PAN重，神经系统病变更突出，因此治疗需在抗病毒治疗的同时联合糖皮质激素治疗，如泼尼松1mg/(kg·d)或相当剂量的糖皮质激素联合拉米夫定，2周后糖皮质激素减量至停用；抗病毒治疗则需6~12个月，对于血管炎相关脏器受累控制不佳者，可以联合免疫抑制剂治疗。对于重症者，可以联合使用血浆置换。

九、预后

系统性PAN的预后取决于是否有内脏和中枢神经系统受累及病变严重程度。未经治疗者预后差,其 5 年生存率 <15%,多数患者死亡发生于疾病的第一年,若能积极合理治疗,5 年生存率可达 83%。特发性系统性 PAN 易复发,但乙型肝炎病毒感染相关者,如果经过抗病毒治疗后病毒得到清除者或出现原 HBeAg 转变为 HBeAb 者,预后良好,不易复发。

第五节　抗中性粒细胞胞质抗体相关血管炎

抗中性粒细胞胞质抗体相关血管炎(antineutrophil cytoplasmic antibody associated vasculitis, AAV)是一组以血清中检测到自身抗体 ANCA 为突出特点的系统性小血管炎,主要累及小血管(小动脉、微小动脉、微小静脉和毛细血管),但也可有中等大小动脉受累。经典的 AAV 包括显微镜下多血管炎(microscopic polyangitis, MPA)、GPA 和 EGPA。

近几年来,随着对 AAV 临床特点和对抗中性粒细胞胞质抗体(antineutrophil cytoplasmic antibody, ANCA)的认识,Chapel Hill 等血管炎研究团体首次提出 AAV 或可根据患者的 ANCA 抗体的亚型来进行分类,分为 PR-3-ANCA 相关 AAV 与 MPO-ANCA 相关 AAV 两种,这主要是基于这两种 ANCA 亚型与临床表现和疾病复发的关系更紧密,例如 PR-3-ANCA 相关 AAV 患者更容易出现眼、耳鼻喉的临床表现、肺部结节与空洞性病变、活检的组织学上以肉芽肿性病变为主,且复发率远远高于 MPO-ANCA 相关 AAV;而 MPO-ANCA 相关 AAV 患者最突出的临床表现是肾小球肾炎、神经系统受累、肺部间质病变,发展成终末期肾病者与死亡率都显著高于 PR-3-ANCA 相关 AAV,但疾病复发率要远低于 PR-3-ANCA 相关 AAV;因此认为根据 ANCA 抗体的亚型来对 AAV 进行分类更合适,可能成为未来 AAV 分类的新依据,但目前这仅是学术争论。

一、病因

感染,尤其是细菌感染与发病关系密切;有研究发现,大肠埃希菌、金黄色葡萄球菌都与 ANCA 抗体的产生有关,可以引发 AAV;除 ANCA 抗体外,感染对血管壁的直接损害也起了很重要的作用。此外,一些毒品如海洛因、大麻都可以诱导机体产生 ANCA,引发 AAV。

EGPA 的确切病因目前尚不清楚,推测其发生与免疫异常有关,与过敏的关系尤为密切,70% 的患者有变应性鼻炎并常伴有鼻息肉,绝大部分有哮喘,外周血嗜酸性粒细胞增多以及血清 IgE 水平升高。

二、发病机制

AAV 的发病机制不清,但与感染、固有免疫系统和获得免疫系统异常有关。中性粒细胞、巨噬细胞、淋巴细胞、内皮细胞以及它们各自分泌的细胞因子、自身抗体和补体都参与了发病。

(一)感染

外来感染原对血管的直接损害在血管炎的发病中起一定的作用。微生物通过巨噬细胞活化及其分泌的细胞因子引起 T、B 淋巴细胞活化而导致血管炎。

(二)巨噬细胞及细胞因子

一些细菌或病毒,可通过多种途径激活固有免疫系统,其中包括巨噬细胞。巨噬细胞被激活后,会释放致炎性细胞因子如 TNF-α 和 IL-6 等,导致血管壁炎症。

(三)自身抗体

ANCA 在 AAV 发病中起重要作用,其中最重要的是 ANCA。详见本章第一节。

(四)补体系统

尽管 AAV 患者的肾脏中几乎没有或仅有极少量的免疫复合物沉积,但研究发现补体系统也参与了 AAV 相关肾脏病变的发病,是 AAV 发生肾脏损害的重要机制。与以免疫复合物沉积于肾脏激活补体途径为主要发病机制的系统性结缔组织病如 SLE 等不同的是,在 AAV 中参与发病的主要是补体替代途径,而非经典途径。动物研究显示,缺乏补体替代途径中 B 因子或 C5a 成分的 AAV 小鼠不会发生肾脏病变;在 AAV 患者的肾脏中采用免疫组织化学方法可以检测到有 B 因子和 C5a 的存在。受到感染原"Priming"(调理)的中性粒细胞可以释放出补体替代途径中的备解素和 B 因子,这些补体替代途径活化的重要因子进一步活化补体替代途径,释放出如 C5a 等补体降解片段,造成血管与组织损伤。

近来进一步的研究还显示,补体活化还与AAV 的预后有关;一项队列研究发现,血清 C3 或 C4 水平降低的 GPA 和 MPA 患者预后更差,死亡率更高。

三、病理

以小血管全层坏死炎症伴或不伴肉芽肿形成为特点,可见纤维素样坏死和中性粒细胞、淋巴细胞、嗜酸性粒细胞等多种细胞浸润,是确诊 AAV 的"金标准"。

AAV 患者主要的病理改变有:

(一)血管壁炎症与坏死

表现为包括中性粒细胞、淋巴细胞、巨噬细胞等各种炎细胞浸润及血管壁的纤维素样坏死,血管壁的纤维素样坏死是血管炎的特征性病理改变。除 EGPA 外,嗜酸性粒细胞浸润很少见。

(二)血管壁结构破坏

发生炎症反应的血管壁会出现胶原沉积、纤维化,造成血管壁增厚、管腔狭窄,可继发血栓形成。血管壁的炎症还会造成管壁弹力纤维和平滑肌受损,形成动脉瘤和血管扩张,这种病变见于累及肌性动脉的血管炎。在一个血管炎患者中,可以存在一种以上的血管病理改变,即使在同一受累的血管,其病变也常呈节段性。

(三)肉芽肿形成

在 AAV 患者血管壁浸润的炎症细胞还会形成巨细胞和由不同炎症细胞组成的肉芽肿,如见于 GPA 患者的淋巴细胞性肉芽肿和 EGPA 的嗜酸性肉芽肿。但在多数 AAV 患者的组织病理活检中,看不到这些肉芽肿病变。

四、临床表现

三种 AAV 有一些共同的临床表现,但也有一些不同之处,详见表 12-5-1。

(一)全身表现

多数患者有全身症状如发热、关节痛、关节炎、肌痛、乏力、食欲减退和体重下降等。

(二)皮肤、黏膜

是 ANCA 相关血管炎最常受累的器官之一,可以表现为口腔溃疡、皮疹、紫癜、网状青斑、皮肤梗死、溃疡和坏疽,多发指/趾端溃疡常见。

(三)眼部表现

常见表现有结膜炎、眼睑炎、角膜炎、巩膜炎、虹膜炎,一些患者会出现明显的突眼;眼底检查可以见到视网膜渗出、出血、血管炎表现和血栓形成,少数患者可以出现复视、视力下降。

(四)耳鼻喉

耳部受累以中耳炎、神经性或传导性听力丧失最常见;耳软骨受累可出现耳郭红、肿、热、痛;鼻塞、脓血涕、脓血鼻痂是常见的鼻和副鼻窦炎症的表现;鼻软骨受累可以导致鞍鼻;喉软骨和气管软骨受累可以出现声嘶、喘鸣、呼吸困难。

(五)呼吸系统

常见持续的咳嗽、咳痰、咯血,严重者会出现呼吸困难和喘鸣;肺部影像学上可以见到浸润影、多发结节、空洞形成和间质病变。

(六)神经系统

神经系统是 AAV 最常累及的器官之一,以周围神经受累多见,其中多发性单神经炎是最常见的周围神经系统病变;中枢神经系统可以表现为意识模糊、抽搐、脑卒中、脑脊髓炎等。

(七)肾脏

血尿、蛋白尿、高血压常见,以血尿最突出;一些患者血肌酐升高,部分患者会出现急进性肾衰竭。

(八)心脏

AAV 患者的心脏受累可以表现为心包炎、心包积液、心肌病变、心脏瓣膜关闭不全;一些患者可以出现冠脉受累,表现为心绞痛、心肌梗死。

(九)腹部

腹痛、腹泻、便血、肠穿孔、肠梗阻和腹膜炎表现是 AAV 腹部受累的常见表现,少数患者还可以出现急性胰腺炎。

五、实验室检查

(一)一般实验室检查

贫血、白细胞、血小板计数升高是全身炎症反应的常见表现;有肾脏受累者可以出现血尿、蛋白尿、红细胞和红细胞管型;肾功能损害者血肌酐水平可以升高;病变活动期可出现血沉、C 反应蛋白升高。

(二)自身抗体

AAV 的典型血清学检查异常是血清 ANCA

阳性,但并非所有 AAV 患者血清 ANCA 均为阳性。有关 ANCA 的检测及临床意义详见第四章。

由于多种抗原成分都可以激活机体的免疫应答产生 ANCA,因此在临床上需要结合间接免疫荧光方法检测到的核型及 ELISA 方法检测的针对特异性靶抗原的 ANCA 亚型来综合判断,不能单纯根据 ANCA 抗体检测的结果来诊断 AAV。

六、诊断

通常需结合临床表现、特征性的病理改变与影像学检查、血清 ANCA 检测结果综合做出 AAV 的诊断;目前可以参照 1990 年美国 ACR 关于 GPA 和 EGPA 的分类标准。有关 GPA 和 EGPA 的分类标准将在具体章节介绍。

由于对 MPA 的认识较晚,过去许多 MPA 都被误归为 PAN,在 ACR 的分类标准中,亦没有 MPA 的分类标准,在临床上主要是根据临床表现、MPO-ANCA 阳性和 MPA 相关的临床表现来做出 MPA 诊断的。

七、鉴别诊断

在鉴别诊断中需要与感染、其他系统性结缔组织病相鉴别;其中要警惕恶性肿瘤会模拟 ANCA 相关血管炎的临床表现。

(一)感染性疾病

感染性疾病可以模拟 AAV 的临床表现,尤其是细菌性心内膜炎是最常见的模拟 AAV 的感染性疾病,仔细的体格检查、血培养阳性和心脏超声检查发现有瓣膜赘生物可以确诊。

(二)恶性肿瘤

一些恶性肿瘤,如肺部恶性肿瘤、淋巴瘤以及心脏黏液瘤均可引起一些与 AAV 相似的临床表现,肺部病变的病理学检查、骨髓检查和心脏超声检查可以发现相关病变。

(三)血栓栓塞性疾病

抗磷脂综合征和血栓性闭塞性血管病(Burger's 病)可引起血管栓塞和皮肤改变,与 AAV 的一些临床表现相似。抗磷脂综合征患者多以血管栓塞为突出表现,女性患者有反复流产,但患者的血管壁本身是正常的;Burger's 病患者多为男性,有吸烟史,累及血管以中小动静脉为主。

八、治疗原则

ANCA 相关血管炎的治疗分为诱导缓解与维持缓解两个阶段。诱导缓解治疗阶段的一线治疗药物是糖皮质激素。诱导缓解治疗通常为足量糖皮质激素联合免疫抑制剂,其中最常用的为 CTX,维持缓解治疗主要为小剂量糖皮质激素联合免疫抑制剂治疗,如硫唑嘌呤、甲氨蝶呤、霉酚酸酯、钙调蛋白酶抑制剂等;近年来,大量临床研究显示针对 B 细胞的单克隆抗体利妥昔单抗,既可用于 ANCA 相关血管炎的诱导缓解治疗,也可用于维持缓解治疗,疗效较好,尤其对于反复发作的难治性 AAV 疗效确切,已成为 AAV 诱导缓解和维持缓解治疗的重要治疗药物。

2014 年英国风湿病学会制定了第一部 AAV 治疗指南,在此基础上 2016 年 EULAR 进行了更新。指南指出,AAV 的治疗原则为快速明确诊断、快速开始诱导治疗、早期诱导缓解以防止造成器官损害;在诱导缓解后进入维持治疗,最终的治疗目标是停药缓解,在整个治疗过程中要防止药物的毒性;在整个治疗期间都应该对患者的病情采用伯明翰系统性血管炎活动度评分(BVAS)对患者的疾病活动情况进行密切监测和评估,据此进行治疗方案调整,目标是使患者的病情处于持续缓解状态。

根据指南,在 AAV 诱导缓解阶段的治疗,需使用足量的糖皮质激素联合 CTX 或利妥昔单抗治疗,对于有快速进展的肾小球疾病造成的严重肾脏损害(肌酐 >500μmol/L)和弥漫性肺泡出血者,可以联合使用血浆置换;在疾病进入维持缓解治疗阶段,可以继续使用利妥昔单抗,在诱导缓解阶段使用 CTX 者,可以转换为毒副作用较小的免疫抑制剂,如硫唑嘌呤(AZA)或甲氨蝶呤、霉酚酸酯等;诱导缓解阶段使用利妥昔单抗者,也可以更换成 AZA、甲氨蝶呤或者霉酚酸酯;在疾病维持缓解阶段,如果患者的疾病持续处于缓解状态,则可考虑减停药物。首先减停糖皮质激素或仅使用小剂量糖皮质激素维持病情稳定,逐渐减停免疫抑制剂,最终达到停用糖皮质激素和免疫抑制剂的目标。对于病变较轻或局限性病变,在诱导阶段可以考虑使用糖皮质激素联合甲氨蝶呤。对于诱导缓解治疗效果不好或难治的 AAV,

推荐从 CTX 转为利妥昔单抗治疗,或从利妥昔单抗转换为 CTX 治疗。

由于 AAV 非常容易复发,因此在病情稳定后至少需要维持治疗 2 年以上。总体来说,PR-3-ANCA 阳性 AAV 患者的复发率明显高于 MPO-ANCA 阳性患者,因此对于 PR-3-ANCA 阳性的 AAV 患者,需维持治疗更长的时间,至少维持治疗 5 年以上。

九、预后

如果不经过治疗,AAV 的预后较差,平均存活时间仅有 6 个月。应用 CTX 治疗后 AAV 的预后大为改观,尤其是激素联合免疫抑制剂治疗大大改善了 AAV 患者的预后。AAV 患者的预后取决于脏器受累的部位与严重程度,尤其是肾脏和肺脏病变的严重程度。据文献报道,GPA 的 5 年存活率为 74%~91%;MPA 的 5 年存活率为 45%~76%;EGPA 的 5 年存活率为 60%~97%。

除上述 AAV 的共同临床特点外,三种不同的 AAV 还具有一些各自不同的特点(表 12-5-1):

表 12-5-1　三种不同 AAV 临床表现与实验室检查特征

受累器官	GPA/%	MPA/%	EGPA/% ANCA(+)	EGPA/% ANCA(−)
皮肤	30~60	40~70	53~67	51~62
肾脏	50~80	90~100	31~51	4~16
肺脏	60~80	20~60	34~56	60~76
耳鼻喉	80~90	20~30	60~77	53~78
肌肉骨骼	50~80	30~70	30~40	30~40
周围神经系统	10~50	20~30	71~84	42~65
眼	30~60	10~30	<10	<10
胃肠道	<10	10~30	0~42	14~26
心脏	5~15	10~20	0~12	22~49
病理学改变	坏死性血管炎与肉芽肿	坏死性血管炎	坏死性血管炎,嗜酸性肉芽肿	
PR3-ANCA(+)	40~95	10~20	0~3.2	
MPO-ANCA(+)	0~10	30~80	32~92	

1. **显微镜下多血管炎(MPA)**　平均发病年龄为 50 岁,男女患病之比为 1.8:1。肾脏是 MPA 最常受累的脏器,见于约 78% 的患者,常表现为镜下血尿和红细胞管型尿、蛋白尿,不经治疗病情可急剧恶化,出现肾功能不全。约 50% 的患者肺部受累,患者出现咳嗽、咳痰及咯血,肺部常见表现为浸润、间质病变、结节和气道改变等,57.6% 的患者有神经系统受累,最常表现为外周神经受累,表现为多发性单神经炎与周围神经炎,中枢神经系统受累相对少见。耳鼻喉受累较少。84.6% 的 MPA 患者 ANCA 阳性,大部分为 p-ANCA 阳性及 MPO-ANCA 阳性,少部分为 c-ANCA 阳性。迄今为止尚没有有关 MPA 的分类标准,2017 年美国风湿病学会(ACR)与欧洲抗风湿病联盟(EULAR)联合制定了 MPA 的分类标准草案。在这个分类标准中,通过权重得分和减分来综合进行分类(表 12-5-2),总分在 6 分或以上者可以诊断为 MPA。需要强调的是,使用这个分类标准的前提是患者已经为明确的 AAV,使用该分类标准只是将 MPA 与其他另外两种 AAV 区分开来。因还没有正式颁布,仅供参考。

表 12-5-2　ACR/EULAR 联合制定的 MPA 分类标准

条目	定义	得分
临床标准	鼻腔血性分泌物、溃疡、鼻痂或鼻窦-鼻腔充血/不通畅、鼻中隔缺损或穿孔	−3
实验室标准	p-ANCA 或 MPO-ANCA 抗体阳性	+6
	胸部影像检查提示肺纤维化或肺间质性病变	+3
	活检提示寡免疫复合物肾小球肾炎	+3
	c-ANCA 或 PR3-ANCA 抗体阳性	−1
	嗜酸性粒细胞计数 ≥ 1×10^9/L	−4

2. **嗜酸性肉芽肿性多血管炎(EGPA)**　以过敏性哮喘、嗜酸性粒细胞增多、发热和肺部浸润影为特征,既往称为变应性肉芽肿血管炎、Churg-Strauss 综合征,其病理特点是坏死性小血管炎,组织中有嗜酸性粒细胞浸润和肉芽肿形成。本病较少见,确切患病率不详。可发生于任何年龄,平均发病年龄为 44 岁,男女之比为 1.3:1。一般分为三个阶段:第一阶段为哮喘,临床表现同支气

管哮喘;第二阶段为嗜酸性粒细胞组织浸润阶段;临床上可以没有症状;第三阶段为肉芽肿性血管炎阶段,出现相应症状。在三种 ANCA 相关血管炎中,EGPA 引起神经系统病变者最多,可表现为外周神经系统病变和中枢神经系统受累,以外周神经系统病变最常见;肺部受累仅次于神经系统,多变的肺组织浸润影伴有咳嗽、咳痰;腹部器官缺血或梗死引起腹痛、腹泻、腹部包块;肾损害通常较轻。冠状动脉受累虽不常见,却占死亡原因的 50% 以上。上呼吸道受累以过敏性鼻炎、鼻息肉、鼻塞最多见,可出现听力下降和耳聋。实验室检查的突出表现是外周血嗜酸性粒细胞增多,部分患者血清 IgE 升高,约 1/3 的患者 ANCA 阳性,多为 p-ANCA。X 线检查和肺部 CT 检查可见一过性片状或结节性肺浸润或弥漫性间质病变。病变组织活检多见坏死性微小肉芽肿,常伴有嗜酸性粒细胞浸润。

成人如出现变应性鼻炎和哮喘、嗜酸性粒细胞增多及脏器受累应考虑 EGPA 的诊断。1990 年 ACR 制定的 EGPA 分类标准为:①哮喘;②外周血嗜酸性粒细胞增多,>10%;③单发或多发性神经病变;④游走性或一过性肺浸润;⑤鼻窦病变;⑥血管外嗜酸性粒细胞浸润。凡具备上述 4 条或 4 条以上者可诊断。应注意与 PAN、白细胞破碎性血管炎、GPA、慢性嗜酸性粒细胞性肺炎等鉴别。

EGPA 的治疗原则同其他 AAV,但对 EGPA 的临床研究整体来说要少于 GPA 和 MPA。近年来有研究发现 IL-5 在 EGPA 的发病中起重要作用,因此以 IL-5 为治疗靶点的生物制剂成为 EGPA 治疗的一大热点;已经有高质量的临床研究证实,人源化 IL-5 单克隆抗体美泊利单抗(Mepolizumab)可以有效治疗 EGPA,减少 EGPA 的复发率,美国 FDA 已经在 2018 年批准将美泊利单抗用于治疗 EGPA,这无疑是 EGPA 治疗上的突破;其他一些以 IL-5 为靶点的人源化生物制剂类药物也已经进入了临床研究阶段。

经治疗后本病预后明显改善,5 年生存率从 25% 上升至 50% 以上。哮喘频繁发作及全身血管炎进展迅速者预后不佳。

3. 肉芽肿性多血管炎(GPA) 曾称为韦格纳肉芽肿(Wegener granulomatosis, WG),发病率为每年 0.4/10 万,任何年龄均可发病,30~50 岁多见,男女比为 1.6：1,早期病变有时只局限于上呼吸道某一部位,常易被误诊。在三种 AAV 中,GPA 最常出现上呼吸道和肺部受累,70% 以上的患者以上呼吸道受累起病,出现脓血涕、鼻塞;鼻咽部溃疡、鼻咽部骨与软骨破坏引起鼻中隔或软腭穿孔,甚至"鞍鼻"畸形;气管受累常导致气管狭窄。肺病变见于 70%~80% 的患者,出现咳嗽、咳痰、咯血、胸痛和呼吸困难,约 34% 的患者出现迁移性或多发性肺病变,X 线检查可见中下肺野结节和浸润、空洞,亦可见胸腔积液。约 70%~80% 的患者在病程中出现不同程度的肾脏病变,重者可出现进行性肾病变导致肾衰竭。

1990 年 ACR 有关 GPA 分类诊断标准为①鼻或口腔炎症:痛或无痛性口腔溃疡、脓性或血性鼻分泌物;②胸部 X 线异常:胸片示结节、固定浸润灶或空洞;③尿沉渣异常:镜下血尿(>5 个红细胞 /HP)或红细胞管型;④病理:动脉壁、动脉周围或血管外部区域有肉芽肿炎症。有 2 项阳性即可诊断 GPA。

GPA 的治疗同 MPA。但由于多数 GPA 患者为 PR3-ANCA 阳性,因此复发率要高于 MPA 和 EGPA,因此在诱导缓解后,需要长时间的维持缓解治疗,通常认为应至少维持治疗 5 年;很早就有研究显示,复方磺胺甲基异噁唑(复方新诺明)可以减少 GPA 的复发。

早期诊断和合理治疗已使本病的预后有了明显改观,80% 的患者存活时间已超过 5 年。但延误诊断,未经合理治疗者死亡率仍很高。

第六节 白塞综合征

白塞综合征(Behcet syndrome, BS)是 1937 年土耳其 Behcet 教授首先描述的一种以口腔和外阴溃疡、眼炎为临床特征、累及多个系统的慢性疾病。病情呈反复发作和缓解交替过程,除因内脏受损死亡外,大部分患者的预后良好。

BS 依其内脏系统的损害不同而分为血管型、神经型、胃肠型等。血管型指有大、中动脉和 / 或静脉受累者;神经型指有中枢或周围神经受累者;胃肠型指有胃肠道溃疡、出血、穿孔等。

一、流行病学

BS 有较强的地区性分布，多见于"丝绸之路"沿途国家，如地中海沿岸国家、中国、朝鲜、日本等，又被称为"丝绸之路病"。各地区的患病率差异较大，土耳其（北部）最高，为 100~370/10 万，英国最低为 0.6/10 万，中国北方为 110/10 万。男性发病略高于女性。

二、病因

尚不清楚，可能与遗传因素及感染有关。在感染中以结核分枝杆菌感染与 BS 的关系研究最多。1964 年我国就有 BS 与结核分枝杆菌感染有关的病例报告。近期又有研究发现 BS 患者 T-spot 阳性率达到 25.4%，明显高于健康对照组，但并未在这些患者体内发现活动性结核病灶。BS 患者血中抗单纯疱疹病毒（herpes simplex virus，HSV）抗体滴度和 HSV-1 的循环免疫复合物均升高；BS 动物模型接种 HSV-1 病毒后可诱发皮肤、舌、胃肠道和生殖器溃疡、眼炎和关节炎等 BS 症状，提示 HSV 感染与 BS 发病可能相关。

BS 的发病有家族聚集现象，提示遗传因素与 BS 发病相关。研究显示，BS 发病与 HLA-B51 显著相关；近来日本学者报道，TNF 启动子区等位基因与罹患 BS 相关，BS 患者多携带 *TNFB 2* 基因，*TNFB2* 与 *HLA-B51* 联动可增加罹患 BS 的风险，并与累及重要脏器相关。在中国人、日本人和土耳其人中进行的 SNP 研究显示，IL23R-IL12RB2 位点与 BS 的发病密切相关。

三、发病机制

尚不清楚。但研究证据表明，总体来说，BS 是一种典型的以 Th1 介导的炎症为突出表现的疾病，主要表现为患者血清中 Th1 细胞分泌的细胞因子如 IFN-γ、IL-2 和 TNF-α 明显升高；近年来越来越多的研究发现 BS 患者血清中 Th17 细胞数量增多，其相关细胞因子如 IL-17、IL-6、IL-23 等亦明显升高，导致炎症反应的持续；文献报道活动性 BS 患者 Th17/Th1 细胞比例明显高于健康对照组，特别在毛囊炎或葡萄膜炎 BS 患者中，这种升高更为显著。这些细胞因子直接或间接影响 Th17 细胞的分化发育和分泌功能，从而在 BS 中

发挥重要作用。IL-23 与 Th17 细胞表面 IL-23 受体（IL-23 receptor，IL-23R）作用后诱导 IL-22 表达。中国 BS 人群研究发现，外周血及泪液中 IL-17A、IL-23 的 mRNA 水平和蛋白水平不仅在外周血中明显升高，在 BS 活动性葡萄膜炎患者的泪液中也明显升高，且与 BS 活动性相关。此外，多项研究结果显示，血浆可溶性 CD40 配体（soluble CD40 ligand，sCD40L）在 BS 的炎症的介导中起重要作用，最近又有研究显示，活动期 BS 患者可以通过 sCD40L 诱导中性粒细胞释放 NETs，引起炎症和呼吸暴发，介导 BS 患者的炎症反应。

中国学者于 1992 年首次在 BS 患者脑脊液中检测到 IL-6 明显升高，且与疾病转归相关。通过对 NBS 患者外周血、脑脊液及脑部血管组织等研究发现，IL-21 能够显著抑制 Treg 并促进 Th17 细胞分化；同时发现患者脑脊液中 IL-21 和 IL-17 分泌增加。另外，IL-6 的水平还与 BD 的疾病严重性密切相关，这些研究都提示 IL17/IL23 细胞因子在 BS 的发病机制中起重要作用。

血管内皮生长因子（vascular endothelial growth factor，VEGF）在 BS 发病中的作用一直受到人们的关注，2018 年发表的一项研究发现 55 名 BS 患者（其中 25 人伴有血管受累）血清中 VEGF 和可溶性内皮生长因子受体 -1（soluble vascular endothelial growth factor receptor-1，sVEGFR-1）水平显著高于健康人，而且 VEGF/sVEGFR-1 比值在血栓形成中起重要作用。患者中与内皮细胞生长相关的促血管生成素 -1（angiopoietin-1，Ang-1）水平远低于正常人，尤其是有血管受累的 BS 患者；在一些 BS 患者中可以检测到抗内皮细胞抗体（AECA）和抗 α 烯醇酶抗体（anti-alpha-enolase antibody，AEA），这些抗体与 BS 患者的临床表现和疾病的严重程度相关，这些都说明 B 细胞也参与了 BS 的发病。

遗传因素也参与 BS 的发病，其中 HLA-B51 与 BS 发病的相关性最为密切，*HLA-B51* 基因又与 *MICA*（人组织相容性复合体 I 类相关基因 A）有关，*MICA* 基因编码的多肽主要表达于胃肠道上皮细胞，可能与 BS 普遍出现的口腔和消化道溃疡有关；MICA 分子由 γδ T 细胞和 NK 细胞识别，具有细胞毒作用；高表达于 BS 患者外周血中；受到 Hsp 65 刺激后 γδ T 细胞被活化，表达

CD69、CD29 并大量产生 IFN-γ 和 TNF，参与 BS 发病。

四、病理

本疾病的病理改变为血管炎，表现为受累部位血管壁炎症细胞浸润、管壁增厚、管腔狭窄，严重者有血管壁坏死、血管瘤形成，可以见到继发血栓形成。与其他血管炎不同的是，本病可以累及大、中、小、微血管，且动、静脉均可受累。免疫荧光镜下可见免疫球蛋白和补体沉积。

五、临床表现

（一）基本症状

1. 口腔溃疡 98.1%~100% 的 BS 患者会出现口腔溃疡，且以反复发作为特点，通常是本病的首发症状，也是诊断本病最基本而必须的症状。BS 典型的口腔溃疡通常是圆形或卵圆形痛性溃疡，溃疡较深，中心为白色或米黄色坏死组织覆盖，周围有红晕，边界清楚，常位于唇、颊黏膜、舌、牙龈、上颚，甚至咽喉部，以致引起患者吞咽困难；溃疡常 2 个以上同时发作，直径 1~20mm，通常在 1~2 周内自行愈合，之后可反复发作，周而复始。大多数患者的口腔溃疡每年发作至少 3 次，可以自愈，不留瘢痕；亦有持续数周不愈后遗瘢痕者。

2. 外阴溃疡 与口腔溃疡性状基本相似，但溃疡较大、疼痛剧烈，出现次数与数目都较少。女性患者常出现在大、小阴唇，其次为阴道，阴阜部，少见于宫颈；男性患者则多见于阴囊、阴茎和尿道口，常伴有多发性假性毛囊炎。少数患者会伴有附睾肿大、压痛，提示存在附睾炎；溃疡也可以出现在会阴或肛门周围，见于约 80% 的患者；溃疡愈合较慢，且复发周期较长。肛门周围或括约肌附近也可以发生溃疡，其特点类似生殖器溃疡，容易被误诊为性病或妇科疾病。

3. 皮肤病变 呈结节红斑、假性毛囊炎、痤疮样毛囊炎、浅表栓塞性静脉炎等不同表现。其中以结节红斑最为常见，见于 70% 的患者，多于膝以下部位，对称性，表面呈红色的浸润性皮下结节，有压痛，分批出现，逐渐扩大，7~14 天后其表面转为暗红，多数可自行消退，仅在皮面留有色素沉着，少数会发生破溃。

另一种 BS 的常见皮肤改变为毛囊炎，可有脓头，见于 30% 的患者，面、颈部、躯干多见，有时四肢亦有。这种痤疮样皮疹很难与正常人青春期或服用糖皮质激素后出现的痤疮相鉴别，故易被忽视。针刺后或小的皮肤损伤后出现局部红肿或化脓反应也是 BS 一种较特异的皮肤反应。栓塞性浅静脉炎常见于下肢，急性期在静脉部位出现条形红肿、压痛，急性期后可扪及索条状静脉。

4. 眼炎 眼炎可以在起病后数月甚至数年后发生，眼炎通常表现为慢性、复发性、进行性病程，双眼均可累及，致盲率可达 25%，是本症致残的主要原因之一。男性合并眼炎明显多于女性患者，且多发生在起病后的两年内，但有眼病的患者通常很少发生胃肠道、血管受累和外阴溃疡，极个别患者以眼部症状首发。常见临床表现为眼球充血、眼球痛、畏光、流泪、异物感、飞蚊症、视物模糊、视力下降和头痛等，眼科检查可以见到角膜溃疡，其与口腔溃疡的关联性很容易被忽视。

除眼炎外，BS 可累及眼球的各个部位。前葡萄膜炎（anterior uveitis）发生率为 38.8%，以前房细胞浸润或炎症为特点；伴或不伴前房积脓，对视力影响较小。后葡萄膜炎（posterior uveitis）发生率为 36.9%；视网膜血管炎（retinal vasculitis）的发生率为 23.5%，以眼静脉炎、动脉炎、视网膜水肿或黄斑病变等为特征，视网膜炎使视神经萎缩，致视力下降。眼炎可先后累及双侧，出现眼炎 4 年后 50% 以上的患者都有较严重的视力障碍。

（二）系统性症状

除上述基本症状外，部分患者会出现因血管炎引起的内脏系统病变，系统病变大多出现在基本症状之后，部分患者在疾病活动时发热，以低热多见，乏力、体重下降亦可出现。

1. 消化道受累 也称为肠白塞。过去认为消化道受累少见，但近来的流行病学研究发现肠 BS 的发生率可高达 50%。消化道任何部位均可受累，但最常见受累部位为回盲部。临床症状以右下腹痛为最常见，伴有局部压痛和反跳痛，其次为腹泻、便秘、便血，溃疡穿孔可引起突发剧烈腹痛等，部分患者可以无明显临床症状，仅在内镜检查时发现有消化道溃疡。肠 BS 的溃疡多为多发性，可见于自食管至降结肠的任何部位，溃疡为边界清晰的圆形或类圆形溃疡，也可表现为"火山口"样周边隆起，重者合并溃疡出血、肠麻痹、肠穿孔、腹膜炎、瘘管形成、食管狭窄等并发症，一些患者还需要手术治疗，但术后复发率较高；有报道发生胃肠道受累后 1 年和 4 年的手术率分别为 5% 和 10.9%，一些患者甚至可因此死亡，预后较差。临床观察发现，肠 BS 患者一般不发生生殖器溃疡、皮肤损害或眼部病变等其他器官损害。

2. **神经系统受累** 也称为神经白塞，见于 20% 的 BS 患者，除个别外都在基本症状出现后数月到数年内出现。神经系统受累分为两类，一类为脑和脊髓受累，即脑实质受累；另一类为颅内静脉窦血栓形成导致的神经系统受累与脑膜炎，即非脑实质病变。其中脑、脊髓病变由小血管炎所致，临床表现随其受累部位不同而异，发病多急骤或呈亚急性，但亦可有慢性病变。脑实质受累以脑干受累多见，临床上表现为眼肌麻痹、脑神经病、小脑病变和锥体系功能异常；大脑受累可以表现为脑病、半身感觉缺失、癫痫发作、认知功能障碍与精神异常；一些患者还会出现眼神经病，也有患者表现为脑的多灶性病变。脊髓受累罕见，一项荟萃研究结果显示脊髓受累多见于 BS 发病 10 年后，脊髓受累的最常见症状为感觉异常，其次为肢体无力、括约肌功能障碍、性功能障碍与背痛。

脑实质病变患者腰椎穿刺时可发现脑脊液压力增高，约 80% 的患者有轻度白细胞增高，单核细胞、多核细胞各占一半，33%~65% 的患者 CSF 蛋白升高，葡萄糖多在正常范围。脑 CT 对诊断有一定帮助，脑 MRI 检查对小病灶更为敏感，目前 MRI 已经成为脑实质 BD 病变的主要诊断方法，尤其是脊髓受累，具有特征性的"Bagel 征"（即中心低信号区和周围环形高信号区）和"运动神经元征"（对称性的脊髓前角信号异常）两种改变，对 BS 的脊髓病变诊断非常有帮助。

脑膜病变患者以脑膜刺激症状为最常见的临床症状；脑部静脉窦血栓形成患者的主要表现亦为头痛，脑脊液检查仅有颅压升高，颅 MRI 可以看到脑膜信号异常；静脉造影可以看到静脉窦血栓形成，有助于明确诊断。约 77% 的患者经治疗病情缓解，但会遗有后遗症。死亡多出现在神经系统发病后的 1~2 年内。

3. **心血管受累** 又称为血管白塞，见于约 13% 的患者，大、中、小血管、动静脉均可受累，但静脉较动脉更易受累，占所有血管受累的 85%。

（1）血栓性静脉炎：血管白塞静脉受累的特点是除管壁炎症外尚有明显的血栓形成，血栓性静脉炎多见于四肢，尤其是下肢，亦可累及上、下腔静脉，亦见于脑静脉，造成相应静脉狭窄和梗阻，在梗阻的远端组织出现水肿，并有相应表现。由于血栓会紧密地附着在发生炎症的静脉，所以下肢静脉的血栓基本不会脱落引起肺部栓塞。上腔静脉综合征和布加综合征是血管白塞静脉受累的最严重表现。临床研究发现出现结节红斑的患者更容易发生静脉血栓形成。

（2）动脉炎：不论是体循环还是肺循环的动脉受累都可出现狭窄和动脉瘤，甚至在同一血管也会节段性交替出现这两种病变，可以继发血栓形成，最常见受累部位为腹主动脉和肺动脉。

（3）心脏：心脏受累不多，主要表现为瓣膜受累，最常见的为主动脉瓣关闭不全、二尖瓣狭窄和关闭不全，亦可出现房室传导阻滞、心肌梗死和心包积液。

4. **肺** 并发肺部病变者较少见。肺的小动脉炎引起小动脉瘤或局部血管的栓塞而出现咯血、胸痛、气短、肺栓塞等症状。咯血量大者可致命。4%~5% 的患者可以出现肺间质病变。肺受累者肺 X 线可表现为单或双侧大小不一的弥漫性渗出或圆形结节状阴影；出现肺梗死时可表现为肺门周围密度增高的模糊影；高分辨 CT 或肺血管造影、同位素肺通气/灌注扫描等均有助于肺部病变诊断。有肺栓塞者多预后不良。

5. **泌尿系统** 肾脏受累者罕见，若受累可出现血尿、蛋白尿、肾病综合征、肾衰竭和高血压，病理改变以肾小球肾炎最常见。膀胱镜检查可见到膀胱黏膜多发性溃疡。

6. **附睾炎** 见于约 4.5% 的患者。可累及双侧或单侧，表现为附睾肿大、疼痛和压痛。

7. **关节炎** 关节痛见于 30%~50% 的患者，表现为单个关节或少数关节的痛、肿，甚至活动受限。其中以膝关节受累最多见。大多数仅表现为一过性的关节痛，但可反复发作并自限。偶尔可在 X 线上表现为关节骨面的穿凿样破坏，很少有关节畸形。

（三）实验室检查

BS 无特异血清学检查。急性期或疾病活动期可出现贫血、血白细胞和血小板计数升高,血沉和C反应蛋白升高;但抗核抗体谱、ANCA、抗磷脂抗体等均无异常。补体水平及循环免疫复合物水平亦正常,仅可有轻度球蛋白增高,近年来发现部分患者有抗内皮细胞抗体(AECA)阳性,约40%患者的PPD试验强阳性。

在临床上罕有BS合并有骨髓增生异常综合征的患者,可以出现相应的血细胞检查异常,骨髓穿刺检查可确诊。

(四)针刺反应

针刺反应是本病特异性较强的试验。将皮肤消毒后用无菌针头在前臂屈面的中部刺入皮内,然后退出,48小时后观察针头刺入处的皮肤反应,局部若有红丘疹或红丘疹伴有水疱则视为阳性结果。同时进行多部位的针刺试验时,有的出现阳性结果,但有的却为阴性。患者在接受静脉穿刺检查或肌内注射治疗时,也会出现针刺阳性反应。静脉穿刺出现阳性率高于皮内穿刺。

六、诊断

早在1990年国际BS研究小组就制定了BS的诊断标准(表12-6-1),该标准应用较为广泛,敏感性为85%,特异性为96%。

表12-6-1 1990年国际研究小组制定的BS诊断标准

复发性口腔溃疡:

　　由医师或患者观察到的小阿弗他溃疡、大阿弗他溃疡或疱疹样溃疡,每12个月至少复发3次。加下列两项:

复发性生殖器溃疡:

　　由医师或患者观察到的阿弗他溃疡或溃疡瘢痕

眼部病变:

　　前葡萄膜炎、后葡萄膜炎或裂隙灯检查发现玻璃体内细胞或者由眼科医师观察到视网膜血管炎

皮肤病变:

　　由医师或患者观察到结节红斑、假性毛囊炎或脓疱疹或由医师观察到的在未使用皮质激素治疗的青春期后患者身上的痤疮样结节

针刺反应阳性:

　　由医师在24~48小时后判读结果

2013年国际BS研究小组重新修订了诊断标准,2013年的国际标准是基于27个国家2 556例BS患者与1 163例健康对照的研究结果修订的,

该诊断采用权重打分的形式通过总积分来做出诊断,诊断BS的敏感性为94.8%,特异性为90.5%。其中针刺试验为备选项,可使诊断敏感性增加至98.5%,而特异性略有下降(表12-6-2)。

表12-6-2 2013年BS国际诊断标准

症状/体征	计分
眼部病变	2
生殖器溃疡	2
口腔溃疡	2
皮肤病灶	1
神经系统表现	1
血管表现	1
针刺试验阳性[*]	1[*]

注:[*]针刺试验为备选条件。总计分≥4可以诊断为BS。

其他与本病密切相关并有利于本病诊断的症状有:关节炎/关节痛、栓塞性静脉炎、深静脉血栓、动脉血栓或动脉瘤、中枢神经病变、消化道溃疡、附睾炎、阳性家族史。

由于BS并不常见,从"复发性口腔溃疡"直至出现其他典型系统受累症状需要较长时间,以某一系统症状为突出表现者易被误诊为其他系统疾病。例如,以复发性口腔溃疡为主要表现者,应注意与梅毒的无痛性、大片浅表溃疡、义齿相邻黏膜的创伤性溃疡相鉴别;恶性肿瘤的溃疡表面多有污秽覆盖、边缘突起等;以关节症状为主要表现者,应注意与类风湿关节炎、赖特综合征(Reiter Syndrome)、银屑病关节炎和强直性脊柱炎相鉴别;皮肤损害应与多形红斑、结节红斑、寻常性痤疮相鉴别;应该经内镜和/或影像学来确诊BS的胃肠道受累,但需除外NSAIDs造成的溃疡、炎症性肠病和感染,如结核感染等;神经白塞应注意排除脑脊髓膜炎、脑脊髓肿瘤、多发性硬化、精神病等。

七、治疗

BS为复发、缓解交替病程,目前尚无根治方法。BS的治疗目标是快速控制疾病的急性发作、防止不可逆的脏器损伤,由于BS可引起多脏器受累,因此需要有一支多学科团队协作来达到最好的治疗效果。总的来说,BS的治疗可以分为对

症治疗和脏器损伤的特异治疗,应根据患者的年龄、性别、脏器损害的严重程度和患者的意愿进行应个体化治疗。

(一)对症治疗

根据患者的不同临床症状可采用不同的药物来治疗。

1. **非甾体抗炎药** 用于控制患者的关节炎症。

2. **秋水仙碱** 可用于治疗 BS 患者的关节病变及结节性红斑,对口腔溃疡者也有一定疗效。剂量为 0.5mg/次,每日 2~3 次。

3. **糖皮质激素制剂局部应用** 适用于:①口腔溃疡者,可涂抹软膏,可使溃疡停止进展或减轻炎症性疼痛;②轻型的前葡萄膜炎滴注眼药水或涂抹眼药膏有一定的疗效。

4. **沙利度胺** 对黏膜溃疡、特别是口腔黏膜溃疡有较好的疗效,每日剂量 25~100mg,每晚一次,但因有引起海豹胎畸形的不良反应,因此女性患者在服药期间应严格避孕。

(二)器官损害的特异治疗

出现内脏受累时的治疗措施主要为糖皮质激素和免疫抑制剂,可根据病变部位和进展来选择药物的种类、剂量和途径。目前临床上常用的免疫抑制剂包括环磷酰胺、硫唑嘌呤、甲氨蝶呤、环孢素、他克莫司;中成药雷公藤也可用于 BS 脏器受累的治疗,具体使用方法见第六章;近年来有临床研究证实,生物制剂如以 TNF-α、IL-6 为作用靶点的生物制剂和 IFN-α 已成功用于 BS 的治疗。

(三)国际 BS 治疗推荐简介

2018 年欧洲抗风湿联盟 EULAR 制定了 BS 治疗推荐,本推荐的主要内容有:

1. **皮肤黏膜受累的治疗** 口腔和外阴溃疡可以采用局部治疗措施,如局部使用糖皮质激素。可以首先使用秋水仙碱来防止皮肤黏膜病变复发,尤其是当主要病变是结节红斑或外阴溃疡时;疱疹样或痤疮样病变可以采用与寻常型痤疮相同的局部或全身治疗;BS 患者的腿部溃疡可以由静脉瘀滞或闭塞性静脉炎引起,应与皮肤科医生和血管外科医生一起制定治疗方案;对于一些患者可以考虑使用硫唑嘌呤、沙利度胺、α 干扰素、肿瘤坏死因子抑制剂或 Apremilast(一种磷酸二酯酶-4 抑制剂)来治疗。

2. **眼部受累的治疗** 治疗 BS 患者的眼部受累需与眼科医生密切合作,最终实现诱导与维持缓解。伴有累及眼后节的炎症性眼病者应使用硫唑嘌呤、环孢素、α 干扰素或 TNF-α 单克隆抗体抑制剂。糖皮质激素必须与硫唑嘌呤或其他全身使用的免疫抑制剂联合使用。对于首次出现或复发性急性危及视力的葡萄膜炎者,应使用大剂量糖皮质激素、英芙利昔单抗或 α 干扰素来治疗;单侧眼病复发可以使用球内注射糖皮质激素作为全身治疗的辅助治疗措施。

3. **孤立性前葡萄膜炎的治疗** 对于存在预后不良因素的患者,如年轻、男性、疾病早发者,应考虑全身使用免疫抑制剂。

4. **急性深静脉血栓的治疗** 可以使用糖皮质激素联合免疫抑制剂来治疗 BS 患者出现的急性深静脉血栓形成,推荐使用硫唑嘌呤、CTX 或环孢素。对于难治性深静脉血栓形成的患者,可以考虑使用单抗类 TNF 抑制剂;对于出血风险低且同时伴有肺动脉动脉瘤的患者可以加用抗凝治疗。

5. **动脉受累的治疗** 对出现肺动脉瘤的患者,推荐使用大剂量糖皮质激素联合环磷酰胺治疗。对于难治性患者,可以考虑使用 TNF 单克隆抗体来治疗,对于有大出血高危的患者,在开放手术与栓塞治疗之间,应首选栓塞治疗;对于主动脉和周围动脉的动脉瘤,在进行介入修补术之前,应先进行环磷酰胺联合糖皮质激素的药物治疗,如果患者有相应症状,应尽快进行手术治疗或置入支架。

6. **难治性、严重胃肠道受累的治疗** 在出现穿孔、大出血和肠梗阻时,应紧急进行外科会诊;在急性发作或病情急性加重时应考虑使用糖皮质激素与改变疾病病情药物,如 5-ASA 或硫唑嘌呤来治疗;对于病情严重和/或难治患者,可以考虑使用 TNF 单克隆抗体和/或沙利度胺治疗。

7. **神经白塞的治疗** 急性脑实质受累发作时应使用大剂量糖皮质激素治疗,随之缓慢减量,同时使用免疫抑制剂治疗,如硫唑嘌呤。应避免使用环孢素;在严重疾病或难治患者,可以考虑将 TNF 单克隆抗体作为一线选择药物;脑静脉血栓形成的首次发作应该使用大剂量糖皮质激素治疗,随后缓慢减量。可以短期加用抗凝剂。应在颅外部位筛查是否存在血管病变。

8. 关节受累 出现急性关节炎的患者,可以首先使用秋水仙碱来治疗;急性单关节疾病可以采用关节内糖皮质激素注射治疗;在复发性和慢性关节病变,可以采用硫唑嘌呤、α干扰素和TNF抑制剂来治疗。

（四）手术

有动脉瘤者应结合临床予以介入治疗或切除。

八、预后

大部分患者预后良好,BS的主要危害是出现多组织和多器官损害。眼部损害常出现在失治或误治及病变严重时,会出现视力严重下降,甚至失明;近年来经早期积极对眼炎进行治疗,并预防健侧眼的受累,失明有所减少,但仍有部分患者遗有严重的视力障碍。

胃肠道溃疡出血、穿孔、肠瘘、吸收不良、感染等严重并发症,是导致死亡率高的重要原因。出现中枢神经损害如延髓性麻痹等可危及生命,死亡率亦高,存活者往往有严重的后遗症。大、中动脉受累后因动脉瘤破裂、心肌梗死等而出现突然死亡者亦非罕见。肺部损害可因肺小动脉瘤破裂或肺栓塞、血栓形成造成咯血等,也是较为严重的并发症。因此,一旦有上述迹象,应尽早诊治。

（田新平）

参 考 文 献

1. Hao J. A pro-inflammatory role of c5l2 in c5a-primed neutrophils for anca-induced activation. Plos, 2013, 8（6）: e66305.
2. Virgilio A D. Polyarteritis nodosa: a contemporary overview. Autoimmunity reviews, 2016, 15: 564-570.
3. Soderberg D. Neutrophil extracellular traps in vasculitis, friend or foe?. Curr Opin Rheumatol, 2018, 30: 16-23.
4. Hatemi G. 2018 update of the eular recommendations for the management of behcet's syndrome. Ann rheum Dis, 2018, 0: 1-11.
5. Mukhtyar C. Eular recommendations for the management of primary small and medium vessel vasculitis. Ann Rheum Dis, 2009, 68: 310-317.
6. Elefante E. One year in review 2018: systemic vasculitis. Clin Exp Rheumatol, 2018, 36（suppl. 111）: s12-s32.
7. Li J. Cause of death in chinese takayasu arteritis. Medicine, 2016, 95: 27（e4069）.

第十三章 系统性硬化症

系统性硬化症（systemic sclerosis，SSc）又称硬皮病（scleroderma），是一种累及皮肤和内脏的多系统结缔组织病。临床上以弥漫性或局限性皮肤增厚和纤维化为典型临床表现。SSc是一种病因不明确、发病机制复杂的少见病。其病理生理特征是自身免疫反应、炎症、小血管功能异常和结构异常、皮肤和内脏的间质和血管纤维化。

一、流行病学

该病发病率为每年18~20/100万，患病率为100~300/100万。在亚洲（尤其是日本，中国台湾）患病率是3.8~5.6/10万。SSc平均发病年龄在35~50岁，女性发病更多见（女/男为3：1~7：1），随着年龄增长发病率增加。多系统损害风险增加与发病年龄相关，特别是肺动脉高压（pulmonary arterial hypertension，PAH）。据报道，SSc在乔克托族美洲印第安人中发病率最高，并且病情更严重。美国的几项调查显示与白种人相比，美国黑人在特定年龄段有较高的发病率。

二、病因

（一）遗传因素

SSc病因及遗传因素尚不明确。有证据表明病原体、环境毒素和药物以及微嵌合是该病潜在的触发因素。SSc一级亲属患病率高于普通人群。一项研究显示SSc发病与 HLA DRB1*1104、DQA1*0501 和 DQB1*0301 单倍型高度相关。目前发现，表观遗传修饰也与SSc发病有关。

（二）病毒感染

EB病毒（EBV）、人巨细胞病毒（hCMV）、微小病毒B19均是本病潜在诱发因素。最近研究证实EBV遗传物质可表达于SSc患者硬化皮肤的成纤维细胞和微血管。而且，EBV可以诱导TLR样受体介导的成纤维细胞应答。抗hCMV抗体可诱导内皮细胞凋亡和成纤维细胞活化。

（三）环境因素

已经发现多种化学物质可以引起SSc，包括二氧化硅、聚氯乙烯、甲苯、二甲苯、三氯乙烯、有机溶剂等。某些药物包括博来霉素、喷他佐辛、多西紫杉醇、紫杉酚、可卡因等也可引起SSc。另外，乳腺硅胶填充及肿瘤放疗也与SSc发病有关。

（四）微嵌合

健康女性怀孕多年后体内仍存在起源于胎儿的免疫干细胞，被称为微嵌合状态。一些研究发现，SSc女性患者循环中胎儿细胞数较健康女性高。据推测，持续存在的胎儿细胞可通过移植物抗宿主反应触发或通过母体产生对胎儿细胞（自身）的免疫应答参与SSc的发展。

三、发病机制

SSc发病机制复杂，整体来说包括三个主要特征：血管损伤和破坏，免疫系统固有免疫或适应性免疫激活，成纤维细胞活化导致广泛组织纤维化。目前认为在某些环境因素影响下，具有遗传易感性的个体免疫系统功能失调，分泌多种自身抗体、细胞因子，引起血管内皮细胞（endothelial cell，EC）损伤和活化，刺激成纤维细胞合成胶原增多，导致血管壁和组织纤维化。

（一）血管内皮细胞损伤

血管EC损伤和活化，伴有可逆性功能变化、黏附分子表达增高和白细胞渗出增加导致的血管炎症。损伤的EC促进血小板聚集和血栓素释放，血管舒张剂如一氧化氮（NO）产生减少，血管收缩剂如内皮素1（ET-1）产生增加，并释放活性氧（ROS）。血管收缩和舒张功能不全加重血管病变，引起进行性不可逆性血管壁重塑、管腔闭塞、血小板聚集、原位血栓形成和组织缺血。EC凋亡导致血管生成减少进一步加剧血管丧失。

（二）炎症和免疫失调

感染、氧化损伤、坏死/凋亡细胞碎片或环境毒素都可能通过 Toll 样受体（TLR）导致树突状细胞活化，活化的树突状细胞产生 I 型干扰素（IFN），引起 T 细胞向 Th2 型分化，单核细胞分化为一个旁路激活表型（M2），以及 B 细胞的活化伴浆细胞产生自身抗体，自身抗体形成免疫复合物，从而通过 TLR 信号进一步诱发 I 型 IFN 的产生。向 Th2 分化的 T 细胞和 M2 型巨噬细胞分泌促纤维趋化因子，诱导成纤维细胞活化。其他 T 细胞亚群如调节性 T 细胞和 Th17 细胞也参与发病机制。

（三）自身免疫和 B 细胞

SSc 自身抗体具有高度的特异性且相互独立，并与个体的疾病表型和免疫基因背景高度相关。血清自身抗体（特别是抗拓扑异构酶 I 抗体）水平可能与皮肤和肺纤维化程度相关，并随疾病活动而波动。研究显示，SSc 患者体内存在具有生物活性并直接抗 ECM 成分、细胞膜 PDGF 受体、成纤维细胞和 EC 的自身抗体。这些抗体可诱导靶细胞活化或凋亡。B 细胞除了能产生自身抗体外，还具有多种免疫调节功能，包括抗原递呈、细胞因子生成和 T 细胞活化。

（四）纤维化

在 EC 损伤、免疫紊乱的体内环境中，促纤维化因子（TGF-β）和趋化因子分泌，成纤维细胞激活，肌纤维母细胞聚集。循环中的间质祖细胞转运并积聚在损伤组织中转化为成纤维细胞，促进细胞外基质聚集。组织缺氧、基质重塑及血管收缩进一步促进成纤维细胞活化，从而损伤组织结构，并影响器官功能。

四、病理

SSc 特征性病理学表现为血管床中小动脉和微动脉的非炎性增生/闭塞性血管病，以皮肤、肺和心脏最为明显的脏器间质和血管纤维化。疾病早期在血管周围可见炎症细胞浸润，以 CD4+T 淋巴细胞、树突状细胞、单核细胞/巨噬细胞为主。血管病理改变的特征性是小动脉和中等动脉的内膜增殖。组织纤维化特征是纤维胶原、纤连蛋白、弹性蛋白、蛋白聚糖、软骨寡聚基质蛋白和其他结构性细胞外基质分子过度聚集。

五、临床表现

（一）早期表现

初发症状是非特异性的，包括雷诺现象（图 13-0-1，见文末彩图）、乏力、肌肉骨骼受累等症状。SSc 患者中 90% 以上有雷诺现象，随之造成手组织纤维化、指/趾硬化及溃疡、偶发的局部缺血（图 13-0-2）。雷诺现象可先于其他症状 5~10 年甚至更长时间出现。SSc 早期特异性的临床表现是手指皮肤肿胀、增厚。

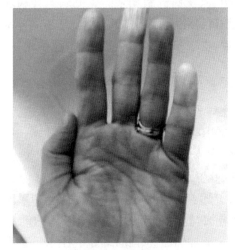

图 13-0-1 雷诺现象
左手中指、小指远端苍白，示指、环指潮红

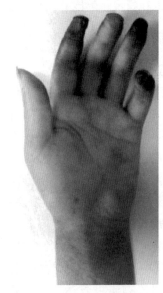

图 13-0-2 指端坏疽
左手示指、环指、小指远端坏疽

（二）皮肤受累

SSc 最明显的临床表现是皮肤病变。几乎所有 SSc 患者均出现皮肤增厚和硬化。皮肤病变分布具有特征性，最常累及手指、手、前臂、小腿、足和面部，其次累及近端肢体和躯干前部。

皮肤病变分为水肿期、硬化期和萎缩期三期。水肿期表现为手指成腊肠样，皮肤变厚、绷紧、皱纹消失，呈非凹陷性或可凹陷性水肿，指间脂肪垫消失。此期可持续数周或数月。硬化期表现为皮肤增厚变硬如皮革，并与深部组织粘连，发生纤维化。手指、手背发亮、紧绷，表面有蜡样光泽，不出汗，毛发稀少，皮肤不易捏起。面部皮肤受累是可出现面部紧绷，正常面纹消失，面容刻板，口唇变薄，口周出现放射性皱褶，张口受限，鼻尖变小，称为"面具脸"，是本病的特征表现之一（图 13-0-3）。萎缩期为发病 5~10 年后。皮肤萎缩变薄如羊皮纸样，皮纹消失，毛发脱落，皮肤光滑而细薄，紧贴于骨骼。还可出现皮肤色素脱失（白癜风样）和 / 或色素沉着（"胡椒盐"样外观）（图 13-0-4，见文末彩图）。

（三）胃肠受累

SSc 患者普遍存在胃肠道功能障碍，可影响胃肠道的任何部分，从轻微的胃食管反流病（gastroesophageal reflux disease，GERD）到危及生命的严重胃肠道功能障碍。

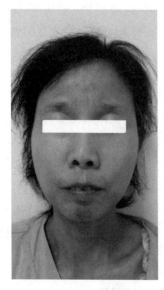

图 13-0-3 面具脸
面部紧绷，面纹消失，面容刻板，口唇变薄

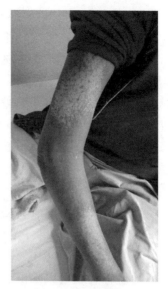

图 13-0-4 胡椒盐征
右上肢皮肤萎缩变薄，不易捏起，皮纹消失，紧贴于骨骼，出现色素沉着，间以色素白斑

90% 患者食管受累导致吞咽困难是最常见的胃肠道症状，其他常见症状包括胃灼热、反流、吞咽药丸和固体食物困难。

SSc 患者胃排空延迟（胃轻瘫）常引起早饱、GERD 症状加重、厌食、腹胀感和恶心。SSc 患者可发生胃炎或胃溃疡。有些患者可以出现胃黏膜的微血管扩张，这种表现也被称为胃窦血管扩张。广泛丛集的动静脉畸形导致胃内纵向红色条纹，聚合于幽门，内镜下描述为"西瓜胃"。

下消化道常见症状包括因小肠和大肠的运动功能障碍引起的胃胀、腹胀、腹泻和便秘。腹泻主要由肠道功能障碍导致细菌过度繁殖。反复发作假性肠梗阻是 SSc 最严重的并发症，是肠道平滑肌功能丧失的一种表现。肠壁纤维化和萎缩导致无症状性广口憩室，是 SSc 的特征性表现。

（四）肺部受累

间质性肺疾病（interstitial lung disease，ILD）是 SSc 最常见的肺部表现，约 80% 弥漫型 SSc 患者和 20% 局限型 SSc 患者可发生一定程度的 ILD。弥漫性皮肤受累，美国黑人、印第安人、抗拓扑异构酶 I（SCL-70）抗体、抗 U3RNP 抗体或抗 Th/To 抗体阳性患者，发生严重进展性 ILD 风险更高。ILD 早期阶段，潜在的活动性纤维性肺泡炎可以无任何症状。呼吸困难（最初表现为劳力性呼吸困难）和疲劳是 SSc 相关肺疾病的最常见症状。不典型胸痛和干咳是晚期常见并发症。ILD 典型体征是双肺底吸气相细小爆裂音（即"Velcro"啰音）。ILD 的典型表现为肺容量下降、肺实质纤维化与网状间质增厚，以肺底最为明显。病理研究表明，SSc 相关纤维性肺泡炎最常见的组织病理类型是非特异性间质性肺炎（nonspecific interstitial pneumonia, NSIP）。

肺动脉血管病变是 SSc 的常见临床表现，合并 PAH 是一种危及生命的临床征象，PAH 依靠超声心动图筛查，通过右心导管检查确诊。如果以超声心动图作为诊断工具，PAH 发生率为 30%~50%，而运用右心导管（RHC）检查发生率为 8%~12%。肺血管病变可以隐匿和无临床症状，也可以由于严重 PAH 与右心衰竭导致呼吸困难。PAH 的典型症状包括呼吸困难、疲劳和相对少见的胸痛或晕厥。随着疾病进展，可以出现三尖瓣反流引起的收缩期杂音、S2 亢进、S3 奔马律和右心衰竭的体征（右侧胸骨旁隆起、颈静脉怒张、肝大、周围水肿等容量负荷过重的体征）。晚期出现缺氧和充血性心力衰竭可以突发晕厥或猝死。SSc 相关肺血管病变可以表现为三种形式：①孤立的 PAH，无其他明显肺部病变；②重度肺纤维化相关肺血管病变；③肺微血管病变，无 ILD 体征的孤立一氧化碳弥散量（DLCO）下降。PAH 属于 SSc 晚期并发症，局限型 SSc、发病年龄晚、大量毛细血管扩张、DLCO 降低、抗 U3RNP 抗体阳性患者发生 PAH 风险高。

（五）心脏受累

SSc 心脏受累的临床表现多样，可从无症状到心力衰竭。文献报道心脏受累的发生率从 10%~50% 不等，取决于采用的检查方法。大部分患者有左心功能不全的迹象，可出现劳累后呼吸困难、心悸，偶有胸痛。SSc 相关心脏病变可为心内膜、心肌和心包单独受累或并存。心包积液、房性和 / 或室性心律失常、心脏传导阻滞、瓣膜反流、心肌缺血、心肌肥厚、心力衰竭均有报道。透壁性的斑片状心肌纤维化是 SSc 的特征，它决定着心脏病变的性质和严重程度。20%~50% 的 SSc 患者通过超声心动图检查可发现心包积液。大量心包积液是预后差的指征。

（六）肾脏受累

75% 患者可出现肾脏受累，临床主要表现为高血压、蛋白尿和氮质血症。SSc 最严重的肾脏损害是硬皮病肾危象（scleroderma renal crisis, SRC），发生率为 5%~10%，主要发生于弥漫型 SSc 患者，特别是皮肤病变快速进展者，通常发生在发病初期的 2~4 年。疾病晚期很少发生 SRC。SRC 典型临床特征包括：突发高血压（恶性高血压）、血浆肾素水平升高和血肌酐进行性上升，伴有头痛、乏力、高血压性视网膜病变、脑病和肺水肿等一系列症状。SRC 危险因素包括早期弥漫性皮肤受累、糖皮质激素应用和抗 RNA 多聚酶Ⅲ抗体阳性。

肾脏病变以叶间动脉、弓形动脉及小动脉为主，特别是小叶间动脉，表现为血管内膜成纤维细胞增生，血管平滑肌细胞透明变性、血管外膜及周围间质纤维化，肾小球基底膜变厚。

（七）骨骼肌肉受累

SSc 患者几乎均存在肌肉骨骼症状，最常见症状是非特异性疼痛、僵硬和弥漫性肌肉不适，特征性表现为手活动性和灵活性下降，肌力减弱。弥漫型 SSc 早期可以出现侵袭性关节炎伴有关节间隙狭窄。晚期患者可以发生手指远端骨吸收、骨溶解和关节周围钙化。晚期出现关节挛缩，常见于近端指间关节和掌指关节，是严重 SSc 的标志。关节挛缩与纤维化和关节强直有关，主要由皮肤、筋膜、关节强直和肌腱病变所致。

15%~30% 弥漫型 SSc 患者可出现肌腱摩擦音。这些摩擦音是关节周围或在前臂或小腿与相邻的关节运动时感到的粗糙摩擦音，是由轻度腱鞘炎、局部水肿以及腱鞘，筋膜和关节结构纤维化引起。常见于弥漫皮肤型和抗拓扑异构酶、RNA 聚合酶或 U3RNP 抗体阳性患者。

80% 患者出现手部、上臂和下肢的肌肉无力感，可以突发或表现严重。肌肉无力原因包括关节病变和皮肤纤维化导致伸展不利进而引起肌肉萎缩，还有 SSc 直接的肌肉病变，SSc 肠道疾病导致营养不良等。5%~10% SSc 患者可以出现与多发性肌炎或其他类型的特发性炎性肌病相同的炎性肌病表现。

（八）内分泌受累

SSc 最常见的内分泌问题是甲状腺疾病，发病率是 10%~15%。甲状腺纤维化和自身免疫损伤的证据并存。与弥漫皮肤型患者相比,具有 CREST 综合征表现的患者更易出现甲状腺功能减低。此外,有文献报道 CREST 综合征患者易合并自身免疫性甲状腺功能减低和原发性胆汁性肝硬化,提示这些患者可以出现多种自身免疫性靶器官损害。

(九)其他相关临床表现

对于 SSc 患者需要格外关注一些少见和已被忽视的并发症,如骨质疏松,由于疾病的慢性炎症、肠道吸收不良和缺乏阳光照射导致钙摄入减少和维生素 D 缺乏所致。由于 SSc 周围血管病变所致无菌性骨坏死。SSc 较少累及中枢神经系统,但部分患者可以出现单侧或双侧三叉神经痛。约 25% 患者出现眼干(干燥性角膜炎)和 / 或黏膜干燥(口干)症状。大部分数据显示 SSc 患者生育能力正常,但是妊娠期间发生高血压、SRC 或不成熟胎儿丢失风险增加。超过 80% 的男性 SSc 患者可发生勃起功能障碍和性无能。

(十)社会心理方面

SSc 是一种潜在威胁生命的疾病,并且改变躯体功能和容貌。因此,患者会出现疼痛、抑郁和对容貌改变、生理功能和社会功能的焦虑。

六、实验室检查

(一)一般检查

部分患者有贫血,最常见的是与慢性炎症有关的增生低下性贫血,亦可因胃肠道受累导致铁、叶酸、维生素 B_{12} 吸收障碍而继发缺铁性贫血或巨幼红细胞性贫血。微血管性溶血性贫血常与肾脏受累有关。

可有血嗜酸性粒细胞增多,血小板升高。有肾脏受累时出现蛋白尿、血尿、白细胞尿和各种管型。血肌酐、尿素氮升高,肌酐清除率下降。尿 17- 羟、17- 酮皮质醇测定值偏低。

另外,可有血沉增快,但 C 反应蛋白一般正常。血白蛋白降低、球蛋白增高,可有 γ 球蛋白血症,冷球蛋白升高。血中纤维球蛋白含量增高。

患者受累或未受累皮肤感觉时值测定均较正常明显长,可达正常的 5~12 倍。

(二)免疫学检查

以人类喉癌细胞(Hep-2)作为底物检测抗核抗体,约 95% 的患者可为阳性。荧光核型可为斑点型、核仁型和抗着丝点型。其中斑点型和核仁

型对 SSc,特别是对弥漫型 SSc 的诊断较有意义。自身抗体检测有助于确定 SSc 患者临床表型及预后判断(表 13-0-1)。SSc 特异性抗体是判断疾病预后和器官并发症的重要预测指标。最常见的三种 SSc 特异性自身抗体包括抗着丝点抗体、抗拓扑异构酶 I 抗体(anti-Scl-70)和抗 RAN 聚合酶 Ⅲ 抗体。

表 13-0-1 SSc 自身抗体和相关表型

抗原	亚型	临床表型
拓扑异构酶 I(Scl-70)	弥漫型	肺纤维化,心脏受累
着丝点(蛋白 B、C)	局限型	严重肢端缺血、PAH、Sicca 综合征、钙质沉积
RNA 聚合酶 Ⅲ	弥漫型	严重皮肤病变,肌腱摩擦音,肾危象(± 无皮肤硬化)
U3RNP(纤维蛋白)	弥漫型或局限型	原发性 PAH,食管、心脏和肾受累,肌肉病变
Th/To	局限型	肺纤维化,很少肾危象,下消化道功能障碍
B23	弥漫型或局限型	PAH,肺病
心磷脂,β2GPI	局限型	PAH,指端缺失
PM/Scl	重叠	肌炎,肺纤维化,肢端溶解
U1RNP	重叠	SLE,炎性关节炎,肺纤维化

抗着丝点抗体可见于 50%~90% CREST 综合征,60%~80% 局限型 SSc 以及 10% 弥漫型 SSc 患者。该抗体阳性发生指 / 趾端坏疽和截肢风险高,伴 PAH 和右心衰竭发生比例较高,ILD 不常见。

抗拓扑异构酶 I 抗体(anti-Scl-70)出现于 20%~40% 弥漫型 SSc 患者,被称作是 SSc 的标记抗体。该抗体与 ILD 高度相关,与皮肤病变程度无关。患者通常在发病最初几年内已出现弥漫皮肤受累,皮肤病变快速进展且发生 SRC 风险高。该抗体阳性与预后不良和 SSc 相关高死亡率相关。

抗 RAN 聚合酶 Ⅲ 抗体与快速进展性弥漫型皮肤病变和肾受累有关。这些患者同时伴有关节、肌腱和肌肉等深部组织纤维化的症状和体征。发病几个月内即可发生手指、腕、肘、肩、髋、膝、踝关

节屈曲挛缩。该抗体阳性患者一般无严重胃肠道受累,较少出现 ILD 和肺血管疾病。但是患者发生 SRC 风险(25%~40%)增高,尤其在疾病早期。

抗 Th/To 抗体和抗 PM/Scl 抗体与局限型皮肤受累相关,而抗 U3RNP 抗体与弥漫性皮肤受累相关。抗 Th/To 抗体阳性者出现严重 ILD 和 PAH 风险增加。U3RNP 抗体阳性是预后不良的另一个指标,易发生内脏受累,包括 ILD、PAH 和 SRC。抗 PM/Scl 抗体、抗 Ku 抗体和 U1RNP 抗体主要见于重叠综合征患者。抗 PM/Scl 抗体阳性患者易出现炎性肌病引起的肌无力和 ILD。抗 Ku 抗体与肌肉和关节受累密切相关。抗 U1RNP 抗体多见于混合性结缔组织病。

(三)病理检查

SSc 特征性病理学表现为血管床中小动脉和微动脉的非炎症性增殖/闭塞、毛细血管消失和以皮肤、肺、心脏最为明显的脏器间质和血管纤维化。

1. 皮肤病理 早期皮肤活检显示真皮间质水肿,胶原纤维肿胀。皮肤深部血管周围有 CD4+T 淋巴细胞、树突状细胞、单核/巨噬细胞浸润。晚期,真皮和皮下组织胶原增生,真皮明显增厚、纤维化,弹性纤维破坏,血管壁增厚,管腔狭窄,甚至闭塞。以后出现表皮、皮肤附属器及皮质腺萎缩,汗腺减少,真皮深层和皮下组织钙盐沉着。

2. 肺脏病理 SSc 早期肺泡壁上有淋巴细胞、浆细胞、巨噬细胞和嗜酸性粒细胞的斑片状浸润。肺泡灌洗液中炎性白细胞比例增高。晚期肺间质纤维化和血管损害成为主要表现,在同一病变区域共存。肺动脉内膜增厚是 PAH 的病变基础,尸检中发现该病变与多发肺栓塞和心肌纤维化共存。肺活检标本的典型组织病理学表现为 NSIP。

3. 肾脏病理 肾以血管损害为主,罕见肾小球肾炎。SRC 血管病变在小叶间动脉和弓形动脉最明显,光镜下表现为弹力层增厚、内膜明显增生(洋葱皮样)和小动脉壁的纤维素样坏死。严重时可部分或完全阻塞血管腔。肾小球常呈缺血性改变,出现毛细血管腔萎缩、血管壁增厚、皱襞甚至坏死。肾小管萎缩、肾间质纤维化。免疫荧光检查发现血管壁存在纤维蛋白原,有免疫球蛋白,主要是 IgM 以及补体 C3 沉积。

4. 心脏病理 尸检中 80% 的 SSc 患者有心脏受累。中等量心包积液较常见,而纤维性和缩窄性心包炎偶见。微血管病变主要出现在心内膜。病理学特征为心肌收缩带坏死,反映心肌反复缺血-再灌注损伤,也可能是"心肌雷诺现象"表现。显著的间质及血管周围纤维化也可出现于没有心脏受累临床表现患者。

七、影像学检查

(一)放射学检查

双手 X 线可有不规则的骨侵蚀,关节间隙变窄,少数 SSc 患者有末端指骨吸收,常伴有软组织萎缩和皮下钙质沉着,偶尔有末节指骨完全溶解(图 13-0-5)。

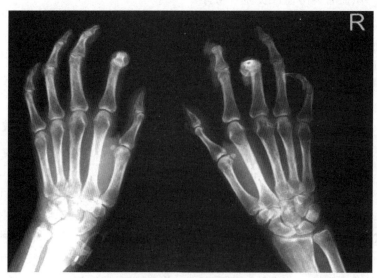

图 13-0-5 硬皮病手 X 线
双手近端指间关节不同程度挛缩,双手第 2 指末节指骨溶解吸收

高分辨 CT（HRCT）是检测和随访 ILD 的一种敏感、有效的非侵入性检查方法。HRCT 显示的肺纤维化程度与肺功能异常的程度密切相关，可用于评估预后。HRCT 显示的肺纤维化见于55%~60% 的 SSc 患者，几乎见于所有肺功能异常患者。最早和最常见的 HRCT 异常见于肺的后下部，呈现边界不清的胸膜下模糊影。随着病情进展出现"毛玻璃影"，典型纤维化表现为网状小叶间质增厚，牵拉性支气管扩张和气管扩张；晚期表现为蜂窝囊、囊性气腔（图 13-0-6）。

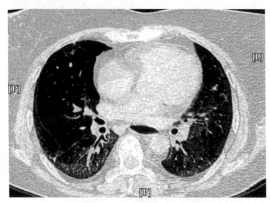

图 13-0-6 硬皮病 HRCT 改变
双下肺近胸膜处"毛玻璃影"，细网格样改变

食管钡餐检查早期即可发现食管下端 1/2 或 2/3 轻度扩张，蠕动减弱。钡餐在食管内滞留时间延长，严重者蠕动完全消失，扩张严重。

近年来心肌磁共振成像（MRI）已用于 SSc 心肌病变的研究，与传统的超声心动图相比，可以更早发现心肌异常，并且准确性更高。

RHC 检查是确诊 PAH 的"金标准"，也是指导、制定科学治疗方案必不可少的手段。RHC 必须测定右房压、肺动脉压、混合静脉血氧饱和度、肺动脉楔压、心输出量、肺血管阻力。PAH 血流动力学指标：在海平面静息状态下，平均肺动脉压（mPAP）≥ 25mmHg，肺动脉楔压 ≤ 15mmHg，肺血管阻力 >3Wood，而心输出量正常或下降。

（二）其他检查

甲襞毛细血管镜是一种常用的检查工具，可用于鉴别原发雷诺现象和 SSc 或其他风湿性疾病继发的雷诺现象。原发性雷诺表现为正常、纤细、栅栏样甲襞毛细血管袢。继发性雷诺现象典型表现为毛细血管袢扩张 / 增大和消失。毛细血管异常表型与系统性病变相关。SSc 患者早期表现是：毛细血管扩张（巨大毛细血管）、微出血、毛细血管网破坏；晚期表现：毛细血管消失、出现无血管区和结构扭曲的新生血管。20%~30% 合并甲襞毛细血管异常的雷诺患者在 2~3 年内发展为典型的 SSc。

经胸超声心动图（TTE）、肺功能检查（PFT）、心电图（ECG）是筛查早期 PAH 的客观检查。TTE 是被公认的筛查 PAH 的无创检查方法。目前国际推荐 TTE 疑诊 PAH 的标准为：三尖瓣最大反流速度 >2.8m/s，肺动脉收缩压 >36mmHg。同时 PAH 的征象还包括：右心房扩大、室间隔形状及功能异常、右心室增厚及肺动脉扩张等。

DLCO 下降而无阻塞性或限制性肺疾病的证据（低用力肺活量或 FVC 下降）提示肺血管疾病或 PAH 继发气体交换受损。PAH 在确诊几年内 DLCO 可逐渐下降。PFT 是 ILD 最常用的检查方法。最早的 PFT 异常是 DLCO 减少。

PAH 时 ECG 可出现右心室肥大和电轴右偏。SSc 心肌受累可见心脏传导异常或无症状的心律失常，室性期前收缩最常见。

八、诊断及临床亚型

长期以来，SSc 的诊断主要依据 1980 年美国风湿病学会（ACR）分类标准，但该标准对早期的 SSc 和局限型 SSc 缺乏敏感性，在疾病的临床分类中存在一定的不足。2013 年 ACR 和欧洲抗风湿联盟（EULAR）联合发布了最新的 SSc 分类标准（表 13-0-2）。

1980 年 ACR 制定的 SSc 分类标准，敏感性为 91%，特异性为 99%。

凡具备以下一个主要标准或两个次要标准可诊断为 SSc：

1. 主要标准 近端皮肤硬化，即手指、掌指或跖趾关节近端皮肤的对称性增厚、绷紧、肿胀和硬化。这类变化可同时累及四肢、面部、颈部和躯干（胸部和腹部）。

2. 次要标准

（1）指端硬化：上述硬皮改变仅限于手指。

（2）手指凹陷性瘢痕或指垫变薄：缺血所致的指间凹陷或指垫组织消失。

（3）双肺底部纤维化：无原发性肺疾病患者双肺底部出现网状、条索状或结节状密度增高影，亦可呈弥漫性斑点状或蜂窝状。

表 13-0-2 2013 年美国风湿病学会 / 欧洲风湿病联盟制定的 SSc 分类标准

项目	亚项	权重 / 分数
向掌指关节近端延伸的双手手指皮肤增厚（充分条件）	—	9
手指皮肤增厚（只计算较高分）	手指肿大	2
	指端硬化（掌指关节远端，但近端指间关节近端）	4
指尖病变（只计算较高分）	指尖溃疡	2
	指尖凹陷性瘢痕	3
毛细血管扩张	—	2
甲襞毛细血管异常	—	2
肺动脉高压和 / 或间质性肺疾病（最高得分是 2 分）	肺动脉高压	2
	间质性肺疾病	2
雷诺现象	—	3
SSc 相关自身抗体抗着丝点抗体、抗拓扑异构酶 I（anti-Scl-70）抗体抗核糖核酸聚合酶Ⅲ抗体（最高得分 3 分）	抗着丝点抗体抗拓扑异构酶 I 抗体抗核糖核酸聚合酶Ⅲ抗体	3

新标准适用于任何可疑患有 SSc 的患者，但不适用于除手指外皮肤增厚或临床表现以硬皮病样病变解释更为合理的患者（如肾源性硬化性纤维化、结节性硬斑病、嗜酸性筋膜炎、硬化病性渐进性坏死、硬化性黏液性水肿、erythromyalgia、卟啉症、苔藓样硬化症、移植物抗宿主疾病、糖尿病、手关节病变）。

总分是每项目中最高得分的累计。患者总分 ≥9 诊断为 SSc。

根据皮肤受侵犯的程度、临床和实验室预后相关指标，专家委员会一致认为将 SSc 分类为局限型和弥漫型两种亚型。局限型 SSc 定义：皮肤增厚局限在面部和四肢远端至肘和膝部。包括无皮肤改变（早期 SSc 或无皮肤硬化的 SSc），和纤维化局限于指 / 趾端或纤维化由肢体远端累及至肘关节或膝关节。弥漫型 SSc 定义：广泛皮肤增厚，包括近端肢体和躯干。该型患者有多系统损

害风险和预后差。CREST 综合征包括：钙质沉积、雷诺现象、食管功能障碍、指 / 趾端硬化和毛细血管扩张。该综合征处于争议中，部分专家认为 CREST 综合征应该被摒弃，这些患者应该被分类为局限型 SSc 亚类中。其他专家认为 CREST 是局限型 SSc 中独特的亚类。

九、鉴别诊断

（一）嗜酸性筋膜炎

多见于成年人，紧张的体力活动或劳累之后发病。表现为躯干和四肢肿胀、触痛，为皮下组织增厚所致，皮肤表面呈橘皮样外观。手、手指和面部常不受累，无雷诺现象，无内脏病变，ANA 阴性，血嗜酸性粒细胞增加。病理表现为筋膜嗜酸性粒细胞浸润，及纤维化。

（二）硬肿症

发病前有急性感染史，皮损从面部、颈部或背部开始，表现为皮肤水肿、发硬，界限不清，呈对称分布。手足不常受累，无雷诺现象。病理表现为真皮层增厚，胶原纤维肿胀并分隔。

（三）嗜酸性粒细胞增多 - 肌痛综合征

早期表现为流感样症状，伴有明显的肌痛和肌肉痉挛，无雷诺现象。嗜酸性粒细胞增高，病理表现为嗜酸性粒细胞增多和成纤维细胞活化。

十、治疗

尚无有效治疗 SSc 的特效药物。需根据病情调整治疗方案，并且应注意治疗的个体化。2017 年 EULAR 对 SSc 的治疗推荐进行了更新。推荐针对免疫反应、血管病变、潜在的组织纤维化进行联合治疗。

（一）免疫治疗

糖皮质激素可减轻早期或急性期皮肤水肿，但不能阻止皮肤的纤维化，对炎性肌病、间质性肺部疾病的炎症期有一定疗效。但糖皮质激素与 SRC 的风险增加有关，因此，泼尼松剂量一般为 30~40mg/d。糖皮质激素治疗过程中应该严密监测血压、血脂、血糖等。

非选择性免疫抑制剂用来治疗 SSc 特异性器官损害，例如早期进展的皮肤病变、活动性 ILD 和潜在的炎性关节炎或肌肉病变。一项随机安慰剂对照试验显示，环磷酰胺（CTX）对 SSc 相关 ILD

有一定疗效。目前治疗方案是 CTX 每日口服或每月静脉应用，直至病情控制。CTX 治疗后续贯以硫唑嘌呤或吗替麦考酚酯（MMF）维持治疗，这些药物可以抑制炎症细胞增殖，尤其是活化的 T 和 B 淋巴细胞。非对照研究显示 MMF 对 ILD 和活动性 SSc 皮肤病变有效。甲氨蝶呤（MTX）常用于治疗 SSc 相关的炎性关节炎和肌炎。基于两项安慰剂对照试验研究显示，MTX 对治疗活动性皮肤病变有效。选择性免疫治疗也应用于 SSc 治疗，如环孢素 A、西罗莫司、抗胸腺细胞球蛋白。

（二）血管病变治疗

1. 雷诺现象和指/趾端溃疡　首要治疗目标是通过非药物治疗和药物治疗防止指/趾端缺血。最重要的非药物治疗是避免寒冷环境，发生急性缺血事件的患者最好在温暖环境中休息，隔绝寒冷环境。其他潜在治疗包括减少情绪困扰和避免加重因素，如吸烟、拟交感神经药物、偏头痛的药物和非选择性 β 受体拮抗剂。

二氢吡啶类钙离子拮抗剂（通常是口服硝苯地平）为一线治疗药物。这类药物主要通过直接抑制血管平滑肌细胞收缩来扩张血管；还通过降低氧化和抑制血小板活化而发挥额外作用。其他可使用的血管扩张剂，包括硝酸盐、5-磷酸二酯酶（PDE-5）抑制剂（如西地那非）、静脉注射前列腺环素和交感神经阻断剂（如哌唑嗪）。

经静脉用血管扩张剂前列腺环素（前列地尔、伊前列醇、伊洛前列素、曲前列腺环素）对持续危险性缺血有益，可用于治疗指/趾端溃疡。也可考虑使用 PDE-5 抑制剂。SSc 患者使用钙通道阻滞剂、PDE-5 抑制剂或伊洛前列素治疗后仍有多处溃疡，应考虑使用波生坦以减少新发溃疡。

三羟基三甲基戊二酸单酰辅酶 A（HMG-CoA）还原酶抑制剂（他汀类药物）可以通过多种机制调控血管损伤的进展，防止缺血，包括改为血管内皮细胞功能障碍，减少凝血和抗炎作用。

急性缺血危象可以考虑应用肝素，但不推荐 SSc 患者长期抗凝治疗。药物治疗无效的雷诺现象可以选择交感神经阻滞，并作为危险性缺血事件的急性干预措施。缺血性肢端病变应外用抗生素，并每日用肥皂水进行清洁。

2. 肺动脉高压（PAH）　患者教育和锻炼有助于改善生活质量。常规治疗包括利尿剂（袢利尿剂和保钾利尿剂）和氧疗。如果无出血风险，可以给予抗凝治疗。

应用靶向药物内皮素受体拮抗剂（安利生坦、波生坦、马西替坦）、PDE-5 抑制剂（西地那非、他达那非）和利奥西呱治疗 PAH；前列腺环素类似物也可考虑用于治疗 PAH，经静脉用依前列醇可考虑用于治疗严重的 PAH。目前尚无证据显示某一种药物优于其他药物。早期干预非常重要，联合治疗可使患者获益。对于病情严重（Ⅲ或Ⅵ）和单药治疗无效的患者，通常给予静脉或吸入前列腺环素或联合一种或两种口服药物。可以联合西地那非和波生坦。

（三）抗纤维化治疗

目前尚无有效逆转纤维化进程的药物。

1. 皮肤纤维化　甲氨蝶呤被推荐用于改善早期弥漫型 SSc 的皮肤硬化，但对其他脏器受累无效，剂量为每周 10~15mg。以往认为 D-青霉胺和秋水仙碱在 SSc 中有一定的治疗作用，但国外近年研究提示该两种药物对皮肤硬化的治疗并无疗效。其他药物如 CTX、MMF 等也可用于皮肤硬化治疗。

2. 间质性肺疾病（ILD）　CTX 被推荐用于治疗 SSc 间质性肺炎，CTX 冲击治疗对控制活动性肺泡炎有效。近期非对照性试验结果显示抗胸腺细胞抗体和 MMF 对早期弥漫性病变包括间质性肺疾病有一定疗效。此外，乙酰半胱氨酸对肺间质病变可能有一定的辅助治疗作用。吡非尼酮（5-甲基-1-苯基-2[1H]-吡啶酮）是一种新型抗纤维化和抗炎药物，对特发性肺纤维化有效，治疗 SSc-ILD 临床试验正在进行中。尼达尼布是一种酪氨酸激酶抑制剂，是新型治疗特发性肺纤维化药物。对 SSc-ILD 治疗已经进入Ⅲ期临床试验。鉴于两个 RCT 研究结果，造血干细胞移植治疗可用于有急剧进展呼吸器官衰竭风险的 SSc 患者。

（四）硬皮病肾危象

硬皮病肾危象（SRC）一经诊断尽快使用血管紧张素转换酶抑制剂（ACEI）治疗。先给予短效 ACEI 卡托普利，允许增加剂量直至收缩压下降 20mmHg/24h，同时避免低血压。当足量 ACEI 药物仍不能控制血压，可加用其他降压药物，包括钙通道阻滞剂、内皮素抑制剂和前列腺环素或血管紧张素Ⅱ受体拮抗剂。

肾衰竭可行血液透析或腹膜透析治疗。即使

患者已经开始透析治疗,仍应继续使用 ACEI。糖皮质激素治疗是 SRC 风险因素,应用激素期间需密切监测患者的血压及肾功能。

（五）硬皮病相关消化道疾病

对反流性食管炎要少食多餐,餐后取立位或半卧位。应考虑使用质子泵抑制剂、促动力药物（如甲氧氯普胺、多潘立酮）治疗胃食管反流、预防食管溃疡和狭窄。下消化道受累治疗包括摄入足够的膳食纤维,使用大便软化剂,预防便秘 - 腹泻交替。如果便秘严重可间断使用渗透性泻药（聚乙二醇）。促胃动力药物对下消化道病变治疗效果不佳。周期性使用抗生素和 / 或益生菌可用于治疗腹胀、腹泻反复发作或假性肠梗阻。严重的 SSc 相关胃肠道病变,需应用全肠外营养。

十一、预后

SSc 预后差异较大,生存率与疾病亚型、内脏受累程度和共存疾病有关。预后不良因素包括:肺部疾病（特别是 PAH）、肾脏和心脏受累,严重的消化道衰竭,多系统疾病,高龄发病和贫血。一项调查发现 284 例死于 SSc 的患者中,有弥漫性皮肤病变患者从雷诺现象发生到死亡的中位数病程为 7.1 年,局限性皮肤病变患者中位数病程为 15 年。非 SSc 相关的死因包括感染、恶性肿瘤和心血管事件。

近年来生存率提高归功于器官特异性并发症有效的治疗。既往 SRC 患者的 1 年生存率小于 15%。最近病例对照研究显示应用 ACEI 后患者 1 年生存率大于 85%。ILD 和 PAH 药物预防和治疗对生存率也有影响。队列研究证明 SSc 整体生存率已有改善。一项调查显示弥漫型 SSc 患者 5 年生存率从 1990—1993 年 69% 提高到 2000—2003 年 84%,局限型 SSc 患者 5 年生存率分别为 93% 和 91%。

（郑　毅　张永锋）

参 考 文 献

1. Altorok N, Tsou P-S, Coit P, et al. Genome-wide DNA methylation analysis in dermal fibroblasts from patients with diffuse and limited systemic sclerosis reveals common and subset-specific DNA methylation aberrancies. Ann Rheum Dis, 2015, 74（8）: 1612-1620.

2. Herzog E L, Mathur A, Tager A M, et al. Review: interstitial lung disease ASSociated with systemic sclerosis and idiopathic pulmonary fibrosis: how similar and distinct? Arthritis Rheumatol, 2014, 66（8）: 1967-1978.

3. Gelber A C, Manno R L, Shah A A, et al. Race and ASSociation with disease manifestations and mortality in scleroderma: a 20-year experience at the Johns Hopkins Scleroderma Center and review of the literature. Medicine（Baltimore）, 2013, 92（4）: 191-205.

4. Man A, Zhu Y, Zhang Y, et al. The risk of cardiovascular disease in systemic sclerosis: a population-based cohort study. Ann Rheum Dis, 2013, 72（7）: 1188-1193.

5. Moinzadeh P, Fonseca C, Hellmich M, et al. ASSociation of anti-RNA polymerase Ⅲ autoantibodies and cancer in scleroderma. Arthritis Res Ther, 2014, 16（1）: R53.

6. Van den Hoogen F, Khanna D, Fransen J, et al. 2013 classification criteria for systemic sclerosis: an American college of rheumatology/European league against rheumatism collaborative initiative. Ann Rheum Dis, 2013, 72（11）: 1747-1755.

7. Kowal-Bielecka O, Fransen J, Avouac J, et al. Update of EULAR recommendations for the treatment of systemic sclerosis. Ann Rheum Dis, 2017, 76（8）: 1327-1339.

8. Denton C P, Hughes M, Gak N, et al. BSR and BHPR guideline for the treatment of systemic sclerosis. Rheumatology（Oxford）, 2016, 55（10）: 1906-1910.

9. Hudson M, Baron M, Tatibouet S, et al. Exposure to ACE inhibitors prior to the onset of scleroderma renal crisis-results from the International Scleroderma Renal Crisis Survey. Semin Arthritis Rheum, 2014, 43（5）: 666-672.

10. Jordan S, Distler J H, Maurer B. Effects and safety of rituximab in systemic sclerosis: an analysis from the European Scleroderma Trial and Research（EUSTAR）group. Ann Rheum Dis, 2015, 74（6）: 1188-1194.

第十四章 特发性炎性肌病

第一节 概 述

一、分类与命名演变

特发性炎性肌病（idiopathic inflammatory myopathy，IIM）是一组以骨骼肌受累为主要表现的获得性高度异质性自身免疫性疾病，隐匿发生或急性进展，病程多慢性迁延反复，临床表现和组织病理学表现复杂多样，典型病例特征为近端肌群肌痛、肌无力、肌萎缩伴或不伴有特征性皮疹，可伴有肌外受累如心、肺、肾、关节和胃肠道等。IIM患者血清中存在肌炎特异性自身抗体（myositis specific autoantibody，MSA）和/或肌炎相关性自身抗体（myositis associated autoantibody，MAA），可合并其他弥漫性结缔组织病或肿瘤。

成人IIM依据临床表现、血清学抗体和组织病理学特征可细分为多发性肌炎（polymyositis，PM）、皮肌炎（dermatomyositis，DM）、包涵体肌炎（inclusion body myositis，IBM）、免疫介导坏死性肌病（immune-mediated necrotizing myopathy，IMNM）、临床无肌病性皮肌炎（clinically amyopathic dermatomyositis，CADM）、眶周肌炎（orbital myositis，OM）等多种亚类。儿童又分为青少年皮肌炎（juvenile dermatomyositis，JDM）和青少年多肌炎（juvenile polymyositis，JPM）。各亚型对免疫治疗的反应和预后有较大差异。目前IIM分类方法存在局限性，亚类间临床表现和组织病理学特征有重叠。IIM亚型特征如肌肉的炎症细胞浸润或镶边小泡对IIM分类也不高度特异，也可以见于其他亚型。因此亚型分类必须综合临床表现、血清学抗体和组织病理学特征考虑。

1903年Steiner首先报道了以四肢近端肌肉受累为特征的特发性PM以区分由细菌和寄生虫引起的感染性肌炎。1916年Stertz首次报道了DM与恶性肿瘤的联系，同年Batten首次描述具有典型组织学特征的JDM。1965年Banker和Victor指出JDM与成人DM相比血管炎更重和血栓形成更常见。IIM的第一套现代标准是在20世纪70年代由Medsger和DeVere-Bradley等共同开发的。直到1975年Bohan和Peter率先提出了IIM分类诊断标准，奠定了IIM的分类诊断的雏形并沿用至今。

Bohan-Peter分类诊断标准（B-P标准）将IIM分为5个亚组PM、DM、JDM、结缔组织并发肌炎和肿瘤相关性肌炎。但B-P标准存在诸多不足。如对肌肉病理描述缺乏特异性；过度诊断PM；不能将肌肉坏死伴继发炎症细胞浸润的肌病如肌营养不良症排除；另外没有纳入IBM等。此外B-P标准对DM的诊断，强调肌炎同时存在是必要条件，忽略了非典型DM如CADM和临床微肌病性DM。1977年Bohan和Peter发布了依据B-P标准诊断的153名典型PM/DM的临床数据，在心肺表现中并没有提到间质性肺疾病（ILD）。近40年来多个IIM分类诊断标准不断涌现（图14-1-1），IIM的分类不断被完善，新的亚类或亚型也不断被提出。

1991年Dalakas标准将IBM纳入了IIM范畴，1995年Grigger等提出IBM的诊断标准。同年Tanimoto分类标准在B-P标准基础上加入了发热、非侵袭性关节炎、肌痛、血清抗Jo-1抗体阳性等肌外表现，在事实上将Jo-1综合征列入了IIM疾病谱。1997年Targoff IIM诊断标准进一步将更多的识别抗氨基酰tRNA合成酶（anti-aminoacyl transfer RNA synthetases antibody，ARS）、抗信号识别颗粒（signal recognition particle，SRP）、抗Mi2抗体加入了诊断标准，并提出MRI检查发现的骨骼肌炎症可以替代血清肌酶升高或临床肌无力。

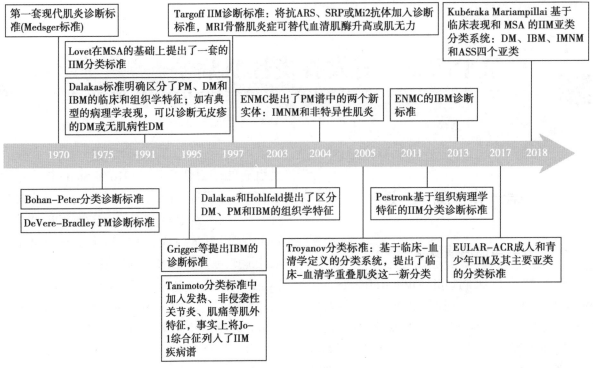

图 14-1-1 IIM 的分类诊断标准的演变

2004 年欧洲神经 - 肌肉疾病中心（ENMC）鉴于典型的 PM 病理改变并不常见，在其分类标准中提出了 PM 中的两个特殊类型：以血管周围、肌束周围炎细胞浸润为主要表现而肌纤维坏死轻的非特异性肌炎（unspecific myositis）和以大量肌纤维坏死为主表现而炎细胞浸润轻或缺如的免疫介导坏死性肌病（IMNM）。2005 年 Troyanov 等提出了基于临床 - 血清学抗体，引入了一个新的亚型——临床血清学重叠肌炎（clinico-serological overlap myositis），即肌炎加至少 1 个临床特征和 / 或至少 1 个自身抗体包括抗 ARS、抗 SRP 抗体以及系统性硬化相关抗体（抗着丝点抗体、抗拓扑异构酶 I、抗 Th/To 抗原、抗 RNA 聚合酶 I／Ⅲ、抗 PM/Scl、抗 U1 核糖核蛋白或抗 Ku 蛋白抗体等）以及抗核孔蛋白抗体。2017 年 EULAR、ACR 和国际肌炎评估和临床研究组（IMACS）共同制定了成人 / 青少年 IIM 及其主要亚型的 EULAR-ACR 分类诊断标准，包括两部分内容：基于包涵 16 个肌炎特征变量的 IIM 诊断概率评分模型和 IIM 亚类的分类树诊断流程（表 14-1-1、图 14-1-2）。每个特征变量对诊断的贡献有不同权重，累计总评分对

应不同的诊断特异性和敏感性。概率 ≥ 55% 为诊断可能 IIM 所需的最小概率，有肌肉活检结果情况下要求 6.7 ≤ 累计评分 ≤ 7.6，与没有肌肉活检资料情况下 5.5 ≤ 累计评分 ≤ 5.7 的 IIM 诊断概率相同，均为 55%~60%，这一分类标准在灵敏度和特异性之间的平衡较好。确诊 IIM 的概率要求是 90%（对应无活检资料累计评分 ≥ 7.5 或有活检资料累计评分 ≥ 8.7）。IIM 分类树是在满足 IIM 分类标准的患者中识别 IIM 亚组的方法（图 14-1-2）。将 IIM 分为青少年或成人 DM、PM（IMNM）、IBM、ADM 和青少年非 DM 的其他类型肌炎。2018 年法国肌炎协作组队列应用聚类回归法将 IIM 分为 DM、IBM、IMNM 和抗合成酶抗体综合征（antisynthetase syndrome，ASS）四个亚类，是对 EULAR-ACR 分类树法对 IIM 主要亚类的补充，提示 PM 可能不是一个独立的亚类；强调了 MSA 对分类诊断的重要性，肌肉活检可能不再是血清学 MSA 阳性患者 IIM 分类诊断的必要条件，IIM 分类诊断标准仍在不断发展和完善中。

表 14-1-1 EULAR/ACR 成人和青少年特发性炎性肌病分类标准

变量	分值		备注
	无肌活检	肌活检	
发病年龄:			
18 岁 ≤ 可能与 IIM 相关的首发症状年龄 <40 岁	1.3	1.5	
疾病相关的第一个症状出现的年龄 ≥ 40 岁	2.1	2.2	
肌无力:			
上肢近端肌对称性、通常为进展性肌无力	0.7	0.7	通过徒手或其他客观方法检测
下肢近端肌对称性、通常为进展性肌无力	0.8	0.5	通过徒手或其他客观方法检测
颈屈肌比颈伸肌无力更明显	1.9	1.6	通过徒手或其他客观方法检测
在下肢,近端肌较远端肌肌无力更明显	0.9	1.2	通过徒手或其他客观方法检测
皮肤表现:			
向阳征(Heliotrop 皮疹)	3.1	3.2	紫红色或淡紫色眼睑或眶周斑疹,常伴有眶周水肿
高雪丘疹(Gottron 丘疹)	2.1	2.7	在手指关节、肘、膝、踝、大脚趾关节伸面的红色到紫红色丘疹,常伴鳞屑
高雪征(Gottron 征)	3.3	3.7	关节伸面红色至紫红色斑疹,不高出皮面
其他临床表现:			
吞咽困难或食管运动障碍	0.7	0.6	吞咽困难或客观证据表明食管运动障碍
实验室检查:			
抗 Jo-1(组氨酰 -tRNA 合成酶)抗体阳性	3.9	3.8	标准化和已经验证的检测方法,血清自身抗体显示为阳性
血清肌酸激酶(CK)或乳酸脱氢酶(LDH)或天冬氨酸转氨酶(ASAT/AST/SGOT)或丙氨酸转氨酶(ALAT/ALT/SGPT)	1.3	1.4	血清水平高于正常高限
肌活检			
肌内膜单核细胞浸润,但不侵入肌纤维		1.7	肌肉活检显示肌内膜单核细胞浸润毗邻健康纤维和非坏死性肌纤维,但没有明显的入侵肌纤维
肌束膜和 / 或血管周围单核细胞浸润		1.2	单核细胞浸润主要位于肌束膜和 / 或血管周围(在肌束膜和肌内膜血管)
束周萎缩		1.9	肌活检显示成排排列肌纤维明显减少,肌束周区的肌纤维较中央区的肌纤维萎缩更明显
镶边空泡		3.1	H&E 染色镶边空泡为蓝色,改良 Gomori 三色染色呈现红色的镶边空泡

注:进行肌肉活检

· 可能为特发性炎性肌病(IIM)综合评分(概率 ≥ 55% 且 < 90%) ≥ 6.7 且 <8.7。

· 明确为 IIM 综合评分(概率 ≥ 90%) ≥ 8.7。

未进行肌肉活检

· 可能为 IIM 综合评分(概率 ≥ 55% 且 < 90%) ≥ 5.5 且 <7.5。

明确为 IIM 综合评分(概率 ≥ 90%) ≥ 7。

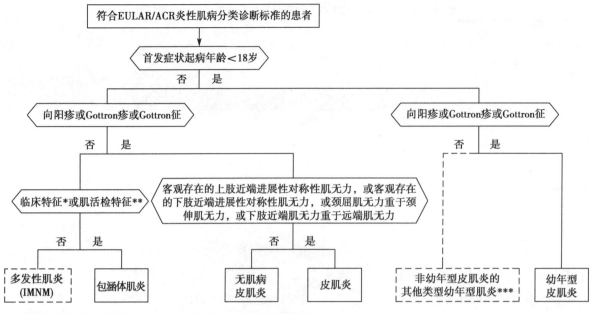

图 14-1-2 IIM 的分类诊断流程

二、病因与发病机制

IIM 是以免疫介导的肌肉损伤为共同特征的炎症性疾病,同时有高度的异质性,各亚型症状、体征和实验室检查均具有其独特性。IIM 的病因与发病机制并没有完全阐明。如图 14-1-3 所示,不同的遗传背景和环境暴露,通过不同的诱导机制包括免疫学和非免疫学机制,产生不同的疾病亚型。

1. 遗传因素 HLA 8.1 遗传单体型中多个独立关联位点是 IIM 最关键的遗传风险因素。*HLA- DRB1*03：01* 和 *HLA-B*08：01* 分别是 PM 和 DM 患者与 *HLA 8.1* 遗传单体里中有最强相关性的等位基因型。*HLA-DRB1*03：01*、*HLA-DRB1*01：1* 和 *HLA-DRB1*13：1* 与 IBM 相关。遗传危险因素存在种族差异,例如日本裔 IIM 相关是 *HLA-DRB1 * 08：03*,而与中国 DM 相关是 *HLA-DQA1 * 01：04* 和 *HLA-DRB1 * 07*。研究发现不同 *HLA* 等位基因与不同 MSA 有相关性,如抗 Jo-1 抗体与 *HLA 8. 1* 单体型等位基因型 *HLA-B * 08：01*、*DQB1 * 02：01* 和 *DRB1 * 03：01* 有强相关。非 HLA 基因如 *PTPN22* 基因也与 IIM 相关。*DM* 与 *PLCL1* 和 *BLK* 基因,*IBM* 与 *CCR5* 基因以及 *VCP*、*SQSTM1* 和 *FYCO1* 的罕见变异显著性相关。

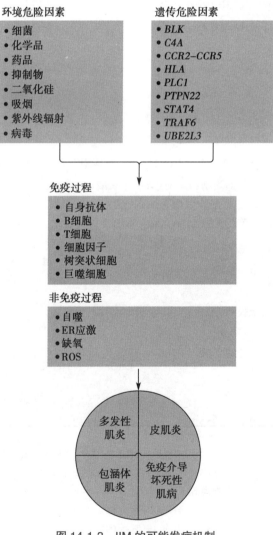

图 14-1-3 IIM 的可能发病机制

2. 环境因素 研究发现 HBV 与 PM 和 DM、HCV 与 IBM、HIV 和人 T 淋巴细胞病毒 -1 与 PM、DM 和 IBM，弓形虫属和疏螺旋体属与 PM/DM，流感、小核糖核酸病毒和埃可病毒与 PM/DM 和 JDM 均有关联性。特殊用药如 D- 青霉胺与 PM/DM，干扰素、TNF-α 抑制剂与 DM，他汀类药物与 PM/DM、IMNM 和抗 HMGCR 抗体阳性 IMNM 密切相关。吸烟可能与 *HLA-DRB1 * 03* 基因型协同可能是抗 Jo-1 抗体阳性 IIM 患者的发病诱因，同时增加肌炎患者合并 ILD 的发生率。

3. 免疫和炎症 免疫介导的和非免疫介导的炎症途径都与 IIM 的发病有关。IIM 患者肌内浸润的免疫细胞有巨噬细胞（促炎的 M1 型和促分裂 M2 型）、抗原呈递细胞（如髓样和浆细胞样树突状细胞）、T 细胞（包括 Th1、Th2 和 Th17 细胞，Treg 细胞、$CD4^+CD28^{null}$ 和 $CD8^+ CD28^{null}$ 细胞以及细胞毒性 T 淋巴细胞、B 细胞和浆细胞组成。CTL 可直接结合 MHC I 类分子并导致肌肉损伤。B 细胞在 Th1 细胞辅助下诱导抗体产生，包括存在于不同 IIM 亚型中的肌炎特异性自身抗体。肌肉中浸润的免疫细胞以及骨骼肌细胞会主动分泌促炎细胞因子和趋化因子。而 Treg 可负性调控 $CD8^+$ T 细胞以及 Th1 细胞活性。细胞因子如

TNF-α、TNF 相关凋亡诱导配体（TRAIL）和损伤相关分子模式（DAMP）可与骨骼肌细胞受体结合，协同异常过表达的 MHC I 类分子可以诱导各种信号转导途径包括 NF-κB 途径的激活和 / 或内质网（ER）应激反应，进一步可激活蛋白酶体和自噬，导致蛋白质稳态失调、炎性小体活化、促炎细胞因子和趋化因子的产生，激活骨骼肌中细胞死亡机制（如 pyroptosis 或 pyronecrosis）。细胞因子受体如 I 型干扰素受体（IFNAR）和 / 或 IL-1 受体（IL-1R）激活，可引起线粒体代谢功能缺陷和 / 或活性氧（ROS）、一氧化氮（NO）的产生，可导致骨骼肌中能量产生代谢途径的缺陷。这些非免疫机制也会导致肌无力和疲乏。

三、肌炎特异性自身抗体与肌炎相关性自身抗体

肌炎特异性自身抗体（MSA）与肌炎相关性自身抗体（MAA）是 IIM 亚型划分和特定临床症候群或器官受累的血清标记物，MAA 是指在其他疾病比如系统性硬化症和系统性红斑狼疮并发肌炎的情况下出现的抗体。以上抗体与 IIM 临床特征的相关性见表 14-1-2。

表 14-1-2 肌炎特异性自身抗体与肌炎相关性自身抗体检测的临床意义

抗体	临床表现				
	肺部疾病	皮肤疾病	肌肉疾病	恶性肿瘤	其他
肌炎特异性自身抗体（MSA）					
抗氨酰 -tRNA 合成酶抗体[#]	临床特征为肺部受累和间质性肺疾病	常见皮肌炎相关的皮疹	较常见，发病率随特异性抗氨酰 -tRNA 合成酶抗体呈较大波动	未发现显著相关	与雷诺现象（发热、关节炎、技工手）相关
抗黑色素瘤分化相关蛋白抗体	可以肺部受累为主要表现 可出现快速进展型间质性肺疾病，死亡率较高	大多数患者有典型皮肌炎皮疹 间质性肺疾病患者更易出现皮肤溃疡	肌肉受累较轻或不出现	未发现显著相关	无
抗小泛素样修饰物激活酶抗体	未发现显著相关	多有典型皮肌炎皮疹	肌肉受累多出现于疾病后期	报道差异较大	无
抗 Mi-2 抗体	未发现显著相关	多有典型皮肌炎皮疹	肌肉表现较轻	报道差异较大	无

续表

抗体	临床表现				
	肺部疾病	皮肤疾病	肌肉疾病	恶性肿瘤	其他
肌炎特异性自身抗体（MSA）					
抗核基质蛋白2抗体	未发现显著相关	多有典型皮肌炎皮疹,与成人和幼年型皮肌炎合并皮下钙化	初期肌肉表现较重	有	无
抗转化抑制因子1γ抗体	未发现显著相关	多有典型皮肌炎皮疹 与重型及光敏性皮损有关 特异性"白底红疹"	肌肉受累较轻报道有无肌病性肌炎	40岁以上患者中呈密切相关	钙质沉着症
抗信号识别蛋白抗体	ILD常见	不典型皮疹	初期肌肉受累较重,血清肌酸激酶升高	未发现显著相关	无
抗3-羟基-3-甲基戊二酰辅酶A还原酶抗体	未发现显著相关	不典型皮疹	初期肌肉受累较重,血清肌酸激酶升高	1例报道	与他汀类药物使用相关
抗cN1A抗体	未发现显著相关	未发现显著相关	与包涵体肌炎相关,血清肌酸激酶水平轻度升高	未发现显著相关	伴随其他疾病如SLE和干燥综合征
肌炎相关性自身抗体（MAA）					
抗PM/Scl抗体	肺部受累常见	可有皮肌炎皮疹硬皮病样皮肤改变	频发	未发现显著相关	常重叠发其他疾病如SSc[b]
抗U1RNP抗体	未发现显著相关	不常见	频发	未发现显著相关	常重叠发其他疾病如混合性结缔组织病[b]
抗Ro52抗体	无明显相关,但常与抗合成酶抗体[a]一起出现	与皮肌炎无明显相关,但常见光敏感与皮疹	未发现显著相关	未发现显著相关	常重叠发其他疾病[b]
抗Ku抗体	未发现显著相关	未发现显著相关	未发现显著相关	未发现显著相关	常重叠发其他疾病[b]

注:[a] 抗合成酶抗体包括抗 Jo-1（抗组氨酰 -tRNA 合成酶）抗体、抗 PL7（抗苏氨酰 -tRNA 合成酶）抗体、抗 PL12（抗丙氨酰 -tRNA 合成酶）抗体、抗 EJ（抗甘氨酰 -tRNA 合成酶）抗体、抗 OJ（抗亮氨酰 -tRNA 合成酶）抗体、抗 Ha（抗酪氨酰 -tRNA 合成酶）抗体、抗 KS（抗天冬酰基 -tRNA 合成酶）抗体和抗 Zo（抗苯丙氨酰 -tRNA 合成酶）抗体。

[b] 最常见的重叠病症是 SSc、SLE、混合性结缔组织病和干燥综合征。

四、临床 IIM 类型

1. 典型 PM 常隐匿起病,近端肢体无力为主要临床表现,颈部肌肉无力常见,可伴有肌痛。肌酶增高明显。可伴有吞咽困难,肺间质改变,心脏受累。

2. 典型 DM 有典型皮疹,包括 Gottron 征、眶周水肿性紫红色皮疹、前胸 V 字形红疹、披肩征、技工手等（图 14-1-4,见文末彩图）,肌肉症状与 PM 类似。

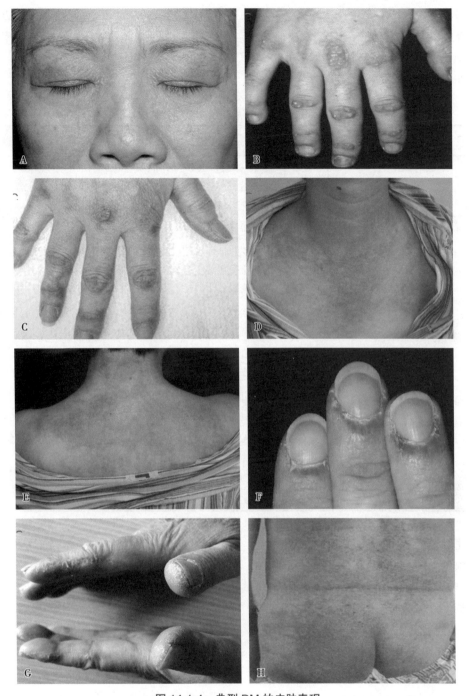

图 14-1-4 典型 DM 的皮肤表现

A. 向阳征（heliotrope rash）；B. 高雪丘疹（Gottron papules）；C. 高雪征（Gottron sign）；D. V 区皮疹（V sign）；E. 披肩征（shawl sign）；F. 甲周毛细血管扩张征（telangiectasias）；G. 技工手（mechanic's hands）；H. 枪套征（holster sign）

3. **临床无肌病性皮肌炎（clinically amyopathic dermatomyositis，CADM）** 是指以典型的活检证实的 DM 皮疹为主要临床表现，6 个月或更长时间内肌炎表现缺如或轻微的 DM 亚型，包括无肌病性 DM 和微肌病性 DM（hypomyopathic dermatomyositis）。皮肤病理改变为界面性皮炎伴有黏蛋白沉积和血管周围炎，免疫病理也可以观察到血管壁中的膜攻击复合物的沉积。其中抗黑色素瘤分化相关基因（MDA）5 抗体阳性患者 80% 表现为溃疡型皮损、脱发和快速进展型间质性肺疾病（RP-ILD），近期死亡率高。

4. **无皮炎 DM** 有肌炎临床表现，无典型 DM 皮疹，但肌肉病理提示束周萎缩、束周炎性细胞浸润、膜攻击复合物沉积在小血管壁上等皮肌炎典型病理表现。

5. **抗合成酶抗体综合征（ASS）** 指血清抗合成酶抗体（ASA）阳性，同时存在肌炎（90%）、ILD（60%）、非侵蚀性关节炎（50%）、技工手（30%）、雷诺现象（40%）、不明原因发热（20%）等临床表现的综合征，不同 ASA 的相关临床表现也不同（表 14-1-3）。

表 14-1-3　常见抗合成酶抗体及相关临床特征

ASA	自身抗原	ASS 中阳性率	相关临床表现
抗 Jo-1	组氨酰 tRNA 合成酶	≈ 60%~65%	典型 ASS，多 ILD 合并肌炎，50% 合并雷诺现象，75% 有关节炎，50% 合并 DM 样皮疹，20% 有技工手，可能增加肿瘤风险
抗 PL-12	苏氨酰 tRNA 合成酶	≈ 5%	ILD 多见而且严重。多食管受累、肺动脉高压和雷诺现象。可能无骨骼肌受累或少且轻
抗 PL-7	丙氨酰 tRNA 合成酶	≈ 5%	ILD 多见而且严重。关节炎重，多有食管受累和雷诺现象。可能无骨骼肌受累或少且轻
抗 OJ	异亮氨酰 tRNA 合成酶	≈ 1%~5%	大多数患有 ILD。25%~50% 可能患有炎性肌病。偶见炎性关节炎和雷诺现象。对糖皮质激素有良好治疗反应。可能是与最常见的与肿瘤相关的抗合成酶抗体
抗 KS	天冬氨酰 tRNA 合成酶	≈ 1%	严重 ILD，其中 40% 为 UIP，肌炎轻或缺如，发热多见，有些合并炎性关节炎和雷诺现象。抗 KS 阳性患者可仅表现为 ILD
抗 EJ	甘氨酰 tRNA 合成酶	≈ 1%~5%	同时出现肌炎和 ILD 的典型 ASS。5 年生存率 47%，可能是最罕见与肿瘤相关的抗合成酶抗体
抗 Zo	苯丙氨酰 tRNA 合成酶	<1%	典型 ASS，ILD 以 NSIP 多见，多合并关节痛和雷诺现象
抗 Ha/YRS	酪氨酰 tRNA 合成酶	<1%	典型 ASS，DM 样皮疹和关节炎多见

6. **恶性肿瘤相关肌炎（CAM）** 在恶性肿瘤 ± 2~3 年内发生的 PM/DM，最常见肿瘤是肺癌、卵巢癌、乳腺癌、淋巴瘤等。治疗效果差，预后差。

7. **免疫介导坏死性肌病（IMNM）** 急性或亚急性起病的对称性近端肌无力，CK 显著性升高，血清中存在抗信号识别颗粒（signal recognition particle，SRP）抗体或抗 3- 羟基 -3- 甲基戊二酰辅酶 A 还原酶（3-hydroxy-3-methylglutaryl-coenzyme A reductase，HMGCR）抗体，特征性的肌肉病理为大量肌细胞坏死、少或无炎性细胞浸润，也表达 MHC I 类分子。毛细血管和肌细胞可见膜攻击复合物（MAC）沉积为其特异免疫组化表现，以此区分于典型 PM。IMNM 的诊断标准见表 14-1-4，根据 IMNM 特异性抗体表达情况可区分为抗 HMGCR 抗体阳性、抗 SRP 抗体阳性和抗体阴性三个亚型，其临床表现差异见表 14-1-5。

表 14-1-4　2017 年欧洲神经 - 肌肉疾病中心（ENMC）诊断标准[*]

亚型	血清学标准	肌活检病理标准	临床标准
抗 SRP 肌炎	抗 SRP 抗体阳性		CK↑↑
抗 HMGCR 肌炎	抗 HMGCR 抗体阳性		近端肌肉显著无力
抗体阴性 IMNM	无肌炎特异性自身抗体	- 肌纤维坏死 - 不同时期表现：坏死、吞噬、再生 - 罕见淋巴细胞浸润	

注：[*] 需除外药物 / 毒物诱发坏死性肌病。

表 14-1-5 抗 SRP 与抗 HMGCR 阳性 IMNM 的比较

	抗 HMGCR 阳性	抗 SRP 阳性
发病年龄	40~60	各年龄段
性别	女 > 男	性别差异不明显
抗体阳性率		
在 IIM 中	~6%	4%~13%
在 IMNM 中	~64%	~53%
他汀暴露	15%~70%	无相关
肌肉受累表现	对称性近端肌肉无力 肌萎缩	对称性近端肌肉无力（更严重） 肌萎缩（发生率更高） 可见中轴肌肉受累 / 头颅下垂综合征
呈现亚急性 / 进展型	1/3~2/3	—
吞咽困难	~40%	~60%
肌外表现	很罕见	10%~20% 合并 ILD；心脏受累
血清 CK	↑↑	↑↑↑
肌活检病理特征	坏死 / 再生型 再生肌纤维高表达 MHC I 类分子 非坏死的肌纤维膜上 MAC 沉积 巨噬细胞散在浸润	坏死 / 再生型 再生肌纤维高表达 MHC I 类分子（更多见） 非坏死的肌纤维膜上 MAC 沉积 巨噬细胞散在浸润
MRI	肌肉水肿、萎缩、脂肪替代	肌肉水肿、萎缩（更严重）、脂肪替代（更严重）
重症或顽固病例建议治疗	利妥昔单抗	IVIg
预后	年轻患者预后差	~50% 康复
合并肿瘤风险	可能	无关

8. **散发型包涵体肌炎（sIBM）** 好发于年龄大于 50 岁的男性人群；隐匿起病，缓慢进展的进行性肌无力和肌萎缩；手指屈肌或股四头肌无力多见，屈腕无力重于伸腕无力。一般无三角肌、胸肌、手骨间肌和面肌的累及。多见吞咽困难，肌酶水平正常或轻度升高，可合并其他自身免疫性疾病，部分合并糖尿病或周围神经病，一般不合并心肌炎、肺间质病变或恶性肿瘤。肌活检提示肌内膜炎性细胞浸润、肌纤维内出现镶边空泡、淀粉样蛋白沉积以及肌纤维数量的减少，电镜下可见管状细丝包涵体。49%~53% sIBM 患者血清抗胞质 5'核苷酸酶 1A（cN1A）抗体阳性，诊断特异性 94%~96%，可作为 sIBM 的血清标志物，糖皮质激素与免疫抑制剂对 CK 高于正常高限 5 倍以上、肌活检有活动性炎症、血清抗体阳性以及合并其他结缔组织病者 sIBM 的肌无力可有暂时缓解效果。大剂量静脉注射免疫球蛋白（IVIg）可改善部分患者的生活质量和吞咽功能。

9. **结缔组织伴发 PM/DM** PM/DM 常与系统性硬化、系统性红斑狼疮、类风湿关节炎等并存，称重叠综合征。临床表现可有其他结缔组织病表现，如雷诺现象、关节炎、高滴度 ANA 等。对激素治疗敏感。

第二节 皮肌炎和多肌炎

PM/DM 的发病率约为 2/10 万，不同种族间发病率有差异。女性多于男性，DM 比 PM 多见，PM 多见于成年人，平均发病年龄为 50~60 岁。DM 发病呈双峰，分别为 5~15 岁和 45~65 岁。

一、病因与发病机制

PM/DM 病因和发病机制并不完全清楚，可能与下列多种因素交联作用有关。

（一）遗传因素

目前已知 HLA 8.1 遗传单倍型的等位基因中 HLA- DRB1*03：01 和 HLA-B*08：01 分别与 PM 和 DM 有最强相关性，遗传易感性存在种族差异，例如与日本 IIM 相关的是 HLA-DRB1*08：03，而与中国 DM 相关是 HLA-DQA1*01：04 和 HLA-DRB1*07，HLA-DRB1*07 同时又是 PM 的保护基因。研究发现不同的 HLA 等位基因与各种肌炎特异性自身抗体（MSA）有相关性，例如，IIM 中抗组氨酰-tRNA 合成酶（抗Jo-1）抗体与 HLA 8.1 单倍型的多个等位基因有强相关性如 HLA-B*08：01、DQB1*02：01 和 DRB1*03：01。非 HLA 基因中包括 PTPN22、STAT4（rs4853540）、TRAF6（rs570676）、UBE2L3（rs5754467）等单核苷酸多态性也与 IIM 各亚型相关。

（二）环境因素

环境因素中包括各种病原学（如细菌、病毒和寄生虫等）感染和非感染因素（如紫外线、硅的暴露、药物、食物诱发、疫苗、强体力活动、吸烟和生胶原蛋白植入等）。

（三）特异性免疫机制

T 细胞介导的细胞免疫反应在 PM/DM 发病中起重要作用。PM 肌肉免疫病理发现未坏死肌细胞周围聚集大量 CD8$^+$T 淋巴细胞，这种侵入性的表达颗粒酶 B 和穿孔素的细胞毒性CD8$^+$ 效应 T 细胞，识别肌细胞表达的 MHC I 类分子，通过释放穿孔素杀伤靶细胞。PM/DM 患者中常见多种肌炎特异性自身抗体，提示体液免疫参与了 PM/DM 发病。DM 发病机制期可能是补体激活，随后补体成分和 C5b-9 膜攻击复合物在内皮细胞沉积，内皮细胞肿胀坏死，导致肌内膜血管床减少、血管周围炎症反应及缺血性肌坏死。

（四）I 型干扰素特征

DM 患者肌肉中高表达 I 型干扰素，与束周萎缩相关。DM 患者的肌肉、皮肤和血液中过量表达由 I 型干扰素（IFN-α 或 IFN-β）诱导的基因，这些基因的水平与疾病活动性相关。髓样 DC 是 I 型干扰素的主要来源，I 型干扰素既可以直接通过 I 型干扰素受体信号转导，也可以间接通过诱导分泌细胞因子如 IL-15，来调节天然杀伤细胞和记忆 CD8$^+$T 细胞增殖或通过诱导趋化因子的产生，亦或是通过刺激 DCs，进而激活初始 T 细胞或通过诱导单核-巨噬细胞谱系细胞的分化来影响免疫细胞。IFN-β 可诱导 DM 中的活性氧和线粒体损伤，IFN-α 介导淋巴细胞活化和炎症损伤。

（五）非免疫炎症机制

骨骼肌组织的内质网应激、自噬、缺氧和核因子（NF）-κB 通路的激活等也参与 PM/DM 的发病机制。

二、病理学特征

IIM 病理学的特点包括肌细胞肥大或萎缩、坏死和单个核细胞炎症浸润，包括淋巴细胞、浆细胞、巨噬细胞和树突状细胞，炎症浸润在肌内膜、肌束膜或血管周围等区域。严重或慢性病程可见肌细胞被纤维组织和脂肪替代，肌细胞间结缔组织和纤维增生。免疫组织化学检测可见肌细胞表面表达主要组织相容性复合物（MHC）I 类分子高表达，单个核细胞包绕或侵入肌细胞，这是 PM 特征性的病理改变。DM 表现为毛细血管床减少，炎症细胞主要分布在血管和肌束周围，肌细胞表达 MHC I 类分子也明显上调，但以束周区域多见。肌纤维萎缩、坏死通常发生在肌束周围进而出现束周萎缩，这是 DM 特征性的组织学表现。DM 皮肤组织病理学特征是界面性皮炎，表现为真皮-表皮连接处出现簇状炎症、表皮空泡变以及血管周围炎症。

三、临床表现

成人 PM/DM 常呈慢性或急性起病。PM 隐匿起病多见，而 DM 可急性起病。常伴有全身症状，如不规则发热、乏力、体重下降等。

（一）骨骼肌

最突出的表现为四肢近端肌群对称性肌无力，可伴有肌痛或肌压痛。上肢近端肌肉受累时可出现抬臂困难、不能梳头和穿衣，下肢近端肌无力表现为上下台阶、下蹲后站立或从座椅站起困难，颈屈肌受累可致抬头困难。肌力评价通常选择徒手肌力评分法（manual muscle strength testing score of eight muscle groups, MMT8），见表 14-2-1。

表 14-2-1 徒手肌力评分法

肌肉群	抗重力体位	消除重力体位
颈屈肌	仰卧	侧卧
三角肌	坐位	仰卧
肱二头肌	坐位	坐位 / 侧卧位
股四头肌	坐位	侧卧
臀中肌	侧卧	仰卧
臀大肌	俯卧	侧卧
腕伸肌	坐位	中立位
足背屈肌	坐位	侧卧

Kendall 肌力计分法（0-10 分）#

10 分：可对抗强压力保持测试位置；

9 分：可对抗中 – 强度压力保持测试位置；

8 分：可对抗中度压力保持测试位置；

7 分：可对抗轻 – 中度压力保持测试位置；

6 分：可对抗轻度压力保持测试位置；

5 分：无压力下可保持测试位置；

4 分：在测试位置肌肉逐渐松弛下来；

3 分：可对抗重力但运动幅度 <100%。或消除重力条件下可对抗阻力全运动幅度。或消除重力条件下可对抗阻力保持位置；

2 分：消除重力条件下全运动幅度

1 分：运动幅度 <100%

0 分：无可触及的肌肉收缩

备注：# 检查单侧肌群，一般选择右侧，右侧无法配合时检查左侧；当患者肌力可抵抗重力时，采用抗重力体位评估；当患者肌力较弱无法抵抗重力时，采用消除重力体位评估每个肌群。

（二）皮肤

DM 有特征性皮疹，包括向阳征（heliotrope rash）、高雪丘疹（Gottron papules）、高雪征（Gottron sign）、V 区皮疹（V sign）、披肩征（shawl sign）和甲周毛细血管扩张征（telangiectasias），见图 14-1-3。Gottron 疹为出现在关节伸面，尤其是掌指关节和指间关节伸面的暗红色或紫红色斑丘疹，也可出现在肘和膝关节。向阳性皮疹为眼睑或眶周的水肿性紫红色皮疹。可以合并头面部及颈部光敏感性皮疹。颈部 V 字征、肩部披肩征、臀部外侧皮疹（枪套征）、甲周红斑、甲襞毛细血管扩张、皮肤过度角化、脱发等也较常见。其他少见表现包括脂膜炎、网状青斑。皮下钙质沉积主要见于幼年型 DM 及抗 NXP-2 抗体阳性的成人 DM。

（三）其他系统受累表现

1. 肺部受累 间质性肺疾病（ILD）是 PM/DM 最常见的肺部并发症，发生率 23%~65%，在抗合成酶综合征中更常见。可在病程中任何时候出现，表现为干咳、呼吸困难和发绀，是影响 PM/DM 预后的重要因素之一。少数患者可有胸膜炎、肺动脉高压。少数患者有少量胸腔积液，大量胸腔积液少见。由于食管运动障碍、吞咽困难、喉反射失调，可引起吸入性肺炎、肺不张等。喉部肌肉无力造成发音困难，声嘶等；胸肌和膈肌受累出现呼吸表浅、呼吸困难或引起急性呼吸功能不全。

2. 消化道受累 PM 累及咽、食管上端横纹肌较常见，表现为吞咽困难，饮水呛咳；食管下段和小肠蠕动减弱与扩张可引起反酸、食管炎、咽下困难、上腹胀痛和吸收障碍等。

3. 心脏受累 PM/DM 的心脏受累常是亚临床症状，最常见的表现是窦性心动过速或心律失常，严重急性充血性心力衰竭和心包填塞十分罕见，但是患者死亡的重要原因之一。

4. 肾脏受累 少数 PM/DM 可伴发轻度系膜增殖性肾小球肾炎，表现为蛋白尿、血尿和管型尿。罕见的暴发型 PM/DM 可表现为横纹肌溶解、肌红蛋白尿和大量肌红蛋白堵塞肾小管所致的急性肾衰竭。

5. 关节受累 PM/DM 患者可出现关节痛和关节炎，其中手的对称性多关节炎最为常见，多为非侵蚀性关节。常见于抗合成酶抗体阳性患者。

6. 合并恶性肿瘤 PM/DM 与恶性肿瘤的发生存在相关性，尤其是 50 岁以上的患者合并肿瘤的发生率高，肿瘤通常发生在肌炎确诊的最初 2~3 年内，也可同时或先于肌炎发生。肿瘤的类型包括各种实体瘤如肺癌、卵巢癌、乳腺癌、结肠癌、胸腺癌和血液系统肿瘤如淋巴瘤等。

7. 合并其他结缔组织病 PM/DM 可与其他结缔组织病伴发，如伴发系统性硬化、干燥综合征、系统性红斑狼疮、类风湿关节炎等，称为重叠综合征。

四、辅助检查

（一）一般检查

轻度贫血、白细胞增多。50% 的患者血沉和

C 反应蛋白可以升高,免疫球蛋白可增高,补体 C3、C4 可减少。急性起病者血中肌红蛋白含量增加,当有急性广泛的肌肉损害时,患者可出现肌红蛋白尿,还可出现血尿、蛋白尿、管型尿。

(二)肌酶谱检查

疾病活动期血清肌酶明显增高,包括肌酸磷酸激酶(CK)、谷草转氨酶(ALT)、谷丙转氨酶(AST)和乳酸脱氢酶(LDH)等,其中 CK 最为敏感,其升高的程度与肌肉损伤的程度平行。PM/DM 血清 CK 值可高达正常高限的 50 倍,但很少超过正常上限的 100 倍。肌酶改变先于肌力和肌电图的改变,肌力常滞后于肌酶改变 3~10 周,而复发时肌酶先于肌力的改变。少数患者在肌力完全恢复正常时 CK 仍然升高,这可能与病变引起的肌细胞膜"渗漏"有关。少数患者活动期肌酶水平可正常或仅轻度升高,这种情况在 DM 更常见。

(三)自身抗体

PM/DM 患者体内可检出多种自身抗体,分为肌炎特异性自身抗体(MSA)和肌炎相关性自身抗体(MAA)。

1. 肌炎特异性自身抗体(MSA)

(1)抗氨基酰 tRNA 合成酶抗体:阳性率约 20%,氨基酰 tRNA 合成酶主要以能量依赖的方式降解氨基酸与相应的 tRNA。可见于 PM 和 DM。抗合成酶抗体阳性患者常合并肺间质病变,还可出现发热、关节炎、技工手和雷诺现象,这一组症候群称为抗合成酶抗体综合征(ASS)。目前发现的抗 ARS 抗体谱中,抗 Jo-1 抗体约占所有抗合成酶抗体的 80%,最具临床意义,多见于多发性肌炎尤其是合并有肺间质病变的肌炎中。在 Jo-1 阳性的 ASS 患者中肺间质病变发生率为 75%~100%。不同的抗 ARS 抗体其临床表现不全相同。

(2)抗 Mi-2 抗体:Mi-2 抗原是由分子量 250~340 kD 的一组核蛋白组成,是转录调节过程中核小体重构脱乙酰基酶 NuRD 复合物的组成成分,具有染色质重塑蛋白功能。靶抗原 Mi-2 有 2 种蛋白,分别是 Mi-2α(240kD)和 Mi-2β(218kD)。成年 DM 中阳性率 11%~59%,在 JDM 中阳性率 4%~10%,PM 少见。抗 Mi-2 抗体阳性的肌炎患者病情相对较轻,可出现关节痛、关节炎、雷诺现

象和 ILD 等临床表现。抗 Mi-2 抗体阳性与典型的 DM 皮损相关,其中皮肤红斑性皮疹伴过度角化是伴 Mi-2 抗体阳性 DM 患者最常见的特征性皮损,Mi-2 抗体阳性患者对激素治疗反应较好。抗体阳性者也可合并肿瘤,抗 Mi-2β 的 N 末端片段抗体阳性的肌炎中恶性肿瘤的发生率明显升高。

(3)抗信号识别颗粒(SRP)抗体:阳性率 6%,SRP 是一种胞质内小 RNA 蛋白复合物,包含有 7SL-RNA 和 6 种多肽,分别为 72kD、68kD、54kD、19kD、14kD 和 9kD。54kD 和 72kD 多肽是主要的抗原肽,与免疫介导坏死性肌病(IMNM)相关,也可见于 DM,抗 SRP 抗体阳性者常表现严重的肌无力,肌酶明显升高,也可伴发吞咽困难、心脏损害和间质性肺疾病等内脏受累,对免疫调节治疗反应差。

(4)抗黑色素瘤分化相关基因(MDA)5 抗体:DM 中阳性率约 16%,更常见于临床无肌病皮肌炎(CADM),阳性率 65%。抗 MDA5 抗体与皮肤溃烂、可触痛的手掌丘疹等特征性皮损以及发热和高血清铁蛋白血症密切相关,可增加口腔疼痛/溃疡、手肿、关节炎/关节痛和弥漫性脱发的风险。抗 MDA5 抗体阳性与合并进展型间质性肺疾病(RP-ILD)相关,灵敏度为 77%(95% 置信区间 64%~87%),特异度为 86%(95% 置信区间 79%~90%),抗体滴度的变化与患者的治疗反应和预后相关。

(5)抗转录中介因子(TIF)1-γ 抗体(抗 p155/p140 抗体):抗 p155/p140 抗体的靶抗原是转录调节因子 1-γ。多见于 DM 与 ADM,与 DM 出现典型皮疹相关。此外,该抗体与 PM/DM 合并恶性肿瘤高度相关,恶性肿瘤相关的肌炎中阳性率较高约 15%,抗体阳性对 DM 合并肿瘤有预测价值。

(6)抗小泛素样修饰物活化酶(SAE)抗体:靶抗原是小泛素样修饰物 -1(SUMO-1)激活酶(SAE)异二聚体 SAE1 和 SAE2。阳性率较低,约 3%,主要见于 DM,与 DM 的严重皮疹相关,有 82% 的抗体阳性者出现向阳疹和 Gottron 丘疹,病程中 78% 的患者出现吞咽困难,82% 的患者出现发热、体重减轻和炎性指标升高等系统症状,18% 的患者发生肿瘤,18% 的患者伴有轻度 ILD。

（7）抗3-羟基-3-甲基-辅酶A还原酶（HMGCR）抗体：阳性率约5%，最早报道该抗体阳性与他汀类药物暴露有关，现在发现无他汀类药物暴露史的患者也可出现该抗体阳性，病理特征表现为IMNM，患者可出现严重肌无力、肌酶显著升高和吞咽困难。抗HMGCR抗体阳性者对免疫抑制治疗的反应和预后均较好。但血清抗体水平和疾病活动度不存在关联，停止治疗后病情容易复发。

（8）抗核基质蛋白2（NXP2）抗体：在成人IIM中阳性率为1%~17%，在JDM中阳性率为23%~25%，是JDM最常见的MSA之一，抗NXP2抗体阳性的JDM以肌肉挛缩和萎缩及肌肉功能显著损害为特征，该抗体阳性与成人和幼年型DM合并皮下钙化有关。队列研究发现37.5% NXP2抗体阳性患者在确诊IIM 3年内出现肿瘤，尤其男性DM。

2. 肌炎相关性自身抗体（MAA） 更常见于合并PM/DM的重叠综合征（Overlap综合征）患者，也可见于无PM/DM的其他结缔组织病患者。抗Scl-70抗体和抗PM-Scl抗体常见于伴发系统性硬化的肌炎患者中。抗SSA和SSB抗体见于合并干燥综合征和系统性红斑狼疮患者。

（四）肌电图检查

90%的活动期PM/DM患者可出现肌电图异常，但无特异性，其意义在于强调有活动性肌病的存在。尤其在IIM晚期EMG有助于发现低强度炎症，有助于鉴别肌炎活动抑或激素相关性肌损害。典型三联征改变包括：①短时限、低波幅、多相运动电位；②自发性纤颤电位和正弦波：多数肌病患者静止状态下的肌肉没有电位产生，但在急性进展期或活动期，可见到自发电位包括纤颤电位或正相电位；经过激素治疗后这种自发电位常消失；③插入性激惹和异常的高频放电，肌纤维膜的弥漫性损害所致。只有约40%的患者可检测到典型的三联征，10%~15%的IIM肌电图检查可无明显异常。晚期患者可出现神经源性损害的表现，呈神经源性和肌源性混合相表现。

（五）肌肉磁共振检查

肢体带肌的肌肉增强+STIR相MRI检查有以下几个优势：①对软组织病变（皮肤、皮下组织、肌肉、筋膜）探查范围大、分辨率强、灵敏度高，能及时发现病变受累范围，不易受其他因素的影响。可以为肌肉活检提供定位帮助。②判断病变性质：通过分析受累肌肉异常信号，明确区分炎症、脂肪浸润及钙化。炎性水肿在T_1WI上呈等信号，T_2WI和STIR上呈高信号。筋膜炎表现为筋膜增厚，T_1WI上呈等信号，T_2WI和STIR上间隙呈线状异常高信号。肌肉萎缩伴脂肪浸润表现为束变细、间隙增宽，病变肌肉及间隙内可见短T_1、长T_2脂肪信号。③CADM患者轻度肌无力表现，但血清肌酶正常，肌电图无异常，MRI却能发现早期的亚临床微小病灶。

（六）肌肉活检病理

肌肉活检部位应选择中度受累或疾病进展期肌肉。理想部位为股四头肌、三角肌、肱二头肌。活检应取自肌腹，远离腱鞘。避免选择病变严重受累肌肉及以前受伤的部位（包括肌电图/肌内注射），应至少取3块肌肉，每个标本至少$0.5cm \times 0.5cm$。组织病理学检查特征见前。

五、诊断与鉴别诊断

（一）IIM的诊断

对PM/DM的诊断一直沿用1975年Bohan/Peter提出的分类诊断标准（B-P标准）：①对称性、进展性近端肢带肌和颈前屈肌肌无力，伴或不伴吞咽肌和呼吸肌无力；②肌活检提示炎性改变：肌纤维坏死、吞噬、再生（再生细胞胞质嗜碱，核大、呈空泡样，核仁明显），肌周萎缩和肌纤维大小不等，在血管周围有炎性渗出；③血清肌酶谱增高，尤其是CK，常有AST、LDH和醛缩酶升高；④肌电图有典型肌炎：短小多相运动电位、纤颤、正性尖波、插入激惹和异常高频放电；⑤典型的皮疹：眼睑淡紫色，眶周水肿；手、肘、膝和内踝关节背侧有红斑鳞屑样皮炎。符合前4项标准、前4项中的3项或前4项中的2项分别为PM的确诊、可能或可疑诊断；符合第5项加前3~4项，或前4项中的2项或前4项中的1项分别为DM的确诊、可能或可疑诊断。但B-P诊断标准存在较多缺陷，见前述。2017年EULAR、ACR和IMACS共同制定了成人/青少年IIM及其主要亚组的EULAR-ACR分类标准。该诊断标准包含了临床特征、免疫学特征和肌肉病理特征，6个类别16个变量作为分析条目，每个变量赋予相应权重分数,累计分值 > 5.5(有肌活检时 > 6.7),IIM 的可能性为 >55%,高度怀疑 IIM;当分值 ≥ 7.5 分(有肌活检时 > 8.7),IIM 诊断可能性为 90%,定义为"明确 IIM";当 IIM 的可能性 ≥ 55%,而 <90% 时,定义为"较大可能性 IIM";当分值达到 <5.3(有肌活检时为 <6.5),IIM 的可能性 <50%,定义为"非 IIM";而 IIM 的可能性为 ≥ 50%,而 <55% 时,则定义为"较小可能性 IIM"。但该诊断标准没有将 Jo-1 抗体以外 MSA、肌电图和肌肉磁共振纳入标准,并且研究人群主要是高加索人等。目前该标准主要推荐用于临床试验和研究,作为疾病诊断标准尚需要进一步临床验证。

(二)IIM 的鉴别诊断

1. **横纹肌溶解症(rhabdomyolysis,RM)** 指横纹肌细胞受损后细胞膜的完整性改变,肌细胞内物质释放进入细胞外液和血液循环中所引起的临床综合征。主要表现为肌痛、肢体无力、茶色尿,常并发电解质紊乱、急性肾衰竭,严重时危及生命。常见病因包括药物、中毒、剧烈运动、高热、创伤、严重电解质紊乱以及遗传、代谢性疾病等。常见药物包括他汀类降脂药、秋水仙碱、青霉胺、胺碘酮、阿司匹林、西咪替丁、雷尼替丁、环孢素、达那唑、依那普利、羟氯喹、酮康唑、青霉素和利福平等。血清肌酸激酶(CK)显著升高,多高于正常高限 5 倍以上,严重者可高达 10 万 IU/ml,以 CK-MM 亚型为主,24 小时内达到高峰,去除病因后每天下降 40% 左右,伴肌红蛋白尿,尿潜血阳性而未见红细胞。肌肉 MRI 表现为广泛病变区横纹肌肿胀,病变区内见不规则异常信号,界线模糊。

2. **酒精性肌病** 可分为急性和慢性两种类型。①急性酒精性肌病:短期大剂量饮酒史,出现急性肌痛无力,下肢近端肌及骨盆带肌受累最常见,可有呼吸肌及吞咽肌受累。血清 CK 升高,常为正常上限的 10 倍左右。肌活检表现为急性坏死性肌病,可见到肌纤维的广泛变性和坏死。②慢性酒精性肌病:长期饮酒史,渐进性的近端肌无力和萎缩,伴有酒精性肝病和外周神经病变。肌活检可见肌细胞的灶性坏死以及脂肪小滴在 I 型肌纤维内的聚集。

3. **甲状腺相关性肌病** 包括甲状腺功能减退(甲减)、甲状腺功能亢进、甲状旁腺功能亢进

三种类型,其中最常见的是甲减性肌病。表现为肌肉无力,以近端肌无力明显,伴有肌痛、痉挛和肌酶升高,肌肉症状与 CK 升高程度不平行,CK 多在 5 000U/L 以下。肌电图可呈肌源性损害;肌肉活检也可见肌纤维的变性、萎缩和坏死以及炎性细胞的浸润。即使甲状腺素替代治疗后临床症状与肌酶指标均已恢复正常,但肌活检的异常仍可以持续较长时间。免疫病理学上无 PM 特征性的 CD8[+] T/MHC I 复合物,可依此鉴别。

4. **散发包涵体肌炎** sIBM 占 IIM 的 15%~28%,sIBM 临床表现、治疗及预后与 PM 有明显区别。是 50 岁以上患者最常见的肌病,男性多见,隐匿起病,进展缓慢,病程多 >6 个月,逐渐出现下肢渐进性无痛性肌无力和肌萎缩,后上肢受累,远端肌无力常不如近端严重,通常双侧不对称,拇长伸肌损害是特征性改变。指屈肌无力和足下垂常见,罕见肌痛和肌肉压痛,吞咽困难常见。也可同时累及四肢远近端肌肉,但具备以下特点:手指屈肌无力萎缩;腕屈肌无力比腕伸肌无力更明显;股四头肌萎缩无力明显;血清 CK 只有轻度升高,一般在正常上限的 5 倍左右,罕见超过上限 10 倍。肌电图可为肌源性损害,晚期可出现神经源性损害。需要电镜或特殊的免疫组织化学检查才能确诊。病理特征性表现为在肌细胞胞质或胞核内可见包涵体。光镜下肌纤维内可见刚果红染色阳性的淀粉样镶边空泡,免疫组化技术发现变性肌纤维胞质和胞核中空泡形成,β-淀粉蛋白浸染呈阳性反应。激素及免疫抑制剂治疗常无效。

5. **感染相关性肌病** 多种细菌、真菌、寄生虫和病毒均能诱发肌病,病毒感染最常见,如 HIV、人 T 淋巴细胞病毒、腺病毒、柯萨奇病毒、巨细胞病毒、EB 病毒等。其中 30% HIV 感染者可出现与 PM 相同的肌痛、肌无力、CK 增高、肌电图肌源性损害等表现,皮疹很少见。肌肉病理也可出现 MHC I 类分子高表达,肌细胞变性坏死,淋巴细胞浸润。但有大量巨噬细胞浸润可与 PM 鉴别。肌组织中一般不能检测到 HIV 病毒的存在。

6. **代谢性肌病** 常见的有线粒体肌病、糖原累积症和脂质沉积肌病。

(1)脂质沉积肌病:是脂肪酸代谢障碍导致脂质沉积在肌纤维中引起的肌肉疾病。多为青少

年时期发病,病程缓慢进展,以四肢近端对称性无力为主,也可累及面肌、咀嚼肌及吞咽肌。肌电图呈肌源性损害,血清 CK 检测,大多显著升高。对患肌活检组织进行酶组化染色(HE 及 ATP 酶染色),可见 I 型肌纤维内大量空泡,油红 O 染色呈阳性;电镜观察可见肌原纤维间有大量脂滴,可诊断。

(2)糖原累积症:是糖原分解酶和代谢酶缺陷所致糖原代谢障碍,糖原沉积在组织中是常染色体相关的隐性遗传病。临床分 11 种类型,其中 II、VI 和 VII 型以肌肉病变为主。肌肉病理可发现糖原堆积。

(3)线粒体肌病:是由线粒体 DNA 缺陷导致线粒体功能和结构障碍、ATP 合成不足造成的。可见于各年龄段人群,以青少年多见,主要表现为骨骼肌极易疲劳,活动后肌无力,休息后缓解,大部分肌电图检查为肌源性改变,约 1/3 的患者血清肌酶升高,约 80% 的患者血清乳酸运动试验阳性。肌肉活检可见到特征性的碎片性红纤维(RRF)改变。

7. 肌营养不良 一组以进行性加重的肌无力和支配运动的肌肉变性为特征的遗传性肌病。可分为假肥大型、肩 - 肱型、肢带型、眼肌型及远端型,每种类型肌营养不良都有各自的临床特点。可以通过其临床表现、肌肉病理和基因检测帮助鉴别。

8. 重症肌无力 神经肌肉接头处病变引起的肌病,临床主要表现为部分或全身骨骼肌无力和易疲劳,活动后症状加重,经休息后症状减轻。血清乙酰胆碱受体抗体测定、新斯的明试验、重复高频电刺激试验可与 PM 鉴别。

9. 运动神经元病 病因未明的选择性侵犯脊髓前角细胞、脑干运动神经元、皮层锥体细胞及锥体束的慢性进行性神经变性疾病。包括 4 种不同临床类型。其中以肌萎缩性侧索硬化最常见。表现为进行性肌肉无力,由远端开始向近端发展,肌萎缩出现较早。肌电图呈神经源性损害,结合肌酶和肌肉 MRI 可与 PM 鉴别。

10. 肿瘤相关性肌炎 肿瘤切除后,皮疹和肌力恢复正常,肿瘤复发时,再次出现肌力减弱。9%~32% 老年 DM、15%PM 合并恶性肿瘤,其中 DM 以卵巢癌、乳腺癌、结肠癌、肺癌、胰腺癌、皮肤恶性黑色素瘤、非霍奇金淋巴瘤、鼻咽癌和胃癌最常见,PM 以非霍奇金淋巴瘤、肺癌和膀胱癌最常见。肿瘤发生峰值时间在 IIM 确诊前后 2 年,

胰腺癌和结肠癌可见于 5 年后。危险因素包括肿瘤家族史或既往史、严重皮肤坏死性血管炎或白细胞破碎性血管炎、肌活检可见明显的毛细血管损伤、≥ 45 岁、对激素治疗反应性差、无 ILD、肿瘤标记物升高以及血清抗 TIF1-γ、NXP2 和 SAE1 抗体阳性。有研究发现抗 HMGCR、Jo-1 和 PL-12 也与部分肿瘤相关。对于有危险因素的患者,肿瘤是病因筛除的必选项。

六、治疗

治疗前对患者病情的全面评估是个体化治疗的决策基础。急性期需卧床休息,但应进行早期被动运动和功能训练。随肌炎恢复,应逐渐增加运动量,促进肌力恢复,DM 患者应注意避光。在康复医师的指导下进行肌肉功能锻炼。严重的皮下钙化影响关节活动者可考虑外科手术切除。

IIM 药物治疗方案缺乏大样本的循证医学证据支持,糖皮质激素仍是 IIM 治疗的首选药物,联合免疫抑制剂治疗有利于减停激素,诱导和维持疾病的持续稳定缓解。个体化分层治疗策略基本来自专家意见和小样本的观察性研究结果,激素和免疫抑制剂治疗分为三个阶梯,根据患者病情活动性和系统受累的严重程度,推荐的治疗流程如图 14-2-1 所示。常用特发性炎性肌病治疗药物概述如下:

(一)糖皮质激素

糖皮质激素是治疗首选药物,明显肌无力成人患者初始剂量为泼尼松 1mg/(kg·d),平均剂量为 60mg/d,通常不超过 80mg/d。重症肌炎或伴肌外严重并发症如 RP-ILD、吞咽困难、心肌受累时,可甲强龙 1g 先冲击治疗 3 天,4~6 周肌酶下降和肌力改善后开始逐渐减量。每月减少现有治疗剂量的 20%~25%,在 6 个月内减量至泼尼松 5~10mg/d。注射用促肾上腺皮质激素(RCI)是含有全序列 ACTH 和其他阿片 - 促黑素细胞皮质素原衍生多肽的长效制剂。临床试验表明,RCI 对难治性肌炎患者安全有效,可降低类固醇类药物的剂量。50%PM 对激素治疗不敏感,87%DM 对激素初始治疗有效,92% 在激素减停过程中反复,因此必须联用免疫抑制剂。

(二)免疫抑制剂

1. 甲氨蝶呤(MTX) 甲氨蝶呤或环孢素联合泼尼松治疗与泼尼松单药治疗相比,达到临床

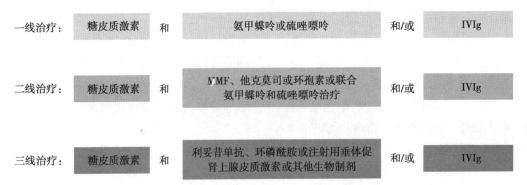

一线治疗：	糖皮质激素	和	氨甲蝶呤或硫唑嘌呤	和/或	IVIg
二线治疗：	糖皮质激素	和	MMF、他克莫司或环孢素或联合氨甲蝶呤和硫唑嘌呤治疗	和/或	IVIg
三线治疗：	糖皮质激素	和	利妥昔单抗、环磷酰胺或注射用垂体促肾上腺皮质激素或其他生物制剂	和/或	IVIg

图 14-2-1　成人多发性肌炎和皮肌炎的三线治疗策略

静脉注射免疫球蛋白可单独作为一线、二线或三线用药使用，或根据临床表现或在难治性疾病与其他药物联合使用

缓解及停用泼尼松的中位时间较短，且较晚出现治疗失败。MTX 既能控制肌肉炎症，也于皮损有帮助。常用剂量 7.5~20mg/ 周口服或皮下注射。

2. **硫唑嘌呤（AZA）**　1~2mg/（kg·d）口服，起效慢，应在治疗 6 个月后判断疗效。AZA 与 MTX 具有相似的疗效。对伴肝脏疾病、不愿戒酒或合并严重 ILD 的患者，优先选择 AZA 而不是 MTX。一项对 30 例初始 MTX 或 AZA 单药治疗应答不佳患者的随机交叉设计研究结果显示，MTX 和 AZA 联合治疗优于 MTX 单药静脉治疗。

3. **钙调磷酸酶抑制剂**　环孢素 A（CsA）和他克莫司（TAC）主要用于 MTX 或 AZA 治疗无效的难治性病例，CsA 一般用量 3~5mg/（kg·d）或 TAC 用量 1~3mg/d 口服，用药期间监测血药浓度。治疗 3~12 个月后患者病情有改善。

4. **环磷酰胺**　主要用于严重肌炎、快速进展型 ILD 或重叠系统性血管炎或对多种二线或三线药物反应不佳的患者的保留治疗方案。一般用量为 2~2.5mg/（kg·d）口服或者 0.5~1.0g/（m² · 月）静脉点滴。

5. **吗替麦考酚酯（MMF）**　是霉酚酸的前体药物，抑制嘌呤合成，通过影响 B 细胞和 T 细胞增殖发挥免疫抑制作用。2 000~3 000mg/d，口服，在一项 7 例难治性 PM 或 DM 的开放标签研究中，MMF 联合静脉免疫球蛋白治疗后均达完全缓解。

（三）静脉注射丙种球蛋白

用于顽固性病例如合并严重吞咽困难、难治皮疹和常规免疫治疗无效，或合并感染或恶性疾病时，部分患者联合静脉注射丙种球蛋白后能有所改善。给药剂量和间隔可以根据疾病严重程度以及患者后续治疗应答而异，通常每月输注（2g/kg）。可使患者肌酸激酶水平下降，并改善肌力和生活质量，同时可减少激素用量及减少联合使用免疫抑制剂。

（四）生物制剂

1. **利妥昔单抗（RTX）**　随机对照研究证实对糖皮质激素和至少一种免疫抑制剂治疗无效的 IIM，包括严重的难治性抗 SRP 自身抗体相关的免疫介导坏死性肌病（IMNM）仍可有改善作用，抗合成酶抗体或抗 Mi2 抗体阳性和低疾病损伤评分是 RTX 获得较好应答的强预测因子。JDM 接受 RTX 治疗较其他肌炎亚型疗效更佳。

2. **TNF-α 抑制剂（TNFi）**　TNFi 对 IIM 治疗效果存在争议。目前证据无法完全支持抗 TNF 治疗可用于肌炎，尤其是一些研究报道 TNFi 可能导致肌炎发生。但是对于某些具有明显且难治性炎症性关节病的患者应考虑抗 TNF 治疗。

3. **IL-6 受体拮抗剂（托珠单抗，TCZ）**　8mg/kg 每月一次静脉注射或 162 mg 针剂皮下注射每周 1 次。小样本病例报告中 TCZ 对 2 例难治性 PM 患者可降低血清肌酸激酶水平，肌肉 MRI 炎性改变消失。多中心随机双盲对照临床试验正在进行中。

4. **阿巴西普（ABA）**　一项 ABA 治疗 20 例难治性皮肌炎/多发性肌炎的开放标签临床研究发现，42% 患者达主要终点，重复肌肉活检发现与治疗前相比，6 个月时患者肌肉组织中调节性 T 细胞标志物增加，治疗具有良好的耐受性和安全性。

5. **白介素 -1 受体拮抗剂**　阿那白滞素早期个案报道显示可有效改善抗合成酶综合征合并难

治性多发性关节炎患者的临床症状。2014年一项15例难治性IIM患者在接受阿那白滞素治疗12个月后,7例IMACS评估达到临床反应,其中4例功能指数有改善,符合应答标准患者治疗后肌肉活检样本均表达IL-1Ra,8例非应答患者中,仅3例患者表达IL-1Ra。推测可能与阿那白滞素治疗反应相关。

6. 小分子靶向药物 托法替尼和巴瑞替布均有治疗顽固性皮肌炎和CADM合并ILD的成功病例报告,大样本双盲对照研究正在进行中。

(五) IIM合并特殊情况的治疗

1. 合并顽固性皮疹 对DM或CADM患者的顽固性皮疹的治疗,包括避光、涂高紫外线防护指数(SPF)的防晒霜、避免使用增加光敏感的药物等非药物措施,如皮疹局限,可局部使用外用糖皮质激素和钙调神经磷酸酶抑制剂(他克莫司和吡美莫司),抗疟药与其他免疫抑制剂联合较单用有更好效果。顽固性皮疹通常需要和肌无力治疗相似强度的免疫治疗,通常推荐使用甲氨蝶呤、硫唑嘌呤、MMF、IVIg、MMF和他克莫司。利妥昔单抗可显著改善DM皮肤病变包括红皮病、伴有溃疡或坏死改变的红斑疹、向阳性皮疹、Gottron征及Gottron疹。托法替布可有效改善多种常规药物治疗无效的DM皮损,二者可作为三线药物。

2. 合并钙质沉着 钙质沉着在JDM或成人抗核基质蛋白2(NXP2)抗体阳性DM中较为常见,但目前尚无一种药物证明有确切疗效,对于摩擦部位或在关节附近等影响运动功能的皮下钙质沉着,手术切除仍是唯一选择。小样本的JDM病例分析中,双磷酸盐联合免疫抑制剂和/或IVIg治疗可减少4/6(66.6%)患者钙质沉着症状,静脉注射或钙质沉着部位直接注射硫代硫酸钠也有部分疗效。

3. 合并顽固吞咽困难 对糖皮质激素和其他免疫制剂治疗无效的顽固性重症吞咽困难患者,可大剂量糖皮质激素联合IVIg治疗,每月输注2g/kg连续2~5天。

4. 免疫介导坏死性肌病 IMNM是IIM中较严重的亚型,多与抗HMGCR或抗SRP自身抗体相关。有显著的对称性四肢近端肌无力以及较高的血清CK水平,肌肉外症状少见。IMNM治疗较DM或PM更为困难,CK下降缓慢,易反复,

早期长疗程多靶点药物联合治疗可能有助于控制疾病。一般情况下初始给予1mg/(kg·d)泼尼松口服,病情严重或者初始治疗不佳患者,可给予静脉注射激素。初始激素剂量不足或减量过快可能导致疾病加重或复发,初始治疗时需激素与免疫抑制剂MTX、AZA、MMF或FK506联合,早期同时给予IVIg能够更有效改善患者症状,因此有研究建议IMNM初始治疗前3个月应糖皮质激素、免疫抑制剂和IVIg三药联合,但是否选择三药联合应综合考虑,遵循个体化原则,可参考2017年欧洲神经-肌肉疾病中心对IMNM的治疗推荐方案(表14-2-2)。IVIg尤其适用于改善抗HMGCR抗体阳性且有他汀类药物暴露史患者的临床症状。利妥昔单抗联合激素能够有效改善抗SRP阳性IMNM患者肌力、CK水平及抗SRP抗体滴度,对于难治的抗SRP阳性应当考虑早期使用。治疗过程中需严密监测疾病活动情况,综合评估患者治疗反应,包括肌力改善程度、CK水平及相关抗体滴度等。

表14-2-2 2017年欧洲神经-肌肉疾病中心对IMNM的治疗推荐方案

诱导缓解	口服糖皮质激素:泼尼松1mg/(kg·d)。重症:静脉甲强龙0.5~1g/d×3~5天 1个月内开始以下一项或两项治疗措施: •口服/肌内注射MTX[0.3mg/(kg·周),儿童最大15mg/周,成人最大20mg/周] •RTX 750mg/m²(最大1g)D_1 + D_{7-15} •IVIg 2g/(kg·月)×(3~6)次 如果6个月内没有充分反应,可考虑再次使用利妥昔单抗
维持缓解	口服激素维持剂量要尽可能减至最低剂量 继续使用MTX至少2年来维持缓解(然后以每月减2.5mg/周速度减量) 每6个月继续使用利妥昔单抗至少2年来维持缓解 如果使用IVIg初始治疗,缓解后可以选择停药、减量使用或继续维持

5. 合并间质性肺炎 对于合并ILD的成人IIM推荐的治疗流程如图14-2-2所示。对MDA-5抗体阳性CADM合并RP-ILD的重症患者,近期死亡率高,目前尚无共识性方案,激素联合利妥昔单抗、托法替布、巴瑞替尼以及乌帕替尼均有成功

提高近期生存率的小样本病例报告。日本学者提出了甲泼尼龙冲击 + 静脉 CTX+TAC，必要时联合血浆置换和 IVIg 的联合治疗方案，较好地改善了该类患者的生存，6 个月、12 个月生存率可达到 89% 和 85%，而常规治疗 12 个月生存率仅 33%，但仍需进一步临床验证。

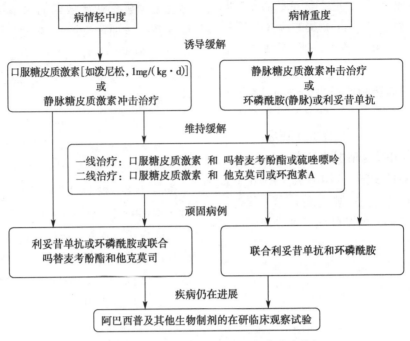

图 14-2-2　合并 ILD 的成人 IIM 推荐治疗流程

6. 合并肿瘤　对于肿瘤相关性肌炎，目前没有循证医学证据支持的治疗推荐。但回顾性研究发现，恶性肿瘤的治疗会带来肌炎的改善，但不一定会完全缓解，大多数患者肌炎仍然作为自身免疫疾病存在，仍然需要免疫抑制剂治疗。不应因恶性肿瘤得到治疗而提前减停药。过早减停药的肿瘤相关性肌炎经常会出现难以控制的肌炎症状恶化。肿瘤治疗通常也会涉及免疫抑制，在恶性肿瘤治疗期间，肌炎的最佳治疗药物是那些不会增加化疗药药效的药物，如糖皮质激素和 IVIg。

七、预后

PM/DM 5 年生存率 75%~95%，多数患者呈慢性病程。发病初重度肌无力、延迟治疗 ≥ 6 个月、吞咽困难、合并肺间质纤维化、心脏受累以及合并肿瘤是预后不良因素。主要死亡原因是恶性肿瘤、感染、呼吸衰竭和心血管疾病。

（李鸿斌）

参 考 文 献

1. Leclair V, Lundberg I E. New Myositis Classification Criteria-What We Have Learned Since Bohan and Peter. Curr Rheumatol Rep, 2018, 20（4）: 18.

2. Lundberg I E, de Visser M, Werth V P. Classification of myositis. Nat Rev Rheumatol, 2018, 14（5）: 269-278.

3. Lundberg I E, Tjärnlund A, Bottai M, et al. 2017 European League Against Rheumatism/American College of Rheumatology classification criteria for adult and juvenile idiopathic inflammatory myopathies and their major subgroups. Ann Rheum Dis, 2017, 76（12）: 1955-1964.

4. Mariampillai K, Granger B, Amelin D, et al. Development of a New Classification System for Idiopathic Inflammatory Myopathies Based on Clinical Manifestations and Myositis-Specific Autoantibodies. JAMA Neurol, 2018, 75（12）: 1528-1537.

5. Mirrakhimov A E. Antisynthetase syndrome: a review of etiopathogenesis, diagnosis and management. Curr Med Chem, 2015, 22（16）: 1963-1975.

6. Witt L J, Curran J J, Strek M E. The Diagnosis and Treatment of Antisynthetase Syndrome. Clin Pulm Med,

2016, 23（5）: 218-226.

7. Kanneboyina N, Heather S G, Ingrid E L. KELLEY & FIRESTEIN'S Textbook of Rheumatology, 10th ed. Amsterdam: Elsevier, 2017.

8. Marc C H, JOSEF S S, ELLEN M G, et al. RHEUMATOLOGY, 7th ed. Amsterdam: Elsevier, 2019.

9. Stuhlmüller B, Schneider U, González-González J B, et al. Disease SpecificAutoantibodies in Idiopathic Inflammatory Myopathies. Front Neurol, 2019, 8（10）: 438.

10. Day J A, Limaye V. Immune-mediated necrotising myopathy: A critical review of current concepts. Semin Arthritis Rheum, 2019, 25. pii: S0049-0172（19）30034-4.

11. Greenberg S A. Inclusion body myositis: clinical features and pathogenesis. Nat Rev Rheumatol, 2019, 15（5）: 257-272.

12. Anquetil C, Boyer O, Wesner N, et al. Myositis-specific autoantibodies, a cornerstone in immune-mediated necrotizing myopathy. Autoimmun Rev, 2019, 18（3）: 223-230.

13. Barsotti S, Lundberg I E. Current treatment for myositis. Curr Treatm Opt Rheumatol, 2018, 4（4）: 299-315.

14. McGrath E R, Doughty C T, Amato A A. Autoimmune myopathies: updates on evaluation and treatment. Neurotherapeutics, 2018, 15（4）: 976-994.

15. Selva-O'Callaghan A, Pinal-Fernandez I, Trallero-Araguás E, et al. Classification and management of adult inflammatory myopathies. Lancet Neurol, 2018, 17（9）: 816-828.

16. Goyal N A, Mozaffar T. Novel Therapeutic Options in Treatment of Idiopathic Inflammatory Myopathies. Curr Treat Options Neurol, 2018, 20（9）: 37.

17. Schmidt J. Current Classification and Management of inflammatory myopathies. J Neuromuscul Dis, 2018, 5（2）: 109-129.

18. McHugh N J, Tansley S L. Autoantibodies in myositis. Nat Rev Rheumatol, 2018, 14（5）: 290-302.

19. Miller F W, Lamb J A, Schmidt J, et al. Risk factors and disease mechanisms in myositis. Nat Rev Rheumatol, 2018, 14（5）: 255-268.

20. Sasaki H, Kohsaka H. Current diagnosis and treatment of polymyositis and dermatomyositis. Mod Rheumatol, 2018, 28（6）: 913-921.

21. Rider L G, Aggarwal R, Machado P M, et al. Update on outcome assessment in myositis. Nat Rev Rheumatol, 2018, 14（5）: 303-318.

22. Mecoli C A, Christopher-Stine L. Management of Interstitial Lung Disease in Patients With Myositis Specific Autoantibodies. Curr Rheumatol Rep, 2018, 10; 20（5）: 27.

23. Mohammed A G A, Gcelu A, Moosajee F, et al. Immune Mediated Necrotizing Myopathy: Where do we Stand?. Curr Rheumatol Rev, 2019, 15（1）: 23-26.

24. Oddis CV, Aggarwal R. Treatment in myositis. Nat Rev Rheumatol, 2018, 14（5）: 279-289.

25. Pinal-Fernandez I, Casal-Dominguez M, Mammen A L. Immune-Mediated Necrotizing Myopathy. Curr Rheumatol Rep, 2018, 20（4）: 21.

26. Adler B L, Christopher-Stine L. Triggers of inflammatory myopathy: insights into pathogenesis. Discov Med, 2018, 25（136）: 75-83.

27. Li S, Ge Y, Yang H, et al. The spectrum and clinical significance of myositis-specific autoantibodies in Chinese patients with idiopathic inflammatory myopathies. Clin Rheumatol, 2019, 38（8）: 2171-2179.

28. Yang H, Peng Q, Yin L, et al. Identification of multiple cancer-associated myositis-specific autoantibodies in idiopathic inflammatory myopathies: a large longitudinal cohort study. Arthritis Res Ther, 2017, 19（1）: 259.

29. Shi J, Li S, Yang H, et al. Clinical Profiles and Prognosis of Patients with Distinct Antisynthetase Autoantibodies. J Rheumatol, 2017, 44（7）: 1051-1057.

第十五章 混合性结缔组织病和重叠综合征

第一节 混合性结缔组织病

混合性结缔组织病（mixed connective tissue disease，MCTD）是一种血清中有高滴度的斑点型抗核抗体（ANA）和抗U1核糖核蛋白（ribonucleoprotein，RNP）抗体，临床上有雷诺现象、双手肿胀、多关节痛或关节炎、肢端硬化、肌炎、食管运动功能障碍、肺动脉高压等特征的临床综合征。MCTD的概念是1972年由Sharp等首先提出，由于部分患者随疾病的进展可成为某种确定的弥漫性结缔组织病，如系统性硬化病（SSc）、系统性红斑狼疮（SLE）、多发性肌炎/皮肌炎（PM/DM）、类风湿关节炎（RA），所以MCTD是否为一个独立的疾病尚存在争议。

一、流行病学

几乎所有人种、所有年龄均可发病，但30~40岁患者多见，平均年龄37岁。女性多发，男女比大约1：3.3。不同人种之间发病率未见明显差异。我国MCTD的准确发病率尚不清楚。在日本人群中，发病率为2.7/10万，在挪威为3.8/10万，每年发病率为2.1/100万。本病通常散发，但也有家族聚集性发病的报道。

二、病因

尚不完全明确。已有研究证明，MCTD与人类白细胞抗原（HLA）-DR4、DR5有关，且U1RNP疾病与HLA-DR4和DR154-61有显著相关性。氯乙烯和硅是唯一与MCTD相关的环境因素，日光暴露不会加重MCTD患者病情。尽管某些患者在盐酸普鲁卡因酰胺治疗开始时会短暂出现抗RNP抗体阳性，但药物与MCTD的发病无关。

三、发病机制

发病机制不清。高滴度的抗U1RNP抗体是本病最重要的免疫学特征。B细胞的高反应性导致高滴度的抗U1RNP抗体及抗U1-70 000抗体，外周血中抗U1-70 000反应性T细胞的存在及T细胞的活化，U1-70 000抗原的凋亡修饰和针对修饰抗原的自身免疫参与MCTD发病。

（一）自身免疫的产生

一种抗体仅与细胞内结构的某一组分（例如剪接体）反应，将导致整个颗粒能被抗原提呈细胞摄取，因此所有组成颗粒的蛋白质都可被抗原加工，以抗原肽形式表达，并连接在HLA-Ⅱ类分子的亲和位点。由于HLA分子的多态性，因此可产生多种应答其他抗原的抗体，这一过程称为表位扩展，被认为是在不同CTD中连锁抗体应答反应中的关键。例如，已证实对URNP复合物中某一组分的免疫反应可以诱导产生针对其他组分的多种自身抗体。通过这种方式，免疫反应随着时间推移而改变，并与临床表现的变化相关。

在自身免疫反应中，T细胞受体（TCR）及HLA分子呈递的抗原肽之间的相互作用非常关键。70kD的抗U1RNP抗体反应与HLA-DR4和DR2表型相关。*HLA-DB*基因的DNA序列分析显示DR2和DR4阳性患者在β链第26、28、30、31、32、70和73位上具有一组共同的氨基酸，并由此形成抗原结合袋，据推测，这两种HLA亚型代表着一种重要的遗传特异性，使特定的抗原肽提呈至相应T细胞受体。与抗U1RNP反应相关的HLA-DR4/DR2上的共享表位与RA中HLA-DR4/DR1的共享表位不同。70kD的多肽有数个不同表位，最一致的序列是KDK DRD RKR RSS RSR，MCTD血清优先与这一区域结合，而SLE血清不具有这种倾向。剪接体的自身免疫反应以不同程度的表位扩展为特征。针对 snRNP 和 hn RNP 最广泛的抗体谱见于 SLE；而针对 snRNP 和 hnRNP 的限制性抗剪接体抗体谱见于 MCTD；而在 RA，抗剪接体抗体谱局限于抗 hnRNP 抗体。总之，SARD 的特征是产生多种能识别进化中保守分子的自身抗体，两个主要理论是凋亡修饰和分子模拟。细胞凋亡过程中修饰的蛋白质能够以绕过对自身蛋白耐受的方式呈递给免疫系统。虽然风湿性疾病的自身抗原没有共同的结构或功能，但它们确实具有聚集成簇和集中于凋亡细胞表面水泡的共同特性。小水泡包含内质网碎片和核糖体，以及核糖核蛋白 Ro。大水泡（凋亡小体）包含核小体 DNA、Ro、La 和 snRNP。在凋亡过程中，一些酶系统被上调，发挥裂解蛋白质的翻译后修饰作用，包括瓜氨酸化、磷酸化、去磷酸化、转谷氨酰胺化和与辅酶结合，提供给分子更多的抗原性。例如，U1-70kD 蛋白被 caspase-3 酶特异性裂解，转化为去除 C 末端的、能够优先被识别的含有 B 细胞表位的片段。

第一个抗体反应的最初刺激物可能是一种非自身蛋白，它在加工后形成的肽段区域模拟自身抗原表位，即所谓的"分子模拟"。感染、毒素、药物和紫外线等环境因素可能会诱导及加速细胞凋亡。对分子模拟的关键限制是抗原序列必须经 TCR 识别。T 辅助（Th）淋巴细胞（CD4$^+$）通常识别 HLA-Ⅱ类分子表面 12~16 位氨基酸的肽段。然而，在某些情况下可以识别更小的蛋白，其比母体配体更具免疫刺激性。因此，T 细胞的抗原识别是高度退化，并因此扩展了分子模拟的潜在作用，因为这些包含五肽的分子折叠倍数远大于含 12 个氨基残基的多肽。针对免疫分子复合物某一组分的免疫应答发生后，蛋白质上的其他表位通过表位扩展作用也可能产生抗原性。

（二）自身免疫的调节

一旦自身免疫反应出现，免疫系统则通过调节性 T 细胞（Treg）进行免疫调节。天然存在的 Treg 以 CD4$^+$CD25$^+$ 和 Foxp3$^+$ 为特征，在胸腺中发育。诱导调节性 T 细胞（iTreg）在外周发育，它们以 CD4$^+$ CD25$^+$ Foxp3$^+$ 和分泌 IL-10 为特征。在许多自身免疫疾病中，Th17 细胞在炎症反应和组织破坏的起始中起关键作用。Th17 细胞产生 IL-17，引起中性粒细胞的活化和迁移；它们还分泌 IL-21 和 IL-22。然而，缺乏 Th17 细胞可能导致机会性感染。Th17/Treg 通常作为疾病活动度或自身免疫疾病易感性的标志物。

四、临床表现

患者可表现出组成本疾病的各种结缔组织病（SLE、SSc、PM/DM 或 RA）的临床症状，多种临床表现可同时或相继出现，不同的患者表现亦不尽相同。在该病早期常见临床表现有双手肿胀、关节炎、雷诺现象、炎性肌病和指/趾端硬化等。

（一）早期症状

大多数患者有易疲劳、肌痛、关节痛和雷诺现象。若患者出现手或手指肿胀、高滴度斑点型 ANA 时，应仔细随诊。未分化结缔组织病（UCTD）患者若出现高滴度抗 U1RNP 抗体预示以后可能进展为 MCTD；急性起病的 MCTD 较少见，表现包括 PM、急性关节炎、无菌性脑膜炎、指/趾坏疽、高热、急性腹痛和三叉神经病。

（二）发热

不明原因发热可能是 MCTD 最显著的临床表现和首发症状。

（三）关节

关节疼痛和僵硬几乎是所有患者的早期症状之一。60% 患者最终发展成典型的关节炎。常伴有与 RA 相似的畸形，如尺侧偏斜、天鹅颈和纽扣花畸形。放射学检查缺乏严重的骨侵蚀性病变，但有些患者也可见关节边缘侵蚀和关节破坏。侵蚀性关节炎通常在 MCTD 发病后约 5 年出现，并且通常与 ACPA 阳性相关。50%~70% 患者的类风湿因子（RF）阳性。

（四）皮肤黏膜

大多数患者在病程中出现皮肤黏膜病变。雷诺现象是 MCTD 最常见和最早期的表现之一，常伴有手指肿胀或全手肿胀。有些患者表现为狼疮样皮疹，尤其是面颊红斑和盘状红斑。黏膜损害包括颊黏膜溃疡、干燥性复合性生殖器溃疡、青斑血管炎、皮下结节和鼻中隔穿孔。

（五）肌肉病变

肌痛是 MCTD 常见的症状，但大多数患者没有明确的肌无力、肌电图异常或肌酶的改变。MCTD 相关的炎性肌病在临床和组织学方面与特发性炎性肌病（IIM）相似，兼有累及血管的 DM 和细胞介导的 PM 病变特点。大多数患者的肌炎往往在全身疾病活动的背景下急性发作，这些患者对短疗程大剂量糖皮质激素治疗反应良好。而轻症炎性肌病者常隐匿起病，对糖皮质激素治疗的反应较差。一些伴发 MCTD 相关多发性肌炎的患者可出现高热。

（六）心脏

心脏全层均可受累。20% 的患者心电图（ECG）不正常，最常见的改变是右心室肥厚、右心房扩大和心脏传导异常。心包炎是心脏受累最常见的临床表现，见于 10%~30% 的患者，出现心包填塞少见。心肌受累日益受到重视，一些患者的心肌受累是继发于肺动脉高压，而肺动脉高压在早期阶段常无症状。对存在劳力性呼吸困难的患者，应注意筛查肺动脉高压。多普勒超声估测右室收缩压能检测到亚临床的肺动脉高压，确定诊断需要通过右心导管显示休息时平均舒张期肺动脉压 >25mmHg。

（七）肺脏

75% 的患者有肺部受累，早期通常没有症状。30%~50% 的患者可发生间质性肺疾病，早期症状有干咳、呼吸困难、胸膜炎性胸痛。高分辨率 CT（HRCT）是诊断间质性肺疾病最敏感的检查方法。HRCT 的最常见早期征象是小叶间隔增厚、周边和下肺叶为主的磨砂玻璃样变。未经治疗的间质性肺疾病通常会进展，4 年随访中 25% 的患者可发展为严重肺间质纤维化。如前所述，肺动脉高压是 MCTD 最严重的肺并发症。硬皮病的肺动脉高压通常是继发于肺间质纤维化，与之不同，MCTD 中肺动脉高压通常是由于肺小动脉内膜增生和中膜肥厚所致。

（八）肾脏

25% 患者有肾脏损害。高滴度的抗 U1RNP 抗体对弥漫性肾小球肾炎的进展有相对保护作用。大多数患者没有症状，有时也可引起肾病综合征，通常为膜性肾小球肾炎，弥漫性肾小球肾炎和实质间质性病变很少发生。有些患者出现肾血管性高血压危象，与硬皮病肾危象类似。

（九）消化系统

胃肠道受累见于 60%~80% 患者。表现为上消化道运动异常，食管下段和下段括约肌压力降低，食管远端 2/3 蠕动减弱，进食后发噎和吞咽困难。在组织学上，表现为食管下段肌层的严重萎缩和平滑肌细胞损失，其次是纤维化。从 MCTD 患者的血清中分离的 IgG 可与来自非 CTD 患者的食管平滑肌细胞发生免疫反应，表明免疫介导是食管疾病的触发因素。并可有腹腔出血、胆道出血、十二指肠出血、巨结肠、胰腺炎、腹腔积液、蛋白丢失性肠病、原发性胆汁性肝硬化、自身免疫性肝炎、吸收不良综合征等。腹痛可能是由于肠蠕动减退、浆膜炎、肠系膜血管炎、结肠穿孔或胰腺炎等所致。

（十）神经系统

中枢神经系统病变并不是本病显著的临床特征，与 SSc 一样最常见的是三叉神经病。头痛是常见症状，多数可能是血管性头痛。有些患者头痛伴发热、肌痛。有些表现类似病毒感染综合征。这些患者中有些出现脑膜刺激征，脑脊液检查显示无菌性脑膜炎。无菌性脑膜炎也可能是一种对非甾体抗炎药（尤其是舒林酸和布洛芬）的超敏反应。一种新的但非常罕见的与抗 U1RNP 抗体相关的中枢系统疾病是脑出血。已有报道 SLE 和 MCTD 弥漫性中枢神经系统受累患者脑脊液中以抗 70kD 为主的抗 U1RNP 抗体水平升高。其他神经系统受累包括癫痫样发作、器质性精神综合征、多发性周围神经病变、脑栓塞和脑出血等。

（十一）血管

雷诺现象几乎是所有患者的一个早期临床特征。中小血管内膜轻度增生和中层肥厚是 MCTD 特征性的血管病变，也是本病肺动脉高压和肾血管危象的特征性病理改变。血管造影显示 MCTD 患者中等大小血管闭塞的发生率高，且大多数患者的甲襞毛细血管显微镜检查血管祥扩张和缺失的模式与 SSc 患者的表现相同。73% 患者可见"灌木丛型"（bushy pattern）的形态。45% 患者抗内皮细胞抗体阳性，携带此抗体的患者易发生肺部病变和自发流产。抗 U1RNP 抗体可诱导内皮细胞释放致炎细胞因子，在血管病变中起致病作用。与 SLE 一样，许多 MCTD 患者出现过早动脉粥样硬化。危险因素包括血脂异常、抗心磷脂抗体、内皮细胞抗体和持续性慢性炎症。热休克蛋白（HSP）60 抗体与 MCTD 中的动脉粥样硬化疾病密切相关，并直接导致内皮细胞损伤。

（十二）血液系统

75% 的患者有贫血。60% 的患者 Coombs 试验阳性，但溶血性贫血并不常见。75% 的患者可有以淋巴细胞系为主的白细胞减少，往往与疾病活动有关。血小板减少、血栓性血小板减少性紫癜、红细胞发育不全相对少见，低补体血症可见于部分病例。50% 患者 RF 阳性，尤其是同时伴有抗 A2/RA33 抗体存在者，常与严重的关节炎相关。抗心磷脂抗体（ACL）或狼疮抗凝物均有报道。与 SLE 中的 ACL 与 $\beta2^-$ 糖蛋白相关不同，MCTD 中 ACL 与血小板减少症相关，而与血栓形成事件无关。

（十三）其他

患者可有干燥综合征（SS）、慢性淋巴细胞性甲状腺炎（桥本甲状腺炎）和持久的声音嘶哑。1/3 患者有发热、全身淋巴结肿大、肝脾大。

五、辅助检查

（一）血清学检查

MCTD 患者中常见轻度慢性炎症性贫血或白细胞减少，有时还有血小板减少和溶血性贫血。大多数患者发生高丙种球蛋白血症。在血清学上，诊断 MCTD 的第一条线索即高滴度斑点型抗核抗体（ANA），滴度通常大于 1∶1 000，有时大于 1∶10 000。如果 ANA 高滴度阳性应该进一步检测 U1RNP、Sm、Ro 和 La 的抗体，必要时还应检测针对 dsDNA 和组蛋白的抗体。MCTD 患者血清中偶有一过性抗 dsDNA、抗 Sm、抗 Ro 抗体阳性，如果它们作为主要抗体持续存在，则临床更倾向于 SLE。高滴度抗 U1snRNP（核小核糖核蛋白颗粒），通常是 IgG 同种型的抗体，构成 MCTD 患者的特征性免疫标记物。RNP 的不同亚型是剪接体的一部分，而剪接体是一种细胞质结构，剪接体参与了前体信使 RNA 转变为成熟剪接 RNA 的过程。两种主要的剪接体亚单位是自身免疫的抗原靶点：核小核糖核蛋白颗粒（snRNP）和核不均一核糖核蛋白颗粒（hnRNP）。此外，50% MCTD 患者 RF 为阳性，ACPA 和抗 -DNA 抗体或 ACL 阳性率较低，低于 SLE 患者。约 80% 的患者抗 Ro52 抗体阳性，而在肺间质纤维化患者中则有近 50% 阳性。

（二）影像学检查

X 线可发现关节间隙狭窄和关节面骨硬化。食管钡餐可发现食管运动异常。X 线、CT 检查可见肺间质纤维化样改变，肺间质纹理增加、线性密度增高影、蜂窝肺样改变，肺动脉段膨出，主要累及肺部下 2/3。高分辨 CT 可用于分辨肺纤维化和间质性炎症。

（三）甲襞毛细血管显微镜

已广泛应用于 SSc 的微血管病的评价和病情监测。MCTD 患者行此项检查可能对评价和预测肺动脉高压有一定意义。

（四）肺动脉高压相关检查

超声心动图简单、无创，是 PAH 的首选检查。6 分钟步行试验是评价 PAH 治疗疗效的常用方法。右心导管检查是诊断 PAH 的"金标准"。在海平面状态下、静息时，右心导管平均肺动脉压力 >25mmHg 被认为存在 PAH，在 21~24mmHg 为临界 PAH。^{99m}Tc- 二乙烯三胺戊乙酸（DTPA）肺扫描用于筛查和观察疗效。

六、诊断标准

对有雷诺现象、关节痛或关节炎、肌痛、手肿胀的患者，如果有高滴度斑点型 ANA 和高滴度抗 U1RNP 抗体阳性，而抗 Sm 抗体阴性者，要考虑 MCTD 的可能，高滴度抗 U1RNP 抗体是诊断 MCTD 必不可少的条件。如果抗 Sm 抗体阳性，应首先考虑 SLE。目前尚无 MCTD 的美国风湿病学会（ACR）诊断标准，但对照研究显示：Alarcon-Segovia（1986 年）和 Kahn（1991 年）提出的 2 个诊断标准敏感性和特异性最高（分别为 62.5%~81.3% 和 86.2%），见表 15-1-1。部分患者起病时倾向 MCTD 诊断，进一步发展的临床表现更符合 SLE 或 RA；在长期随诊中仍有 50% 以上的患者符合 MCTD 的诊断标准。

表 15-1-1 MCTD 诊断标准

项目	Alarcon-Segovia 标准	Kahn 标准
血清学标准	抗 U1RNP ≥ 1 : 1 600（血凝法）	存在高滴度 U1RNP 抗体，相应斑点型 ANA 滴度≥1 : 1 200
临床标准	1. 手肿胀 2. 滑膜炎 3. 肌炎（生物学或组织学证实） 4. 雷诺现象 5. 肢端硬化	1. 手指肿胀 2. 滑膜炎 3. 肌炎 4. 雷诺现象
确诊标准	血清学标准及至少 3 条临床标准，必须包括滑膜炎或肌炎	血清学标准伴有雷诺现象和其余 3 条临床标准中的至少 2 条

七、鉴别诊断

MCTD 首先应与 SLE、SSc、PM、DM、RA、SS 6 种弥漫性结缔组织病鉴别。依据 ACR 或传统分类标准，对典型的弥漫性结缔组织病诊断并不困难。MCTD 患者存在高滴度斑点型 ANA 和抗 U1RNP 抗体，并有雷诺现象、滑膜炎或肌炎、手肿胀，可与弥漫性结缔组织病鉴别。把临床上具有 SLE、SSc、PM/DM 等重叠症状，无肾损害，血清学检查有高滴度斑点型 ANA 及高滴度抗 U1RNP 抗体的，且又不能诊断为某一明确的结缔组织病患者从那些尚未分化为典型的、表现得十分混杂的结缔组织病中区分出来，有着一定的临床意义。此外，MCTD 可能在某一时期以 SLE 样症状为主要表现，在另一时期又以 SSc 或 PM/DM、RA 样症状为主要表现，或最终转为某一特定的结缔组织病。因此，即使对已确诊为 MCTD 的患者，仍要密切观察病情发展。

MCTD 还应与其他重叠综合征鉴别，如 UCTD、硬皮病重叠综合征、肌炎重叠综合征。结缔组织病早期阶段仅表现出 1、2 个可疑的临床和实验室特征，如有雷诺现象，伴有或不伴有不可解释的多关节痛和 ANA 阳性。通常不足以诊断一种明确的弥漫性结缔组织病和 MCTD，在这种情况下，诊断为 UCTD 较为适当。硬皮病重叠综合征存在 SSc（可发生在没有明显皮肤受累的患者或局限型 SSc）与其他结缔组织病的重叠表现和

SSc 相关自身抗体。肌炎重叠综合征则具有符合炎性肌病加至少 1 种或多种如多关节炎、雷诺现象、指 / 趾端硬化、近掌指关节硬化、手指典型 SSc 型钙质沉着、食管下端或小肠运动减弱等疾病特征或特异性自身抗体（包括抗合成酶抗体和硬皮病相关自身抗体）。

八、治疗

MCTD 的推荐治疗方案基于 SLE、PM/DM、RA 和 SSc 的治疗方法，针对受累脏器的不同选择针对性治疗。

1. **雷诺现象** 除了注意保暖、避免手指外伤和使用 β 受体拮抗剂、戒烟外，大多数患者应给予钙通道阻滞剂（例如硝苯地平）。在严重的难治性病例中应考虑局部应用硝酸盐类药物，及内皮素拮抗剂（例如波生坦）、磷酸二酯酶 -5 抑制剂（例如他达拉非）和 / 或前列腺素类似物（例如伊洛前列素）。

2. **关节炎** 以关节炎为主要表现者，轻者可应用非甾体抗炎药，重症者加用抗疟药或甲氨蝶呤。肿瘤坏死因子抑制剂再 MCTD 应用中有争议，有报道其可加重病情。

3. **肌炎** 以肌炎为主要表现者，给予泼尼松 1~1.5mg/（kg·d），难治者加用甲氨蝶呤、静脉注射免疫球蛋白（IVIg）治疗。因抗疟药可导致完全心脏传导阻滞，故束支或束支分支阻滞的患者应谨慎使用。由于存在诱发室性心律失常的风险，因此对心肌炎患者，洋地黄是相对禁忌的。

4. **肺动脉高压（PAH）** PAH 是 MCTD 死亡的主要原因，应定期评估患者的并发症；早期干预是有效管理的关键。PAH 良好管理可降低死亡率和致残率。有效的治疗药物包括抗凝剂和血管扩张剂。无症状患者可试用糖皮质激素和环磷酰胺，维持治疗和定期监测肺动脉压是预防复发的关键。伴有症状者可选择静脉注射前列环素、抗凝、内皮素受体拮抗剂及 5 型磷酸二酯酶抑制药。严重肺动脉高压者可考虑房间隔造口或心肺移植。

5. **肾脏病变** 膜性肾小球肾病：轻型不需要处理；严重者酌情使用泼尼松 15~60mg/d，加环磷酰胺冲击治疗。肾病综合征：单独应用肾上腺皮质激素通常效果不佳；小剂量阿司匹林联合双

嘧达莫预防血栓形成并发症；血管紧张素转换酶抑制剂（ACEI）或血管紧张素受体拮抗剂（ACR）减少尿蛋白，必要时加用环磷酰胺冲击治疗。肾衰竭患者应进行透析治疗。硬皮病肾危象时以ACEI治疗为主。

6. 消化道功能障碍　胃、食管病变治疗方案参考SSc。轻度吞咽困难应用泼尼松者15~30mg/d，伴反流者应用质子泵抑制剂。肠道运动障碍者可使用胃肠动力药。肠道菌群失调者应使用微生物制剂。有肠系膜血管炎者要积极行营养支持，并使用激素、环磷酰胺等治疗。

7. 对于激素治疗无效的血小板减少、顽固性肌炎或溶血性贫血的患者，应考虑静脉输注丙种球蛋白和/或利妥昔单抗。对于难治性疾病患者，应考虑药物治疗联合血浆置换术。已有报道，顽固性肌炎和MCTD患者成功进行了自体外周血干细胞移植。

大多数倾向于间歇发作的症状对激素治疗有效，如无菌性脑膜炎、肌炎、胸膜炎、心包炎和心肌炎等。另一方面，肾病综合征、雷诺现象、毁损性关节病、肢端硬化病和周围神经病通常对激素治疗抵抗。

九、预后与转归

一般认为，抗U1RNP抗体对重度肾脏损害和中枢神经损害有保护作用；由此而言，MCTD比SLE预后良好。进展性肺动脉高压和心脏并发症是MCTD患者死亡的主要原因。心肌炎、肾血管性高血压、脑出血亦可导致死亡。Sharp研究组随访47例MCTD患者29年，62%的患者预后良好，38%的患者疾病持续活动，死亡的11例（23%）患者中9例与PAH相关，2例与MCTD无关。一项匈牙利的研究结果显示，1979年至2011年对280名MCTD患者进行随访，5年、10年、15年生存率分别为98%、96%和88%。死亡的22名（7.8%）患者中，9例与PAH相关，7例与心血管事件有关，3例与血栓性血小板减少性紫癜相关，3例与感染相关。显示，大多数MCTD患者预后相对良好，与早期诊断、早期治疗有关。重要脏器受累者预后差。此外，ACL、抗β₂-GPI和抗内皮细胞抗体（AECA）阳性可能增加死亡风险。国内随诊50例MCTD患者，5年生存率为80%，其中13例（26.0%）发展为其他结缔组织病，包括7例SLE，6例SSc。161例符合Kasukawa标准的患者中42.1%发展为其他结缔组织病，27例符合Alarcon-Segovia标准的患者中12例（44.4%）发展为其他结缔组织病。

第二节　重叠综合征

目前已确定有6种弥漫性结缔组织病（diffuse connective tissue disease, DCTD），包括系统性红斑狼疮（SLE）、系统性硬化病（SSc）、多发性肌炎（PM）、皮肌炎（DM）、类风湿关节炎（RA）、干燥综合征（SS），这些病都是描述性综合征，尚缺乏诊断的"金标准"。典型的DCTD容易诊断，但在疾病早期阶段，常存在一些非特异性共同表现，如雷诺现象、关节痛、肌痛、食管功能失调和抗核抗体（ANA）阳性等，通常称为未分化结缔组织病（undifferentiated connective tissue disease, UCTD），其中只有35%进展为某种DCTD。某些情况下，一种DCTD亦可转变为另一种DCTD。而疾病向典型的DCTD或持续性重叠状态发展的倾向常与某些特征性自身抗体和主要组织相容性复合物（MHC）连锁相关联。因此，联合分析临床特征和血清学特征，将有助于对这一类高度异质的综合征及时准确的诊断、治疗和判断预后。重叠综合征包括UCTD、硬皮病重叠综合征、肌炎重叠综合征和MCTD，其临床表现各异，并常随病情的发展而变化。因此，应定期重新评价诊断和调整治疗策略。

一、未分化结缔组织病

结缔组织病患者在疾病的早期阶段，可能仅表现出1、2个可疑的临床和实验室特征，通常不足以确诊。如许多患者有雷诺现象，伴有或不伴有多关节痛和ANA阳性。在这种情况下，诊断为UCTD较为适当。1项对665例UCTD患者的5年随访研究报道，只有34例患者发展为确诊的CTD，其中RA 13.1%，SS 6.8%，SLE 4.2%，MCTD 4.0%，硬皮病2.8%，系统性血管炎3.3%和PM/DM 0.5%；在起病的最初2年内发展为确诊的CTD的概率最高。症状完全缓解者达12.3%。

诊断UCTD应首先排除骨关节炎（OA）、滑囊炎,腱鞘炎、肌筋膜痛和纤维肌痛综合征。出现持续性关节炎者,需与 RA、脊柱关节炎(SpA)、风湿热、SLE/MCTD 等鉴别;具有一过性关节炎者,需与痛风、焦磷酸盐关节病、感染性关节炎、莱姆病等鉴别;若有肌痛/肌无力和雷诺现象者则需分别与炎性肌病、血管炎、代谢性肌病等和原发性雷诺病、SSc、MCTD、SLE、CREST 等鉴别。

UCTD 出现某些复合特征常预示疾病有向某种 DCTD 发展的可能。如多关节炎加抗 U1RNP 抗体预示 MCTD,干燥症状加抗 SSA、SSB 抗体预示 SS,雷诺现象加核仁型 ANA 预示硬皮病,多关节炎加高滴度 RF 预示 RA,发热或浆膜炎加均质型 ANA 或抗 dsDNA 抗体则预示可能进展为 SLE。

二、硬皮病重叠综合征

SSc 的临床表现有很大的异质性,从预后较差的弥漫性皮肤病变到预后良好的局限性皮肤病变。一些患者与其他结缔组织病还有重叠表现。许多病例中,这些重叠综合征发生在没有明显皮肤受累的患者或局限性硬皮病,如 CREST(C:钙质沉着;R:雷诺现象;E:食管运动障碍;S:指/趾端硬化;T:毛细血管扩张)或不完全 CREST 综合征。大约 90% 的 SSc 患者 ANA 阳性。SSc 相关抗体包括针对拓扑异构酶 1(Scl-70)、着丝点、hnRNP-1、RA33、p23、p25、RNA 聚合酶-1(RNAP-1)、RNAP-Ⅲ、U1RNP、PM-Scl、核仁纤维蛋白、组蛋白、Ku、内皮细胞和 Th/To 等的自身抗体。

特异性抗体类型与疾病的发病率、病死率相关。抗着丝点抗体(ACA)、抗 U3 snRNP 抗体和抗 Th/To 抗体阳性的患者易患局限性硬皮病。而抗 Scl-70 抗体、ACA、抗 RNAP 抗体阳性与弥漫性皮肤受累和系统性疾病相关。携带抗 PM-Scl 抗体的患者可有肌炎-硬皮病重叠并易患间质性肺疾病。大约 60% 硬皮病患者有明显的滑膜炎,35%RF 阳性。导致侵蚀性关节炎者与抗 RA33 抗体相关;SSc 血管病变的特征是内膜增生,坏死性血管炎罕见。

局限性 SSc 常与原发性胆汁性胆管炎(primary biliary cirrhosis,PBC)重叠,称 Reynold 综合征,其特异性抗体是抗线粒体抗体(AMA)。反之,10%~29%PBC 患者 ACA 阳性,其中几乎一半患者具有 CREST 综合征的临床表现。

50%~80% 的患者可有轻度肌肉受累。患者可有 PM-Scl 抗体阳性、PM/DM 表现和双手致畸性关节炎,具有慢性和良性的病程,多数对激素敏感。SSc/SLE 重叠综合征相对少见,但 SSc 出现 ANA 阳性的概率较 ACA 和抗 Scl-70 抗体要高。一般研究中,25%SLE 患者出现抗 Scl-70 抗体阳性。

三、肌炎重叠综合征

PM、DM 及包涵体肌炎(IBM)是经典的特发性炎性肌病(IIM),然而,在 SLE、SSc、MCTD 和 SS 患者中亦可出现相同的临床和血清学特征。肌炎重叠综合征特别是与 SSc 的重叠较典型的 PM 更常见,相关的特异性自身抗体包括抗 PM-Scl 抗体、抗 Ku 抗体和抗 U1RNP 抗体、抗 Jo-1 抗体、抗信号识别颗粒(SRP)和抗氨基酰 tRNA 合成酶(ARS)抗体。与 PM 相关的关节病易形成关节半脱位畸形(尤其是远端指/趾间关节),伴有关节面轻度侵蚀性病变。另一种肌炎重叠综合征出现在 ARS 抗体阳性患者,病情反复缓解和加重,临床表现包括炎性肌炎、发热(80%)、雷诺现象和皮肤病变(70% 有技工手),50%~90% 的患者有关节病,50%~80% 的患者有间质性肺疾病。

间质性肺疾病可能是 ARS 抗体阳性患者的特征性临床表现,并可在病程晚些时候出现肌病。肌炎与抗 U1RNP 抗体关联通常见于 MCTD,但是,一些患者表现炎性肌病,没有雷诺现象,却有抗 U1RNP 抗体联合间质性肺疾病、关节病和神经系统症状。抗 SRP 抗体阳性患者通常有严重、迅速进展的肌炎伴有显著的肌纤维坏死,而炎细胞浸润却不明显。

肌炎重叠综合征的诊断,应符合炎性肌病加至少 1 种或多种下列疾病特征或特异性自身抗体。疾病特征包括:多关节炎、雷诺现象、指/趾端硬化、近掌指关节硬化、手指典型 SSc 型钙质沉着、食管下端或小肠运动减弱、肺一氧化碳弥散量(DLCO)低于正常预计值的 70%、胸部 X 片或 CT 显示间质性肺疾病、盘状狼疮、抗 dsDNA 抗体加低补体血症、美国风湿病学会(ACR)的 SLE 诊断标准 11 条中 4 条或 4 条以上特征、抗磷脂综合征。特异性自身抗体包括抗合成酶(Jo-1、PL-7、

PL-12、OJ、EJ、KS）抗体，硬皮病相关自身抗体（硬皮病特异性自身抗体：ACA、抗 Scl-70、RNA 聚合酶 I 或 III、Th 抗体；硬皮病重叠相关自身抗体：抗 U1RNP、U2RNP、U3RNP、U5RNP、PM-Scl、Ku 和 SRP、核孔蛋白抗体）。区别典型的 PM 和 DM 与重叠综合征对判断疾病预后和治疗有重要意义。典型的 PM 常呈慢性病程，50% 患者对糖皮质激素治疗无效。单纯的 DM 几乎都是（92%）

慢性病程，但 87% 的患者对糖皮质激素治疗有效。肌炎重叠综合征（通常伴有硬皮病特征）几乎都对糖皮质激素有应答（约 90%）。重叠综合征可根据自身抗体分亚型：抗合成酶抗体、SRP、核孔蛋白抗体为激素抵抗型肌炎的标志性抗体；而抗 U1RNP、PM-Scl 或 Ku 则为激素敏感型肌炎的标志性抗体。

（李小峰）

第十六章　成人斯蒂尔病

成人斯蒂尔病（adult-onset Still's disease，AOSD），是一种少见的、病因不明的自身炎症性疾病，发病率为 0.16~0.4/10 万，20~40 岁发病率最高，约占 70%，女性发病率稍高于男性。AOSD 以长期间歇性发热、一过性多形性皮疹、关节炎或关节痛、咽痛、肝脾及淋巴结肿大、外周血白细胞总数及中性粒细胞比例增高等为主要表现。AOSD 是临床上发热待查疾病的一个主要病种，其临床特征非特异性，容易造成误诊和漏诊。

一、演变及认识过程

1897 年，George Still 对 22 例具有发热、一过性皮疹以及关节炎的儿童进行了描述和总结，将该病命名为斯蒂尔病（Still's disease），后人也称之为系统型青少年特发性关节炎（systemic-onset juvenile idiopathic arthritis，SoJIA）。由于该病伴有发热、周围血白细胞总数及粒细胞增多、肝功能受损等系统受累的表现，临床表现酷似败血症或感染，但非病原体感染直接所致，因此又称之为变应性亚败血症综合征（allergic subsepticemia syndrome）。1971 年，Eric Bywaters 首次报道了 14 例成人患者，具有和儿童斯蒂尔病相似的临床表现，成人斯蒂尔病的名称由此形成。1973 年，"变应性亚败血症综合征"被正式命名为"成人斯蒂尔病（AOSD）"，并沿用至今。近些年来，随着人们对疾病认识的加深，越来越多的学者认为 AOSD 和 SoJIA 就是一种疾病，只是发病年龄不同。

二、病因及发病机制

由于 AOSD 具有散发及成人起病的特点，目前认为 AOSD 是一种多基因致病的自身炎症性疾病，但其具体的发病机制尚不清楚，遗传、感染、免疫等多种因素参与其中。

（一）遗传因素

许多研究表明遗传因素与该病密切相关，一些人类白细胞抗原（human leukocyte antigen，HLA）的存在与该病的发生相关，如 HLA-B17、B18、B35、DR2 阳性可增加该病的发生风险，也有报道认为 HLA-B14、DR27、Bw35、Cw4、DR4 及 Dw4 可能与疾病发生相关。一项纳入 264 个 AOSD 患者的全基因组关联研究结果示，HLA Ⅱ 类区域中，*HLA-DRA* 和 *HLA-DRB5* 基因间的 *rs9268791* 位点和 AOSD 发病有很强的关联性，在 *HLA I* 类区域发现了关联性较强的 *rs3094178* 位点，在 HLA 区域外的 *VEGFC*（*rs514410*）基因也观察到了和疾病的关联性。还有学者在 AOSD 患者中发现 *MEFV* 基因突变增加，认为该基因的突变与 AOSD 的发病相关，增加了疾病的易感性。此外，巨噬细胞移动抑制因子（macrophage migration inhibitory factor，*MIF*）基因功能启动子区的多态性可能影响 AOSD 患者血浆中 MIF 的表达水平，并可能参与疾病的发病过程。有学者就 AOSD 患者 IL-18 启动子的基因型进行分析，发现携带单核苷酸多态性（single-nucleotide polymorphism，SNP）*-607/AA* 基因型的患者其 IL-18 水平明显低于 *CA* 基因型以及 *CC* 基因型，并且携带 *SNP-607/AA* 基因型的 AOSD 患者较多发生单发性病程，较少发生慢性致残性关节炎，其预后相对另外两种基因型更好。因此，携带 *SNP-607/AA* 基因型可能对于中国 AOSD 患病人群来说，具有遗传学方面的保护作用。

（二）感染因素

由于 AOSD 患者在发病前常常有咽痛、咽炎等症状，起病后有类似感染的临床表现，因此感染被认为是 AOSD 的主要诱因之一。有研究发现，病毒感染,包括风疹病毒、流感病毒、副流感病毒、乙型肝炎病毒、人类疱疹病毒、HIV病毒、巨细胞病毒、B19细小病毒、埃可病毒及柯萨奇病毒可能通过诱导机体异常的免疫反应,触发AOSD的发生。最新研究更进一步发现,在AOSD患者的血浆中,巨细胞病毒(cytomegalovirus,CMV)抗体水平明显高于健康对照组;并且在初发和复发的AOSD患者中,CMV病毒DNA的拷贝数明显增加,提示CMV病毒感染可能参与了AOSD的发病和复发。此外细菌感染,如耶尔森菌、布鲁氏菌、伯氏疏螺旋体、支原体、沙眼衣原体、肺炎衣原体等也被认为与AOSD的发病有关。

(三)免疫因素

1. 固有免疫 随着对细胞因子和固有免疫细胞研究的不断深入,目前认为固有免疫系统的活化是AOSD发病的核心。其中,中性粒细胞和巨噬细胞的活化在AOSD的发病过程中起到关键作用。趋化因子CXCL8在AOSD患者血清中升高,其趋化中性粒细胞向炎症部位迁移,可能导致慢性关节炎型患者迁延不愈的病程。另外,中性粒细胞活化的标志CD64(Fcγ受体1,FcγR1)在活动期AOSD患者中显著升高,并且与疾病活动度相关。而活化的中性粒细胞还可能通过形成中性粒细胞捕获网(neutrophil extracellular traps,NETs)激活NLRP3炎症小体从而参与AOSD的发病。

此外,很多反映巨噬细胞活化的生物标志物与AOSD的疾病活动性密切相关。其中,巨噬细胞集落刺激因子(macrophage colony-stimulating factor,M-CSF)和γ干扰素在AOSD患者血清中升高,可能起到了促进巨噬细胞向促炎状态分化的作用。此外,可溶性CD163(sCD163)、巨噬细胞移动抑制因子(macrophage migration inhibitory factor,MIF)、钙卫蛋白(calprotectin)在AOSD患者血清中均有升高并且与疾病的活动性相关。AOSD患者容易合并威胁生命的严重并发症——巨噬细胞活化综合征(macrophage-activation syndrome,MAS),也反映了巨噬细胞在AOSD患者中的过度激活。

2. 固有免疫系统受体 外界的危险信号如病原体相关分子模式(pathogen-associated molecular pattern,PAMP)及损伤相关分子模式(damage-associated molecular pattern,DAMP)通过细胞感受器如Toll样受体(Toll-like receptor,TLR)或炎症小体(inflammasome)激活了炎症反应。固有免疫细胞表面的Toll样受体7(TLR7)的活化能募集中性粒细胞向炎症部位迁移,并放大辅助T细胞17(Th17)介导的炎症反应。有研究表明,TLR7-MyD88信号通路在AOSD的DC细胞中表达明显升高。然而,该受体表达谱与系统性红斑狼疮患者相似,可能仅反映TLR7通路参与了炎症性疾病的发生。

炎症小体(inflammasome)是由多种蛋白质组成的复合体,是天然免疫系统的重要组成部分。炎症小体能够识别PAMPs或者DAMPs,招募和激活促炎性蛋白酶caspase-1剪切IL-1β前体(pro-IL-1β)和IL-18前体(pro-IL-18)为IL-1β、IL-18,导致活性IL-1β、IL-18的过度产生。近年来,不断有研究发现NLRP3炎症小体的激活在AOSD发病过程中发挥了重要作用。

3. 细胞因子风暴 目前研究发现AOSD患者血清中促炎性细胞因子显著上调,形成细胞因子风暴,其中,IL-18、IL-1β、IL-6、IL-8、IFN-γ、TNF-α等的表达均显著高于健康对照组。这些细胞因子水平的高低,与疾病的临床表现、病程之间存在相关性,这也从病理生理方面提示了AOSD患者存在异质性。例如,相比于其他风湿性疾病,IL-18在AOSD患者中血清中的表达水平显著升高,而且在滑膜、淋巴结和肝脏等组织中也检测到IL-18的高表达。IL-18在系统型AOSD患者中表达水平明显高于慢性关节炎型,并且和疾病的活动度、AOSD相关的肝炎、高铁蛋白和激素依赖相关,有助于监测治疗反应。血清IL-6升高与发热、皮疹相关,在未治疗的AOSD患者皮疹及血清中可以检测到IL-6的高表达,并与疾病活动性相关。在AOSD患者的血清和组织中也发现TNF-α水平升高,但与疾病活动性无关。近期研究发现,除了促炎性细胞因子表达上调外,抑炎性细胞因子,比如IL-37、IL-10的表达水平也明显升高并和疾病的活动性相关,其上调可能通过抑制过度的炎症反应参与AOSD的发病过程。此外,许多趋化因子也参与炎症反应过程,例如CXCL10、CXCL13及CX3CL1等在

AOSD 患者血清中表达明显升高,并和疾病的活动性相关。

4. 适应性免疫　IL-2R 在 AOSD 血清中浓度的异常升高提示 T 细胞介导的适应性免疫应答在 AOSD 发病中起到了一定的作用。有研究发现在 AOSD 患者的血清、皮肤、滑膜中,分泌 IFN-γ 的辅助 T 细胞(T helper cell, Th)比分泌 IL-4 的辅助 T 细胞占优势,经过治疗达到临床缓解后,产生 IFN-γ 的辅助 T 细胞的平均百分比迅速下降,而产生 IL-4 的辅助 T 细胞比例无明显变化。提示初发未治疗 AOSD 患者外周血和病理组织中 Th1 细胞因子的优势分泌可能参与 AOSD 的发病。有研究发现,重要的促炎细胞因子 Th17 细胞在 AOSD 外周血中显著升高,Th17 水平与疾病活动性、铁蛋白水平及治疗后缓解有关。但是,Th17 细胞的过度反应在 AOSD 发病中究竟是致病环节还是炎症因子风暴引起的下游产物亟待进一步研究。此外,活动期 AOSD 患者中调节性 T 细胞(regulatory T cell, Treg)水平明显低于非活动期患者和健康对照组,而在单发型 AOSD 患者中 Treg 水平显著高于慢性型患者。Treg 分泌的转化生长因子 β(transforming growth factor-β, TGF-β)与 AOSD 的活动性呈负相关,提示 Treg 可能介导了 AOSD 炎症反应的缓解,对疾病起到了保护作用。

三、临床表现及辅助检查

(一)常见的症状及体征

1. 发热　既往的研究提示,84.7%~100% 的 AOSD 患者在疾病活动时可出现发热,呈弛张热型,通常傍晚或夜间体温开始上升,迅速达到或超过 39℃,伴或不伴畏寒、寒战,发热持续时间大于一周,部分患者未经退热处理次日体温可自行降至正常,热退后活动自如。此外,发热可以是 AOSD 的唯一临床症状,当遇到不明原因发热的患者时,要考虑到 AOSD 这一潜在的诊断。

2. 关节炎或关节痛　伴有滑膜炎的关节疼痛或关节炎是 AOSD 第二常见的症状,见于超过三分之二的患者,可为多关节或单关节炎,与发热有一定相关性,发热时加重、热退后缓解。可以累及任意关节,膝、腕关节最常累及。部分患者可表现为双侧对称性的多关节炎,和类风湿关节炎很相似。关节液分析可见白细胞计数升高(>2 000/mm³),滑膜活检呈非特异性滑膜炎。随着疾病的进展,三分之一的患者会出现关节破坏;孤立性双侧腕关节强直,而无掌指关节或近端指间关节的结构性损伤,高度提示 AOSD 的诊断。

3. 皮疹　51.8%~87.1% 的患者可出现皮疹,典型皮疹常为易逝性,与发热相伴随,热退后皮疹消失,呈三文鱼样斑疹或斑丘疹。主要分布于近端肢体或躯干,也可见于面部,多数在疾病恢复后可完全缓解,不留瘢痕。病变皮肤缺乏特异性病理改变。目前亦有持续性非典型性皮疹的报道,表现为固定性线性荨麻疹,色素样丘疹和斑块性荨麻疹等。和典型的皮疹相比,非典型性皮疹患者常具有较高的铁蛋白水平,容易合并严重的系统并发症和对糖皮质激素治疗抵抗。

4. 肌痛　56.2%~83.9% 患者有肌肉疼痛主诉,常常不伴有肌酶升高、肌电图改变。

5. 咽痛　吞咽痛或咽炎可见于多数 AOSD 患者,常伴随发热出现。

6. 脾及淋巴结肿大　AOSD 患者可见脾大和轻-重度颈淋巴结肿大,因此需与淋巴瘤相鉴别。淋巴结活检多为反应性增生或慢性非特异性炎症。

7. 肝脏受累　患者可表现出肝大和肝酶升高。临床表现异质性大,从轻度肝酶升高到危及生命的暴发性肝炎均可出现。在现有文献中,肝脏病理无特异性改变,因此对肝功能异常的患者进行肝脏活检并非必须。多数患者的肝脏损伤经过治疗可完全恢复。值得注意的是,患者的肝功能异常可能与非甾体抗炎药(NSAIDs)治疗相关,要注意鉴别。

8. 心肺　心肺的累及远不如皮肤关节常见,主要累及浆膜(心包炎、胸膜炎)、肺实质(机化性肺炎、浸润性肺部疾病、肺泡损伤、淀粉样变)等,可合并肺动脉高压。

9. 并发症　巨噬细胞活化综合征(macrophage-activation syndrome, MAS)是 AOSD 的一种最常见并发症,发生率为 12%~15%,是一种严重的危及生命的并发症。当 AOSD 患者出现持续性发热,血常规 2~3 项下降时,要警惕 MAS 的发生。当 MAS 发生时,首先要明确其发生是由于 AOSD 的剧烈炎症反应,还是由于治疗过程中应用免疫抑制剂等继发感染所致,其中病毒的重新激活是最常见的原因。AOSD 其他的并发症相对少见,包括血栓性微血管病、暴发性肝功能衰竭、心包填塞、弥散性血管内凝血、成人呼吸窘迫综合征、弥漫性肺泡出血等。

(二)实验室检查

AOSD 患者完善相关检查,常常出现外周血白细胞增多($>10 \times 10^9$/L)、中性粒细胞比例升高($>80\%$),甚至出现类白血病反应、核左移、轻中度贫血,骨髓涂片常提示感染性骨髓象。常伴有 ESR 增快和 CRP 增加,血清铁蛋白水平升高,且糖基化铁蛋白降低($<20\%$)。此外,肝酶轻中度异常也很常见。血清抗核抗体、类风湿因子为阴性。高热时血培养为阴性。当 AOSD 患者出现外周血两或三系的下降,低纤维蛋白原血症或高甘油三酯血症时,要警惕 MAS 的发生。

(三)AOSD 特异性指标和检查

1. **铁蛋白** 有研究表明,血清铁蛋白水平在 AOSD 患者中明显增高,并且高于正常高值五倍以上对于 AOSD 诊断具有重要的提示作用,其敏感度为 100%、特异度为 60%。同时,一些研究认为铁蛋白水平的增高与 AOSD 的疾病活动有关,并且通常被认为是评估疾病活动以及预测 MAS 风险的标志。

2. **糖基化铁蛋白** 大部分炎症性疾病患者处于缓解期时,糖基化铁蛋白都处于正常水平。然而有研究表明,AOSD 患者体内糖基化铁蛋白处于低水平,不论疾病处于活动期或缓解期,即使在缓解期铁蛋白恢复正常水平时,糖基化铁蛋白仍处于低水平。这是因为细胞内非糖基化铁蛋白释放,或者是铁蛋白快速合成超过了糖基化能力的缘故。因此,铁蛋白水平的增高可以作为 AOSD 活动期标志,低水平的糖基化铁蛋白可作为 AOSD 整个病程的指标,即使在疾病缓解期。Fautrel 将低水平糖基化铁蛋白纳入主要诊断标准,使得诊断特异度达到 98%,有助于不典型病例的诊断。

3. **其他指标** AOSD 目前仍然缺乏特异性的血清学指标,各国学者们仍然在不断进行寻找与探索。①钙卫蛋白:为 S100A8 和 S100A9 蛋白的异二聚体,研究发现 AOSD 患者的血清钙卫蛋白水平,比类风湿关节炎以及健康人群均明显升高,其表达水平与白细胞数、血沉、C 反应蛋白、铁蛋白、疾病评分等指标具有良好的相关性,并且随着疾病活动度的下降而降低,然而钙卫蛋白并不是 AOSD 的特异性指标。②血清细胞因子:IL-1β、IL-6、IL-18 在系统型 AOSD 患者血清中高表达,并被作为疾病活动的生物标志物,但由于技术、经济等原因未广泛应用于临床。③晚期糖基化终产物(AGEs)和可溶性 AGEs 的受体(sRAGE):在活动期 AOSD 血清中,AGEs 水平升高并伴随 sRAGE 水平降低,AGEs 和 sRAGE 的表达水平和疾病的活动性相关,提示他们可能参与 AOSD 发病。此外,相比于单发型患者,在多发型或慢性关节炎型的患者中可以检测到更高水平的血清 AGEs。④可溶性 CD163(sCD163):是巨噬细胞活化的标志物,其表达水平在 AOSD 患者血清中升高,但非 AOSD 的特异性指标。此外,趋化因子 CXCL10、CXCL13、巨噬细胞移动抑制因子(MIF)、抗炎细胞因子 IL-37 均有望成为 AOSD 的潜在生物标志物。

4. **PET-CT** 研究发现,90% 临床活动的 AOSD 患者 PET-CT 中可见骨髓、脾脏、淋巴结中 ^{18}F-FDG 的高摄取。在一些发热待查的患者中,PET-CT 的应用有助于鉴别实体肿瘤、淋巴瘤或大血管炎等疾病,协助 AOSD 的诊断。

四、临床诊断以及鉴别诊断

(一)诊断标准

临床较常用的诊断标准有 Yamaguchi、Fautrel 标准、Cush 标准等,目前最常用的诊断标准是 Yamaguchi 标准(表 16-0-1),这个标准应用的前提需要排除感染、肿瘤及其他风湿性疾病。Fautrel 标准(表 16-0-2)减少了排除标准,新加入糖基化的铁蛋白,但因临床检测受限,目前未广泛应用于临床。

表 16-0-1 成人斯蒂尔病诊断的日本标准（Yamaguchi 标准）

主要标准
1. 发热 ≥ 39℃并持续 1 周以上
2. 关节痛持续 2 周以上
3. 典型皮疹
4. 白细胞 ≥ 10×10⁹/L 和中性粒细胞 >80%

（续表）

次要标准
1. 咽炎或咽痛
2. 淋巴结和/或脾大
3. 肝功能异常
4. 类风湿因子和抗核抗体阴性

排除标准
1. 感染性疾病（尤其是败血症和 EB 病毒感染）
2. 恶性肿瘤（尤其是淋巴瘤）
3. 其他风湿性疾病（尤其是系统性血管炎）

诊断
否定排除标准后，符合 5 条标准或以上（其中至少 2 条主要标准）即可诊断为 AOSD

表 16-0-2 成人斯蒂尔病诊断的 Fautrel 标准

主要标准
1. 高热 ≥ 39℃
2. 关节痛
3. 一过性皮疹
4. 咽炎
5. 中性粒细胞 ≥ 80%
6. 糖基化铁蛋白 ≤ 20%

次要标准
1. 典型皮疹
2. 白细胞 ≥ 10×10⁹/L

诊断
符合四项主要标准或符合三项主要标准及两项次要标准时可诊断为 AOSD

AOSD 的临床表现多样、复杂，同时缺乏特异性的生物学指标，实际临床诊断存在一定的挑战。Lebrun 等人分析比较了 1992 年 Yamaguchi 标准以及 2002 年 Fautrel 标准。作者发现两种诊断标准均具有较高的特异度及灵敏度。Yamaguchi 标准灵敏度 96.3%，特异度 98.2%，阳性预测值 94.6%，阴性预测值 99.3%。Fautrel 标准灵敏度 87.0%，特异度 97.8%，阳性预测值 88.7% 并且阴性预测值 97.5%。

（二）鉴别诊断

在临床工作中，AOSD 患者常常以发热待查为主诉，需与感染、肿瘤及其他系统性疾病相鉴别。感染性疾病包括细菌、病毒、寄生虫感染等；肿瘤性疾病中常常与血液系统肿瘤相混淆，如淋巴瘤、血管免疫母细胞性淋巴结病、卡斯尔曼病（Castleman disease）及骨髓增殖性疾病，同时也要注意排除实体肿瘤。其他系统性疾病包括自身免疫性疾病，如系统性红斑狼疮、炎症性肌病、血管炎等；自身炎症性疾病如遗传性自身炎症性综合征，包括家族性地中海热、肿瘤坏死因子受体相关周期综合征等，中性粒细胞皮肤病；以及反应性关节炎，Kikuchi-Fujimoto 病，药物相关的超敏反应等疾病。

五、疾病活动度评估、临床分型与预后

目前，主要应用由 Pouchot 等人提出的系统性评分对 AOSD 患者进行疾病的活动度评估。该评分包括 12 项（每项 1 分，总计 12 分）：发热、典型皮疹、胸膜炎、肺炎、心包炎、肝大或肝功能异常检查、脾大、淋巴结肿大、白细胞增多 >15×10⁹/L、咽痛、肌痛和腹痛。一项意大利的多中心研究，纳入了 100 例 AOSD 患者，对患者进行了系统性评分并随访其预后，作者发现系统评分越高，预后越差。在诊断时，患者系统评分 ≥ 7.0 的 AOSD 患者具有较高的 AOSD 相关的死亡风险，其敏感性为 75.00%，特异性为 67.86%。

AOSD 患者根据临床病程可分为单发型、多发型及慢性型。单发型指发病超过 2 个月但不到 1 年（平均病程 9 个月），可以为自限性的，或随时间推移可达到无药物缓解。起病时全身表现和关节受累可持续数周，应用 NSAIDs、激素或其他免疫抑制剂达到临床缓解，然后逐渐减药，在数月后稳定而不复发。单发型占患者总数的 19%~44%。多发型是指在应用免疫抑制剂治疗的情况下或停药后达到数月（>2 个月）或数年的缓解时，疾病再次的发作。这其中不乏部分 SoJIA 在儿童时期诊断，随后持续数年无药物缓解，然后在成年期复发。在多数病例中，全身症状和关节受累共存。多发型占患者总数的 10%~41%。慢性型患者存在持续性的炎症，导致慢性关节的侵蚀与和全身症状的反复发作，持续时间超过 1 年。这种病程的病例在早期研究中最常见，占患者的 35%~67%。但随着靶向治疗的应用，大大减少了

这种类型病程的患者。有学者提出，多关节炎和发病初期的关节侵蚀可预测疾病慢性化和关节功能预后差。

此外，有学者提出根据 AOSD 患者发病时的主要临床表现将其分为系统型和关节炎型，系统型以发热及全身系统性症状为主要表现，这种类型包括单发系统型和多发系统型；另一种前期以关节炎为主要临床表现，系统症状较温和，这种类型会逐渐演变为慢性关节炎型。

六、治疗及展望

目前，对 AOSD 患者的治疗证据主要是来自较小样本的回顾性系列病例报道，而并非来自前瞻性、双盲、随机试验，因此 AOSD 的治疗仍然是经验性的。轻症者可单独采用非甾体抗炎药，疗效不佳者可改为糖皮质激素联合 DMARDs 药物，生物制剂的出现，为难治性病例提供了更多的治疗选择。

（一）非甾体抗炎药

作为本病治疗的基础用药，在两项回顾性研究中，82%~84% 的 AOSD 患者使用非甾体抗炎药未能控制症状，20% 的患者发生了不良事件。由于风险／收益比率不佳，非甾体抗炎药不再被视为 AOSD 的一线治疗，而将其作为诊断过程中使用糖皮质激素之前的一种支持性治疗，起到抗炎、控制体温、减少关节疼痛的作用。

（二）糖皮质激素

糖皮质激素是治疗 AOSD 的一线用药，在 65% 的患者中可以改善临床症状。推荐糖皮质激素的起始剂量为 0.5~1mg/（kg·d），糖皮质激素起效迅速，大约几小时或几天后即可起效。一般治疗 4~6 周后，当症状和炎症指标恢复正常时开始逐渐减量，以最小维持剂量使用 3~6 个月。部分患者对常规剂量的糖皮质激素反应不佳或合并严重并发症时，可考虑给予甲强龙 500~1 000mg/d，连续用药 3 天，必要时 1~3 周后重复给予。有研究表明，应用 3 天 1mg/（kg·d）的泼尼松体温未降至正常提示预后不佳。此外，对每日单剂泼尼松治疗应答不佳的患者，可以考虑每日多次给药，或者改成地塞米松，往往可以达到临床缓解。

然而，42%~45% 的 AOSD 患者可出现激素依赖。研究发现，较小的发病年龄、脾大、糖基化铁蛋白水平低以及血沉高可提示激素依赖，当出现上述情况时应尽早加用一种 DMARDs 以减少激素用量。

（三）改变病情抗风湿药

对于应用糖皮质激素治疗效果不佳或者虽有效但减量后复发的患者，应尽早使用改变病情抗风湿药（disease-modifying antirheumatic drugs，DMARDs）。国内研究提示，约 44% 的患者需要在糖皮质激素的基础上联合一种 DMARD，13% 需要联合两种，包括甲氨蝶呤、环孢素、来氟米特、硫唑嘌呤等。甲氨蝶呤（MTX）是 AOSD 患者中使用最多的 DMARD，MTX 每周一次，每次 7.5~17.5mg，可减少激素依赖型 AOSD 患者的糖皮质激素用量，据报道，69% 的患者在服用 MTX 后达到完全缓解，39% 的患者完全停用了糖皮质激素。AOSD 患者常合并肝脏受累，但肝脏受累不是 MTX 治疗的禁忌，但需要持续监测转氨酶水平。

环孢素 A（cyclosporine A）：3~5mg/（kg·d）口服，维持剂量为 2~3mg/（kg·d）。一些回顾性研究提示，环孢素治疗系统型 AOSD 的临床疗效与甲氨蝶呤相当，特别是对于合并肝功能异常和／或发生噬血细胞综合征的患者，环孢素有利于早期控制症状。

（四）生物制剂

在生物制剂问世之前，AOSD 的治疗选择仅限于非选择性抗炎方案，如 NSAIDs、糖皮质激素或传统合成 DMARDs。NSAIDs 和糖皮质激素的安全性不佳，而且这些疗法对于严重病例的疗效并不令人满意。事实上，对于至少 30%~40% 的患者来说，传统方法无法控制疾病，对新的靶向治疗提出了很大的需求。AOSD 患者常伴有 TNF-α、IL-1β、IL-6、IL-18 等炎症因子的增高，这些炎症因子参与了疾病的发生和发展。有证据表明，针对 IL-1、IL-6、TNF 和潜在的 IL-18 细胞因子的抑制剂可有效控制炎症反应，改善 AOSD 的症状。

1. 肿瘤坏死因子（tumor necrosis factor，TNF）抑制剂　TNF 抑制剂包括依那西普（Etanercept）、英夫利昔单抗（Infliximab）和阿达木单抗（Adalimumab）。其临床研究多是非对照的小样本临床试验,尽管在一些患者中观察到了比较好的疗效,但未达到一致性结论。总的来说,TNF 抑制剂更适用于慢性关节炎型的患者。尽管缺乏头对头的研究,但在改善系统和关节症状方面,英夫利昔单抗可能比依那西普更有效。TNF 抑制剂的不良反应包括针刺部位反应、皮疹、不明原因的疾病反跳、感染、肝炎暴发等。

2. IL-1 抑制剂 目前有阿那白滞素(Anakinra)、卡纳单抗(Canakinumab)和利纳西普(Rilonacept)。阿那白滞素(Anakinra),是一种重组的 IL-1 受体拮抗剂,用法为每日 100 mg 皮下注射。Anakinra 在系统型患者中获得了很好的疗效。虽然 Anakinra 的疗效在经典的双盲对照试验中并未得到证实,但已发表的所有病例(>250 例)均提示其疗效令人满意,大多数接受 Anakinra 治疗的患者全身症状和关节炎症状都有明显且持续的改善。在这些研究中,系统性症状改善得更快,在几天内即可消失,但关节炎的改善通常需要几周时间的用药。此外,这些患者均可以实现糖皮质激素的减量或停用。一项纳入了 100 多名经 Anakinra 治疗的 AOSD 患者的荟萃分析显示,Anakinra 治疗的缓解率为 80%,35% 的患者可以减少糖皮质激素的用量。但其半衰期短,停药后容易复发。且 Anakinra 需要每天注射,常见局部疼痛的不良反应。值得注意的是,Anakinra 是唯一在 AOSD 的疗效和安全性方面具有长期随访结果的 IL-1 信号通路抑制剂。

卡纳单抗(Canakinumab),一种全人源的抗 IL-1β 的单克隆抗体,是第一个被批准用于 AOSD 治疗的生物制剂,半衰期较 Anakinra 长,每 8 周给药 1 次。虽然 Canakinumab 治疗 AOSD 的总体应用数据有限,但据报道,大多数患者的系统性症状和关节炎的改善迅速并且可以持续数月至数年,通常可以实现激素的逐渐减量。特别是对于那些使用其他 IL-1 抑制剂治疗失败的难治性 AOSD 患者,Canakinumab 展示了很好的疗效。

利纳西普(Rilonacept)是一种可溶性 IL-1 捕获融合蛋白,每周给药 1 次。小样本的数据提示其可以治疗难治性的 AOSD,但临床数据有限。

所有 IL-1 抑制剂的均需要考虑感染及巨噬细胞活化综合征的风险,巨噬细胞活化综合征是 AOSD 的全身表现,还是某些情况下 IL-1 抑制剂治疗的一种副作用,目前尚不清楚。综上所述,对于难治性 AOSD,已发表的数据表明抗 IL-1 治疗可以实现较高的完全或部分缓解率,同时可以实现糖皮质激素的减量或者停药。

3. IL-6 抑制剂 托珠单抗(tocilizumab),是一种人源化抗 IL-6 受体抗体。目前已有多项病例报道了托珠单抗用于难治性 AOSD 的治疗,提示其能够有效地控制发热、皮疹、关节疼痛等临床症状。托珠单抗对于慢性关节炎型患者显示了更好的疗效,但同时也可以改善伴随的全身症状。一项总结了 10 项关于托珠单抗治疗 AOSD 研究(共计 147 例患者)的荟萃分析显示,应用托珠单抗的部分缓解率为 85%,完全缓解率为 77%。此外,托珠单抗可以明显减少糖皮质激素的用量,具有良好的安全性。对于托珠单抗在 AOSD 患者的长期疗效和耐受性还在进一步研究中。

4. IL-18 抑制剂 Tadekinig alfa 是一种重组的人 IL-18 结合蛋白,它是一种天然的 IL-18 抑制剂,通过与 IL-18 高亲和力的结合,抑制 IL-18 与其受体的相互作用,进而抑制 IL-18 诱导的 NF-κB 信号通路的活化和 IFN-γ 的产生。一项纳入了 23 个患者的临床研究提示,经过 Tadekinig alfa 治疗,一些患者的 CRP、IL-18 和铁蛋白等水平降低,皮疹改善,治疗 12 周后,激素的使用剂量明显减少。Tadekinig alfa 总体的安全性良好,注射部位不良反应和感染是最常见的不良事件。总之,Tadekinig alfa 为 AOSD 的治疗提供了一种新的有前景的方法。

(五)静脉注射免疫球蛋白(IVIg)

少数回顾性病例研究报道,4%~43% 的 AOSD 患者在病程中接受了 IVIg 治疗,主要为一些复杂和激素依赖的病例。IVIg 对 AOSD 的病程和预后无影响,对于激素减量的作用仍有待进一步明确。但在危及生命的并发症,如 MAS,IVIg 体现出明显的优势,剂量为 200~400mg/(kg·d),连续 3~5 天,必要时 4 周后重复给予。值得注意的是,每月输注 IVIg 有助于妊娠期 AOSD 的治疗。

在过去的 15 年中,AOSD 的诊断和治疗取得了重大进展。对于 AOSD 的复杂性和异质性,包括遗传基因、天然免疫系统的参与的细胞因子谱等已经有了新的认识。新的治疗 AOSD 的靶向药物已进入了研发和临床试验阶段。然而,由于缺乏可靠的可以对治疗反应及疾病结局进行预测的指标,目前治疗的选择还是取决于患者的临床、实验室检查或影像学的特征。未来的研究将关注如何更好地了解疾病及其并发症的发生,特别是更好地了解疾病的发病机制,寻找诊断和提示预后的生物标志物,实现早期预防危及生命的并发症和疾病的慢性化。

(杨程德　苏禹同)

参 考 文 献

1. Zeng T, Zou Y Q, Wu M F, et al. Clinical Features and Prognosis of Adult-onset Still's Disease: 61 Cases from China. J Rheumatol, 2009, 36(5): 1026-1031.

2. Feist E, Mitrovic S X P, Fautrel B. Mechanisms, biomarkers and targets for adult-onset Still's disease. Nature Reviews Rheumatology, 2019, 9: 1-16.

3. Hu Q, Shi H, Zeng T, et al. Increased neutrophil extracellular traps activate NLRP3 and inflammatory macrophages in adult-onset Still's disease. Arthritis Research & Therapy, 2019, 5: 1-11.

4. Mitrovic S, Fautrel B. New Markers for Adult-Onset Still's Disease. Joint Bone Spine. Société française de rhumatologie, 2017, 18: 1-27.

5. Sun Y, Wang Z, Chi H, et al. Elevated serum levels of interleukin-10 in adult-onset Still's disease are associated with disease activity. Clinical Rheumatology, 2019, 21: 1-6.

6. Chi H, Liu D, Sun Y, et al. Interleukin-37 is increased in adult-onset Still's disease and associated with disease activity. Arthritis Research & Therapy, 2019, 10: 1-12.

7. Gerfaud-Valentin M, Jamilloux Y, Iwaz J, et al. Adult-onset Still's disease. Autoimmunity Reviews, 2019, 2: 1-54.

8. Li Z, Liu H, Chen J, et al. Both HLA class I and II regions identified as genome-wide significant susceptibility loci for adult-onset Still's disease in Chinese individuals. Ann Rheum Dis, 2019.

9. Jia J, Shi H, Liu M, et al. Cytomegalovirus Infection May Trigger Adult-Onset Still's Disease Onset or Relapses. Front Immunol, 2019, 10: 898.

10. Gabay C, Fautrel B, Rech J, et al. Open-label, multicentre, dose-escalating phase II clinical trial on the safety and efficacy of tadekinig alfa(IL-18BP)in adult-onset Still's disease. Ann Rheum Dis, 2018, 77(6): 840-847.

第十七章 复发性多软骨炎

复发性多软骨炎（relapsing polychondritis，RP）是一种免疫介导的、累及软骨和其他富含蛋白多糖成分的软组织的坏死性炎症性疾病，常累及耳、鼻及喉-气管-支气管软骨、眼、关节等器官，常出现特征性耳和鼻软骨损害，呈现反复发作和缓解的特点。约 1/3 患者可伴发其他疾病，常见伴发疾病为系统性血管炎、骨髓异常增生综合征，其他可能的伴发疾病包括系统性红斑狼疮、类风湿关节炎、干燥综合征、强直性脊柱炎、原发性胆汁性胆管炎、白塞病等风湿性疾病，淋巴瘤、白血病及实体肿瘤等。RP 是一种罕见病，各年龄段均可发病，好发于 40~60 岁，发病率无性别差异。

一、病因及发病机制

尚不明确，可能与自身免疫反应相关。研究发现患者体内可出现抗软骨抗体、抗Ⅱ型胶原抗体、抗软骨基质蛋白 matrillin-1 抗体，患者细胞因子水平升高，疾病与 *HLA-DR4* 基因相关。可能的发病机制为易感人群由于创伤、感染等因素导致软骨结构破坏，暴露软骨基质蛋白，免疫系统对软骨抗原产生免疫反应，也可能由于免疫系统对其他与软骨结构相似的成分产生免疫反应的分子模拟现象，进而攻击破坏软骨组织及机体内具有共同基质成分的其他组织结构，如葡萄膜、心脏瓣膜等。

二、病理

软骨组织包括软骨细胞及由Ⅱ型胶原、蛋白多糖、基质蛋白等成分组成的细胞外基质。HE 染色可见软骨膜大量炎症细胞浸润，晚期可见胶原蛋白和弹性纤维破坏，软骨细胞坏死、凋亡，被纤维组织取代。免疫荧光可见软骨周围组织、血管中免疫球蛋白及补体沉积。

三、临床表现

本病可累及全身多系统，主要包括：耳、鼻、气道等软骨、眼、皮肤、关节、心血管、肾脏、神经、血液系统等。不同患者临床表现差异较大，常因症状不典型而延误诊治。

（一）一般情况

可有发热、乏力、消瘦等非特异全身症状。

（二）耳软骨炎

常表现为耳郭红肿、疼痛，也可累及外耳道，耳垂因无软骨不易受累，可单侧或双侧受累，可自行缓解，反复发作，晚期耳郭塌陷、畸形，引起"菜花耳"或"松软耳"（图 17-0-1）。累及内耳，可引起耳鸣、听力下降，严重时可出现感音神经性耳聋，也可出现咽鼓管、前庭功能障碍，表现为眩晕、共济失调等。

（三）鼻软骨炎

鼻软骨及周围软组织肿胀、疼痛，常伴鼻塞、流涕、鼻出血等。也可隐匿起病，表现为鼻软骨塌陷，"鞍鼻"畸形（图 17-0-2）。

（四）呼吸系统

喉、气管和支气管均可受累，早期表现为局限性增厚、软化，后期可因炎症、水肿及瘢痕形成导致气道狭窄，甚至塌陷，可导致声嘶、咳嗽、吸气性喘鸣、呼吸困难等，突发喉软骨塌陷可导致窒息，气道狭窄可导致分泌物不易排出，易合并感染。

（五）眼

可表现为眼球突出、结膜炎、角膜炎、巩膜炎、巩膜外层炎和葡萄膜炎等，严重时可出现角膜穿孔、视网膜血管炎和视神经炎等，甚至失明。

（六）皮肤

可出现非特异症状，如口腔溃疡、紫癜、网状青斑、结节红斑等。伴发骨髓增生异常综合征的患者可能更易出现皮肤损伤。

（七）骨、关节

甲状软骨、环状软骨、肋软骨等可有压痛。关节炎常累及手部关节、膝关节、胸锁关节等，一般为非侵蚀性关节炎。

（八）心血管系统

可发生主动脉瓣膜或二尖瓣瓣膜病变、心脏传导阻滞、心肌炎、心包炎、动脉瘤等。

（九）其他

也可出现肾脏受累如肾小球肾炎、神经系统受累如脑神经病变、血液系统受累如贫血、血小板减少等。合并白塞病时称为 MAGIC 综合征（mouth and genital ulcers with inflamed cartilage）。

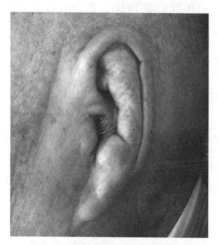

图 17-0-1 复发性多软骨炎耳郭畸形

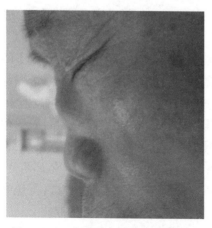

图 17-0-2 复发性多软骨炎鞍鼻畸形

四、辅助检查

辅助检查需评估已有脏器受累、可能的脏器受累情况及合并症。

血常规可发现正细胞正色素性贫血、血小板减少、白细胞轻度增高，尿常规可发现血尿、蛋白尿等。血沉、C 反应蛋白也可升高。尚无公认的特异性自身抗体。部分患者可出现 ANA、RF、ANCA 阳性。抗软骨抗体、抗 Ⅱ 型胶原抗体、抗 matrillin-1 抗体因其敏感性及特异性不高，未应用于疾病的诊断。

心电图可发现心脏传导阻滞，超声心动图可发现心脏瓣膜病变、心肌炎、心包炎等。肺 CT 可发现气道的狭窄、增厚、肺纤维化、肺部感染等，肺功能可发现气道狭窄导致的阻塞性通气障碍。纤维支气管镜虽然可以直观地观察到气道的水肿、狭窄病变，但为有创操作，可能加重气道病变、出血感染等。关节超声可发现非侵蚀性关节炎。PET/CT 可以早期发现无症状的软骨炎。有相关症状的患者还应完善听力、视力及前庭功能检查等。

五、诊断

最早的较为公认的诊断标准是 1975 年 McAdam 提出的诊断标准（表 17-0-1），目前应用较多的则是 1986 年 Michet 提出的诊断标准（表 17-0-2）。2012 年又提出了复发性多软骨炎的疾病活动指数（RPDAI），可用于评估病情的严重程度（表 17-0-3）。

表 17-0-1 复发性多软骨炎的 McAdam 标准

1. 双侧耳软骨炎
2. 非侵蚀性血清阴性多关节炎
3. 鼻软骨炎
4. 眼（结膜炎、角膜炎、巩膜炎、巩膜外层炎和葡萄膜炎）
5. 呼吸道软骨炎（喉和气管软骨）
6. 耳蜗和 / 或前庭功能障碍（听力下降、耳鸣、眩晕）

注：以上 6 条中符合 3 条或 3 条以上，可确诊，不需要活检证据。

但临床症状不典型者，或只有 1 条时，需做活检进行诊断。

表 17-0-2 复发性多软骨炎的 Michet 标准

主要标准
1. 明确的发作性耳软骨炎
2. 明确的发作性鼻软骨炎
3. 明确的发作性喉气管软骨炎

次要标准
1. 眼炎
2. 听力下降
3. 前庭功能障碍
4. 血清阴性炎性关节炎

注：确诊需符合 2 项主要标准或 1 项主要标准加 2 项次要标准。受累软骨的组织活检非必需条件。

表 17-0-3 复发性多软骨炎疾病活动指数（RPDAI）评分

项目	得分	项目	得分
关节炎	1	葡萄膜炎	9
发热	2	鼻软骨炎	9
胸骨柄软骨炎	3	巩膜炎	9
CRP 升高	3	角膜溃疡	11
紫癜	3	感觉神经性耳聋	12
血尿	4	运动或感觉性神经病变	12
肋软骨炎	4	呼吸道软骨炎（无急性呼吸衰竭）	14
胸锁关节软骨炎	4	视网膜脉管炎	14
巩膜外层炎	5	累及中到大血管	16
蛋白尿	6	肾衰竭	17
前庭功能障碍	8	心肌炎	17
心包炎	9	急性二尖瓣或主动脉瓣关闭不全	18
耳郭软骨炎	9	脑炎	22

注：每项临床活动的分数权重不同。所有分数的总和得出 RPDAI 分数。理论得分最高为 265。

六、鉴别诊断

根据患者的主要临床表现，与相应的疾病进行鉴别。

（一）耳郭病变

应与其他可引起外耳病变的疾病鉴别，如创伤、冻疮、感染（细菌、梅毒、麻风、结核）等。

（二）鼻软骨炎

应与其他可引起鞍鼻的疾病鉴别，如创伤、肉芽肿性多血管炎、梅毒、麻风、结核等。

（三）眼炎

应与其他可引起眼炎的疾病鉴别，如脊柱关节炎、肉芽肿性多血管炎、白塞病等。

（四）关节炎

应与其他关节炎鉴别，如类风湿关节炎、脊柱关节炎、痛风性关节炎、骨关节炎等。

（五）气管、支气管增厚狭窄变形

应与气管的外压性狭窄、感染性疾病、肿瘤、慢性阻塞性肺疾病、淀粉样变等疾病鉴别。

（六）主动脉病变

应与梅毒、马方综合征、动脉粥样硬化等疾病鉴别。

（七）其他

应积极鉴别是否伴发系统性血管炎、骨髓异常增生综合征、其他风湿性疾病、肿瘤等。

七、治疗

RP 的治疗目标主要是缓解症状，阻止疾病进展，保护脏器功能，延长生存期，改善生活质量。治疗的基本原则是根据患者病情及合并症情况，选择糖皮质激素和免疫抑制剂治疗，还应强调多学科协作。

应教育患者注意休息，避免感染和创伤等诱发因素。

轻症患者可选择非甾体抗炎药、秋水仙碱、氨苯砜。糖皮质激素是基本治疗用药，常用剂量 $0.5 \sim 1.0 \text{mg/(kg·d)}$。新近出现严重眼炎、感音神经性耳聋、严重喉、气管软骨炎及系统性血管炎时，可行甲泼尼龙冲击治疗（$500 \sim 1\,000 \text{mg/d}$，连用 $3 \sim 5$ 天），然后减至常规剂量使用，并逐渐减量。联合使用免疫抑制剂可更好地控制病情，协助糖皮质激素减量。可使用甲氨蝶呤、来氟米特、环磷酰胺、吗替麦考酚酯、硫唑嘌呤等。生物制剂治疗经验有限，常用于难治性患者，可使用 TNF-α 抑制剂（依那西普、阿达木单抗、英夫利西单抗）、IL-6 受体单抗（托珠单抗）等。目前认为利妥昔单抗没有显著的疗效。

严重的眼炎应予眼部专科治疗，如局部注射糖皮质激素或使用糖皮质激素类滴眼液等。感音神经性耳聋可行耳蜗移植。对于气道严重狭窄、塌陷的患者,应行正压通气、金属支架置入术或气管切开造瘘术。对于心脏瓣膜病变患者,可行心脏瓣膜修补术或瓣膜置换术。

八、预后

应早期诊断,早期治疗,定期复诊,监测评估药物疗效及副作用,以改善预后。患者最常见的死亡原因是感染、喉气管或支气管受累和血管炎。其他预后不良因素包括导致顽固性心衰的心脏瓣膜病、肾脏病变、并发恶性肿瘤和贫血。

（徐 健）

参 考 文 献

1. 葛均波,徐永健,王辰. 内科学. 第9版. 北京:人民卫生出版社,2018.

2. (美)菲尔斯坦著,栗占国,等译. 凯利风湿病学. 第9版. 北京:北京大学医学出版社,2015.

3. 中华医学会风湿病学分会. 复发性多软骨炎诊断和治疗指南. 中华风湿病学杂志,2011,15(7):481-483.

4. Arnaud L, Devilliers H, Peng S L, et al. The Relapsing Polychondritis Disease Activity Index: development of a disease activity score for relapsing polychondritis. Autoimmun Rev, 2012, 12: 204-209.

5. Goldman L, Schafer A I. Goldman-Cecil Medicine. 25th ed. Amsterdam: Elsver, 2016.

第十八章 IgG4 相关性疾病

IgG4 相关性疾病（immunoglobulin-G4 related disease, IgG4-RD）是一组近年来新被定义的自身免疫性疾病，主要有以下几个特点：①单个或多个受累组织器官肿大；②有相对特异的组织病理学表现；③常伴血清 IgG4 水平升高（并非所有）；④对糖皮质激素反应较好。

该疾病的认识经历了一个漫长而曲折的过程，Kawa 和 Kawano 将此形容为一只穿越医学历史黑夜的乌鸦，这个比喻形象的描述出了该病发现之艰难。十九世纪末，米库利兹病（Mikulicz disease）和干燥综合征（Sjögren's syndrome）的先后报道，开启了人类认识 IgG4-RD 的大门，但由于两者相似的临床表现，后人们对两者的定义合而又分历经半个多世纪。直到人们在自身免疫性胰腺炎（autoimmune pancreatitis, AIP）患者发现血清 IgG4 水平升高，才为本病的最终发现和定义拉开了序幕。随着研究的深入，越来越多的结果表明 AIP 与血清 IgG4 存在某种关系。在接下来的时间内，胰腺外损伤陆续被发现，并且被证实均有血清 IgG4 水平升高和特征性的组织学表现，这些共同的血清学表现和组织学表现促使人们将各组织器官的不同表现联系起来，最终促成了 IgG4 相关性疾病这一疾病体的发现。在此过程中，包括眼科、耳鼻喉、神经、胃肠、呼吸、肾病内科、风湿科、泌尿科、放射科、口腔科、心血管外科等专家等在内的众多学者的经验拓宽了 IgG4-RD 的范围，而其他基础研究者也在本病的认识中起到了不可估量的作用。

一、病因

迄今为止，IgG4-RD 确切的病因尚不清楚。但多因素参与该病的发生被多数学者所认可，其中包括遗传、环境特别是微生物感染与分子模拟、自身抗体、固有免疫和适应性免疫等。

二、发病机制

IgG4-RD 是一种自身免疫性疾病，多种分子及细胞组分可能参与其中，从免疫学的角度，IgG4-RD 发病机制可以基本概括为：由模式分子（pattern molecules, PMs）结合模式受体（pattern recognition receptors, PRRs）启动固有免疫应答，经过抗原提呈，引发后续的适应性免疫（包括细胞免疫及体液免疫）反应。传统的观念认为 IgG4-RD 引起的纤维化和嗜酸性粒细胞浸润是典型 Th2 型免疫应答表现，已有研究表明 IgG4-RD 患者外周血中 IgE 升高，受累组织中高表达促纤维化因子 TGF-β1，以及在患者（特别是有过敏史的患者）外周血及受累组织中均存在增多的嗜酸性粒细胞及 Th2 细胞。B 细胞可能通过提呈抗原及分泌抗体在 IgG4-RD 的发病中起到推动作用。外界刺激，如病原微生物，通过模式识别受体或分子模拟，则有可能通过激活固有免疫系统从而诱发或者促进 IgG4 相关性疾病的发生发展。近期的研究提示，CD4+ 细胞毒性 T 细胞（CD4+CTL）、滤泡辅助性 T 细胞（follicular helper T cell, Tfh）以及浆母细胞（plasmablasts）可能在 IgG4-RD 的发病中发挥重要作用。

（一）CD4+ 细胞毒性 T 细胞

CD4+CTL 是一种兼具细胞因子分泌及细胞毒作用的 T 淋巴细胞。IgG4 相关性疾病患者的外周血中及受累组织中发现了大量高度寡克隆的 CD4+SLAMF7+ CTL，该类细胞作为效应记忆性 T 细胞（effector/memory T cell, TEM）表达颗粒酶 A/B 及穿孔素，可能通过分泌 IFNγ、IL-1β 及 TGF-β1 等促纤维化因子，及细胞毒作用直接造成受累组织的损伤。

（二）滤泡辅助性 T 细胞

滤泡辅助性 T 细胞（follicular helper T cell,

Tfh）是一组高表达 BCL6、CXCR5 及 ICOS 和 PD-1 的 T 细胞亚群，其由初始 T 淋巴细胞发育而来，在淋巴器官中，对于辅助 B 细胞的体细胞高频突变（somatic hypermutation，SHM）及同种型转换（isotype switching）有重要作用，从而对体液免疫反应产生影响。Tfh2 与 IgG4-RD 关系较为密切，其与疾病活动度、受累器官数目及浆母细胞的同种型转换有关，但是 IgG4-RD 疾病中发现的 Tfh 并不仅局限于 Tfh2，Tfh1 和 Tfh17 在 IgG4-RD 的发生发展中似乎也起了一定的作用。

（三）浆母细胞

浆母细胞（plasmablasts）是一种循环中可以分泌抗体的 B 细胞，是长寿命浆细胞的前体，其特征表面标志为 $CD19^+CD27^+CD20-CD38hi$。IgG4-RD 患者外周血及受累组织均可检出升高的浆母细胞。有研究提示，外周血浆母细胞数与血清学阳性的 IgG4-RD 患者血清 IgG4 水平及循环中 Tfh2 细胞数呈正相关。

此外，表达于 B 细胞上的 IgG4 可以协助 B 细胞特异性识别抗原表位，使得相应 B 细胞发挥抗原提呈作用。近年来，数个 IgG4-RD 中的自身抗原被检出。然而，IgG4 抗体本身在 IgG4-RD 发病中所发挥的作用仍然不明。

三、病理

组织病理学检测仍是协助诊断 IgG4-RD 的重要方法。目前 IgG4-RD 病理诊断主要基于 2011 年 IgG4-RD 国际研讨会上达成的专家共识，包括①特征性的组织学表现：大量淋巴浆细胞浸润、席纹状纤维化和闭塞性静脉炎；② $IgG4^+$ 浆细胞浸润：主要表现为受累组织中 $IgG4^+$ 浆细胞数量及其与 IgG^+ 细胞的比值（$IgG4^+/IgG^+$ 细胞）升高。其他常见组织病理学特征还包括管腔未堵塞的静脉炎和组织中一定程度的嗜酸性粒细胞浸润，而弹性蛋白染色有助于识别受累血管。

但在实际临床应用中，病理检测仍存在不少难题，例如少数 IgG4-RD 受累组织中三个特征性表现有时并不同时出现。如淋巴结、肺、小唾液腺和泪腺中，席纹状纤维化和闭塞性静脉炎一般不明显或不出现。同时，组织标本取材方法如细针穿刺等也可能会造成技术性偏差。

不同受累组织中 $IgG4^+$ 浆细胞数量 / 高倍镜视野（high power field，HPF）的推荐值迄今尚未统一，但总体来说 $IgG4^+$ 浆细胞 /HPF 应 >30~50 个。但在肾脏中，$IgG4^+$ 浆细胞 /HPF>10 个即可认为阳性。受累组织器官纤维化程度亦可影响淋巴浆细胞浸润，如腹膜后纤维化中 $IgG4^+$ 细胞少见。$IgG4^+$ 浆细胞 /IgG^+ 细胞比值 >40% 是协助诊断 IgG4-RD 的重要依据，有时该比值比 $IgG4^+$ 浆细胞计数更准确，尤其是在针刺活检组织、重度纤维化组织或与 Castleman 病相鉴别时。

临床上有多种疾病与 IgG4-RD 的组织病理学表现相类似，如慢性炎症、肿瘤、感染、其他自身免疫病和不同形式的血管炎等。一般而言，若病理学检查发现以下表现则不提示 IgG4-RD：大量组织细胞浸润，大量中性粒细胞浸润，恶性浸润，巨细胞浸润，明显坏死，原发性肉芽肿性炎（primarily granulomatous inflammation），坏死性血管炎。此外，还应该排除淋巴增生性 / 组织细胞性疾病（如多中心 Castleman 病，Rosai-Dorfman 病，淋巴瘤）、自身免疫病（如干燥综合征，原发性硬化性胆管炎）、梭形细胞瘤（如炎性肌纤维母细胞瘤）和感染等。

四、临床表现

IgG4-RD 的典型表现是临床上发现弥漫性或局灶性假瘤样肿块形成。该病通常亚急性发病，少数情况下可伴乏力、发热等全身症状。患者常因感到不适方才就诊。也有部分患者的病灶是在出于其他目的行影像学检查或是组织病理学检查时无意中发现的。但是，IgG4-RD 也可对患者造成极大的危害，当疾病累及某些重要器官时，患者会出现较显著的组织器官损伤或功能障碍，如腹膜后纤维化时，可因纤维包块包绕大血管或输尿管，导致肾衰竭，从而危及患者生命。

本病的临床表现与受累组织器官的分布和数目等因素有关。患者可同时或先后出现多个组织器官受损，不同器官受累的表现可相互掺杂在一起，使得临床特点复杂多变且不具有特异性。该病可以累及全身多个脏器或系统，包括胰腺、泪腺、眶周及内组织、唾液腺、硬脑膜、垂体、甲状腺、动脉、纵隔、腹膜后、肠系膜、皮肤、淋巴结、胆系、肝、肺、胸膜、心包、肾、乳腺、前列腺等（表 18-0-1）。其中又以胰腺、唾液腺和泪腺受累最为常见。I 型 AIP（IgG4 相关性胰腺炎）时常出现胰腺外损伤（49%~80%），主要包括肺门淋巴结病（80.4%）、胰腺外胆管受累（73.9%）、泪腺和唾液腺损伤（39.1%）、肾脏受累（30%）、甲状腺功能减退（22.2%）、肺并发症（13.3%）和腹膜后纤维化（12.5%）等。少数患者的病变可能会局限于某个器官或区域，随着时间推移可在数月或数年后出现其他器官受累。此外，约 40% 的 IgG4 相关性疾病患者可伴有过敏症状如过敏性皮炎、哮喘样发作或慢性鼻窦炎等，并常可见外周血嗜酸性粒细胞及血清 IgE 浓度升高——这也是很多学者曾推测本病是亦一种过敏性疾病的原因。但到目前为止，人们尚未发现确定的过敏原。

本病好发于中老年人，20 岁以下发病者罕见，也有案例报道称儿童也可发病。除头颈部等部位受累外，其他部位器官受累以男性患者较为常见。

表 18-0-1 IgG4 相关性疾病命名（依据器官）

器官 / 组织	命名
胰腺	I 型自身免疫性胰腺炎（IgG4 相关性胰腺炎）
眼	为该类疾病眶周表现的整体概念，具体在下方列出
泪腺	IgG4 相关性泪腺炎
眶部软组织（眶部炎性假瘤）	IgG4 相关性眶部炎症（或 IgG4 相关性眼眶炎性假瘤）
眶外肌疾病	IgG4 相关性眼眶肌炎
眼眶及多发解剖结构受累	IgG4 相关性泛眼眶炎症（包括泪腺疾病，眼外肌受累以及其他潜在眼眶内并发症）
唾液腺（腮腺及下颌下腺）	IgG4 相关性涎腺炎，或者更确切，IgG4 相关性腮腺炎或 IgG4 相关性下颌下腺疾病
硬脑膜病	IgG4 相关性硬脑膜炎
垂体病	IgG4 相关性垂体炎
甲状腺	IgG4 相关性甲状腺疾病
主动脉	IgG4 相关性主动脉炎 / 主动脉周炎
动脉	IgG4 相关性动脉周炎
纵隔	IgG4 相关性纵隔炎

续表

器官 / 组织	命名
腹膜后	IgG4 相关性腹膜后纤维化
肠系膜	IgG4 相关性肠系膜炎
皮肤	IgG4 相关性皮肤病
淋巴结	IgG4 相关性淋巴结病
胆管	IgG4 相关性硬化性胆管炎
胆囊	IgG4 相关性胆囊炎
肝脏	IgG4 相关性肝病（指的是区别于胆道受累的肝脏受累）
肺	IgG4 相关性肺病
胸膜	IgG4 相关性胸膜炎
心包	IgG4 相关性心包炎
肾	IgG4 相关性肾病。特定类型应该被定义为 IgG4 相关性肾小管间质性肾炎和继发于 IgG4 相关性疾病的膜性肾小球肾炎。累及到肾盂的应该定义为 IgG4 相关性肾盂炎
乳腺	IgG4 相关性乳腺炎
前列腺	IgG4 相关性前列腺炎

（一）1 型 AIP（IgG4 相关性胰腺炎）

自身免疫性胰腺炎（autoimmune pancreatitis，AIP）是 IgG4 相关性疾病的原型，也是 IgG4 相关性疾病谱的众多疾病中人们认识最深入的一种。AIP 分为 1 型和 2 型，其中前者是 IgG4 相关性疾病在胰腺的表现，因此又被称为 IgG4 相关性胰腺炎，或淋巴浆细胞硬化性胰腺炎（lymphoplasmacytic sclerosing pancreatitis，LPSP）。该型 AIP 具有典型的 IgG4 相关性疾病的组织学表现；2 型 AIP 又被称为非 IgG4 相关性胰腺炎或特发性导管中心性胰腺炎，多表现为胰腺小叶内中性粒细胞浸润及胰管上皮受损，一般不伴血清 IgG4 水平升高和组织 IgG4+ 浆细胞浸润。

1 型 AIP 是亚洲 AIP 患者常见的类型，多见于中老年男性。其既可以急性起病，也可缓慢起病，主要表现为胰腺病变，也可以胰腺外器官病变为主要表现。约 3/4 患者出现梗阻性黄疸，多为轻中度，也可为重度，可呈进行性或间歇性；约 1/3 患者有体重减轻；约 1/2 患者可有糖尿病；约 2/5 患者有非特异性的轻度上腹痛或上腹不适，可向背部放射。这些临床表现与胰腺癌相似。有些 1 型 AIP 患者,患者可表现为腹痛甚至是急性胰腺炎,或因体检时发现胰腺增大来就诊。另外,患者可伴有腹泻以及全身不适、乏力、恶心、呕吐等非特异性症状,症状可持续数周至数月。体格检查可有皮肤、巩膜黄染,部分有上腹部轻压痛,也可无阳性体征。胰腺常出现局限性或弥漫性肿大,易被误诊为胰腺癌而接受不必要的手术,因此近年来逐渐引起重视。

除了胰腺以外,患者常同时或先后出现其他器官受累,如胆管、泪腺、涎腺、腹膜后、肾、肺等的病变,因此临床表现复杂多样。胰腺外的损伤与胰腺病变可同时或先后出现,可以通过影像学等检查(CT、MRI、PET-CT)发现,但胰腺外损伤的性质最终需要组织学检查来证实。

(二)米库力兹病

米库力兹病(Mikulicz's disease, MD)于 1888 年由 Johann von Mikulicz-Radecki 首次报道,是一种特发性双侧泪腺和大唾液腺(腮腺和下颌下腺)对称性无痛性肿大的疾病,单侧腺体受累虽相对少见。MD 也可出现其他部位器官受累,临床症状相对轻微,预后较好。现在已证实 MD 是 IgG4 相关性疾病谱中的一部分,2011 年在波士顿举行的 IgG4 相关性疾病的国际性会议上,与会专家建议将 MD 按照受累腺体的部位命名为 IgG4 相关性泪腺炎或 IgG4 相关性唾液腺炎。

(三)IgG4 相关性肾脏疾病

IgG4 相关性肾脏损害,可分为两大类:①IgG4 相关性疾病直接累及肾脏,可表现为 IgG4 相关性肾小管间质性肾炎、炎性假瘤等;②IgG4 相关性疾病相关性腹膜后纤维化、前列腺炎或输尿管炎性改变所致的肾后性梗阻性肾病。前者主要发生于中老年人,男性好发(占 73%~87%),主要表现为急性或慢性肾功能不全,可伴有蛋白尿。

(四)腹膜后纤维化

腹膜后纤维化(retroperitoneal fibrosis, RPF)是以腹膜后组织慢性非特异性炎症并纤维化为病理特征,进而导致周围组织器官被包绕、受压,尤以输尿管受累最为突出表现的一类结缔组织病。IgG4 相关性 RPF 多见于老年男性,多以缓慢而隐匿的方式起病,缺乏特异性,其临床症状与纤维化包绕压迫输尿管、腹主动脉及其分支、下腔静脉、神经等有关。

(五)IgG4 相关性垂体炎

该病起病较为缓慢,病程较长。大部分患者多表现为不同程度的乏力,轻度低热;因糖尿病尿崩症引起的多尿,烦渴;还可表现为因垂体增大压迫周边组织引起视力下降,视野缺损,以单侧或双侧颞侧视野缺损的报道较为多见。最重要的临床表现是垂体功能减退的表现,垂体激素水平下降可以导致甲状腺、性腺、肾上腺等腺体不同程度的功能低下。甲状腺功能低下主要表现为面色苍白、面容衰老、面部水肿、表情淡漠、反应迟钝、智力减退、心率缓慢、心音低钝、心输出量减少等;性腺功能低下在男性患者主要表现为性欲减退、阳痿和第二性征退化;在女性主要表现为闭经、性欲减退或消失、乳腺及生殖器明显萎缩、丧失生育能力等。肾上腺皮质功能低下表现为乏力、食欲减退、上腹痛、体重减轻、心音微弱、心率缓慢、血压降低等,机体抵抗力较差、易发生感染、感染后易发生休克和昏迷。

(六)IgG4 相关性甲状腺炎

在桥本氏甲状腺炎中存在一种特殊的亚型,该亚型表现出与其他器官 IgG4 相关性疾病极为相似的病理学特征,称为 IgG4 亚型(IgG4 mated, lgG4- positive plasma cell-rich group)桥本氏甲状腺炎,即 IgG4 相关性甲状腺炎。与非 IgG4 亚型的桥本氏甲状腺炎相比,其具有一系列独特的临床特征:

1. 非 IgG4 亚型的桥本氏甲状腺炎多发于 30~50 岁的中年的女性,女性与男性患者的比例为 8~9 : 1,但是在 IgG4 亚型中,此比例显著性降低,约为 3 : 1,说明 IgG4 亚型更容易发生在中老年男性患者。

2. 非 IgG4 亚型的桥本氏甲状腺炎通常起病隐匿,且大多进展缓慢,而 IgG4 亚型病情进展较快,短期就会出现甲状腺肿及甲状腺功能减退的临床症状。

3. IgG4 亚型桥本氏甲状腺的患者接受甲状腺全切术时的平均年龄显著低于非 IgG4 亚型患者。其次,与非 IgG4 亚型相比,IgG4 亚型患者手术前的患病时间显著性缩短,但是此两种亚型的手术指征未见明显差异。

4. IgG4 亚型患者甲状腺功能减退不明显,多呈现出亚临床甲状腺功能减低状态,同时多数患者会合并其他器官受累。

(七) IgG4 相关性肺病

以肺部受累症状就诊的患者相对较少,临床症状缺乏特异性,大多数为亚急性起病,可表现为四种临床类型:炎性假瘤、中央气道疾病、局限或弥散性间质性肺炎,胸膜炎。常见的症状有咳嗽、气短,常为干咳,也可为咳痰、血痰,可能是由于肺内血管受累所致。严重者可出现呼吸困难、喘息、咯血等。累及胸膜时有胸痛症状。

(八) IgG4 相关性前列腺炎

较为罕见,好发于老年男性。患者的临床表现比较轻微,可有尿频、尿急、尿痛、夜尿增多、排尿迟缓、尿线细而无力等现象,临床上常与前列腺良性增生的症状难以区分。

(九) IgG4 相关性淋巴结病

IgG4 相关性淋巴结病可表现为某特定器官浸润的局灶性 IgG4 相关性淋巴结病,或伴发多器官浸润的全身性 IgG4 相关性淋巴结病。常见于老年男性,全身各部位均可出现,最常见累及的部位为纵隔、腹腔和腋窝淋巴结。肿大的淋巴结大小不一,但一般不超过 2cm。患者可伴或不伴有发热、乏力、盗汗、贫血等症状。全身性 IgG4 相关性淋巴结疾病患者可因其他组织和 / 或器官的受累而出现相应的临床症状。

(十) IgG4 相关性硬化性胆管炎

可表现为梗阻性黄疸、腹痛或上腹部不适、体重减轻等。易合并其他脏器受累,常出现相应的症状:如 AIP、唾液腺肿大、腹膜后囊肿、淋巴结炎等。其中,合并 AIP 的发生率可高达 90%。

(十一) 其他部位 IgG4 相关性疾病

除上述部位外,IgG4-RD 还可累及主动脉、乳腺、皮肤等全身几乎所有组织、脏器,引起相应临床症状。

五、辅助检查

除病理检查外,针对 IgG4-RD 的辅助检查主要包括实验室检查与影像学检查。其中,影像学检查的选择取决于患者的临床症状、受累部位、当地医疗条件等因素。

(一) 实验室检查

部分 IgG4 相关性疾病患者可检测到自身抗体,如低滴度类风湿因子(rheumatoid factor, RF)和低滴度的抗核抗体(antinuclear antibody, ANA)。

1. **血清 IgG4** 血清 IgG4 水平升高是 IgG4-RD 发现的契机,因此它一度被认为是 IgG4-RD 诊断、疾病活动度和疗效判断以及预后评估的生物学标志物。但其后研究发现,血清 IgG4 水平升高并不是 IgG4-RD 的独特的生物学指标,其也不能作为本病诊断的充分和必要条件。但是,当 IgG4 水平检测与临床表现、影像学检查及病理检查结果等相结合时,其在 IgG4-RD 的诊断中仍具有很高的敏感性。此外,血清 IgG4 水平检测操作简单快捷、创伤小,可作为本病重要的筛查指标,因此血清 IgG4 水平检测对于该病的诊治仍具有十分重要的临床意义。

2. **外周血浆母细胞** 外周血浆母细胞水平在 IgG4-RD 临床诊治中的价值在近年来逐渐受到重视。有研究显示,即使血清中 IgG4 水平正常的患者,其外周血中 $CD19^{low}CD38^+CD20^-CD27^+$ 浆母细胞数也明显增加,并且与血清中 IgG4 水平升高的患者相比无统计学差异,提示了外周血浆母细胞数可能是一个协助诊断 IgG4-RD 的较好的潜在指标。同时亦有报道,$CD19^+CD24^-CD38^{hi}$ 浆母细胞 / 浆细胞数在活动性 IgG4-RD 患者的外周血中明显升高,并在治疗后随之下降,提示其可能用于本病的诊断和治疗后反应的监测。

(二) 影像学检查

1. **CT 与 MRI** CT 和 MRI 检查在本病的诊疗中应用广泛,是诊断的重要依据。IgG4-RD 导致的器官损害往往在 CT 表现为器官肿大或假瘤,而在 MRI 的 T_2 加权像表现为低信号。

2. **超声** 超声检查安全、简便,是 IgG4-RD,尤其是胰腺、泪腺、唾液腺等脏器受累的重要筛查工具。例如弥漫性肿大的胰腺在腹部超声检查中可表现为"腊肠样"改变,回声减低,伴有散在斑点状高回声。胰腺周边可伴有低回声的"被膜"(capsule-like rim),为 AIP 胰腺损伤的特征性表现。但超声检查对操作人员的经验和知识储备的要求较高。并且,由于无法提供足够分析的组织结构,超声引导下细针穿刺取材进行病理检查尚不能作为 AIP 诊断的依据。

3. **PET-CT** ^{18}F-FDG-PET-CT 是诊断肿瘤及判断肿瘤分期的重要手段,近年来它在 IgG4-RD

中的应用也逐渐受到关注。研究发现，^{18}F-FDG-PET-CT 在本病的诊断、鉴别诊断、器官受累分布的判断、活检部位的选择、疗效的判断、复发的监测中均是一种有效的工具。但由于该检查手段放射量相对较大、费用较高，在实际应用时需具体结合患者的情况；而上述因素也在一定程度上限制了患者在随访监测时该检查手段的应用。

六、诊断

目前依然建议临床医师使用 2011 年日本 IgG4 相关性疾病综合诊断标准［comprehensive diagnostic criteria for IgG4-related disease（IgG4-RD），2011］的诊断策略协助诊断，即在排除了恶性疾病及相似性疾病后，依据：

1. **体征** 单个或多个器官弥散性/局部肿胀。

2. **血清学** IgG4 浓度升高（≥ 1 350mg/L）。

3. **病理组织学** 淋巴细胞和浆细胞浸润和纤维化、IgG4$^+$/IgG$^+$ 细胞 >40% 和 >10 个 IgG4$^+$ 浆细胞/HPF，3 个不同层面的指标对患者做出确诊，或在疑诊状况下，依据器官特异性标准对患者做出最终的确诊（图 18-0-1）。

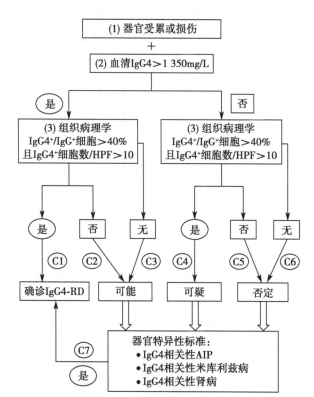

图 18-0-1 2011 年日本 IgG4 相关性疾病综合诊断标准流程图

七、鉴别诊断

许多疾病都可导致肿块样的损害并在组织活检时呈现 IgG4$^+$ 浆细胞增多的病理表现，因此在本病的诊疗过程中，需要始终注重鉴别诊断，积极排除肿瘤、感染和其他免疫性疾病。

（一）淋巴瘤

淋巴瘤是最常见的淋巴造血系统恶性肿瘤。因为淋巴结肿大和其多系统损害容易与 IgG4-RD 混淆。两种疾病的诊断及鉴别诊断主要依靠组织病理学及临床表现，但是对疾病早期和不典型病变时，免疫组化、流式细胞学及骨髓涂片是对组织病理学的一个重要补充，必要时应反复多次、多部位取材活检，动态观察病灶变化，并结合影像学、生化指标及药物治疗反应，以更有效地鉴别这两种疾病，减少误诊及漏诊。

（二）POEMS 综合征

POEMS 综合征是一种与浆细胞异常增殖有关的多系统疾病。其主要临床表现为多发性神经病变（polyneuropathy，P）、脏器肿大（organomegaly，O）、内分泌病变（endocrinopathy，E）、M 蛋白血症（M protein，M）和皮肤改变（skin changes，S）。因为其系统性损害，尤其是脏器肿大（肝、脾、淋巴结为多），在临床表现上与 IgG4 相关性疾病极为相似。但是两者的组织病理学表现不同，故可以作为很重要的鉴别诊断的方法，POEMS 综合征的病理学表现是异常的浆细胞为主，且 <5%，IgG4 相关性疾病主要表现为浆细胞浸润及不同程度的纤维化伴有嗜酸性粒细胞浸润，但细胞形态正常。值得注意的是，11%~30% 的 POEMS 综合征可以合并多中心 Castleman's 病（MCD），其浆细胞型的组织病理特征与 IgG4 相关性疾病中的 CD 样型非常类似，此时需要结合患者临床表现、实验室检查综合考虑。

（三）卡斯尔曼病

卡斯尔曼病（Castleman disease，CD）由 Castleman 等于 1954 年首次报道而得名，又称巨大淋巴结增生症或血管滤泡性淋巴结增生。多数为良性疾病，以浅表或深部淋巴结无痛性肿大为特征，并可伴多系统受累，是一种较少见的介于良性反应性增生和恶性单克隆增殖性疾病之间的淋巴组织增生性疾病。无论在好发年龄、组织学特点还是全身淋巴结无痛性肿大的特征性表现上，MCD 与 IgG4 相关性疾病都有相似之处，但 IgG4 相关性疾病除引起淋巴结肿大外，多有结外表现。二者的鉴别应该包括病理检查、血清学检查和免疫组化结果等，而不能仅依靠某一单一检查。

（四）胰腺癌

AIP（尤其是局灶性 AIP）与胰腺癌的临床表现相似，患者均可出现梗阻性黄疸、体重下降、轻度腹部不适等。AIP 发病率远低于胰腺癌，因此临床上 AIP 易被误诊为胰腺癌。两者的鉴别需充分分析临床特点、影像学、实验室检查、病理学及激素疗效等资料。临床上 AIP 可伴有胰腺外表现，如硬化性胆管炎、涎腺炎、泪腺炎等。影像学检查中，AIP 的 CT 和 MRI 典型征象为胰腺边缘光滑，可有包膜，而胰腺癌一般轮廓不规则；AIP 的动态增强 CT 显示胰腺病变延迟、均匀强化，而胰腺癌动态增强后多表现为不均匀、低强化肿块；AIP 在 ERCP 中的典型征象为主胰管弥漫性、节段性或局灶性狭窄，管壁不规则，狭窄段近端胰管无显著扩张，而胰腺癌则表现为主胰管突然截断伴近端胰管扩张。

八、治疗

（一）治疗原则

所有有症状的活动性 IgG4-RD 的患者均需治疗。胰腺、肝脏、肾脏、肺部等重要脏器受累、或者可因严重炎性反应和纤维化导致晚期不可逆损伤的脏器受累（例如胆系、肾脏等）均为早期治疗的指征。部分无症状患者也需治疗，例如即使尚无临床症状，影像学提示胰腺肿块或弥漫性肿大的 AIP 患者，或因 IgG4-RD 硬化性胆管炎导致持续肝功能不良的患者。如果疾病进展迅速可能会导致某些器官不可逆性损害的时候，需行紧急治疗，例如合并以下疾病：主动脉炎、腹膜后纤维化、近端胆管狭窄、小管间质性肾炎、硬脑膜炎、胰腺增大、心包炎等疾病时，即使无症状也可能会造成重度、不可逆性的损伤，需要尽快积极治疗以改善预后（包括中到大剂量的激素联合某些机械性干预）。

（二）药物治疗

1. 糖皮质激素 对于有治疗指征且无禁忌证的患者，糖皮质激素是一线治疗手段。

（1）诱导缓解：推荐口服泼尼松 30~40mg/d，一般为 0.6mg/（kg·d），具体的剂量需根据患者本身的体重及病情严重程度等进行适当的调整。根据临床表现及相关的实验室检查，可每 1~2 周减 5mg。治疗过程中需注意激素引起的感染、血糖升高等不良反应。

对于多数患者，激素治疗起效迅速，可有效降低 IgG4 的水平，改善患者累及器官的影像学表现。在激素治疗 1~2 周后，可进行血清学及影像学检查评估病情是否有所改善。当激素治疗无效时，需警惕肿瘤等疾病的可能，并应重新评估患者病情，以及考虑先前诊断的正确性。

（2）维持治疗：经诱导缓解后，推荐小剂量糖皮质激素维持治疗。当激素减至 2.5~5mg/d 后，如患者病情稳定，可维持上述剂量 1~3 年。激素治疗是否停止则应根据每个患者具体疾病的状态、血清学及影像学的改善情况以及是否存在严重的激素治疗不良反应等综合决定。

（3）复发患者的激素治疗：IgG4-RD 病情复发很常见。即使是在糖皮质激素维持阶段，仍有近 30% 的患者出现疾病复发。

在不同部位受累的患者中，有一些特异的复发预测指标。例如，在 IgG4 相关胆管炎中，近端胆管受累是复发的预测指标之一。IgG4 相关性肾病患者起病初即出现慢性肾功能不全和血清 IgE 升高是激素治疗后导致慢性肾萎缩的预测指标之一，因而推荐在肾小球滤过率下降至 70ml/（min·1.73m^2）之前开始行激素的干预治疗，效果往往较为令人满意。

不同治疗方式下亦有各自预测复发的指标。例如对于激素单药治疗的患者，提示其复发的指标包括：初始治疗前嗜酸性粒细胞增高、IgG4-RD RI（IgG4-RD responder index）评分基线值偏高、超过 5 个以上脏器受累，及泪腺炎。而血清 IgG4、总 IgE 以及循环中嗜酸性粒细胞的基线值水平对于 IgG4-RD 经利妥昔单抗治疗后疾病的复发具有较好的预测意义。

大多数复发的患者可以通过再次使用初始治疗剂量的激素获得疾病的缓解，必要时可通过增加激素的剂量，或通过延长治疗疗程（维持治疗）更好的控制病情。但部分患者，例如出现明显激素副作用等情况，则需要加用其他激素助减剂。

2. 激素助减剂　当患者存在单用激素治疗不能控制疾病、因疾病活动需持续应用糖皮质激素不能递减、激素减量过程中出现疾病反复、因持续应用糖皮质激素致使激素副作用较为突出时，推荐激素联合激素助减剂治疗，主要包括传统改善病情抗风湿药（disease-modifying anti-rheumatic drugs，DMARDs）和生物制剂两种类型。

传统的 DMARDs 的选择包括吗替麦考酚酯（MMF）、硫唑嘌呤（AZA）、环磷酰胺（CTX）、来氟米特（LEF）、甲氨蝶呤（MTX）、他克莫司（FK506）、6- 巯基嘌呤（6-MP）、沙利度胺等。其中，以 MMF 和 AZA 在临床中应用最为广泛，前者的推荐剂量为 750~1 000mg，2 次 /d，口服；后者的推荐剂量为 2~2.5mg/（kg·d），口服，这两种药物对于 IgG4-RD 相关胰腺炎、胆管炎及硬脑膜受累的患者均被证实有效。如 MMF 和 AZA 治疗反应不佳或者患者无法耐受，亦可考虑其他 DMARDs，但这些 DMARDs 的应用目前仅出现于少数个案报道中，其治疗用法用量主要根据患者的病情和临床医师的经验。而其是否有效及最佳用药方案则有待大型队列研究证实。

生物制剂在 IgG4-RD 中应用也逐渐受到重视。利妥昔单抗（Rituximab）是抗 CD20 的单克隆抗体，主要用于清除 B 细胞，并在对 IgG4-RD 的治疗中取得了较好的效果。对于治疗过程中可预见的疾病复发，或激素减量过程中出现复发，或存在激素抵抗，或激素副作用较明显时，可考虑使用利妥昔单抗，对于部分传统治疗失败的患者也可以选择该药。目前推荐的使用方法有两种，一种为诱导缓解阶段 375mg/m²，每周一次静脉注射，使用 4 周，一种为 1 000mg/ 次 ×2 次，隔 2 周 1 次。此两种方式疗效类似。患者在应用利妥昔单抗后临床症状可得到迅速缓解，血清 IgG4、外周血浆细胞以及 IgG4⁺浆细胞水平显著下降。尤其是在 IgG4 相关肥厚性硬脑膜炎的患者中，如传统的 DMARDs 治疗效果不佳，可考虑选择使用该药。

（三）手术与介入治疗

手术与介入治疗也是一些难治性患者可选择的治疗方法之一。如果 IgG4-RD 患者存在严重的器官纤维化，例如眶周纤维性假瘤和硬化性肠系膜等，或者对激素等药物治疗效果不佳时，可考虑选择手术或介入治疗。研究发现某些患者可通过手术或介入治疗的方式得到减少并发症及复发等获益效果。例如，对于本病所致长期梗阻性黄疸的患者，支架植入引流也是一种有效的快速治疗方法。硬化性胆管炎的患者，如果激素治疗效果不佳，或者恶性疾病不能排除时，也推荐行手术治疗。

九、预后

极少数 IgG4-RD 患者可自行缓解；但部分患者可因重要脏器受累危及生命。多数患者对糖皮质激素反应良好，但本病复发很常见。总体而言，影响疾病的复发指标主要包括：男性、发病时较年轻、血清 IgG4 水平偏高、激素起始用量和 / 或维持治疗的激素量偏小、未接受维持治疗、治疗的延迟、既往复发史、初始治疗前嗜酸性粒细胞增高、超过 5 个以上脏器受累等等，且如果患者血清 IgG4 水平偏低但影像学提示病变较重同样提示疾病易复发。

决定治疗效果的主要因素是受累所处的病变阶段（即处于"早期炎症期"或"晚期纤维化期"）。处于炎症期的患者对激素与免疫抑制剂的治疗反应通常较好，而已形成纤维化的患者对激素和免疫抑制剂，甚至利妥昔单抗的治疗反应较差。磁共振扩散加权成像（DWI）可以反映病变部位炎症及纤维化的程度，进而帮助临床确定治疗策略。但也有研究显示，组织病理类型与治疗反应无关，而应用激素对已呈现广泛纤维化病变的患者也有效。疾病的预后也与器官受累有关，如有甲状腺及腹膜后受累的患者，对治疗的反应相对较差，易进展为广泛的纤维化。

（董凌莉）

参 考 文 献

1. Deshpande V, Zen Y, Chan J K, et al, Consensus statement on the pathology of IgG4-related disease. Mod Pathol,

2012, 25（9）：1181-1192.

2. Umehara H, Okazaki K, Masaki Y, et al. Comprehensive

diagnostic criteria for IgG4-related disease（IgG4-RD），2011. Mod Rheumatol, 2012, 22（1）: 21-30.

3. Khosroshahi A, Wallace Z S, Crowe J L, et al, International consensus guidance statement on the management and treatment of IgG4-related disease. Arthritis Rheumatol, 2015, 67（7）: 1688-1699.

4. Kamisawa T, Zen Y, Pillai S, et al, IgG4-related disease. Lancet, 2015, 385（9976）: 1460-1471.

5. Carruthers M N, Khosroshahi A, Augustin T, et al. The diagnostic utility of serum IgG4 concentrations in IgG4-related disease. Ann Rheum Dis, 2015, 74（1）: 14-18.

6. Wallace Z S, Mattoo H, Carruthers M, et al. Plasmablasts as a biomarker for IgG4-related disease, independent of serum IgG4 concentrations. Ann Rheum Dis, 2015, 74（1）: 190-195.

7. Lee J, Hyun S H, Kim S, et al. Utility of FDG PET/CT for differential diagnosis of patients clinically suspected of IgG4-related disease. Clin Nucl Med, 2016, 41（5）: e237-243.

8. Kamisawa T, Okazaki K, Kawa S, et al. Japanese consensus guidelines for management of autoimmune pancreatitis: Ⅲ. Treatment and prognosis of AIP. J Gastroenterol, 2010, 45（5）: 471-477.

9. Kamisawa T, Okazaki K, Kawa S, et al. Amendment of the Japanese Consensus Guidelines for Autoimmune Pancreatitis, 2013 Ⅲ. Treatment and prognosis of autoimmune pancreatitis. J Gastroenterol, 2014, 49（6）: 961-970.

10. Carruthers M N, Topazian M D, Khosroshahi A, et al. Rituximab for IgG4-related disease: a prospective, open-label trial. Ann Rheum Dis, 2015, 74（6）: 1171-1177.

11. 蔡邵哲, 明冰霞, 董凌莉. IgG4 相关性疾病研究进展. 内科急危重症杂志, 2018, 24（02）: 100-105.

第十九章 自身免疫性肝病

自身免疫性肝病（autoimmune liver disease，AILD），是一组由于自身免疫异常导致的、以肝脏为特异性免疫病理损伤器官的自身免疫性疾病，主要包括了自身免疫性肝炎（autoimmune hepatitis，AIH）、原发性胆汁性胆管炎（primary biliary cholangitis，PBC）、原发性硬化性胆管炎（primary sclerosing cholangitis，PSC），以及这三种疾病中任何两种之间的重叠综合征、其他自身免疫性疾病的肝脏受累等，是区别于病毒感染、酒精、药物、遗传等其他因素所致的一组肝病。本章主要讲述自身免疫性肝炎及原发性胆汁性胆管炎。

第一节 概　述

一、自身免疫性肝炎

AIH 是一种自身免疫反应介导的肝脏实质炎症，临床上以血清转氨酶增高、高免疫球蛋白 G（immunoglobulin G，IgG）和 / 或 γ- 球蛋白血症、自身抗体阳性为特点，肝组织学病理上以界面炎、汇管和汇管周围区淋巴细胞特别是浆细胞浸润为特点。常伴发其他肝外自身免疫性疾病。近年来，由于自身抗体检测和肝活检病理学检查的积极开展，AIH 检出率增加，已成为我国非病毒性肝病最常见的病因之一。

AIH 呈全球性分布，可发生于任何年龄段，峰值年龄为 51 岁，女性多发（男∶女 =1∶4）。北欧白种人群年发病率为 1.07~1.9/10 万，患病率为 16.9/10 万。亚太地区人群的年发病率为 0.67~2/10 万，患病率为 4~24.5/10 万，我国尚缺乏翔实的流行病学数据。

二、原发性胆汁性胆管炎

PBC 是一种自身免疫反应介导的、非化脓性的肝内中小胆管炎症性疾病，临床上以乏力伴皮肤瘙痒、肝内胆汁淤积、自身抗体阳性为主要特征，肝组织学病理上为进行性、非化脓性、破坏性肝内小胆管炎为典型特征。

PBC 亦呈全球性分布，年发病率为 0.33~5.8/10 万、患病率 1.91~40.2/10 万，北美及北欧国家发病率最高，中老年女性多见。我国 PBC 检出率逐年增加，2010 年报道患病率为 49.2/10 万，40 岁以上女性患病率为 155.8/10 万。

第二节　发病机制及临床表现

自身免疫性肝病大多数隐匿起病，呈慢性病程、缓慢进展，不及时诊断与治疗可发展至肝硬化、肝功能失代偿、肝功能衰竭。少数也可急性起病并导致急性肝功能衰竭，其自然发展过程可分为四个阶段。①临床前期：无临床症状，无生物化学指标异常，仅 ANA 阳性；②无症状期：主要表现为生物化学指标异常、ANA 阳性，但无明显临床症状；③症状期：出现疾病直接相关的临床症状和 / 或体征，PBC 患者在 10 年内门静脉高压相关并发症的发生率为 10%~20%；④失代偿期：出现疾病所致肝硬化以及门静脉高压并发症的临床症状和 / 或体征，包括食管胃底静脉曲张破裂所致消化道出血、腹水、肝性脑病等。实验室指标以胆红素进行性升高为主，其血清水平越高则提示生存时间越短、预后不佳。

典型的临床表现，分别如下：

一、自身免疫性肝炎

该病通常慢性起病、起病隐匿，10%~20% 患者无明显症状和 / 或体征，近 30% 患者就诊时已出现肝硬化临床表现，主诉呕血、黑便、腹胀、发热等症状,查体发现肝脾大、移动性浊音阳性等。AIH临床异质性大,最常见症状为嗜睡、乏力、全身不适。约25%患者为急性起病,可快速进展为急性肝功能衰竭。

AIH常合并其他自身免疫性疾病,包括自身免疫性甲状腺炎、糖尿病、炎症性肠病、类风湿关节炎、干燥综合征、银屑病和系统性红斑狼疮等。

二、原发性胆汁性胆管炎

最常见乏力和皮肤瘙痒,随着疾病进展可出现胆汁淤积症相关表现,以及自身免疫性疾病相关临床表现。

(一)乏力

见于40%~80%患者,具体可表现为倦怠、嗜睡、注意力不集中、社会兴趣缺乏、工作能力丧失等。可发生于任何阶段,与组织病理、肝损伤的程度无相关性,是死亡的独立预测因素。

(二)皮肤瘙痒

见于20%~70%患者,具体可表现为局部或者全身瘙痒,夜间加重。

(三)胆汁淤积症表现

①骨病:骨代谢异常容易导致骨软化症、骨量减少(30%~50%)和骨质疏松(14%~52%);②脂溶性维生素缺乏:胆酸分泌减少可导致脂类吸收不良伴脂溶性维生素 A、D、E、K 等缺乏,从而出现夜盲、神经系统损害和凝血酶原活力降低等;③高脂血症:常伴高密度脂蛋白胆固醇、甘油三酯升高,可见皮肤黄色瘤等。

(四)自身免疫性疾病表现

常合并干燥综合征、自身免疫性甲状腺疾病、类风湿关节炎、硬皮病、系统性红斑狼疮、多发性肌炎、混合性结缔组织病、溶血性贫血、自身免疫性血小板减少症等自身免疫性疾病。

第三节　诊断及鉴别诊断

一、辅助检查

(一)生化检查

AIH 的主要病理生理改变是免疫介导

的肝细胞损伤,因此以谷草转氨酶(aspartate aminotransferase, AST)和谷丙转氨酶(alanine aminotransferase, ALT)升高为主,而碱性磷酸酶(alkaline phosphatase, AKP)和γ-谷氨酰转肽酶(gamma-glutamyl transpeptidase, GGT)正常或者轻度升高。病情严重时血清总胆红素可明显升高。IgG 和/或γ-球蛋白显著升高,不仅作为诊断依据,而且与肝内炎症程度、治疗疗效均相关。

PBC 的主要病理生理改变是非化脓性胆管炎导致肝内胆汁淤积,因此以 AKP 明显升高(正常水平2~10倍)为突出生物学标志物,GGT 也可升高,转氨酶通常正常或者轻至中度升高(<5倍正常值上限)。免疫球蛋白 M(immunoglobulin M, IgM)有2~5倍升高。

(二)免疫学检查

血清自身抗体阳性,是自身免疫性肝病的临床特征之一。

1. 自身免疫性肝炎　AIH 患者中可存在一种或者多种的高滴度自身抗体,但特异度不一、与疾病病情严重度不平行。具体包括抗核抗体(antinuclear antibody, ANA)、抗平滑肌抗体(anti-smooth muscle antibody, ASMA),以及抗可溶性肝抗原/肝胰抗原抗体(anti-soluble liver antigen/liver-pancreas antigen, anti-SLA/LP)、抗肝肾微粒体(anti-liver-kidney microsomal antigen, anti-LKM)-1型抗体以及抗肝细胞溶质抗原(anti-liver cytosol, anti-LC-1)-1型抗体等。根据自身抗体不同进行 AIH 分型:

(1)1型:以 ANA 和/或 ASMA 阳性为特征,是 AIH 患者中最常见的自身抗体(约占80%)。但两者均非器官组织特异性抗体,因此高滴度时支持 AIH 诊断,而低滴度时可见于其他肝病甚至正常人。大部分为40岁以下的女性,多数患者对免疫抑制剂的治疗效果好。

(2)2型:抗 LKM-1 型抗体和/或抗 LC-1 型抗体阳性,前者仅见于3%~4%的 AIH 患者并常伴 ANA 和 ASMA 阴性,后者占 AIH 患者的10%,且与疾病活动度、疾病进展相关。该型可快速发展为肝硬化,对糖皮质激素治疗效果差。

(3)3型:抗 SLA/LP 抗体阳性,该抗体对

AIH 诊断具有高度特异性,但临床检出率较低;该型患者往往炎症更重、进展更快、更易复发,激素反应与 1 型相似。

2. 原发性胆汁性胆管炎　特异性自身抗体是抗线粒体抗体(anti-mitochondrial antibody,AMA),尤其是 AMA-M2 亚型。AMA 阳性亦可见于其他疾病,包括慢性丙型肝炎、系统性硬化症、特发性血小板减少性紫癜、肺结核、麻风、淋巴瘤等。其次是 ANA 阳性,尤在 AMA 阴性时可作为 PBC 诊断依据之一,具体包括抗 Sp-100、抗 Gp120、抗 P62、抗核板素 B 受体抗体。抗 SOX13、抗 SUMO-1、抗 SUMO-2 抗体亦有报道。

(三)病理学检查

肝组织病理检查,对于自身免疫性肝病明确诊断、精确评价肝病分期、制定治疗策略以及判断疾病预后,均具有十分重要的价值。

1. **自身免疫性肝炎**　特征性表现,包括界面性肝炎、淋巴浆细胞浸润、肝细胞"玫瑰花"环样改变、淋巴细胞穿入现象和小叶中央坏死等。

(1)界面性肝炎:曾称为"碎屑样坏死",指门管区炎症导致与门管区或纤维间隔相邻的肝细胞坏死,表现为界面处肝细胞呈单个或小簇状坏死脱落、小叶界面"虫蛀"状改变、炎性细胞沿破坏界面向小叶内延伸,严重时可形成桥接坏死。界面性肝炎是 AIH 的组织学特征之一,但特异度并不高。中度(<50% 的门管区或纤维间隔破坏)或者重度(>50% 的门管区或纤维间隔破坏)界面性肝炎更加支持 AIH 诊断,而轻度(局部或少数门管区破坏)界面性肝炎也可存在于病毒性肝炎、药物性肝损伤等其他慢性肝病。

(2)淋巴浆细胞浸润:指淋巴细胞和浆细胞浸润门管区及界面处。浆细胞浸润是 AIH 另一特征性组织学改变,主要呈胞质 IgG 阳性,但约 1/3 的 AIH 患者可表现为浆细胞稀少,甚至缺如。

(3)肝细胞"玫瑰花环"样改变:指由数个水样变性的肝细胞形成的假腺样结构,中心可见扩张的毛细胆管、周围淋巴细胞包绕,形似玫瑰花环。

(4)淋巴细胞穿入现象:指淋巴细胞进入肝细胞胞质的组织学表现,多见于活动性界面炎区域。可见于 65% 的 AIH 患者,显著高于其他慢性肝病患者,并与肝内炎症、纤维化程度相关。

(5)小叶中央坏死:见于 17.5% 的 AIH 患者,可能是 AIH 急性发作的表现之一。可单独出现,也可伴随界面性肝炎和较重的门管区炎症,及时免疫抑制治疗缓解后可完全消失。

2. **原发性胆汁性胆管炎**　基本病理改变具体分为四期:

Ⅰ 期-胆管炎期:淋巴细胞及浆细胞浸润导致肝内直径 <100μm 的小胆管和叶间胆管破坏。胆管周围淋巴细胞浸润且形成肉芽肿者称为旺炽性胆管病变,是 PBC 的特征性病变。

Ⅱ 期-汇管区周围炎期:小叶间胆管或被破坏、或被淋巴细胞及肉芽肿取代而数目减少,炎症细胞侵入邻近肝实质形成局灶性界面炎。同时,汇管区周围可出现细胆管反应性增生、中性粒细胞浸润伴间质细胞增生并侵入邻近肝实质形成细胆管性界面炎。

Ⅲ 期-进行性纤维化期:汇管区及周围炎症及纤维化,逐渐形成纤维间隔并不断增宽。同时,汇管区及间隔周围干细胞呈现明显的胆盐淤积,肝实质呈现慢性淤胆加重。

Ⅳ 期-肝硬化期:肝实质被纤维间隔分隔成拼图样结节。

二、诊断标准

自身免疫性肝病诊断时,首先应重点询问肝脏系统表现,以及有无感染性疾病史、饮酒史、药物使用史、疫区接触史、化学毒物接触史、输血史、遗传疾病史等。其次,询问有无肝外系统表现,有无结缔组织疾病家族史。

体格检查:一方面,注意有无肝脏失代偿的体征,包括嗜睡、肝病面容、皮肤巩膜黄染、移动性浊音、皮肤出血点等;另一方面,注意皮肤、黏膜、关节、肌肉等阳性体征,有无甲状腺、心肺、消化、泌尿、神经、生殖等其他系统受累表现。

1. **AIH 诊断标准**　1993 年,国际自身免疫性肝炎小组(international autoimmune hepatitis group,IAIHG)制定了 AIH 描述性诊断标准和诊断积分系统(表 19-3-1),临床操作较复杂。

1999 年,IAIHG 进行了更新(表 19-3-2),根据患者是否接受糖皮质激素治疗而分为治疗前和治疗后进行评分。

表 19-3-1 1993 年 IAIHG 制定的 AIH 诊断标准和积分系统

特征	明确	可能
肝组织学	中度或重度界面性肝炎、小叶性肝炎或中央区-汇管区桥接坏死,但无胆管病变、明确的肉芽肿或其他提示特定病因的组织学特点	同"明确"栏
血清生物化学检查	血清氨基转移酶不同程度的升高,特别是(但不排除性的)血清碱性磷酸酶升高不明显。血清1-抗胰蛋白酶、血清铜和铜蓝蛋白浓度正常	同"明确"栏,但如果 Wilson 病被排除后,可包括血清铜和铜蓝蛋白浓度异常的患者
血清免疫球蛋白	血清 γ- 球蛋白或 IgG 水平超过正常上限的 1.5 倍	血清 γ- 球蛋白或 IgG 水平超过正常上限的任何升高
血清抗体	血清 ANA、ASMA 或抗 LKM-1 抗体滴度大于 1：80。较低的滴度(特别是抗 LKM-1)在儿童中也有价值	同"明确"栏,抗体滴度为 1：40 或以上。这些血清抗体阴性,但也包括其他特定的抗体阳性者
病毒标志物	目前感染甲型、乙型或丙型肝炎的病毒标志物阴性	同"明确"栏
其他致病因素	平均乙醇消耗量少于 25g/d。最近无已知的肝毒性药物服用史	乙醇消耗量少于 50g/d,最近无肝毒性药物服用史。如果有确切的证据表明在戒酒和停用药物后持续存在肝损害,消耗较多乙醇的患者或最近服用肝毒性药物的患者也可包括在内

注：ANA. 抗核抗体；ASMA. 抗平滑肌抗体；抗 LKM-1 抗体 . 抗肝肾微粒体抗体 -1 型抗体。

表 19-3-2 1999 年更新诊断标准

参数 / 临床特征	计分	参数 / 临床特征	计分
女性	+2	AMA 阳性	−4
ALP(正常上限倍数)：AST(或 ALT)(正常上限倍数) 的比值		肝炎病毒标志物	
		阳性	−3
<1.5	+2	阴性	+3
1.5~3.0	0		
>3.0	−2	总分的解释	
		治疗前：	
血清 γ- 球蛋白或 IgG 与正常值的比值		明确的 AIH	≥16
>2.0	+3	可能的 AIH	10~15
1.5~2.0	+2		
1.0~1.5	+1	药物史	
<1.0	0	阳性	−4
		阴性	+1
ANA, ASMA 或抗 LKM-1 抗体滴度		平均乙醇摄入量	
>1：80	+3		
1：80	+2	25g/d	+2
1：40	+1	60g/d	−2
<1：40	0		

续表

参数 / 临床特征	计分	参数 / 临床特征	计分
肝脏组织学检查		其他可用的参数	
界面性肝炎	+3	其他特异性自身抗体(抗 SLA/LP 抗体、抗 LC-1 抗体、ASGPR、pANCA)	+2
主要为淋巴 - 浆细胞浸润	+1		
肝细胞呈玫瑰花环样改变	+1	阳性 HLA-DR3 或 DR4	+1
无上述表现	−5		
		对治疗的反应	
胆管改变	−3	完全	+2
其他改变	−3	复发	+3
其他免疫性疾病	+2	治疗后:	
		明确的 AIH	≥18
		可能的 AIH	12~17

注:ANA. 抗核抗体;ASMA. 抗平滑肌抗体;抗 LKM-1 抗体 . 抗肝肾微粒体抗体 -1 型抗体;AMA. 抗线粒体抗体;抗 LC-1 抗体 . 抗肝细胞溶质抗原 -1 型抗体;HLA. 人类白细胞抗原;抗 SLA/LP 抗体 . 抗可溶性肝抗原 / 肝胰抗原抗体;pANCA. 非典型核周型抗中性粒细胞胞质抗体;ASGPR.抗去唾液酸糖蛋白受体抗体

2008 年,Hennes 等提出了 AIH 简化诊断积分系统(表 19-3-3),目前被广泛接受与应用。≥7 分确诊,≥6 分疑诊。自身抗体部分同时出现时最多得 2 分。肝组织学部分,典型 AIH 指同时存在:①界面性肝炎;②汇管区和小叶内淋巴细胞质细胞浸润;③肝细胞玫瑰花样改变。

表 19-3-3　2008 年 Hennes 简化诊断标准

项目	标准	得分
ANA 或 ASMA	≥ 1∶40	1 分
	≥ 1∶80	
或抗 LKM-1	≥ 1∶40	2 分
或抗 SLA	阳性	
IgG	> 正常值上限	1 分
	≥ 1.10 倍正常值上限	2 分
肝组织学	符合 AIH	1 分
	典型 AIH	2 分
排除病毒性肝炎	是	2 分

注:确诊 ≥ 7 分,疑诊 ≥ 6 分。自身抗体部分同时出现时最多得 2 分。肝组织学部分,典型 AIH 指同时存在:①界面性肝炎;②汇管区和小叶内淋巴细胞浆细胞浸润;③肝细胞玫瑰花样改变。ANA:抗核抗体;ASMA:抗平滑肌抗体;抗 LKM-1:抗肝肾微粒体抗体 -1 型抗体;抗 SLA:抗肝可溶性肝抗原抗体。

2. PBC 诊断标准　诊断要点:①中年女性,临床表现以乏力和皮肤瘙痒为主,伴黄疸、骨质疏松和脂溶性维生素缺乏,以及多种自身免疫性疾病;②胆汁淤积的生化检查:AKP、GGT 明显升高;③免疫学检查:免疫球蛋白以 IgM 升高为主,AMA(尤其是 AMA-M2)阳性;④影像学检查:肝胆系统超声检查正常;⑤肝穿刺病理学检查:非化脓性、破坏性的小胆管炎(肝内直径 <100μm)。

上述诊断要点②、③、⑤三项中,符合两项即刻诊断为 PBC。对病程早期的 PBC 诊断,患者可能无临床表现,因此更多地需要依据实验室生化和自身抗体结果。对于病程较晚的患者,结合临床表现和实验室检查结果,多数患者的诊断可以确立,少数患者可能还需要肝病理组织学检查的帮助。

第四节　治疗与预后

一、治疗现状

总体治疗目标是获得生化指标缓解、肝组织学缓解,防止肝纤维化发展、肝功能衰竭发生,延长生存时间并提高生命质量。结合患者症状、疾病进展及潜在的药物不良反应,实施个体化治疗。

(一)AIH治疗

中度以上炎症活动患者(ALT或AST 3倍以上升高、IgG1.5倍以上升高、出凝血异常等),和/或中度以上界面性肝炎患者(包括桥接性坏死、多小叶坏死或塌陷性坏死、中央静脉周围炎等),均是重要的免疫抑制治疗指征。

目前标准一线治疗方案,优先推荐泼尼松(龙)联合硫唑嘌呤治疗,可快速诱导缓解、改善生化指标、减轻激素用量及不良反应,并且在维持治疗中亦优于激素单药治疗。其中,泼尼松(龙)初始剂量常为30~40mg/d,4周内逐渐减量至10~15mg/d。硫唑嘌呤为50mg/d,在以下情况时禁用:治疗前存在严重的血细胞减少(白细胞计数 $<2.5 \times 10^9$/L或血小板计数 $<50 \times 10^9$/L),或已知有巯基嘌呤甲基转移酶活性完全缺乏者。泼尼松(龙)单药治疗:初始剂量常为40~60mg/d,4周内逐渐减量至20mg/d。单药治疗适用于并发血细胞减少、巯基嘌呤甲基转移酶缺乏、妊娠、恶性肿瘤以及疗程短于6个月的AIH患者。布地奈德联合硫唑嘌呤治疗,也可作为AIH的一线治疗方案,较传统方案诱导缓解更快,激素相关不良反应更少,但有可能增加门静脉血栓形成风险,不宜在肝硬化患者中使用。

二线治疗方案,可选用吗替麦考酚酯、环孢素A、他克莫司、甲氨蝶呤、肿瘤坏死因子拮抗剂等,适用于对一线治疗无效或不能耐受患者。其中,吗替麦考酚酯应用最多,尤对于不能耐受硫唑嘌呤患者具有补救治疗作用。

当AIH患者出现门静脉高压失代偿并发症经内科处理效果不佳、急性肝功能衰竭或者符合肝移植标准的肝细胞癌时,需考虑肝移植术。欧洲AIH行肝移植术患者的1年生存率为88%、移植物存活率84%,5年患者生存率80%、移植物存活率72%。20%AIH患者在肝移植后会再次发病,中位诊断时间为肝移植术后26个月,术前IgG高水平、术前未完全控制病情活动、移植肝中重度炎症等均与复发相关。

(二)PBC治疗

熊去氧胆酸(ursodeoxycholic acid,UDCA)可显著改善PBC的自然病史,降低PBC的病死率或者肝移植需求。

PBC的治疗分为特异性治疗和对症治疗:

1. **特异性治疗** 唯一获美国FDA批准的方案为UDCA[13~15mg/(kg·d)]。其作用机制为促进胆汁分泌、抑制胆酸细胞毒及诱导凋亡作用,保护胆管细胞和肝细胞。该方案明显改善胆汁淤积生化指标(血清胆红素、AKP、转氨酶以及胆固醇水平),延缓门脉高压的发生,改善PBC疾病进展。其余如糖皮质激素、免疫抑制剂的确切治疗效果尚不肯定。

部分患者对于UDCA生物化学应答欠佳,临床症状出现后就诊、生化指标明显异常、自身免疫学明显异常均提示UDCA应答不佳可能。以下药物具有一定疗效:

(1)布地奈德:第二代皮质类固醇激素,研究证实布地奈德联合UDCA治疗可以更好地改善生化指标以及组织学改变;对Ⅰ~Ⅱ期患者效果更佳,但对于Ⅳ期患者可能导致门静脉血栓而不推荐肝硬化或者门静脉高压患者使用。

(2)贝特类:1项荟萃分析提示,与UDCA单药治疗比较,联合非诺贝特可改善生化指标及血脂水平,但对病死率、皮肤瘙痒率无改善,需要监测其不良反应。

(3)奥贝胆酸(OCA):是法尼酯X受体激动剂,有随机对照临床试验显示,UDCA加用OCA治疗后生化指标显著下降,但可导致皮肤瘙痒、高密度脂蛋白下降等。

(4)免疫抑制剂:包括糖皮质激素、硫唑嘌呤、甲氨蝶呤、环孢素A等,其对PBC治疗疗效不确定,可能存在药物相关副反应。

(5)肝移植:是治疗终末期PBC的唯一有效方式,术后预后较好、生存率高;其指征主要包括顽固性腹水、自发性腹膜炎、食管胃底静脉曲张破裂导致反复消化道出血、肝性脑病、肝细胞癌,或者难以控制的乏力、瘙痒等造成生活质量严重下降等。

欧洲肝病学会建议总胆红素≥103mmol/L、Mayo评分达到7.8分、终末期肝病模型(model for end-stage liver disease,MELD)评分>12分时,适合行肝移植术前评估;Mayo评分继续升高则提示术后生存率下降、长期存活时间下降、住院时间及费用增加。

Mayo危险度评分:

R=0.871loge［胆红素（mg/dl）］−2.53loge［白蛋白（g/dl）］+0.039×年龄（岁）+2.38loge［凝血酶原时间（s）］+0.859×水肿评分（0、0.5、1分；无水肿者积分为0,应用利尿剂后水肿缓解者积分为0.5,不缓解者积分为1）。

2. 对症治疗

（1）皮肤瘙痒

一线药物:考来烯胺（又名消胆胺）,推荐剂量4~16g/d,有腹胀、便秘等副作用。

二线药物:利福平,不能耐受或者效果不佳时使用,推荐剂量150mg 2次/d并逐渐增量至600mg/d,不良反应包括药物性肝损、溶血性贫血、肾动能损害等。

三线药物:阿片类拮抗剂,静脉注射纳洛酮对顽固性皮肤瘙痒有效,小剂量起用、警惕成瘾。其他,还包括昂丹司琼、舍曲林等药物。

（2）乏力:莫达非尼,被证实有效改善PBC患者乏力,不良反应包括失眠、头疼、神经紧张等。乏力尚无特异性治疗,其他多种药物被尝试应用,包括UDCA、氟西汀、秋水仙碱、甲氨蝶呤等。

3. 合并症与并发症治疗

（1）合并症治疗

1）骨质疏松:每位PBC患者均需考虑骨质疏松的防治,完善骨密度的诊断与随访。如果没有肾脏结石的病史,建议每日补充钙（1 000~1 500mg/d）和维生素D（600~1 000IU/d）。

2）脂溶性维生素缺乏:常见于进展期PBC患者,需要针对性进行检测与补充。

3）干燥综合征:对口干眼干明显者,可以使用人工唾液/泪液、环孢素A眼膏等。

（2）并发症治疗:主要包括β受体拮抗剂降低门静脉压力,以及针对门静脉高压所致严重并发症进行针对性治疗。

二、预后

（一）AIH的预后

AIH是一种严重的进行性疾病,其病程及预后变异较大。绝大多数未经治疗可缓慢进展为肝硬化,或发展为急性、亚急性、暴发性肝病,最终因各种并发症而死亡。无症状者、携带HLA-DR3者预后相对较好。早期诊断并给予适当的治疗是改善预后的重要手段,在治疗后随访过程中需要定期评估肝纤维化的进程及并发症情况。

AIH一般免疫抑制剂应治疗2~4年,泼尼松可继续缓慢减量直至停用。停药后AIH易复发,临床缓解至少2年的患者在停药1年后59%的患者需要重新治疗、2年后为73%、3年后高达81%。复发的危险因素,包括需使用联合治疗方案才能获得血清生化指标缓解者,并发自身免疫性疾病和年龄较轻者,较高的血清ALT和IgG水平也与复发相关。

（二）PBC的预后

约1/3的PBC患者可多年无症状,但其中40%可在5~7年内出现症状。大部分PBC患者的病情是呈进展性,无症状PBC患者的预后优于有症状者。血清胆红素水平和Mayo危险度评分对判断PBC预后具有很好的价值。未经治疗的PBC患者可存活15~20年,但一旦血清胆红素>10mg/dl,平均预期生存期将减少到2年。早期即开始应用标准剂量UDCA可明显改善PBC患者生存率。

PBC患者应长期随访监测,每3~6个月监测肝脏生化指标,每1年监测一次甲状腺状况。对于已知存在肝硬化,而Mayo危险度评分>4.1的患者,应当每隔2~3年进行一次胃肠内镜检查来评估胃底食管静脉曲张。根据基线骨密度值以及胆汁淤积的严重程度,每隔2~4年评估一次骨骼矿物质密度。存在黄疸的患者每年监测一次脂溶性维生素水平。肝硬化及PBC老年患者每隔6~12个月进行一次超声断层成像以及甲胎蛋白水平检测,以针对肝细胞癌进行筛查。

欧洲肝移植注册网显示,PBC患者肝移植术后1、5、10年生存率分别达到86%、80%、72%。文献报道的肝移植术后5、10年PBC复发率分别为18%、30%,发生在术后平均3.0~5.5年。

第五节 自身免疫性肝病的特殊类型

AIH-PBC重叠综合征,指同时具有AIH和PBC两种疾病主要特征的自身免疫性肝病。文献报道其在PBC患者中的发生率为2%~20%。对于该病是独立性疾病还是其中一种疾病的特殊形式,目前仍然存在争议。

AIH-PBC 重叠综合征的诊断,主要采用 2008 年 Chazouilleres 提出的巴黎标准,即 AIH 和 PBC 三项诊断标准中的各两项同时或者相继出现即可诊断,其诊断 AIH-PBC 重叠综合征的灵敏度 92%、特异度 97%。此外,AIH 简化标准用于重叠综合征诊断的灵敏度 73%、特异度 78%。

目前尚无标准治疗方案,UDCA 为一线药物,对于 UDCA 治疗无应答且伴有重度界面性肝炎患者建议加用免疫抑制剂。其中,一线免疫抑制剂包括泼尼松(龙)、硫唑嘌呤,二线免疫抑制剂包括环孢素 A、他克莫司和吗替麦考酚酯。

(姜林娣 戴晓敏)

参 考 文 献

1. Manns M P, Czaja A J, Gorham J D, et al. Diagnosis and management of autoimmune hepatitis, Hepatology, 2010, 51(6): 2193-2213.

2. Mark F. Sleisenger and Fordtran's Gastrointestinal and Liver Disease. 9th ed. Amsterdam: Elsevier, 2010: 1477-1488.

3. 栗占国,张奉春,曾小峰. 风湿免疫学高级教程. 北京:人民军医出版社, 2013.

4. 中华医学会肝病学分会,中华医学会消化病学分会,中华医学会感染病学分会. 原发性胆汁性肝硬化(又名原发性胆汁性胆管炎)诊断和治疗共识(2015). 临床肝胆杂志, 2015, 31(12): 1980-1986.

5. 中华医学会肝病学分会,中华医学会消化病学分会,中华医学会感染病学分会. 自身免疫性肝炎诊断和治疗共识. 中华肝脏病杂志, 2016, 24(1): 23-33.

第二十章　自身炎症性疾病

自身炎症性疾病（autoinflammatory disease or disorders，AIDs）是一组由于固有免疫对内源性和/或外源性刺激的异常反应所导致的，临床上以持续的或反复的全身炎症反应但缺乏抗原特异性 T 细胞和高滴度的自身抗体产生为特征的疾病。与自身免疫性疾病不同的是，AIDs 由参与固有（非特异性）免疫反应的细胞或分子突变所致，疾病表现无法用自身免疫机制解释。AIDs 可出现易患部位固有免疫细胞（如单核细胞、巨噬细胞和中性粒细胞）的异常激活，提示固有免疫调节紊乱可能在 AIDs 发病机制中具有重要作用。2018 年儿科风湿病国际研究组基于 Delphi 方法学研究修正 AIDs 的定义为：由于先天性免疫系统缺陷或失调引起的一类临床疾病，其特征是复发性或持续性炎症（急性期反应物升高）和缺乏适应性免疫参与致病作用（自身反应性 T 细胞或自身抗体产生）。

一、分类

AIDs 的相关概念最先于 1999 年由 McDermott 提出，基于其发现的家族性地中海热（familial Mediterranean fever，FMF）和肿瘤坏死因子受体相关周期热综合征（TNF receptor associated periodic syndrome，TRAPS）两个疾病致病基因。AIDs 多认为是单基因遗传病，因其临床表现多样，各种疾病间的症状体征相似，临床尚缺乏特异性诊断指标。随着基因二代测序技术在临床应用，AIDs 的疾病谱也在不断拓宽，对一些疾病的临床表型、发病机制有了更深入了解，进而提出了更准确、实用的临床诊断和分类方法，2018 年儿科风湿病国际研究组提出了 AIDs 的分类及命名建议，以突出致病基因、临床特点和疾病亚型的方式更正了部分 AIDs 命名（表 20-0-1）。此外，一些既往被认为是自身免疫性疾病的多基因病被重新分类为 AIDs，如周期性发热 - 阿弗他口炎 - 咽炎 - 淋巴结炎（PFAFA）综合征、白塞病、全身型幼年特发性关节炎（sJIA）、成人斯蒂尔病、克罗恩病、结节病和痛风等。

表 20-0-1　儿科风湿病国际研究组新分类及命名建议

目前疾病名称	命名建议
CAPS- 冷炎素相关周期发热综合征	NLRP3 相关自身炎症性疾病（NLRP3-AID）
CINCA- 慢性婴儿神经性皮肤关节综合征	重型
NOMID- 新生儿发病的多系统炎症性疾病	重型
MWS-Muckle-Wells 综合征	中型
FCAS- 家族性冷性荨麻疹	轻型
CARD14 相关疾病	CARD14 相关银屑病
PRP- 家族性糠疹红斑疹	
CAMPS-CARD14 介导的脓疱性银屑病	
家族性巨颌症	
家族性颌骨多囊腔病	
家族性巨颌症 - 家族性颌骨纤维异常增生	
CGCL- 中央巨细胞病变	

续表

目前疾病名称	命名建议
CRMO- 慢性复发性多灶性骨髓炎	慢性非细菌性骨髓炎（CNO）-（如基因明确时应加上基因）
Majeed 综合征、先天性红细胞生成异常和慢性复发性多灶性骨髓炎 LIPIN2- 相关疾病	LPIN2-CNO
DIRA-IL-1 受体拮抗剂缺乏	无变化
DITRA-IL-36 受体拮抗剂缺乏	无变化
FCAS2- 家族性冷性荨麻疹 2 Guadeloupe 发热，NALP12 周期性发热综合征	NLRP12 相关自身炎症性疾病
FMF 家族性地中海热	无变化
良性阵发性腹膜炎，周期性发热，亚美尼亚病，复发性多浆膜炎，家族性阵发性多浆膜炎	无变化
PAAND-Pyrin 相关自身炎症伴嗜中性皮病	无变化
JMP	蛋白酶体相关自身炎症综合征（PRAAS）
关节挛缩，肌肉萎缩，微血管贫血和血管炎诱发的脂营养不良	PSMB8-PRAAS, PSMB4/PSMB9-PRAAS, PSMB3/PSMB8-PRAAS
慢性非典型中性粒细胞皮病伴脂肪萎缩和体温升高（CANDLE），NNS（中条 - 西村）	无变化
甲丙戊酸激酶病（缺乏症） 高 IgD 综合征（HIDS） 甲羟戊酸尿症 荷兰型周期性发热	甲丙戊酸激酶病（缺乏症） 轻型 重型
IL-10 缺乏症 IBD-IL-10 相关早发型 婴儿结肠炎	IL-10 缺乏症相关炎症性肠病
NOD2 CARD15- 相关疾病 Blau 综合征，早发型结节病，家族性克罗恩病	NOD2 相关肉芽肿性疾病 可根据主要临床特征添加 Blau 综合征或炎症性肠病
PAPA/ 化脓性关节炎，坏疽性脓皮病和痤疮综合征	PSTPIP1- 相关关节炎，坏疽性脓皮病和痤疮
PFAPA- 周期性发热 - 阿弗他口炎 - 咽炎 - 淋巴结炎	无变化
Schnitzler 综合征 PUPAP- 周期性发热伴荨麻疹和异常蛋白	无变化
TRAPS- 肿瘤坏死因子受体相关性周期热综合征 家族性希伯尼安热 家族性常染色体显性周期热	无变化

二、病因

固有免疫稳态失调与 AIDs 关系最为密切。固有免疫细胞表面的模式识别受体（pattern recognition receptor, PRR）是胚系基因直接编码的产物，具有高度保守性，主要包括甘露糖受体、清道夫受体和 Toll 样受体。病原微生物入侵机体后，通过中性粒细胞、单核细胞、巨噬细胞、树突状细胞、自然杀伤细胞、嗜碱性粒细胞或上皮细胞表面的 PRR 识别病原微生物模式及危险信号,进一步摄取并清除病原体,同时有助于机体产生获得性免疫、清除细胞碎片及修复受损组织。但长期炎症介质的刺激和过度的免疫固有反应是导致 AIDs 的主要病因。

三、发病机制

(一)炎症复合体病相关分子机制

AIDs 引起炎症的免疫机制包括固有免疫细胞膜表面的 PRR 识别病原体相关分子模式(pathogen associated molecular patterns,PAMP)以及损伤相关分子模式(damage-associated molecular pattern,DAMP),与凋亡相关点样蛋白(apoptosis associated speck like protein possessing a caspase recruiting domain,ASC)结合后激活半胱氨酸蛋白酶1(caspase-1),共同组成炎症复合体,进而诱导 IL-1β 成熟与分泌,从而引发炎症反应。固有免疫系统稳态失调所引起的促炎状态,其共同途径是含 pyrin 结构域的 NOD 样受体家族蛋白 3(NLR family pyrin domain containing 3,NLRP3)基因表达增强和活化炎症小体(inflammasome),产生过量的细胞因子。炎症小体是激活 caspase-1 的蛋白复合体,可促进无活性 IL-1β 前体裂解为有活性的 IL-1β,并能促进多种促炎因子分泌如 IL-1、IL-18、TNF-α、IL-6、IL-17、Ⅰ 型干扰素 IFN-α 和 IFN-β,激活补体系统。相关疾病包括 FMF、NLRP3-AID 和甲丙戊酸激酶缺陷病(MKD)等。TNFRSF1A 基因突变导致 TRAPS 中蛋白折叠障碍、氧自由基(ROS)分泌增加,从而激活炎症小体。DIRA 或 DIRTA 综合征中内源性 IL-1 受体或 IL-36 受体拮抗剂缺乏也可导致炎症小体激活。

(二)Ⅰ型干扰素(IFN)相关分子机制

在一些复杂的临床综合征中,连续产生Ⅰ型 IFN,临床上表现为与 IL-1 介导的疾病不同的器官受累,包括脑钙化、肌炎、间质性肺疾病,并常出现自身抗体,提示Ⅰ型 IFN 相关性疾病作为 AIDs 的一个新的家庭成员。首先在系统性红斑狼疮患者发现 IFN 直接作用于固有免疫而致病,由于发现Ⅰ型 IFN 可抑制增殖和炎症性细胞因子合成(尤其是 IL-1),意外发现其也可造成自身炎症表

现,推测Ⅰ型 IFN 信号异常可导致干扰素病。最近发现 IFN 介导的单基因疾病为干扰素产生过多导致的慢性炎症。

近年来随着对一些新疾病的认识、新基因的发现,证实了 AIDs 发病机制的一致性,包括危险信号感知、细胞应激和免疫受体信号的失调,同时也发现了 AIDs 发病机制中新的关键点。首先,泛素化缺陷和 NOD2 基因突变可导致 NK-κB 通路激活,分泌大量促炎因子。再者,IL-18 水平升高提示巨噬细胞活化综合征与 AIDs 之间存在直接联系。另外,非造血细胞的炎症和细胞分化途径的调节异常可导致 AIDs。以上发现在自身炎症、自身免疫和免疫缺陷之间建立错综复杂的联系,为更好地诊断和治疗 AIDs 提供可能。

四、临床表现

单基因 AIDs 多发生于新生儿或婴儿早期,多基因 AIDs 发病稍晚,可至青春期甚至成人,多数存在反复持续数日至数周的发热,伴有体重减轻、乏力、全身不适、流感样症状、淋巴结病和脾大等非特异性表现,并常随着体温的恢复而消失;同时可有皮肤、肌肉、关节、眼、耳、血液系统、胃肠道、呼吸道、神经系统和心血管系统受累。

(一)以发热为主要表现

以家族性 FMF 为代表的一组周期热综合征是最早被认识的 AIDs,以复发性或周期性发热为主要临床表现,发热的持续时间和发热的程度各不相同,伴有固定或不固定的无热间歇期。发热时常伴有体重减轻、乏力、全身不适、流感样症状、肌痛、关节痛、淋巴结病及脾大等临床表现,并常伴有浆膜腔积液,但以上症状可随着体温正常而恢复。此类疾病包括 FMF、MKD、TRAPS 及 NLRP3-AID(轻、中、重型)。

(二)以皮肤病变为主要表现

皮肤受累表现多样,皮肤活检病理检查分为非特异性间质和血管周围炎性细胞浸润,也可表现为上皮细胞样肉芽肿、嗜中性皮病等。皮肤损害较为突出的 AIDs 包括:泛发型脓疱病(GPP)、掌跖脓疱病(PPP)、角质层下脓疱皮肤病(SCPD)、PASH 综合征(坏疽性脓皮病、痤疮、化脓性汗腺炎)、PAPA 综合征(PSTPIP1- 相关关节

炎、坏疽性脓皮病和痤疮）、CARD14 相关银屑病、SAPHO 综合征（滑膜炎、痤疮、脓疱病、骨肥厚和骨炎）、Majeed 综合征、DIRA 和 DITRA。而在以发热为主要表现的疾病中也常伴有皮肤损害，如 MKD、TRAPS 及 NLRP3-AID，可有荨麻疹样皮疹、红斑疹或紫癜样皮疹；苔藓性斑丘疹为 Blau 综合征的特征性皮肤损害，与关节炎和葡萄膜炎共同组成该病的三联征。

（三）以关节病变为主要表现

AIDs 的关节病变可表现为关节痛或关节炎，多为急性、自限性，通常不会导致不可逆的关节破坏。约 1/3 的 FMF 患者会发生关节炎，受累关节较常见的为膝关节、踝关节及髋关节；在 TRAPS 中关节痛较关节炎更常见，约 2/3 患者可发生关节痛，多累及外周关节，多为单关节受累或少关节受累。关节病变表现为关节畸形、挛缩及功能障碍，如免疫蛋白酶体病中的 NNS 和 CANDLE 综合征；或表现为关节周围腱鞘囊肿、肉芽肿，如 Blau 综合征。

（四）以骨骼病变为主要表现

AIDs 中以骨骼慢性炎症为主要表现的一组综合征成为自身炎症性骨病，表现为多灶性无菌性骨髓炎、骨膜炎、骨皮质增厚或纤维化，以及溶骨性改变，出现病变部位的疼痛，可伴有局部的肿胀，还可以出现病理性骨折、脊柱侧弯等。多数自身炎症性骨病为全身系统性疾病，可累及皮肤、关节、胃肠道和肺等器官，出现生长发育迟缓、先天性再生障碍性贫血、淋巴结或肝脾大；20%~50% 的自身炎症性骨病患者伴有或可发展为其他的自身炎症性或自身免疫性疾病。儿童时期的自身炎症性骨病包括 CNO、SAPHO 综合征、Majeed 综合征、DIRA 和家族性巨颌症等。

五、诊断与鉴别诊断

AIDs 的诊断通常较困难，对于反复发热的患者，特别是儿童出现原因不明的炎症表现时应想到 AIDs 可能。如果发热反复发作持续数天到数周，且伴有以下表现，如消瘦、疲劳乏力、流感样症状、肌痛、关节痛、淋巴结肿大、脾大和皮疹，以及骨骼肌、胃肠道、血液系统、眼、耳和神经系统表现，实验室检查发现 ESR、CRP、血

小板、铁蛋白和血清淀粉样蛋白 A（SAA）等急性期炎症相关蛋白升高，以及血 IgD 水平和尿中甲羟戊酸等特殊指标的异常，均应高度怀疑 AIDs 可能，对于高度怀疑的病例应行基因检测以明确诊断。

AIDs 多为单基因遗传，是由可高度遗传的单个基因突变而致，符合孟德尔遗传定律。目前认为 AIDs 诊断的"金标准"是基于基因检查，例如对 FMF 诊断，必须有两个 MEFV 基因突变，而且其中至少一个在第 10 外显子上；对于 MKD 则要求两个 MVK 基因突变，而且要除外致病不明确的变异，如 S52N、P165L、H20Q；对 TRAPS 的诊断则要求 TNFRSF1A 基因的杂合突变，需除外低外显率或不确定的突变，如 R92Q 或 P46L；NLRP3-AID 的诊断要求 NLRP3 基因的杂合突变，需除外低外显率（如 V198M）、功能多态性（Q703K）或者致病作用不肯定的变异。

由于基因诊断技术的进步，尤其是近十年来二代测序技术的迅猛发展，利用基因捕获高通量测序对 AIDs 进行临床诊断的时代已经到来，AIDs 的疾病谱也在不断拓宽。但值得注意的是，一种基因突变可以引起不同的临床表型，而一种临床表型可以由多个不同的突变基因所致。因此，欧洲分子遗传质控网络（European Molecular Genetic Quality Network，EMQN）指南建议，对 AIDs 需要根据临床症状进行一种或多种相关基因检测，明确的基因诊断必须基于准确无误的致病突变的表现，对常染色体隐性遗传必须发现患者的纯合突变或者是分别来自父母双方的两个复合杂合突变才能明确诊断；对于常染色体显性遗传的诊断，需要发现一个明确的致病突变，且为新生突变或者来自有类似症状的父亲或母亲，如果父母的任何一方携带该突变位点但其为正常人，则诊断时应结合临床表型谨慎考虑。

另外，约 60% 的 AIDs 患者不能检测到基因突变，所以基因检测正常不能除外诊断，这也是 AIDs 临床诊断中遇到的最大挑战。EMQN 指南建议，对于不确定的变异需要进行人群中突变频率的检测，而对于致病证据不明确的新发现的变异，应进一步对不发病的父母进行相关基因检测。如果没有找到相关的致病突变，也并不能除外诊断，因为聚合酶链反应（PCR）测序检测可能会漏

掉一些变异：如引物区变异、外显子插入、外显子重复等。

六、治疗及预后

AIDs 的治疗目的是缓解发作、控制症状、尽可能降低炎症指标；同时尽可能避免脏器损伤和减少并发症。治疗一线药物主要为秋水仙碱，其对多数 AIDs 有效，包括 FMF、TRAPS、MKD、PAPA、sJIA、白塞病和痛风；非甾体抗炎药物（NSAIDs）和糖皮质激素也部分有效；随着对疾病机制认识的深入以及基因诊断技术的进步，针对炎症反应通路中被激活的炎症因子的生物制剂治疗越来越受到重视，IL-1 受体拮抗剂（阿那白滞素）已成为治疗 DIRA 和 CAPS 一线药物，近来又有阿那白滞素用于婴儿 DITRA 及英夫利昔单抗成功治疗 DITRA 的报道。对于一线治疗无效的患者，可考虑其他抗细胞因子的药物，包括抗 IL-1 单抗（卡那单抗）、抗 IL-6 单抗（托珠单抗）以及各种 TNF-α 抑制剂。

2012 年欧洲儿童风湿病学研究中心发起了 SHARE（Single Hub and Assess Point for Paediatric Rheumatology in Europe）项目，经过系统性的文献回顾、证据等级评估和专家委员会的召集和分组讨论，依据 EULAR 标准于 2015 年提出 AIDs 的治疗推荐（表 20-0-2~ 表 20-0-4），着重于三类主要的单基因 AIDs，包括 NLRP3-AID、TRAPS 和 MKD。

表 20-0-2 AIDs 的总体治疗原则

治疗原则	证据等级	推荐强度
应给患者进行多学科联合的治疗，包括遗传咨询	4	D
提供以患者为中心和家庭为中心的治疗	4	D
治疗目的包括：早期而快速的控制疾病，避免出现疾病或治疗相关的损伤，恢复日常活动能力，提高患者生活质量	4	D
对患者进行适当的心理辅导	4	D

表 20-0-3 AIDs 的治疗推荐

	证据等级	推荐强度
NLRP3-AID 治疗		
IL-1 抑制剂可用于治疗任何年龄段的 NLRP3-AID 和疾病全程	1B-2A	A-B
应对于疾病活动的 NLRP3-AID 患者尽早开始 IL-1 抑制剂的治疗以预防器官损害	2B	B
目前尚无 DMARD 药物和其他生物制剂治疗 NLRP3-AID 的有效证据	4	D
可使用短程的 NSAIDs 和糖皮质激素作为控制症状的辅助治疗[*]，但不应作为初始治疗[**]	3[*]	C[*]
可进行适当的辅助治疗（包括物理治疗、矫形器械和助听器）	4[**]	D[**]
	4	D
TRAPS 治疗		
可在炎症发作期使用 NSAIDs 缓解症状	3	D
短程激素治疗，联用或不联用 NSAIDs，可有效控制炎症发作	3	C
糖皮质激素的疗效可随治疗时间的延长而减弱，因此需要增加剂量以维持疗效	3	C
IL-1 抑制剂对大多数 TRAPS 患者有效	2B	B
依那西普对部分患者有效，但疗效随治疗时间延长而减弱	2B	C
在频繁发作或发作间期仍有亚临床炎症的情况下，建议使用 IL-1 受体拮抗剂或依那西普维持治疗，从而减少激素的长期用量	2B	C
如果一种适当剂量的 IL-1 受体拮抗剂无效或不耐受，可换用依那西普或另一种 IL-1 受体拮抗剂；同样，如果依那西普无效或不耐受，应考虑换用 IL-1 受体拮抗剂	4	D
尽管在有限的病例观察到抗 TNF-α 单抗有效，但仍不建议使用，且对疾病可能产生不利影响	3	C
MKD 治疗		
可在炎症发作期使用 NSAIDs 缓解症状	3	C
短程激素治疗，联用或不联用 NSAIDs，可有效减轻炎症	3	C
秋水仙碱或他汀类药物无效，不建议使用	3	C
短程的 IL-1 受体拮抗剂治疗可有效控制炎症发作以及减少糖皮质激素的用量	2B	C

续表

	证据等级	推荐强度
在频繁发作或发作间期仍有亚临床炎症的情况下,建议使用 IL-1 受体拮抗剂或依那西普维持治疗,从而减少激素的长期用量	2B-3	C
如果一种适当剂量的 IL-1 受体拮抗剂无效或不耐受,可换用另一种 IL-1 受体拮抗剂或其他生物制剂(包括 TNF-α 抑制剂或 IL-6 受体拮抗剂);同样,如果 TNF-α 抑制剂无效或不耐受,应考虑换用另一种生物制剂(包括 IL-1 或 IL-6 受体拮抗剂)	4	D
在某些严重的难治性疾病且生活质量差的患者,可考虑异基因造血干细胞移植	3	D

注:* 短程 NSAIDs 和糖皮质激素作为控制症状的辅助治疗;** 短程 NSAIDs 和糖皮质激素不应作为初始治疗。

表 20-0-4 AIDs 的治疗随访

	证据等级	推荐强度
随访原则		
规律随访 AID 患者的疾病活动度和损害	4	D
随访频率依据疾病严重性和活动度	4	D
自身炎症性疾病活动指数(AIDAI)是一个有效的疾病活动度评估工具,可用于 TRAPS 和 MKD 的临床研究中	2B	B
当患者出现非典型炎症发作时,医生应考虑其他潜在原因(如感染)	4	D
生物制剂治疗前,应酌情考虑疫苗的接种。目前对于活疫苗的接种尚缺乏安全性的证据	4	D
NLRP3-AID 的随访		
体格检查,着重于肌肉骨骼和神经系统,以及儿童的生长发育;血常规、炎症指标(如 C 反应蛋白和 SAA 等);疾病活动度评估;听力和眼科检查;蛋白尿的筛检;评估疾病对健康、功能和社会参与的影响	4	D
重症 NLRP3-AID 的随访		
认知功能,腰椎穿刺(脑脊液压力,细胞数,蛋白水平),骨骼 MRI 和 X 线检查,头颅 MRI 检查(包括内耳)	4	D

续表

	证据等级	推荐强度
TRAPS 的随访		
体格检查,着重于肌肉骨骼和神经系统,以及儿童的生长发育;血常规、炎症指标(如 C 反应蛋白和 SAA 等);疾病活动度评估;蛋白尿的筛检;评估疾病对健康、功能和社会参与的影响	4	D
相较于 *TNFRSF1A* 基因突变的患者,携带 R92Q 和 P46L 突变的患者通常病情较轻预后较好	1B	B
慢性、持续疾病活动的患者发展为 AA 型淀粉样变性的风险更高	2B	B
MKD 的随访		
体格检查,着重于肌肉骨骼和神经系统,以及儿童的生长发育;血常规、炎症指标(如 C 反应蛋白和 SAA 等);疾病活动度评估;蛋白尿和血尿的筛检;评估疾病对健康、功能和社会参与的影响;视力检查	4	D
重症 MKD 的随访		
认知功能;肌酶和肝酶检查;针对性的神经系统体格检查	4	D
除了感染,还应警惕 MKD 患者的合并巨噬细胞活化综合征的可能	3	C

证据等级:

1B 级证据:随访良好的前瞻性队列研究。

2B 级证据:回顾性队列研究,或随访不良的前瞻性队列研究。

3 级证据:非连续或有限队列研究。

4 级证据:来自临床经验、描述性研究或专家意见。

推荐强度:

A 级推荐:良好的科学证据提示该医疗行为带来的获益实质性地压倒其潜在的风险。临床医生应当对适用的患者告讨论该医疗行为。

B 级推荐:至少是尚可的证据提示该医疗行为带来的获益超过其潜在的风险。临床医生应对适用的患者讨论该医疗行为。

C 级推荐:至少是尚可的科学证据提示该医疗行为能提供益处,但获益与风险十分接近,无法进行一般性推荐。临床医生不需要提供此医疗行为,除非存在某些个体性考虑。

D级推荐:至少是尚可的科学证据提示该医疗行为的潜在风险超过潜在获益;临床医生不应该向无症状的患者常规实施该医疗行为。

（林　进　曹　恒）

参 考 文 献

1. Ben-Chetrit E, Gattorno M, Gul A, et al. Consensus proposal for taxonomy and definition of the autoinflammatory diseases (AIDs): a Delphi study. Ann Rheum Dis, 2018, 77 (11): 1558-1565.

2. Georgin-Lavialle S, Fayand A, Rodrigues F, et al. Autoinflammatory diseases: State of the art. Presse Med, 2019, 48 (1 Pt 2): e25-e48.

3. Pathak S, McDermott M F, Savic S. Autoinflammatory diseases: update on classification diagnosis and management. J Clin Pathol, 2017, 70 (1): 1-8.

4. 宋红梅,李冀. 自身炎症性疾病临床诊断. 中国实用儿科杂志, 2015, 30 (1): 5-8.

5. Zen M, Gatto M, Domeneghetti M, et al. Clinical guidelines and definitions of autoinflammatory diseases: contrasts and comparisons with autoimmunity- a comprehensive review. Clin Rev Allergy Immunol, 2013, 45 (2): 227-235.

6. ter Haar N M, Oswald M, Jeyaratnam J, et al. Recommendations for the management of autoinflammatory diseases. Ann Rheum Dis, 2015, 74 (9): 1636-1644.

第三篇 骨、关节及软组织疾病

第二十一章 骨 关 节 炎

一、概述

骨关节炎(osteoarthritis, OA)是最常见的风湿性疾病,是老年人中最常见的关节炎,但长久以来常被认为是衰老的正常表现,是一个被严重忽视的疾病。由于 OA 尚无公认的统一的定义(如临床上有症状性 OA、影像学 OA、自我报告的 OA 等不同定义)以及研究参与者的来源不同,文献报告的患病率差别较大。OA 患病率随年龄增加显著增加,在 60 岁以上人群中,男女症状性 OA 的患病率分别为接近 10% 和 18%。OA 的发病率女性高于男性,农村高于城市。OA 不仅给患者造成身体功能、生活质量和社会参与度的下降,还给社会带来巨大负担。而且随着人口老龄化进程的加速和肥胖患病率的逐年增高,OA 的患病率必将逐年上升,成为危害人类健康的严重疾病,是造成老年人群疼痛和残疾的最主要原因。

OA 按照病因可分为原发性 OA 和继发性 OA,原发性 OA 的发病原因目前尚不明确,继发性 OA 继发于任何关节损伤或疾病,如半月板损伤、关节内或关节周围骨折、关节韧带损伤以及各种炎性关节炎如类风湿关节炎、脊柱关节炎等。然而,近年的研究确认了越来越多的局部风险因素与 OA 相关(如膝关节对线不良),并发现了更广泛与 OA 相关的因素(遗传、代谢、生物力学和环境因素),所以原发性 OA 和继发性 OA 的区别日渐模糊。

OA 是一种涉及多种关节组织、具有多种表型的异质性很强的疾病,不同患者遗传特征、发病原因、临床表现以及对治疗方法的反应都可能不同。目前已有文献报告了 OA 的各种亚型如包括老化相关型、软骨为主型、代谢型、滑膜炎症型、创伤为主型以及软骨下骨型。国内学者也提出了 OA 的亚型包括系统因素型、负荷为主型、结构为主型、炎症为主型、代谢为主型和混合型。

国际骨关节炎研究学会(osteoarthritis research society international, OARSI)对 OA 的定义是:OA 是一种涉及运动关节的疾病,以由微观或宏观损伤引发的细胞应激及细胞外基质降解为特征,激活适应不良性修复反应,包括固有免疫的促炎通路。该疾病首先表现为分子紊乱(异常的关节组织代谢),继而出现解剖学或生理学异常(以关节软骨退变、骨重建、骨赘形成、关节炎症及关节功能丧失为特征),最终导致临床症状。

二、病因与发病机制

OA 病因和发病机制十分复杂,临床表现出显著的异质性,因此对 OA 发病机制研究是一个巨大挑战。病因可能涉及年龄、性别、遗传、创伤、内分泌代谢等多个复杂因素。

(一)年龄

增龄是 OA 最密切相关的危险因素之一。流行病学调查表明,在 25~34 岁人群中,影像学膝 OA 患病率小于 0.1%;而 65~74 岁人群的患病率却从 10% 骤增至 20%;大于 75 岁人群更可高达 80%。增龄导致肌肉量减少和脂肪量增加,造成关节负荷的改变,以及脂肪因子和细胞因子的产生增加,导致了低度系统性炎症。软骨细胞外基质的变化促进了软骨的退化,这些变化包括糖化产物的累积、蛋白多糖分子量的减小、水化的减少以及裂解的胶原蛋白所造成的软骨力学变化。半月板和韧带退变,可能改变关节的生物力学特性。骨细胞的减少和骨矿物质的变化使软骨下骨的功能受损。线粒体功能障碍、氧化应激和自噬减少改变了软骨细胞的功能,促进了分解代谢和合成代谢的紊乱,造成细胞死亡。尽管 OA 的患病率随年龄增加而增加,但 OA 并不是老化的必然结果。老化并不等同于 OA,而是很可能会让关节更易发生 OA 并促进 OA 的进展。关节的正常老化过程中，关节软骨保持完整，但厚度变薄，糖胺聚糖含量降低。而在 OA 发展过程中，软骨表面病灶区域发生纤维化，糖胺聚糖染色完全消失。软骨细胞数量随年龄增长而降低，但在 OA 发展过程中，在损伤组织附近会出现软骨细胞团，这提示可能有修复组织和改变细胞信号的行为。老化的软骨细胞会降低其细胞外基质基因的表达和合成水平。而在 OA 进程中，软骨细胞的代谢过程变得高度活跃。在 OA 可出现滑膜炎和滑膜增生，但在正常老化的关节中没有发现滑膜炎和滑膜增生。随着年龄增长，骨量和骨密度在下降。而在 OA 患者中软骨下骨的硬度在增加。

（二）超重和肥胖

超重和肥胖是 OA 最密切相关的另一危险因素。随着生活水平提高，饮食结构改变与运动量减少，体重超标者越来越多。BMI>30kg/m^2 者的膝关节 OA 风险是正常体重对照的 6.8 倍。一篇荟萃分析通过 21 项有关 BMI 和 OA 风险的研究发现，BMI 与膝关节 OA 呈正相关。肥胖不仅增加了负重关节的承重，而且还可能改变姿势、步态和身体运动水平，进一步导致关节生物力学的改变。大多数肥胖患者表现出膝关节内翻畸形，导致膝关节内侧间隙的关节反作用力增加，从而加速软骨退变。肥胖不仅是膝关节等负重关节的 OA 危险因素，也是手 OA 的危险因素。这可能是由于脂肪组织中的巨噬细胞合成 IL-6 和 TNF-α 等促炎细胞因子，脂肪细胞合成瘦素、脂联素和抵抗素等脂肪因子。这些细胞因子和脂肪因子会促进低度的系统性炎症状态，从而促发 OA。女性体脂比例较高，脂肪来源的全身瘦素水平较男性高，可能部分解释 OA 患者的性别差异。

（三）雌激素缺乏

流行病学调查显示，女性 OA 患病率高于男性 2 倍多；女性绝经期后 OA 病情有加剧的倾向，尤以膝和髋 OA 为著。雌激素替代治疗可降低髋 OA 发病的风险，表明雌激素分泌减少或 OA 软骨雌激素受体水平下调可能是加重 OA 病情的危险因素之一。

（四）遗传因素

现已明确，遗传相关性 OA 多属于单基因遗传病，涉及多种胶原基因突变，如某些家族性 OA 与第 12 号染色体长臂 Ⅱ 型胶原蛋白编码基因 COL2A1 突变有关；结节性 OA 与第 2 号染色体短臂 2q23-32 及 2q33-35 基因突变有关。有研究认为，在遗传相关性 OA 中，Ⅸ 型、Ⅹ 型、Ⅺ 型胶原基因突变与编码细胞外蛋白的基因如硫酸软骨素蛋白聚糖基因、连接蛋白基因、透明质酸基因等突变有关。有报道称，实验小鼠存在 Ⅸ 型胶原 alpha 1 基因缺陷时，可引致软骨发育异常和 OA。事实上，OA 相关基因除已知的单基因突变和结构基因之外，候选基因还有 VDR 基因、IGF-1 基因、染色体 IL-1 基因等。OA 的易感基因尚需进一步深入研究。

（五）创伤、过度负荷或关节对线不良

OA 的危险因素主要来自两方面：关节本身的易损性和关节负荷。对于防御功能失调的关节而言，很小的关节负荷，即使是日常活动负荷量也可能导致 OA。对于关节防御功能良好的年轻人，关节的急性严重损伤或长期超负荷才会导致 OA。

关节损伤后发生的 OA 通常被称为创伤后 OA。患者通常在伤后的 10 年内出现明显病理改变，发病时间在一定程度上受损伤时年龄的影响。OA 可在导致韧带和 / 或半月板撕裂的损伤后出现，也会在骨折等累及关节的损伤后出现。关节过度负荷是 OA 发病的另一重要的危险因素。超负荷运动包括长跑、舞蹈、重力操作、举重、足球等，对关节软骨的冲击力、压力等均属于损伤性应力。如橄榄球运动员常易伤及膝、足、踝或脊柱关节，而矿工或长期蹲位工作的农民等患髋关节 OA 的概率增高；长期手工操作或网球运动员则易伤及腕关节和肘关节。下肢力线是和膝关节 OA 有关的重要解剖学因素。先天性膝外翻、髌骨脱位或髋关节脱位等，都是 OA 的重要危险因素。膝关节力线不良是膝关节 OA 进展的独立危险因素。膝内翻会增加内侧胫股关节 OA 的风险，而膝外翻会带来外侧胫股关节 OA 的风险。

（六）维生素缺乏

OA 患者 X 线前瞻性观察提示，血清 25- 羟维生素 D 浓度较低人群及维生素 C 过低的人群，发生进展性膝 OA 的风险明显增高。

OA 曾经被认为是单纯机械软骨磨损导致的疾病，但现在已知它是一种影响全关节的复杂疾

病,是固有免疫参与的一种慢性低度炎症性疾病。OA 的炎症在分子水平最为明显,其特征为存在大量促炎症介质,包括细胞因子和趋化因子,它们都参与关节损伤的固有免疫反应。多种危险因素通过共同的终末途径引起 OA。软骨、软骨下骨和滑膜可能都在疾病发生中起关键作用,并且还与全身性炎症有关。促炎症因子似乎会促进蛋白水解酶的产生,而后者会降解细胞外基质,造成关节组织破坏。特定关节组织的受累顺序可能取决于损伤的触发因素。除因关键关节组织受到急性损伤(比如韧带撕裂)而产生的创伤后 OA 外,一般很难确定是哪个关节组织最先受累。随着 OA 的进展,最终整个关节都会受累,导致各部分毁损。但 OA 的进展速度存在个体差异,并非所有存在早期疾病的患者都会发生更严重的 OA。遗憾的是目前很难预测哪些患者会进展至终末阶段。

关节软骨为透明软骨,主要由软骨细胞和软骨基质构成。软骨基质由软骨细胞合成和分泌,包绕在软骨细胞的周围,形成特定的细胞外基质结构,形成与软骨细胞终生共存的微环境。软骨表面为光滑、紧密、厚实、完整的胶原纤维网膜(软骨膜)。软骨纵切面可呈现出浅表层、过渡层、放射带、钙化软骨层和软骨下骨等层次。各层排列高度有序,紧密相连,形成致密的网状结构,并赋予软骨特定的形态、硬度,保持软骨的完整性、抗拉力、抗压力和抗剪切力等特性,以适应关节的承重和运动功能。在膝关节面之间还夹有纤维半月板,以加强关节面稳定性。软骨基质的主要成分为胶原蛋白(collagen)和蛋白聚糖(proteoglycan)及弹性蛋白酶(elastase)、各种氨基酸及其他小分子营养物和水分等。其中蛋白聚糖携带负电荷,可吸附大量水分子,以保持软骨的功能。当软骨受压时,水分被挤向软骨边缘,致密的软骨膜可抑制水分和基质成分的丢失;当负压解除时,细胞基质和胞外血浆等营养成分,可随即回吸,以保持软骨的功能完整。软骨细胞生活在高浓度乳酸和糖酵解的低氧代谢环境中,并在低氧张力下生存。软骨的营养物质需由滑液和软骨基质弥散供应。实际上,软骨基质弥散系数仅为水弥散系数的 1/2,必须在反复负荷刺激下才能保持软骨的正常代谢和基质更新。适当的生物应力是

保持软骨形态、功能、营养摄取和生物代谢不可或缺的生理因素。

OA 的基本病理是关节软骨持续性损伤。持续性应力负荷是各型 OA 起始和发生的持续因素。OA 中最早的病理改变常发生在关节软骨表面,表现为负荷最大的局部区域出现微小纤维化。因为胶原网络松弛,亲水的蛋白聚糖吸水膨胀,软骨最初会出现肿胀。遭遇长期超负荷摩擦应力或冲击应力,如肥胖、负重行走、过度劳作、重复的关节冲击等,都可能成为重要的致病因素,从而导致早期的软骨水肿、软骨纤维膜疏松、变薄、软骨裂伤;到中期,软骨糜烂、溃疡形成;晚期导致软骨缩水、碎裂、软骨裸露、软骨下骨钙化及边缘骨赘形成等。随着 OA 的发生,代谢急剧加速,软骨细胞轻度增殖并群聚,原因可能是基质丢失。至少有一部分细胞会发生表型转化,成为肥大的软骨细胞,类似于生长板肥大层中的细胞,这种细胞会产生 X 型胶原和基质金属蛋白酶(matrix metalloproteinase, MMP)-13。随着 OA 的进展,基质会出现广泛降解和丢失,其原因是促炎症细胞因子和基质蛋白碎片促使机体持续产生蛋白酶,前两者会以自分泌和旁分泌的形式向软骨细胞反馈并刺激软骨细胞产生更多细胞因子和蛋白酶,形成恶性循环。严重的基质损伤会导致软骨细胞死亡,使基质出现没有细胞的区域。

软骨下骨的逐渐增厚,是 OA 进展的一个特征,这些骨变化与局部 OA 软骨病理的发展之间存在紧密的解剖联系。关节边缘形成骨赘,通常位于肌腱或韧带的附着点。较晚期的病例中有骨囊肿但不常见骨侵蚀。但侵蚀性 OA 是个例外,其最常发生于远端指间关节和近端指间关节,伴有位于中心的侵蚀,不同于 RA 和痛风中的边缘侵蚀。可在 MRI 上清晰显示的骨髓损伤最常发生于上覆软骨丢失且机械负荷最大的部位。从病理学上看,这些局灶性损伤包括骨骼的微结构损伤伴局部坏死和纤维化。

大部分症状性 OA 患者都会发生一定程度的滑膜炎。很多早期 OA 已经存在滑膜炎,并且可能伴随 OA 整个病程。滑膜炎会促发疼痛和疾病进展,包括由促炎因子和损伤相关分子模式(damage-associated molecular pattern, DAMP)蛋白产生所介导的软骨损伤。关节滑膜炎症产生的炎

症因子既直接作用于关节软骨,导致关节软骨结构发生改变,破坏和降解软骨基质;也调节关节软骨代谢的一些细胞因子和蛋白酶,加速关节退变的过程,促进了 OA 发生进展。这些证据支持来源于患者关节的临床表现,以及影像学、组织学水平和分子水平的研究结果。Aryal 等对仅有症状而影像学阴性的膝 OA 患者行关节镜检查发现,约 50% 患者存在局灶性滑膜炎表现,而这些局灶出现滑膜炎症的关节 1 年后局部出现关节软骨破坏。Guermazi 等发现采用 MRI 可在 73% 早期膝 OA 患者中发现滑膜增厚表现,提示滑膜炎可能是 OA 原发表现。

除了软骨、软骨下骨和滑膜,韧带、关节囊和膝关节半月板甚至脂肪垫等关节软组织也都常在 OA 中受累。关节周围肌肉和神经也会受到 OA 的影响,造成无力和疼痛。

OA 不再单纯是一种机械磨损导致的退行性疾病,而是一种累及全关节的多因素疾病,低度、慢性炎症可能起着核心作用。

三、临床表现

OA 一般起病隐匿,进展缓慢。主要表现为受累关节及其周围疼痛、压痛、僵硬、肿胀、关节骨性肥大和功能障碍。

疼痛是 OA 最常见的症状,也是 OA 患者就医的主要原因。由于软骨无神经支配,疼痛主要由关节其他结构如滑膜、骨膜、软骨下骨及关节周围的肌肉韧带等受累引起。部分患者有疼痛外周和中枢敏化的表现,具有神经病理性疼痛的特点。疼痛严重而持续,并伴有感觉异常,常伴发焦虑和抑郁状态。疼痛通常在关节活动时加重,休息后缓解。可以伴有晨僵,但一般持续时间较短,很少超过半小时。进展过程常会经历 3 个阶段。第 1 阶段表现为通常由机械性刺激引起的锐痛,最终会限制高冲击性活动并对功能产生较轻的影响。第 2 阶段表现为疼痛变得更持久,并开始影响日常活动。可能会出现关节胶化。第 3 阶段常表现为持续性钝痛或隐痛,间断性发作往往不可预见的强烈疼痛,导致功能严重受限。当然,并非所有患者都会明确经历这几个阶段,而且疼痛进展可能会停留在任何一个阶段。严重 OA 患者也可能出现夜间疼痛,可干扰睡眠。其次常见的症状是

关节活动受限,关节活动度减少主要归因于边缘性骨赘和关节囊增厚,但滑膜增生和积液可能也有促发作用。关节畸形是晚期关节损伤的一个征象。

OA 的许多典型临床表现与具体受累的关节有关。OA 好发于膝关节、髋关节、远端指间关节、近端指间关节、第一腕掌关节、第一跖趾关节以及下颈椎和下腰椎的关节突关节。OA 较少累及肘关节、腕关节、盂肱关节和踝关节。如果累及肘关节、肩关节(尤其是肩锁关节)和掌指关节,应怀疑是由需要过度使用上肢的职业所致。这些关节的症状与其他关节的 OA 症状相似,但更常见单侧受累。原发性踝关节 OA 比较少见,通常是创伤的结果。不同部位关节软骨随年龄变化而呈现不同的活力,有研究比较了股骨头和距骨的软骨拉伸断裂应力,发现前者会随年龄增长而明显下降,而后者则不明显。这也许能说明 OA 常见于髋关节和膝关节,却很少发生于踝关节。这可能与人类关节的进化过程有关,因为有臂的猿类等动物用四肢行走,一些针对人类日常活动设计不合理的关节就发展为 OA,例如钳抓(OA 在拇指根部)和直立行走(OA 在膝和髋关节)。

(一)手

手部关节是 OA 最常累及的关节,但长期被忽视。手 OA 多见于中、老年女性,手 OA 的影像学表现如骨赘生成、关节间隙狭窄出现在 81% 的老年人群。症状可呈间歇性,并发生在典型部位,按发生率递减顺序包括远端指间关节、拇指基底部、近端指间关节,以及第二和第三掌指关节。手 OA 至少分为三种亚型,包括指间关节的结节性 OA、拇指基底部 OA、侵蚀性 OA。不同的患者症状和病程都不相同。结节性 OA 最常累及远端指间关节,也可见于近端指间关节。特征性表现为指间关节伸面内、外侧骨样肿大结节,位于远端指间关节者称 Heberden 结节,位于近端指间关节者称 Bouchard 结节,疼痛可有可无,常具遗传倾向。近端及远端指间关节水平样弯曲可形成蛇样畸形。拇指基底部 OA 即第一腕掌关节和/或舟骨、大多角骨和小多角骨的 OA,通常累及较年长的绝经后女性。患者存在局部鱼际、桡侧腕或拇指基底深部疼痛,并在关节活动时加剧。疼痛也可能向远端放射进入拇指,而较轻的向近端放射。

涉及夹捏的动作通常引起最严重疼痛。拇指基底部可能有桡侧半脱位及内收，从而造成"方形手"外观。与指间关节 OA 不同，拇指基底部 OA 有时会引起持续性症状和功能障碍。拇指基底部 OA 可独自发生，不伴结节性指间关节 OA。侵蚀性 OA 是一种不太常见且特别具有侵袭性的手部 OA。它表现为亚急性或隐匿发作的疼痛、僵硬、软组织肿胀，有时还会出现感觉异常，累及多个指间关节。与结节性手部 OA 相比，侵蚀性手部 OA 的疼痛、压痛与炎症更明显，持续时间更长。侵蚀性 OA 只侵袭指间关节（远端指间关节比近端指间关节更常受累），通常不累及拇指基底和掌指关节。指间关节侧向不稳是一个不常见但很典型的表现。侵蚀性 OA 的症状持续性与功能障碍结局比非侵蚀性手部 OA 更严重。掌指关节 OA 主要侵犯第二和第三掌指关节，最常导致不伴滑膜炎征象的骨性增大。相对孤立的掌指关节 OA 有时见于从事过需要大量手部动作职业的老年男性。

（二）膝

膝关节是 OA 的好发部位之一，是 50 岁以上成人中最常引发下肢功能障碍的原因。膝关节 OA 通常累及双侧，其中一侧的病情可能更严重。髌股关节和/或内侧胫股关节最常受累，孤立性的外侧胫股关节 OA 相对少见。膝 OA 早期以疼痛和僵硬为主，单侧或双侧交替，多发生于上下楼时。可出现关节胶化（articular gelling），是指在晨起或久坐后，初站立时感觉关节不稳定，需站立片刻并缓慢活动一会儿才能迈步。体格检查可见关节肿胀、压痛、骨摩擦感以及膝内翻畸形等。随着病情进展，可出现行走时失平衡，下蹲、下楼无力，不能持重、活动受限、关节挛曲。可出现关节在活动过程中突然打软。还可出现关节活动时的"绞锁现象"（可因关节内的游离体或漂浮的关节软骨碎片所致）。少数患者关节周围肌肉萎缩，多为失用性。疼痛部位可能会提示膝关节的受累间室。胫股关节内侧间室 OA 的疼痛可能位于前内侧或更广泛的内侧区域，髌股关节 OA 的疼痛可能位于前侧，可因久坐，从矮椅子上起身，以及上下楼梯或斜坡（向下往往比向上更疼痛）而加重。更广泛的膝关节前侧疼痛伴远端放射痛提示中到重度的膝关节 OA，晚期 OA 中会发生影响睡眠或休息的夜间持续性疼痛。除非合并腘窝（Baker）囊肿，膝关节 OA 通常不会造成膝关节后侧疼痛。

（三）髋

多见于年长者。患者常感觉疼痛位于腹股沟前部深层，但也可累及大腿前内侧或上外侧，偶尔累及臀部。主要症状为隐匿发生的疼痛，体格检查可见不同程度的活动受限和跛行。与膝关节 OA 不同，髋关节 OA 往往在单侧发病。主动和被动髋关节活动的疼痛程度相当。髋关节屈曲下的内旋动作通常受累最早且最严重。髋关节 OA 的典型终末期畸形是外旋、内收和固定性屈曲。还可能发生大腿肌肉萎缩和患肢缩短。在部分患者中，尤其是年龄较大的成年女性，髋关节 OA 可迅速进展，即关节疼痛亚急性发作并在数月后进展为关节破坏和不稳。这种快速进展的破坏性关节病可能与碱性焦磷酸钙晶体有关。

（四）足

以第一跖趾关节最常见。通常双侧发病，有症状时会导致站立和行走（尤其是步态中的脚趾蹬离地面期）出现踇趾局部疼痛。第一跖趾关节骨性增大是一个常见表现。踇趾外翻畸形（即踇趾远端向足中线偏移）、踇趾僵直（即第一跖趾关节的屈曲和伸展功能受限）和交叉趾是常见的畸形。第一跖趾关节骨性增大及踇趾外翻通常导致患者并发踇趾囊炎。症状可因穿过紧的鞋子而加重。跗骨关节也可累及。部分可出现关节红、肿、热、痛，类似痛风表现，但疼痛程度较痛风为轻。体征可见骨性肥大和踇外翻。除了第一跖趾关节，OA 还常累及足中段的距舟关节，以及足后段的距下关节和胫距关节。

四、辅助检查

OA 无特异的实验室检查指标。红细胞沉降率、C 反应蛋白大多正常或轻度升高，类风湿因子（rheumatoid factor，RF）、抗环瓜氨酸肽（cyclic citrullinated peptide，CCP）抗体和抗核抗体一般为阴性。关节液一般为淡黄色透明，黏度正常，凝固试验阳性，白细胞数多低于 $2 \times 10^6/L$。

放射学检查对本病诊断十分重要，典型 X 线表现为受累关节软骨下骨质硬化、囊性变，关节边缘骨赘形成，受累关节间隙狭窄。早期的软骨病变可无明显的异常 X 线表现。随着病变的进展，受累关节可出现关节间隙不对称性狭窄,同时伴相应关节面骨质的小囊性变以及周围的不规则骨质增生硬化改变。晚期关节间隙可完全消失,关节面变形,可伴关节半脱位和畸形,但少见骨性强直。关节面边缘可出现明显的唇状或刺状骨赘。若软骨或骨赘碎片脱落可在关节腔内形成游离体,又称为"关节鼠",如含骨质或钙化成分即可为 X 线片所发现。各个关节 OA 的影像学表现有其共性,也有其固有的变化特点和部位特点。

超声检查无辐射,价格低廉,也可显示 OA 相关结构改变,有助于检测滑膜炎、积液及骨赘。局限在于对操作者的依赖性,以及无法评估较深层的关节结构和软骨下骨。早期表现为软骨表面轮廓不清,内部回声增强,后期软骨变薄、厚薄不均、甚至消失。关节面软骨磨损后可变成膜状,并可脱离形成关节内游离体,可在关节内移动。OA 合并滑膜炎时,可出现关节腔积液、滑膜增生,多普勒超声可以判断滑膜血流情况,从而评估炎症的活跃程度。骨赘表现为自骨表面突出的高回声,常出现在骨端边缘,部分后方伴有声影。骨侵蚀表现为软骨下骨囊性变,导致骨皮质表面不光滑,连续性中断。关节软骨的变薄或消失,骨赘的形成可导致关节间隙的狭窄。

大多数症状提示 OA 和 / 或有典型影像学特征的患者没有必要实施 MRI。但 MRI 可在出现明显影像学表现之前的较早阶段识别出 OA,具有较高的软组织分辨率、多序列、多层面成像等优点,是唯一能够直接显示关节软骨的成像方法,对早期 OA 的诊断具有重要意义。除了显示软骨损伤形态学及生理学的改变,MRI 对整体评估关节来显示 OA 的进展及分级具有一定的可靠性、特异性和敏感性,包括关节软骨、半月板、关节内韧带、滑膜、滑囊结构、骨质、骨髓等病变。因此,MRI 在 OA 临床及研究领域、在未来 OA 的临床诊断标准中,将占据越来越重要的地位。已有学者提出 MRI 早期骨关节炎的定义。

五、诊断和鉴别诊断

(一)诊断

OA 一般依据临床表现和 X 线检查,并排除其他炎症性关节疾病而诊断。典型病例诊断不难。美国风湿病学会(ACR)提出了关于手、膝和髋 OA 的分类标准,见表 21-0-1~ 表 21-0-3。

表 21-0-1 手 OA 分类标准(1990 年)

临床标准:具有手疼痛、酸痛和晨僵并具备以下 4 项中至少 3 项可诊断手 OA
(1)10 个指定关节中硬性组织肥大 ≥ 2 个
(2)远端指间关节硬性组织肥大 ≥ 2 个
(3)掌指关节肿胀少于 3 个
(4)10 个指定的指关节中关节畸形 ≥ 1 个

注:10 个指定关节是指双侧第 2、3 指远端和近端指间关节及第 1 腕掌关节。

表 21-0-2 膝 OA 分类标准(1986 年)

1. 临床标准:具有膝痛并具备以下 6 项中至少 3 项可诊断膝 OA
(1)年龄 ≥ 50 岁
(2)晨僵 <30 分钟
(3)骨摩擦感
(4)骨压痛
(5)骨性肥大
(6)膝触之不热

2. 临床加放射学标准:具有膝痛和骨赘并具备以下 3 项中至少 1 项可诊断膝 OA

(1)年龄 ≥ 40 岁

(2)晨僵 <30 分钟

(3)骨摩擦感

表 21-0-3 髋 OA 分类标准(1991 年)

临床加放射学标准:具有髋痛并具备以下 3 项中至少 2 项可诊断髋 OA
(1)红细胞沉降率 ≤ 20mm/h
(2)X 线示股骨头和 / 或髋臼骨赘
(3)X 线示髋关节间隙狭窄(上部、轴向和 / 或内侧)

(二)鉴别诊断

OA 的鉴别诊断的主要依据受累部位的位置以及有无其他全身性症状。大多数疾病与 OA 鉴别不难。

手和膝 OA 应与类风湿关节炎(rheumatoid arthritis,RA)、银屑病关节炎、假性痛风等疾病鉴别;髋 OA 应与髋关节结核、股骨头无菌性坏死鉴别。脊柱 OA 应与脊柱关节炎鉴别。

中老年患者的 OA 在累及手关节时常需与

RA 鉴别。手部的结节性 OA 好发于远端指间关节,常伴有非常典型的 Heberden 结节。而 RA 主要累及掌指关节和近指关节,极少累及远指关节。OA 常累及拇指的腕掌关节,而 RA 常累及腕关节。OA 的关节肿胀是骨性膨大,RA 的关节肿胀则通常是柔软的压痛性梭形肿胀。RA 中晨僵时间通常较长,OA 中晨僵相对少见,持续时间也短。OA 的放射影像学特点是软骨丢失导致的关节间隙变窄及骨骼重塑导致的骨赘,而非关节周围侵蚀。发生侵蚀性 OA 的关节存在"鸥翼形"侵蚀。OA 患者通常 RF 和抗 CCP 抗体阴性,且红细胞沉降率和 C 反应蛋白大多正常。OA 患者也有可能 RF 阳性,但通常滴度较低。需要注意的是,许多病程长的 RA 患者可能继发 OA。

银屑病关节炎很少发生于远端指间关节,这些关节在手部 OA 中也可受累。但与手部 OA 不同,银屑病关节炎可能只侵及 1 根手指,常表现为指炎(腊肠指),并通常存在典型的指甲病变。假性痛风可演变成慢性疾病,累及多个关节,包括手指关节、腕关节、膝关节和其他大关节。如果放射影像学检查发现关节的软骨钙质沉着症,则可诊断为假性痛风。单个关节周围的其他软组织异常也可能与 OA 相似。

六、治疗

目前没有已知的手段可以干预 OA 的自然进程。治疗的目的在于缓解疼痛,保护关节功能,改善生活质量。治疗方案应个体化,治疗包括一般治疗、药物治疗和手术治疗。

(一)一般治疗

非药物治疗包括患者教育、体重管理、运动、物理治疗等。

1. 患者教育 是 OA 治疗不可或缺的一部分,应向患者全面说明 OA 的病因、危险因素(尤其是可以改变的因素和患者特有的危险因素)和预期预后。对每一位患者要询问易患因素,考虑可能的病因及疼痛的程度,并针对导致疼痛的可改变的因素进行管理,如是否存在关节对线不良、肌肉无力,超重和肥胖以及同时合并焦虑抑郁情绪等。OA 患者应减少长久的站位、跪位和蹲位,以及爬楼梯、不良姿势等。还应与患者详细讨论治疗选择及其获益及风险。患者教育是优化 OA

管理的重要手段。患者不依从治疗(特别是生活方式改变措施)的主要原因在于医生没有充分解释干预目的和患者应对疼痛缓解抱有何种预期。应使治疗以患者为中心,并鼓励患者主动参与自身疾病的管理。

2. 体重管理 负重活动期间髋、膝关节会承受很大的负荷,因此保持理想的体重对保护关节结构和改善症状很重要。肥胖的患者减重方法为限制膳食热量联合体育锻炼,研究表明体重变化的百分比与关节症状改善具有剂量效应关系,体重减少 10% 以上时症状改善更明显。而且,只需减轻体重一项,即可减轻 25%~50% 膝 OA 症状。应注意限制热量可能导致去脂体重减轻和肌力减弱,尤其是老年人,因此应同时进行力量训练以避免这些不良反应。

3. 运动 运动是 OA 治疗的基石。大多数有症状的膝关节 OA 患者的有氧运动能力较同龄人差。对 OA 运动的一个常见误区是:OA 是一种磨损性疾病,运动会导致关节磨损,所以一旦得了 OA 就不敢再运动了。事实上运动可以增强肌肉力量,更好地保护关节;软骨没有血液供应,需要通过运动挤压从关节液获得营养,长期不活动的人关节软骨更容易退变;运动对全身器官如心、脑、肺等都有益处。但长期以来,运动未得到医生和患者的重视,提升 OA 患者的运动功能是 OA 防治的关键,意义重大。众多的研究证实运动锻炼能有效治疗 OA。一项 Cochrane 系统评价纳入了 54 项试验,其中 19 项被认为存在"较低的偏倚风险",其结论是有中等至高质量的证据表明,地面锻炼后可迅速改善膝关节疼痛和功能(中等程度)。这种改善程度与 NSAIDs 相当。运动处方的重大挑战是长期的依从性。在涉及膝关节 OA 患者的运动试验中,33%~50% 以上的患者 6 个月停止运动,少于 50% 的患者在 1 年后继续运动。OA 患者无论年龄、并发症、疼痛严重程度还是功能障碍程度,均应将运动锻炼作为核心治疗方法。关于何种运动方式、强度、持续时间和最佳频率,目前尚无有力证据。在临床实践中,通常根据患者的具体表现个性化地确定其运动处方。建议进行低强度有氧运动(如步行、骑自行车、太极拳、八段锦、低冲撞的有氧舞蹈等),采用正确合理的有氧运动方式可以改善关节功能、缓解疼痛。

进行关节周围肌肉力量训练,既可改善关节稳定性,又可促进局部血液循环,还应注重关节活动度及平衡(本体感觉)的锻炼。常用方法包括股四头肌等长收缩训练、直腿抬高加强股四头肌训练、臀部肌肉训练、静蹲训练和抗阻力训练。关节功能训练主要指膝关节在非负重位的屈伸活动,以保持关节最大活动度。

4. 物理治疗及辅助器具　主要通过促进局部血液循环、减轻炎症反应,达到减轻关节疼痛的目的。常用方法包括水疗、冷疗、热疗、经皮神经电刺激、按摩、针灸等,可能有效。患者必要时还可在医生指导下选择合适的行动辅助器具,如手杖、拐杖、助行器、关节支具等,选择平底、厚实、柔软、宽松的鞋具辅助行走。外侧胫股关节 OA 伴膝外翻的患者可使用内侧楔形鞋垫改善疼痛。

(二)药物治疗

OA 大多累及老年人,常有共存疾病,如果尝试非药物干预措施后没有获得满意的疼痛缓解,可同时或在之后给予药物治疗。治疗药物包括控制症状药物、改善病情药物及软骨保护剂。

1. 控制症状药物　非甾体抗炎药(nonsteroidal antiinflammatory drugs, NSAIDs)既有止痛作用又有抗炎作用,是最常用的一类控制 OA 症状的药物。对于病变仅限于膝关节或同时累及手部的轻度 OA 患者,考虑到关节的位置较表浅,建议局部用 NSAIDs。局部用 NSAIDs 的全身吸收减少,因此出现副作用的风险远低于口服制剂。也可局部使用辣椒碱,辣椒碱是一种从红辣椒中提取的物质,它可能通过下调疼痛感觉神经元上的 TRPV1 受体活性以及消耗 P 物质来缓解疼痛。最常见的副作用为局部烧灼感,发生率超过 50%。外用药物无法缓解的患者可以口服 NSAIDs。应使用最低有效剂量,短疗程,药物种类及剂量的选择应个体化。常用的 NSAIDs 包括非选择性 NSAIDs 和环加氧酶 2(cyclooxygenase, COX-2)选择性抑制剂。NSAIDs 主要不良反应有胃肠道反应、肾或肝功能损害、可增加心血管不良事件发生的风险。根据患者的胃肠道风险、心血管风险、肾脏风险进行选择,一般认为高胃肠道风险患者尽量选用 COX-2 选择性抑制剂,如存在高心血管疾病风险和 / 或肾功不全,慎用 NSAIDs。对乙酰氨基酚因疗效甚微,不良反应多,已不推荐作为 OA 止痛的首选药

物。NSAIDs 不能充分缓解疼痛或有用药禁忌时,可考虑用弱阿片类药物,这类药物耐受性尚可而成瘾性小,如曲马多等。但近期也有报道其增加 OA 患者的全因死亡率,建议仅短期用于等待关节置换的重度疼痛患者。度洛西丁是一种 5- 羟色胺和去甲肾上腺素再摄取抑制剂,通过抑制 5- 羟色胺和去甲肾上腺素的再摄取,增强脊髓疼痛下行调节通路功能,达到抑制疼痛的作用,已获批治疗慢性肌肉骨骼疼痛,尤其对伴有神经病理性疼痛特点的患者可取得良好疗效。

应避免全身使用糖皮质激素,但对于急性发作的剧烈疼痛、夜间痛、关节积液的严重病例,关节内注射激素能迅速缓解疼痛症状,疗效持续数周至数月,但在同一关节不应反复注射,注射间隔时间不应短于 3 个月。

2. 改善病情药物(DMORDs)及软骨保护剂　十分遗憾的是,目前尚未有公认的保护关节软骨,延缓 OA 进展的理想药物。临床上常用的药物如硫酸氨基葡萄糖、硫酸软骨素、双醋瑞因和关节内注射透明质酸等,循证医学证据不一致,可能有一定的作用。硫酸氨基葡萄糖和硫酸软骨素作为关节的营养补充剂,对轻中度的 OA 患者可能有缓解疼痛和改善功能的作用。尤其是剂量更大或纯度更高的结晶型硫酸氨基葡萄糖(1 500mg/d)的循证医学证据一致有效,也得到指南的推荐。双醋瑞因是白细胞介素 -1 抑制剂,能有效地减轻疼痛,改善关节功能,还有研究认为其可能具有结构调节作用。对于轻中度的 OA 患者,关节腔注射透明质酸,每次 2~3ml,每周一次,连续 3~5 次,称为黏弹性物补充疗法,可减轻疼痛,减少渗出,增加滑液黏弹性,抑制软骨基质分解,诱导内源性透明质酸生成,激活软骨组织自身修复过程。适用于早、中期的轻度软骨损伤病例,或可较长时间的缓解症状和改善功能。

3. 富血小板血浆(platelet-rich plasma, PRP)　离心自体全血后得到的血小板浓缩物,这些血小板经过激活后可释放多种活性物质,包含多种细胞因子、趋化因子、生长因子。以往的临床研究证实 PRP 中的活性物质具有促进细胞增殖、胶原合成以及炎性趋化作用,可能有益于组织修复,协助组织重建。PRP 具备制作简便、使用方便、低成本等特点,尽管很多研究报道了 PRP 治疗后患者的症

状有所改善,但研究方法上均有不足,故还需要更多高质量、长期随访的研究来明确 PRP 治疗 OA 的适应证和使用方式,以及是否有较好的疗效。

4. 间充质干细胞 包括自体脂肪间充质干细胞、同种异体脂肪间充质干细胞、脐带间充质干细胞、胚胎样干细胞等。目前越来越多的 OA 干细胞疗法获得了监管部门批准进入临床研究阶段,未来这类疗法的安全性和有效性或将不断被验证,进而推动临床应用进程。随着临床研究的广泛开展,OA 成为干细胞疗法最有望成熟的临床应用领域之一。

5. 其他 缓解 OA 患者的疼痛的还有抗神经生长因子药物 Tanezumab、新型阿片类药物 NKTR-181 以及关节内注射缓释类固醇 FX006 正处于Ⅲ期临床研究,重组人成纤维生长因子 18 的临床前数据提供了其作为 DMORDs 的可能性。

未来的研究需要持续关注并继续探索 OA 的分型,针对不同亚型的 OA 优化诊断及治疗措施可能是未来 OA 诊治的关键。

(三)手术治疗

随着 OA 治疗研究的深入,骨外科学有了很大发展,可以进行关节腔灌洗、关节镜下清理术、软骨下骨穿刺、软骨下钻孔、截骨术、关节融合固定术及人工关节置换术等。近几年又在积极开展结构性植骨、3D 金属打印技术和数字骨科学研究等。

已较广泛用于治疗 OA 但通常不被指南推荐使用的手术操作包括:关节腔灌洗、关节镜下关节清理术、关节镜下磨削性关节成形术和关节镜下滑膜切除术。对于这些手术操作,需要更多地循证医学证据证实其有效性和安全性。对于不太严重的、局限性关节软骨缺损的特定患者,用自体软骨细胞移植物置换局部退变的软骨可能有益。大部分接受此项治疗的患者是由创伤导致的软骨缺损的较年轻患者。其他保膝手术操作包括关节表面置换、截骨术和单间室置换术。如患者较为年轻活跃,软骨磨损局限在内侧,胫骨内翻明显,可考虑胫骨高位截骨术。若仅内侧关节间隙压痛及变窄,膝关节屈曲畸形及内外翻畸形都不明显的老年患者适合单髁置换,以恢复原有力线。关节成形术是将关节面及软骨下骨一并切除,使在新的切面上逐渐形成新的纤维凝块和新的纤维软骨,再通过关节制动和压缩,形成骨化和纤维连接。新形成的关节面可以适当负重,并具有部分关节功能。目前,关节成形术多用于第一跖趾关节退变所致的拇外翻畸形矫正,有时可用于髋或膝关节置换术失败而继发感染时的一种补救措施。全关节置换术是非手术治疗失败患者的 OA 根治性治疗。目前最常用的人工关节置换术是全髋关节置换术和全膝关节置换术。绝大多数置换成功的关节,可满足日常工作和生活需要,95% 假体可使用 10 年以上。常见的术后并发症有假体脱位、松动、继发感染、血管神经损伤、深静脉栓塞、假体周围骨折等。获得关节置换术良好疗效的前提条件是:正确掌握人工关节置换的适应证、选择最适时机、使用最适人工关节、术者有丰富的经验,并取得患者与家属的信任与配合。在选择手术治疗方案时,不仅要考虑疼痛的缓解和假体生存率,还要考虑功能的保护和患者的期望。

七、预后

该病有一定的致残率。在美国,OA 是导致 50 岁以上男性丧失工作能力的第二位原因(仅次于缺血性心脏病),也是中年以上人群丧失劳动能力、生活不能自理的主要原因。我国尚无大规模的流行病学调查数据。

(张志毅　赵彦萍)

参 考 文 献

1. Woolf AD, Pfleger B. Burden of major musculoskeletal conditions. Bull World Health Organ, 2003, 81: 646-656.
2. Mobasheri A, Rayman M P. The role of metabolism in the pathogenesis of osteoarthritis. Nat Rev Rheumatol, 2017, 13 (5): 302-311.
3. Mobasheri A, Bay-Jensen A C, van Spil W E, et al. Osteoarthritis Year in Review 2016: biomarkers (biochemical markers). Osteoarthritis Cartilage, 2017, 25 (2): 199-208.
4. Loeser R F, Collins J A, Diekman B O. Ageing and the pathogenesis of osteoarthritis. Nat Rev Rheumatol, 2016, 12 (7): 412-420.
5. Coggon D, Reading I, Croft P, et al. Knee osteoarthritis and

obesity. Int J Obes Relat Metab Disord, 2001, 25: 622.

6. Jiang L, Tian W, Wang Y, et al. Body mass index and susceptibility to knee osteoarthritis: a systematic review and meta-analysis. Joint Bone Spine, 2012; 79: 291.

7. Ayral X, Pickering E H, Woodworth T G, et al. Synovitis: a potential predictive factor of structural progression of medial tibiofemoral knee osteoarthritis: results of a 1 year longitudinalarthroscopic study in 422 patients. Osteoarthritis Cartilage, 2005, 13 (5): 361-367.

8. Guermazi A, Roemer F W, Hayashi D, et al. Assessment of synovitis with contrast-enhanced MRI using a whole-joint semiquantitative scoring system in people with, or at high risk of, knee osteoarthritis: the MOST study. Ann Rheum Dis, 2011, 70 (5): 805-811.

9. Hunter D J, Arden N, Conaghan P G, et al. Definition of osteoarthritis on MRI: results of a Delphi exercise. Osteoarthritis Cartilage, 2011, 19 (8): 963-969.

10. Fransen M, McConnell S, Harmer A R, et al. Exercise for osteoarthritis of the knee: a Cochrane systematic review. Br J Sports Med, 2015, 49: 1554.

第二十二章 痛风及其他晶体性关节炎

第一节 痛风的概念与发病机制

一、痛风概念的完整性

（一）痛风是一种综合征

痛风（gout）是嘌呤代谢紊乱及/或尿酸排泄减少所引起的一种临床综合征。由于嘌呤代谢中相关酶活性的先天性或后天性缺陷导致尿酸生成过多和/或尿酸排出过少，单钠尿酸盐（monosodium urate，MSU）从过饱和的细胞外液沉积于组织或器官，导致一系列的临床综合征。该综合征包括：①反复发作的急性关节炎；②器官或组织中破坏性结晶的聚集，即痛风石；③尿酸性泌尿系结石；④痛风性肾病。

人们对痛风的认识可以追溯到公元前400多年。痛风的拉丁文是 gutta 或 tophus（复数为tophi），分别代表沉积、聚集、筋瘤或结节肿块的意思。西方历史上许多著名的将相帝王患有痛风，故又称痛风为帝王病，也因此一直被视为和"酒肉"有密切关系的富贵病。最早描述痛风这一疾病特点的是古希腊的希波克拉底（Hipocrates），他主要对痛风性关节炎的特征进行了详细记载。1824年，英国内科医师 Garrod 在痛风患者的血液中测出了高浓度的尿酸，从而推测痛风可能是由于肾脏对尿酸的排泄功能丧失或者尿酸的生成增加所致，并通过病理解剖证实急性痛风是由于尿酸钠沉积于关节或其他邻近组织所致。1898年 Fischer 确认尿酸由嘌呤生成，嘌呤代谢在痛风的病理生理学中起着关键作用。1913年 Folin 和 Denis 首次介绍了可靠的血尿酸测定方法，有力地促进了痛风的临床和代谢的研究。1950年后，人们开始使用偏振光显微镜，观察被多形核白细胞吞噬的单钠尿酸盐结晶以确定诊断，此后嘌呤化

合物合成途径中的多种酶也陆续被发现。20世纪60年代发现的 Lesch-Nyhan 综合征，揭示了痛风和嘌呤代谢酶次黄嘌呤-鸟嘌呤磷酸核糖转移酶（HGPRT）的关系，同期还发现了治疗痛风的有效药物丙磺舒和别嘌醇，因此20世纪50~60年代是认识痛风的鼎盛时期。

第一次世界大战以前，痛风主要流行于欧洲和美洲；第二次世界大战后，特别是20世纪90年代，痛风患病率不断攀升，已成为一种遍布于世界的常见病。英国流行病学调查显示痛风患病率从1990年的1.19%增至1999年的1.4%；全美一项最大的卫生计划（health plans），在2002年到2004年期间进行的调查显示，痛风患病率达9.25例/1 000人，平均患病年龄为（54.6±13.5）岁，其中82%为男性。亚洲国家痛风和高尿酸血症发病率亦有明显增长，从1991年到2002年，日本男性青少年高尿酸血症患病率从3.5%增至4.5%，2003年我国南京市的调查结果显示，高尿酸血症患病率高达13.3%，与欧美地区的2%~18%持平，而痛风的患病率高达1.33%。我国台湾省是高尿酸血症和痛风的高发地区，痛风的总患病率则达15.2%。可见当今痛风已不再局限于少数达官贵人，而成为一种新的文明病。

（二）痛风诊断标准的特点

1. **高尿酸血症非等同于痛风性关节炎** 高尿酸血症是指细胞外液中的尿酸盐呈过饱和的一种化学变异状态，血清尿酸水平高于所测实验室同性别正常人均值加标准差作为的上界。国际上无论男女以血尿酸 >7.0mg/dl（420μmol/L）定为高尿酸血症。各种原因引起的尿酸产生过多，或尿酸排泄减少，或两者兼有，均可导致高尿酸血症。如血尿酸增高超过正常值，但无关节炎、痛风石或尿酸盐结石表现的称为无症状性高尿酸血症，而痛风性关节炎是因尿酸盐结

晶在关节滑膜和周围软组织沉积而激发的炎症反应。

痛风从发生到发展通常经历了4期，即：①无症状性高尿酸血症期；②痛风性关节炎急性期；③痛风性关节炎发作间歇期；④慢性痛风性关节炎期。痛风的5年累计发病率随血尿酸水平增高而增加，而从第1期发展到第4期通常要经历20年左右。血尿酸增高不简单等同于痛风或痛风性关节炎，高尿酸血症并非痛风的同义词，只有5%~18.8%高尿酸患者发展为痛风，且发展成痛风或肾病变的概率和血尿酸值或持续时间成正比。高尿酸血症被认为是痛风的前期状态，往往因没有痛风症状的发生，而忽略了高尿酸血症的潜在危害。2006年欧洲抗风湿联盟（EULAR）对痛风诊断推荐意见中提出高尿酸血症是痛风的主要危险因素，并列为有价值的诊断标志。一旦无症状性高尿酸血症者出现关节炎、痛风石或尿酸盐结石任何一种表现，则标志无症状性高尿酸血症阶段的终止和痛风病的开始。

同样，临床上常只关注急性关节炎的症状，易忽视血尿酸的高低、痛风石、特别是痛风性肾病的存在，使患者的多种临床表现未得到正确诊治。最近北京协和医院的方卫纲等调查发现，国内医师诊治痛风的决策与目前国际较为公认的意见并不一致，而高质量的继续教育有可能提高医师诊治痛风的决策水平。因此不仅要求医师善于诊治急性关节炎，还应长期追踪患者血尿酸水平的后续变化，做到防治结合。

2. 痛风性关节炎诊断标准 既往较多使用1977年和1990年美国风湿病学会（ACR）推荐的标准。ACR诊断标准条件如下：A. 滑液检出尿酸结晶；B. 经化学检测证实的痛风石；C. 有以下12条中的6条者，即：①急性关节炎发作>1次；②关节炎症在1天内达到最高峰；③单膝关节炎；④可见关节发红；⑤第一跖趾关节痛或肿；⑥单侧第一跖趾关节受累；⑦单侧跗骨关节受累；⑧可疑痛风石；⑨高尿酸血症；⑩一个关节非对称性肿（X线）；⑪无骨侵蚀的皮质下囊肿（X线）；⑫关节炎发作时滑液微生物培养阴性。具备以上A、B、C三项中的任何一项者可作出痛风性关节炎诊断（图22-1-1）。

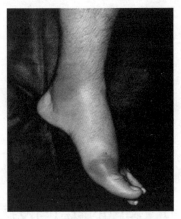

图 22-1-1 急性痛风性关节炎

从上述诊断依据可知，并非所有痛风性关节炎一定有血尿酸增高，约20%的痛风性关节炎急性发作期无血尿酸增高。2006年EULAR强调：①尿酸盐结晶阳性有确定诊断价值（图22-1-2，见文末彩图22-1-2）；②典型关节炎及痛风石的出现对痛风诊断有最高的临床价值；③高尿酸血症是痛风的主要危险因素，并可能成为有用的诊断标志（尽管有的痛风患者可能在某个时期血尿酸正常）。此外，对于无尿酸结晶证据的急性痛风性关节炎的诊断可参考以下特点：急性发作，典型部位（如第一跖趾或跗骨关节炎），特殊型单关节炎，自限性，秋水仙碱在48小时内生效，1周内不复发，无关节功能及解剖异常，病程中可有血尿酸增高。

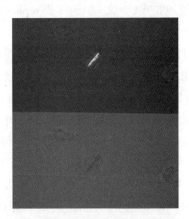

图 22-1-2 偏振光显微镜显示的尿酸盐结晶

2015年ACR/EULAR痛风分类标准在继承了既往痛风诊断中单尿酸盐晶体MSU阳性作为"金标准"的基础上，纳入临床参数、实验室参数和影像学参数综合分析，通过权重评分累计的方法，提高了痛风分类标准的敏感度和特异度，见表22-1-1。判定标准：当表中分值相加≥8分时，即可分类为痛风。

表 22-1-1　2015 年 ACR/EULAR 痛风分类标准 *

	分类	评分
第一步：纳入标准（只在符合本条件情况下，采用下列的评分体系）	至少一次外周关节或滑囊发作性肿胀，疼痛或压痛	
第二步：充分标准（如果具备，则可直接分类为痛风而无需下列其他"要素"）	有症状的关节或滑囊中存在 MSU 晶体（如，在滑液中）或痛风石（经偏振光显微镜检查证实：有症状的关节或滑囊中存在 MSU 晶体，或者"痛风石"中发现 MSU 晶体）	
第三步：标准（不符合"充分标准"情况下使用）		
临床症状发作曾累及的关节 / 滑囊	踝关节或中足（作为单关节或寡关节的一部分发作而没有累及第一跖趾关节）	1
	累及第一跖趾关节（作为单关节或寡关节发作的一部分）	2
关节炎发作特点（包括以往的发作） ‣ 受累关节"发红"（患者自述或医生观察到） ‣ 受累关节不能忍受触摸、按压 ‣ 受累关节严重影响行走或无法活动（受累关节疼痛以致行走或活动"非常困难"）	符合左栏一个特点 符合左栏两个特点 符合左栏三个特点	1 2 3
发作或者曾经发作的时序特征 无论是否抗炎治疗，符合下列两项或两项以上为一次典型发作 ‣ 到达疼痛高峰的时间 <24 小时 ‣ 症状缓解 ≤ 14 天（2 周内（含 2 周）关节疼痛消失） ‣ 发作间期症状完全消退（恢复至基线水平）	一次典型的发作 典型症状复发（即两次或两次以上）	1 2
痛风石的临床证据： 透明皮肤下的皮下结节有浆液或粉笔灰样物质，常伴有表面血管覆盖，位于典型的部位：关节，耳郭，鹰嘴黏液囊，指腹，肌腱（如，跟腱）	存在	4
实验室检查： 血尿酸：通过尿酸酶方法测定 理想情况下，应该在患者没有接受降尿酸治疗的时候和症状发生 4 周后进行评分（如：发作间期），如果可行，在这些条件下进行复测。并以最高的数值为准。	<4mg/dl（<0.24mmol/L）† 4~<6mg/dl（0.24~<0.36mmol/L） 6~<8mg/dl（0.36~<0.48mmol/L） 8~<10mg/dl（0.48~<0.60mmol/L） ≥ 10mg/dl（≥ 0.60mmol/L）	−4 0 2 3 4
有症状关节或滑囊进行滑液分析（需要由有经验的检查者进行检测）‡	MSU 阴性	−2
影像学§： 尿酸盐沉积在（曾）有症状的关节或滑囊中的影像学证据：超声中"双轨征"的¶或双能 CT 显示有尿酸盐沉积** 痛风相关关节损害的影像学证据：双手和 / 或足在传统影像学表现有至少一处骨侵蚀#	存在（任何一个） 存在	4 4

注：† 症状发作是指包括外周关节（或滑囊）的肿胀，疼痛和 / 或压痛在内的有症状的时期；

§ 如果（曾）有症状的关节或滑囊的滑液经有经验的检查者在偏振光显微镜下检查没有发现 MSU 晶体，减去 2 分。如果没有进行滑液检测，项目评分为 0；

¶ 如果没有进行影像学检查，项目评分为 0；

透明软骨表面不规则的回声增强，且与超声波束的声波作用角度相独立（注意事项：假阳性的"双轨征"可能出现在软骨表面，但改变超声波束的声波作用角度时会消失）；

** 在关节或关节周围的位置存在颜色标记的尿酸盐。使用双能 CT（dual-energy computed tomography，DECT）扫描获取影像，在 80kV 和 140kV 扫描能量下获取数据，使用痛风特异性软件应用 2 个材料分解算法分析颜色标记的尿酸盐。阳性结果被定为在关节或关节周围的位置存在颜色标记的尿酸盐。应该排除甲床、亚毫米波、皮肤、运动、射束硬化和血管伪影造成的假阳性；

†† 侵蚀被定义为骨皮质的破坏伴边界硬化和边缘悬挂突出，不包括远端指间关节侵蚀性改变和鸥翼样表现。

（三）重视痛风相关危险因子和并发疾病

1. 痛风与高尿酸症的危险因子 男性、年龄、体重指数、药物、手术（移植和透析）、饮食习惯是所有痛风患者的危险因素。首先，性激素和老龄影响尿酸的代谢、分布及排泄，当肾小球滤过率下降及肾小管排泌功能降低时均可使血尿酸的排泄降低而引起血尿酸升高，故长期监控血中肌酐值也能预测未来罹患痛风的相对危险性。其次，无论年龄大小和种族差异，痛风及高尿酸血症与体重指数（BMI）有关，体重越重，痛风发生危险性越大，BMI 在 23~24.9 时痛风发生的相对危险指数是 1.4，大于 30 时则发生的相对危险指数是 4。第三，长期使用药物（如阿司匹林、华法林、噻嗪类利尿剂和袢利尿剂等）、高嘌呤高蛋白（海产与动物内脏）饮食及饮酒（黄酒 > 啤酒 > 白酒 > 红酒），在高尿酸血症的进程中可导致血中尿酸值的迅速波动，导致急性痛风发作。酒精能提高血尿酸浓度，饮酒与痛风发病呈明显相关。酒精比饮食更危险的原因是，除饮酒摄入大量富含嘌呤的食物外，酗酒所致高酮血症造成了血清尿酸的增高和肾脏受损，从而产生过多尿酸。因此临床医师在诊断痛风时，不仅要关注痛风的临床症状，对其相关危险因子的监控也不可忽略。

2. 痛风相关共患病 流行病学研究观察到高尿酸血症与胰岛素抵抗症候群及心脏血管疾病相关，尿酸浓度无论对于糖尿病或高血压均是一个非常重要的独立危险因子。

尿酸浓度与胰岛素抵抗直接相关。糖代谢异常和痛风两病本身有许多共同影响因素，造成两病并存的可能性，糖尿病可导致高尿酸血症，而过高的血尿酸可损害胰岛 β 细胞功能，诱发糖尿病。我国有研究显示，原发痛风患者一级亲属存在血脂异常，长期血脂异常增加胰岛功能抵抗，但有关原因需分子遗传学的进一步研究证实，也是未来痛风发病机制的研究热点。

EULAR 推荐指南均强调高尿酸血症或痛风与动脉硬化、高血压、心衰及代谢综合征密切相关，有报道痛风共患高血压和高血脂分别占 75% 和 25%；共患慢性肾衰竭、冠心病及糖尿病分别占 17%、13% 和 4%。因此，对有高尿酸血症或痛风的患者要严密监测肥胖、高血脂、高血压和高血糖的迹象，对可疑人群：① 60 岁以上的老年人；②肥胖的中年男性及绝经期后的女性；③高血压、动脉硬化、冠心病、脑血管病患者；④糖尿病尤其是 2 型糖尿病患者；⑤肾结石，尤其是多发性肾结石及双侧肾结石患者以及慢性肾脏病、肾小球或肾间质疾病；⑥长期嗜食肉类，并有饮酒习惯的中、老年人，都有必要在体检中增加血尿酸检查，以便及早发现无症状性高尿酸血症患者。

二、痛风发病机制的新进展

血尿酸由嘌呤核苷酸代谢而来，并主要通过肾脏排泄以维持动态平衡。尿酸生成增多和 / 或尿酸排泄障碍均可能导致高尿酸血症，高尿酸血症是痛风发生的生化基础。根据高尿酸血症的原因将痛风分为原发性和继发性两大类，因血液病如高白细胞白血病、淋巴瘤、溶血性贫血，恶性肿瘤放化疗后，慢性肾脏疾病（因肾小管分泌尿酸减少），药物等因素导致的继发性血尿酸增高，从而导致痛风发作称为继发性痛风；因酶缺陷或原因不明的高尿酸血症而导致的痛风发作称为原发性痛风。尿酸排泄减少和 / 或生成增加是原发性高尿酸血症的主要病因，嘌呤代谢过程中关键酶的缺陷所导致的嘌呤利用障碍和 / 或嘌呤氧化酶的活性增强是尿酸生成增加的主要原因。肾近端小管对尿酸的重吸收增加和 / 或分泌减少是尿酸排泄减少的主要原因，但导致肾近端小管尿酸排泄减少的分子机制目前仍不清楚。

（一）原发性高尿酸血症的发病机制

1. 尿酸生成增加

（1）多基因遗传是原发性高尿酸血症和痛风的关键原因：约 10% 原发性高尿酸血症是尿酸生成增多所致，而酶的缺陷是导致尿酸生成增多的原因，这种缺陷与多基因性联遗传有关，如 N5, N10- 亚甲基四氢叶酸还原酶（*MTHFR*）基因 *C677T* 突变，最终导致：①次黄嘌呤 - 鸟嘌呤磷酸核糖转移酶（HGPRT）部分缺乏；②磷酸核糖焦磷酸（PRPP）合成酶（PRS）的浓度和活性增高，使 PRPP 的量增加；③黄嘌呤氧化酶活性增加等。但 *MTHFR* 基因和血尿酸水平升高之间的联系尚未完全明确，其具体机制有待于进一步的研究。目前研究发现了编码尿酸盐转运蛋白基因 *SLC2A9*、*ABCG2*、*SLC17A1*、*SLC22A12* 的单核苷酸多态性与血尿酸水平及痛风发病密切相关。

中国台湾学者 Cheng 等继 1999 年在 1 个患痛风的中国台湾原住民家族中鉴定出 *HGPRT* 外显子 3（exon3）变异之后，2006 年又在一个患痛风的非原住民中国台湾人家族中鉴定出另一个在外显子 2（exon2）中的 *HGPRT* 变异，并发现 TNF-863 多态现象和 IL-8 参与痛风的发病。同时首次应用全基因组扫描方法对痛风易感基因进行染色体定位，应用家系连锁分析方法，对 21 个中国台湾土著民族痛风家系、共 91 例患者进行了痛风易感基因染色体定位研究，发现痛风的易感基因定位于染色体 4q25 区，中国台湾原住民的染色体 1q21 和 4q25 可能是痛风的敏感基因部位。这是原发性高尿酸血症和痛风的分子遗传学研究的重要发现。

（2）饮食因素：人体尿酸分内源性和外源性两个来源，由体内氨基酸、磷酸核糖等其他小分子化合物合成及核酸分解而来的约占体内总尿酸的 80%，而从富含核蛋白的食物核苷酸中分解而来的属外源性，约占体内尿酸的 20%；高嘌呤饮食、高蛋白饮食和酗酒可增加尿酸合成，使血尿酸浓度升高。乙醇能促进腺嘌呤核苷酸转化而使尿酸增多。饥饿可使血浆乙酰乙酸和 β- 羟丁酸水平增加而导致高尿酸血症。如果有饥饿、摄入大量乙醇和高嘌呤、高蛋白饮食，可引起血尿酸水平迅速增高，造成痛风发作。

2. 尿酸排泄减少 各种原因导致的尿酸减少，肾小管排泌尿酸减少和 / 或重吸收增加，均可导致尿酸的排出减少，引起高尿酸血症。其中大部分是由于肾小管排泌尿酸的能力下降所致，其病因为多基因遗传。确切的发病机制尚不清楚。

（1）肾脏对尿酸盐的排泄的影响：肾脏对尿酸盐的排泄主要包括肾小球的滤过、近曲肾小管的重吸收和主动分泌。近年来研究发现，16 号染色体短臂上的 *UMOD* 基因与肾脏的浓缩功能相关，其中的组织阴离子和尿酸盐运输基因（*UAT、UAT2、URAT1、hOAT1*）和溶质传送家族基因对尿酸盐在肾脏的代谢具有重要的作用。①人阴离子交换器（human urate-anion exchanger, hURAT1）：hURAT1 通过与多种单价的有机阴离子和少数无机阴离子交换完成对尿酸的重吸收和少量分泌，主要参与尿酸在肾近端小管的重吸收。研究表明

hURAT1 为促尿酸排泄药物的靶位点，并证明肾性低尿酸血症的患者有 *SLC22A12* 基因的突变。hURAT1 活性增强或基因表达增加是否为高尿酸血症的发病机制尚无报道，需要进一步深入的研究。②人尿酸盐转运子（human urate transporter, hUAT）：hUAT 位于肾近端小管曲段和升段，为电压敏感性离子通道。该离子通道主要参与尿酸在肾近端小管的分泌。hUAT 为贯穿于细胞膜脂质的高度选择性离子通道，广泛存在于不同细胞，特别是在肾脏和肠道中表达丰富，是尿酸由细胞内到细胞外的关键转运体，进入肾近端小管的尿酸盐 50% 由其介导分泌到细胞外，排出体外。因此认为 hUAT 在调节全身尿酸盐的稳态中起重要作用。hUAT 功能的降低或基因表达减弱与尿酸排泄减少有关，但其具体机制有待进一步研究。

（2）脂代谢与尿酸排泄：高尿酸血症患者尿酸排泄可能与血浆极低密度脂蛋白（VLDL）水平呈负相关。研究表明痛风患者载脂蛋白 E2 等位基因与肾脏分泌尿酸盐有相关性，其胆固醇、甘油三酯和血尿酸水平均显著高于对照组，提示痛风患者肾脏尿酸排泄的减少由高 VLDL 水平及高载脂蛋白 E2 等位基因介导。

3. 其他 葡萄糖激酶调节蛋白（*GCKR*）基因、*LRRC16A* 基因、*PDZK1* 基因、亚甲基四氢叶酸酯还原酶基因和 β3 肾上腺受体基因等的单核苷酸位点多态性与血尿酸水平有关。值得关注的是 β3 肾上腺受体基因被认为与高尿酸相伴随的胰岛素抵抗相关。

高尿酸血症是多基因遗传病，尽管目前已对其发病机制进行了较深入的研究，得出了部分结论，但仍有许多问题有待于解决，如高尿酸血症的发病存在地域差异，特定人群患者中 *HGPRT* 基因变异的主要类型是什么？尿酸盐转运体基因突变或多态是否为原发性高尿酸血症和痛风的重要病因？其机制也有待于进一步阐明。对上述问题的研究有利于从分子水平进一步阐明高尿酸血症和痛风发病机制，为该病的早期防治和开发新的药物作用靶点提供理论基础。

（二）痛风发病机制及关键因子

痛风发病机制和自我缓解机制极其复杂，至

今尚未阐明。随着分子生物学、免疫学的发展,近年来有关痛风性关节炎的发病机制取得了重大进展,炎症细胞因子(IL-1、IL-8、TNF-α)及相关信号通路、补体系统、免疫球蛋白、抗原递呈细胞的活化、中性粒细胞凋亡、巨噬细胞极化等已成为痛风发病机制关键因子。

血尿酸过饱和后析出 MSU 晶体并沉积于关节及软组织,诱导白细胞趋化聚集,并作为一种内源性危险信号被模式识别受体(如 Toll 样和 NOD 样受体即 TLR2/4 和 NLRP3)识别,激活下游的免疫炎症信号通路,最终导致痛风急性炎症发作。MSU 诱导关节组织巨噬细胞分泌产生 IL-1β,IL-1β 诱导其他巨噬细胞释放 TNF-α、IL-6 等炎性介质产生炎症反应。国外研究已证实 TLR4、NF-κB、IL-1β、NLRP3 炎症小体、IL-1β、IL-1R 信号通路在痛风炎症与免疫调节中发挥重要作用(图 22-1-3)。MSU 晶体反复沉积于关节及周围软组织、炎症反复多次发作,最终导致痛风石形成及慢性关节炎;MSU 晶体沉积于肾脏造成痛风性肾病,甚至发生肾功能不全。

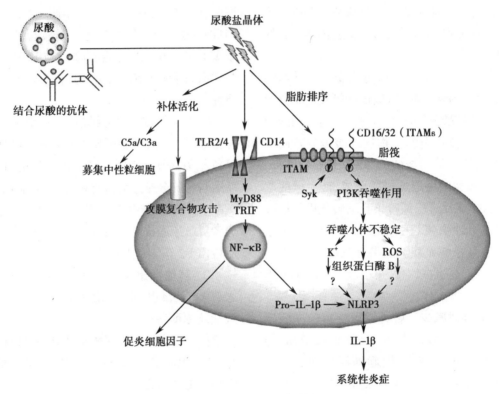

图 22-1-3 痛风发病机制的关键因子 1

同样,IL-8 作为一个有效的中性粒细胞激活因子,在痛风发病的炎症反应中起着重要作用。据最新研究证实,三条主要的 MAPK(ERK1/2、JNK、p38)活化途径及 NF-κB 信号转导通路参与调控 MSU 诱导的单核细胞 IL-8 表达(图 22-1-4)。MSU 晶体诱导 NF-κB,而此过程又受到 ERK1/2 调节的 c-Rel/RelA 和 AP-1 激活信号通路调控,表明小分子抑制剂针对 MAPK 信号通路的特异性靶点是具有治疗作用的。

在过去十年中,对痛风认识的最重要进展就是 MSU 晶体可以激活 NLRP3 炎症因子,它是一种可以将 IL-1β 前体和 IL-8 前体转化成活化状态的多分子复合物。

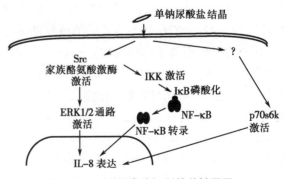

图 22-1-4 痛风发病机制的关键因子 2

第二节 痛风不同阶段治疗的认识和推荐

如前所述,痛风是一种临床综合征,它从发生到发展通常经历以四期,即:①无症状性高尿酸血症期;②痛风性关节炎急性期;③痛风性关节炎发作间歇期;④慢性痛风性关节炎期。急性痛风性关节炎往往是痛风的首发表现。初次发作常呈自限性,但如不进行有效治疗,发作次数越来越多,症状持续时间延长,甚至不能完全缓解,同时关节内的痛风石造成关节侵蚀破坏,引起关节畸形及功能障碍,最严重的导致慢性痛风性肾病。过去的数十年,临床医师过于关注急性关节疼痛的处理,忽视了其他多种临床表现的诊断及合理治疗,并缺乏对患者的教育和长期随访,因此造成患者反复发作或严重后果。目前认为理想的医疗必须做到防治结合,规范长期。

痛风治疗的目的:①迅速有效地缓解和消除急性发作症状;②预防急性关节炎复发;③纠正高尿酸血症,促使组织中沉积的尿酸盐晶体溶解,并防止新的晶体形成,从而逆转和治愈痛风,并防止高尿酸所致并发症;④治疗其他伴发的相关疾病。过高的血尿酸水平致单钠尿酸盐结晶的形成,当血尿酸水平恢复正常,这些晶体将逐渐溶解直至完全消失,因此目前认为痛风是可以治愈的。

一、无症状性高尿酸血症的治疗

血尿酸增高超过正常值,但无关节炎、痛风石或尿酸盐结石表现的称为无症状性高尿酸血症。成年男性的患病率为 5%~7%。无症状性高尿酸血症被认为是痛风的前期状态,潜在危险是发生痛风性关节炎和肾结石。尿酸性肾石主要与尿酸增高有关,24 小时尿酸排泄 >1 100mg（6.545mmol）的人中,50% 可发生结石。对无症状性高尿酸血症者是否进行治疗,国际上仍存在争议。近年有研究发现,可溶性尿酸盐可激活炎症反应,在鼠的实验中可导致肾内血管病及血压升高。况且随着对代谢综合征研究的深入,发现高尿酸血症已成为高血压、冠心病死亡、急性心肌梗死、脑卒中心血管事件的独立危险因素,因此

目前一般认为无症状性高尿酸血症出现下列表现之一必须进行降尿酸治疗:①血尿酸 >9mg/dl（540μmol/L）;②血尿酸 >8mg/dl（480μmol/L）且出现以下任何一项:尿酸性肾石症或肾功能损害（≥ G2 期）、高血压、糖耐量异常或糖尿病、血脂紊乱、肥胖、冠心病、卒中、心功能不全。

对于无症状高尿酸血症患者进行健康促进工作的规划上,应当先着眼于现存尿酸浓度与肌酐值的监控,且必须长期定期加以监控。除此之外,应针对高危人群进一步宣教,如稳定控制体重,在高血压治疗上避免使用噻嗪类和袢利尿剂,喝酒习惯的控制等,并积极治疗相关疾病。

二、急性痛风发作期的治疗

痛风性关节炎急性发作时的治疗目的是要迅速控制炎症,缓解症状和恢复功能。急性关节炎发作需接受药物治疗,尽可能 24 小时内给予药物治疗。目前,治疗痛风性关节炎急性发作的药物包括秋水仙碱（Colchicine）、非甾体抗炎药（NSAIDs）及糖皮质激素（Glucocorticoid）三大类。近年来,IL-1 抑制剂阿那白滞素、卡那单克隆抗体和利洛纳塞已开始在国外使用于临床。

（一）秋水仙碱

秋水仙碱能稳定溶酶体膜,通过抑制白细胞趋化、吞噬作用及减轻炎性反应而起止痛作用。推荐在痛风发作 36 小时内尽早使用。起始负荷剂量为 1.0mg 口服,1 小时后追加 0.5mg,12 小时后按照 0.5mg 每天 1~3 次。使用细胞色素 P3A4 或 P-糖蛋白抑制剂者（如环孢素、克拉霉素、维拉帕米、酮康唑等）避免使用秋水仙碱。秋水仙碱不良反应随剂量增加而明显,常见有恶心、呕吐、腹泻、腹痛等胃肠反应,症状出现时应立即停药;少数患者可出现肝功能异常,转氨酶升高超过正常值 2 倍时需停药;肾脏损害可见血尿、少尿、肾功能异常,中重度肾功能损害患者需酌情减量,GFR 35~49ml/min 时不超过 0.5mg/d,GFR 10~34ml/min 时减量至每 2~3 天口服 0.5mg,GFR<10ml/min 或透析患者禁用;秋水仙碱可引起骨髓抑制,使用时注意监测。

（二）非甾体抗炎药

NSAIDs 具有抗炎、止痛和解热作用,并可迅速起效。常用于治疗痛风关节炎急性发作的药物

有吲哚美辛、布洛芬、双氯芬酸、萘丁美酮、美洛昔康、赛来昔布、依托考昔等。非选择性的 COX-2 抑制剂（cyclo oxygenase 2 inhibitor）吲哚美辛、布洛芬、双氯芬酸是过去数十年常用的治疗药物,新型的选择性/特异性 COX-2 抑制剂萘丁美酮、美洛昔康、塞来昔布、依托考昔在胃肠道的不良反应上较传统的非选择性的 COX-2 抑制剂明显降低,但 COX2 抑制剂可能引起心血管事件的危险性增加,合并心肌梗死、心功能不全者避免使用。NSAIDs 使用过程中需监测肾功能,严重慢性肾脏病（G4~5 期）未透析患者不建议使用。

包括非选择性环氧化酶（COX）抑制剂和 COX-2 抑制剂两种,若无禁忌推荐早期足量使用 NSAIDs 速效制剂。目前认为 NSAIDs 抗炎止痛作用肯定,且使用方便（多数每日只需服药 1~2 次）,并在 24~72 小时控制症状,疗程 1 周左右,不良反应明显低于秋水仙碱,故该类药物已成为当今治疗急性痛风关节炎之首选。非选择性 COX 抑制剂存在消化道溃疡、胃肠道穿孔、上消化道出血等主要胃肠道不良反应;对于有胃肠道禁忌及不耐受非选择性 COX 抑制剂的患者可选用 COX-2 抑制剂,其胃肠道不良反应可降低 50%,服用 NSAIDs 时应注意可能出现的心血管副作用,合并冠心病、心功能不全者应避免使用。慢性肾脏病患者未透析者不建议应用。

（三）糖皮质激素

当关节炎反复发作,症状较重,对 NSAIDs 及秋水仙碱无效、不能耐受或有禁忌（如溃疡出血、肾功能不全）的多关节发作型的患者可短期全身使用皮质激素,口服、肌注或静脉给药均可,一般认为短期应用皮质激素是安全的。全身给药时,口服剂量泼尼松 0.5mg/kg,连续用药 5~10 天停药。急性痛风累及一个或两个大关节可关节内给药,并可与口服糖皮质激素、NSAIDs 或秋水仙碱联合应用。一般关节腔内注射糖皮质激素 1 年不超过 4 次。全身应用糖皮质激素者应注意预防和治疗高血压、糖尿病、水钠潴留、感染等。

（四）新药治疗

NSAIDs、秋水仙碱或糖皮质激素治疗无效的难治性急性痛风,或者当患者使用上述药物有禁忌时,可以考虑 IL-1 受体拮抗剂治疗。

三、痛风间歇期的药物治疗

痛风的生化基础是高尿酸血症,控制急性期炎症的药物都不能降低血尿酸水平,因此急性发作控制后必须积极寻找引起高尿酸血症的原因,并进行长期的降尿酸治疗,预防尿酸盐的进一步沉积造成关节及肾的损害,并促进已沉积的尿酸盐晶体溶解,预防痛风急性发作,是痛风间歇期药物治疗的主要目的。必须强调的是,降尿酸治疗是连续的、长期的,甚至是终生的。

（一）碱化尿液

维持尿 pH 6.2~6.9 以增加尿酸溶解度,防止尿酸盐沉积。pH 高于 7.0 时,磷酸钙和碳酸钙结石形成风险增加。

1. 碳酸氢钠 起始剂量 0.5~1g 口服,3 次/d,与其他药物相隔 1~2 小时服用。主要不良反应为:胀气、胃肠道不适,长期应用需警惕钠摄入过多。

2. 枸橼酸盐制剂 包括枸橼酸钾、枸橼酸钠及两者的复方制剂。首选枸橼酸钾,降低尿钙,减少含钙结石的发生,且不增加钠负荷;但肾功能不全和同时服用 ACEI、保钾利尿剂、非甾体抗炎药的患者要警惕高钾血症。

3. 碳酸酐酶抑制剂 乙酰唑胺也可提高尿 pH,但过度碱化可造成磷酸钙结石,且诱发代谢性酸中毒,可谨慎用于不能耐受钾和钠盐的患者,尤其适用于心功能不全患者。乙酰唑胺常用剂量 0.25~0.5g,2 次/d。

（二）降尿酸药物治疗的指征和使用原则

2017 年《中国高尿酸血症相关疾病诊疗多学科专家共识》提出了药物降尿酸治疗原则（表 22-2-1）。

降尿酸治疗药物应从小剂量开始,根据 2~4 周测定的血尿酸水平来调整剂量,理想的血尿酸水平应保持在 3~6mg/dl（180~360μmol/L）。小剂量逐渐递增给药法可减少药物不良反应,避免大量尿酸盐沉积到肾小管及间质引起的急性尿酸性肾病,避免血尿酸水平急剧下降而诱发痛风性关节炎的发作。伴随着血尿酸水平的降低,沉积的尿酸盐晶体也会逐渐分解直至消失,所以通过降低血尿酸可以加速晶体的分解。对于一般的患者,并没有足够的证据显示需要加快血尿酸降低

表 22-2-1 《中国高尿酸血症相关疾病诊疗多学科专家共识》(2017 年版)

临床表现	降尿酸时机	治疗目标
痛风性关节炎发作 ≥ 2 次；或痛风性关节炎发作 1 次，且同时合并以下任何一项：①年龄 <40 岁；②痛风石；③关节腔尿酸盐沉积证据；④尿酸性肾石症；⑤肾功能损害(≥ G2 期)；⑥高血压；⑦糖耐量异常 / 糖尿病；⑧血脂紊乱；⑨肥胖；⑩冠心病；⑪ 卒中；⑫ 心功能不全	开始治疗	SUA<360μmol/L；出现痛风石、慢性痛风性关节炎，或痛风性关节炎频繁发作者：SUA<300μmol/L；不建议 SUA 降至 180μmol/L 以下
痛风性关节炎发作 1 次；或无痛风发作，但出现以下任何一项：①尿酸性肾石症；②肾功能损害(≥ G2 期)；③高血压；④糖耐量异常 / 糖尿病；⑤血脂紊乱；⑥肥胖；⑦冠心病；⑧卒中；⑨心功能不全	SUA>480μmol/L	
无	SUA>540μmol/L	SUA<420μmol/L；不 建 议 SUA 降至 180μmol/L 以下

的速度，但是，在某些特殊情况下，可以考虑快速降低血尿酸水平并控制在更严格水平 3~5mg/dl (180~300μmol/L)：①痛风并发慢性炎症性疾病、动脉硬化性血管病的危险或已有心血管并发症的患者；②严重痛风伴肾脏损害；③有痛风石存在，伴关节侵蚀、功能障碍，尤其是因痛风石而引起压迫症状的患者(脊柱内痛风石、腕管综合征)需要尽快消除尿酸盐结晶沉积。

（三）降尿酸药物的选择

1. 抑制尿酸生成药物 该类药物通过抑制黄嘌呤氧化酶，减少尿酸合成，包括别嘌醇、非布司他、奥昔嘌醇、托比司他等。

（1）别嘌醇：成人初始剂量 50~100mg/d，每两周测血尿酸水平一次，未达标患者每周可递增 50~100mg，最大剂量 600mg/d。肾功能不全患者起始每日剂量应小于 1.5mg×GFR(ml/min)，每四周的剂量增加不超过 50mg/d，GFR<60ml/min 患者推荐剂量为 50~100mg/d；GFR<15ml/min 或急性肾损伤患者禁用。别嘌醇可引起皮肤过敏反应及肝肾功能损伤，严重者可发生致死性剥脱性皮炎等超敏反应综合征，*HLA-B*5801* 基因阳性、应用噻嗪类利尿剂和肾功能不全是别嘌醇不良反应的危险因素。*HLA-B*5801* 基因在中国(汉族)、韩国、泰国人中阳性率显著高于白种人，推荐在服用别嘌醇治疗前进行该基因筛查。

（2）非布司他：新型黄嘌呤氧化酶选择性抑制剂。初始剂量 40mg/d，两周后血尿酸不达标者，加量至 80mg。因其主要通过肝脏清除，在肾功能不全和肾移植患者中具有较高的安全性，轻中度肾功能不全患者无需调整剂量，重度肾功能不全患者可谨慎使用。非布司他 40mg/d 降尿酸水平与别嘌醇 300mg/d 相当，但其导致肝功能异常的不良反应较少。不良反应包括肝功能损害、恶心、皮疹，以及增加心血管不良反应等，因此用药中应监测肝功能和心血管事件。

2. 促尿酸排泄药物 通过抑制肾脏重吸收尿酸而促进尿酸排泄，降低血尿酸，包括苯溴马隆、丙磺舒和磺吡酮，目前后两者临床应用较少，主要以苯溴马隆为主。

苯溴马隆：成人起始剂量 50mg/d，2~4 周后根据血尿酸水平调整剂量至 75mg/d 或 100mg/d，早餐后服用。可用于轻中度异常或肾移植患者，但需严密监测肾功能，严重肾功能不全(GFR<20ml/min)或肾结石患者禁用。服用时需碱化尿液，将尿液 pH 调整至 6.2~6.9，保持尿量 1 500~2 000ml/d。少数患者可有胃肠不适、腹泻和皮疹等，罕见肝功能损害。

3. 新型药物 尿酸酶制剂可将尿酸分解为可溶性产物排出，包括拉布立酶(Rasburicase)和普瑞凯希(Pegloticase)。拉布立酶是一种重组尿酸氧化酶，主要用于预防治疗血液恶性肿瘤患者的急性高尿酸血症，尤其适用于放化疗所致高尿酸血症。使用拉布立酶可能诱发抗体生成而使疗效下降。普瑞凯希是一种聚二乙醇重组尿酸氧化酶，适用于大部分难治性痛风，可用于其他药物疗效不佳或存在禁忌证的成年难治性痛风患者。普瑞凯希主要不良反应包括严重心血管事件、输液反应和免疫原性反应。

选择性尿酸重吸收抑制剂：雷西那得（Lesinurad）通过抑制 URAT1 和 OAT4 尿酸转运子发挥疗效，用于单一足量使用黄嘌呤氧化酶抑制剂仍不能达标的痛风患者，可与 XOI 联合使用。服药的同时加强水化，服药前评估肾功能，GFR<45ml/min 不建议使用。优点是肝毒性小。

4. 其他 氯沙坦、氨氯地平、非诺贝特和阿托伐他汀均具有较弱的降尿酸作用，在需要降压、降脂治疗的患者中可优先选用。

（四）高尿酸血症和痛风治疗的误区和争议

在急性痛风发作期使用影响血尿酸浓度药物的方法上目前还存在有误区：①初发尚未使用降尿酸药物的患者在急性发作期开始加用降尿酸药；②停用正在服用降尿酸药物治疗期间出现关节炎急性发作的患者的降尿酸药。这两种情况可使血尿酸浓度突然波动，有可能加剧急性期的程度和延长急性期的时间，故急性痛风性关节炎发作期不是使用降尿酸药的指征。至于何时开始降尿酸治疗，国际上的痛风指南多认为，降尿酸治疗均应在急性发作平息至少 2 周后方可开始。但临床上部分慢性痛风性关节炎急性发作患者，其痛风性滑膜炎很难达到完全缓解，对这些患者不能等到急性发作完全控制后才开始使用降尿酸药物，2012 年 ACR 首次提出在有效抗炎药物的保护下，在急性发作期也可采取降尿酸治疗。

为了预防心血管疾病危害而服用小剂量阿司匹林的痛风患者中，对于阿司匹林对尿酸排泄的影响仍存在争议。2007 年英国风湿病学会和英国风湿病专业卫生人员制定的痛风治疗指南中提出"小剂量阿司匹林（75~150mg/d）对血尿酸无明显影响，可用于心血管疾病的预防，但大剂量阿司匹林（600~2 400mg/d）可干扰尿酸排泄，应避免使用"。以往认为小剂量阿司匹林可以抑制肾小管对尿酸的排泌，是引起高尿酸血症的重要诱因。对于痛风但需服用阿司匹林者，医师往往建议患者服用其他抗凝药物作为替代。2012 年 ACR 指南提出，对于已经发生痛风的患者，阿司匹林所起的负面作用是可以忽略的，因此不必中止用药或换药。在临床上，医师需要根据风险获益比来评估患者是否需要继续服用影响血尿酸的药物。

（五）不容忽视的生活方式

1. 改善生活方式 ①提倡健康饮食，控制饮食中的嘌呤含量，以低嘌呤饮食为主，严格限制肉类（浓肉汤）、海产品（尤其是海鱼、贝壳类软体动物）和动物内脏（尤其是脑、肝、肾）等高嘌呤食物的摄入；②维持适当的体内水分，多饮水，维持尿量 2~3L。避免饮用含果糖饮料；③戒烟；④限制酒精摄入，禁饮啤酒和白酒，可少量饮用红酒；⑤尽可能避免使用引起尿酸升高的药物，如噻嗪类及袢利尿剂、烟酸、小剂量阿司匹林、糖皮质激素、环孢素 A、他克莫司、吡嗪酰胺、胰岛素等。

2. 控制危险因素 ①控制体重：保持体重指数 <24kg/m^2；②纠正糖脂代谢紊乱。

3. 鼓励患者坚持适量运动 建议每周至少进行 150min（30min/d × 5 天 / 周）中等强度［运动时心率在（220 − 年龄）×（50%~70%）范围内］的有氧运动。运动中应当避免剧烈运动或突然受凉诱发痛风发作。同时积极控制血压、血糖、血脂，治疗痛风相关的并发病，也是控制高尿酸血症和痛风的重要环节，只有在治疗痛风的过程重视痛风危险因子，才能够规范治疗，防治结合。

第三节 焦磷酸钙沉积性关节病

焦磷酸钙沉积性关节病（calcium pyrophosphate deposition, CPPD）是二水焦磷酸钙晶体沉积于关节及周围软组织而诱发炎症的晶体性关节病。既往又被称为假性痛风或软骨钙质沉积病。

一、流行病学

该病的流行病学调查，主要是根据影像学、滑液分析或关节软骨病理为基础，诊断关节软骨钙质沉积而进行的，因此敏感性不高。目前在人群中实际患病率不详。其患病率随年龄的增长而升高，60 岁发病率约为 10%，75 岁约为 30%，而 85 岁以上约为 44%。特发性或散发性的病例很少 40 岁以前发病，尤其是无关节外伤史和未进行膝关节半月板切除术者。对于家族性焦磷酸钙沉积病患者，临床上关节软骨钙质沉积的表现常常早在 30 余岁就出现。

二、病因及发病机制

含钙晶体常以双水焦磷酸钙（化学分子式是 $Ca_2P_2O_7 \cdot H_2O$）的形式存在于软骨细胞外基质。

目前认为软骨细胞分化和无机焦磷酸盐代谢异常是软骨钙质沉积最重要的病理机制。沉积的焦磷酸钙晶体在局部诱导急性炎症,其炎症机制与痛风相似,IL-1是主要的炎症介质。年龄、炎症、遗传因素、代谢因素、病理性软骨细胞和有机与无机物质之间的复杂生物反应参与发病。

(一)年龄增长

年龄是本病的一个主要相关因素。以往的研究结果表明,正常人膝关节滑液中的焦磷酸浓度随着年龄的增长而升高,提示这种与年龄有关的滑液成分的改变与本病有着密切的联系。

(二)遗传因素

一些家族性焦磷酸钙沉积病,表现为常染色体显性遗传的遗传方式。研究证实,家族性CPPD沉积病的两个主要的染色体链是8q和5p。研究表明,家族性晶体沉着病与染色体5p上ANKH基因密切相关。钙、无机磷酸盐(Pi)、无机焦磷酸盐(PPi)及其离子溶度积的变化在CPPD晶体形成中起重要作用。ANKH基因编码转运PPi的多通道跨膜蛋白,ANKH构造突变与PPi转运增加有关。

(三)代谢因素

原发性代谢性疾病可继发双水焦磷酸钙沉积。这些代谢性疾病均可导致关节液的PPi水平增加,从而引起软骨钙质沉积。常见代谢异常包括:①甲状旁腺功能亢进;②甲状腺功能减退;③血红蛋白沉着症;④Wilson病;⑤低镁血症;⑥高钙血症等。

(四)骨关节炎和关节损伤

焦磷酸钙沉积和骨关节炎、关节机械损伤是密切相关的。关节手术是本病发作的常见诱因。在骨关节炎合并CPPD的患者中,焦磷酸钙在软骨的沉积是导致骨关节炎发生的病因还是因为软骨退化继发焦磷酸钙沉积,仍是值得探讨的问题。

三、临床表现

焦磷酸钙沉积性关节病临床表现变化多端,与其他关节病十分相似,常被冠以"假"命名的综合征,曾有学者按其临床表现分为7种亚型:假性痛风型、假性类风湿关节炎型、假性骨关节炎伴有反复急性发作型、假性骨关节炎不伴急性关节炎发作、无症状型、假性神经病变性关节炎型、多种形态混合型。

在实际情况中上述亚型常会互相重叠或亚型之间的互相转化而增加诊断和分型的困难,特别当患者同时又患有其他的关节病,如骨关节炎时,往往会造成不必要的误解。因此欧洲抗风湿病联盟(EULAR)提出按其临床表现简化为4类:①无症状型CPPD;②骨关节炎合并CPPD;③急性焦磷酸钙晶体性关节炎;④慢性焦磷酸钙炎症性关节炎。急性焦磷酸钙晶体性关节炎表现为突发的关节红肿热痛,通常发作于大关节,膝关节最为常见,其次是腕关节、肩关节和髋关节,偶尔可累及肌腱、韧带、滑囊、骨和脊柱。焦磷酸钙在枢椎齿突周围软组织中沉积可导致周期性的颈枕部疼痛、发热、脖子僵硬,并伴有CRP增高,影像学征象犹如齿突戴上了一顶皇冠,临床称为齿突加冠综合征(crowned dens syndrome)。慢性焦磷酸钙炎症性关节炎表现为关节肿胀、晨僵、疼痛和血沉、CRP增高。

四、实验室及辅助检查

(一)焦磷酸钙晶体的鉴定

焦磷酸钙沉积性关节病的实验室诊断主要依靠偏振光显微镜鉴定关节滑液中的焦磷酸钙晶体。焦磷酸钙晶体在普通光镜下几乎不可见,在相差偏振光显微镜下可在滑液中发现大量直径为$2\sim10\mu m$弱正性双折射光杆状晶体。

(二)X线检查

焦磷酸钙沉积病在X线片上主要表现为软骨钙化。软骨钙质沉积最常累及纤维软骨(如膝关节半月板、腕部的三角骨和耻骨联合),其次是透明软骨(如膝关节、盂肱和髋关节的透明软骨),X线表现为与软骨下骨平行的、但又与后者并不相连的粗线状的高密度影。另外,关节囊的钙化要比软骨钙质沉积少见一些,主要累及掌指关节和膝关节。肌腱的钙化多发生于跟腱和肱三头肌腱,同样也表现为典型的线状高密度影,而不同于羟基磷灰石沉积所形成的孤立的钱币状高密度影。

(三)关节超声检查

焦磷酸钙沉积病患者关节超声表现为特征性的关节软骨内点状或线性强回声,主要为焦磷酸钙在软骨沉积所致。可与痛风典型的"暴风雪征"和软骨面的"双轨征"相鉴别。

（四）其他实验室检查

焦磷酸钙沉积病患者的关节抽取液必须进行常规革兰氏染色和细菌培养，以除外化脓性关节炎的可能，而有时两种情况可以同时并存。

（五）病理检查

焦磷酸钙晶体最常沉积于软骨的中间带，大体标本上可见中间带有小串珠样的"结石"沉积。镜下可见小的沉积点界限清晰。滑膜中，焦磷酸钙晶体通常沉积于滑膜表面间隙和滑膜细胞中，沉积点周围常被纤维细胞和结缔组织所包围。

五、诊断与鉴别诊断

焦磷酸钙沉积性关节病诊断主要依靠：①临床病史；②滑液或组织（主要是关节囊、腱鞘的活检）中焦磷酸钙晶体存在的直接证据；③关节或软组织的 X 线或超声表现。该病诊断一旦成立，最好进一步探究其病因，特别是追溯该病是否继发于一些遗传或代谢病的可能。诊断标准见表 22-3-1。

表 22-3-1　焦磷酸钙沉积性关节病推荐诊断标准

诊断标准：
Ⅰ 通过在关节滑液或病理标本中发现明确的焦磷酸钙晶体（如特征性的 X 线衍射的方法）
Ⅱ（a）在相差偏振光显微镜视野下见到标本中有弱正性双折射光或无折射光单斜晶或三斜晶的存在
Ⅱ（b）在 X 线片上发现纤维软骨或透明软骨有典型的钙质沉着
Ⅲ（a）急性关节炎表现，特别是当累及膝关节或其他一些大关节时
Ⅲ（b）慢性关节炎表现，累及膝、髋、腕、肘、肩或掌指间关节，可以呈现急性发作

诊断分类：

A. 肯定诊断：必须满足标准Ⅰ或标准Ⅱ（a）

B. 可能诊断：必须满足标准Ⅱ（a）或Ⅱ（b）

C. 疑似诊断：标准Ⅲ（a）或Ⅲ（b）提示焦磷酸钙沉积性关节病的潜在可能性

临床上焦磷酸钙沉积性关节病主要与化脓性关节炎、痛风、类风湿关节炎、骨关节炎、神经病性关节炎（Charcot 关节病）等相鉴别。需要注意的是，临床上这些关节病可以与结晶性滑膜炎同时存在。另外，当焦磷酸钙沉积性关节病累及关节旁的组织并造成其钙化时需要与一些肿瘤引起的软组织钙化相鉴别，有时需要组织的活检才能明确诊断。

六、治疗

由于目前尚无针对焦磷酸钙沉积有特异性清除的药物，因此对本病的治疗主要目标是急性关节炎发作的治疗和预防。尚无有效阻止受累关节骨质破坏的方法。对于慢性关节炎主要目标为保持并改善关节功能，包括：减轻体重、利用支具减轻关节负重、适度地提高肌力以增加关节稳定性。对于那些关节破坏严重者可考虑进行关节置换术。常用治疗药物见表 22-3-2。

表 22-3-2　焦磷酸钙沉积性关节病常用治疗药物

被证实的有效措施
非甾体抗炎药
类固醇类药物关节内或全身给药
低剂量秋水仙碱
促肾上腺皮质激素
临床上观察到的有效措施
甲氨蝶呤针对慢性顽固性炎症和周期性炎症发作
口服镁剂（低镁血症患者）
理论上的有效措施
IL-1 受体拮抗剂

七、预后

本病预后多良好。合并其他疾病者，其预后取决于并发病。

（邹和建）

参 考 文 献

1. 苗志敏. 痛风病学. 北京：人民卫生出版社，2006.

2. 施桂英. 走出痛风性关节炎诊断和治疗的误区. 中华

全科医师杂志，2006，5（9）：519-522.

3. 蒋明，DAVID YU，林孝仪，等. 中华风湿病学. 北京：华夏出版社, 2004.

4. Martin Underwood. Diagnosis and management of gout. BMJ, 2006, 332: 1315- 1319.

5. Hyon K C, David B M, Anthony M R. Pathogenesis of Gout. Ann Intern Med, 2005, 143: 499-516.

6. Sutaria S, Katbamna R, Underwood M. Effectiveness of interventions for the treatment of acute and prevention of recurrent gout-a systematic review. Rheumatology, 2006, 45: 1422-1431.

7. Morris I, Varughese G, Mattingly P. Colchicine in acute gout. BMJ, 2003, 327: 1275.

8. Hyon K C, Karen A, Elizabeth W K, et al. Obesity, weight change, hypertension, diuretic use, and risk of gout in men: the health professionals follow-up study. Archives of Internal Medicine, 2005, 165: 742-748.

9. Zhang W, Doherty M, Pascual E, et al. EULAR evidence based recommendations for gout. Part I: Diagnosis. Report of a task force of the standing committee for international clinical studies including therapeutics (ESCISIT). Ann Rheum Dis, 2006, 65: 1301-1311.

10. Zhang W, Doherty M, Pascual E, et al. EULAR evidence based recommendations for gout. Part II: Management.

Report of a task force of the EULAR Standing Committee For International Clinical Studies Including Therapeutics (ESCISIT). Ann Rheum Dis, 2006, 65: 1312-1324.

11. Terkeltaub R A, Clinical practice. Gout. N Engl J Med, 2003, 349: 1647-1655.

12. Choi H K, Atkinson K, Karlson E W, et al. Alcohol intake and risk of incident gout in men: a prospective study. Lancet, 2004, 363: 1277-1281.

13. Becker M A, Schumacher H R, Wortmann R L, et al. Febuxostat compared with allopurinol in patients with hyperuricemia and gout. New Engl J Med, 2005, 353: 2450-2461.

14. Chen C J, Kono H, Golenbock D, et al. Identification of a key pathway required for the sterile inflammatory response triggered by dying cells. Nat Med, 2007, 13: 851-856.

15. Feig D I, Kang D H, Johnson R J. Uric acid and cardio-vascular risk. N Engl J Med, 2008, 359: 1811-1821.

16. 高尿酸血症相关疾病诊疗多学科共识专家组. 中国高尿酸血症相关疾病诊疗多学科专家共识. 中华内科杂志, 2017, 56(13): 22-22.

第二十三章 感染与关节炎

第一节 概 述

风湿性疾病的诊断主要采用分类标准、并排除其他疾病进行临床诊断,因后续的治疗多以激素、免疫抑制剂治疗为主,忽略感染或错误诊断将造成严重的不良后果,因此排除感染是排除诊断中非常重要的一环。在风湿免疫病中,感染的存在主要有两种形式:①风湿免疫病合并感染,如合并肺部感染、泌尿道感染等;②感染引起风湿免疫病的症状,如细菌性关节炎、病毒性关节炎、链球菌感染后关节炎和风湿热。前者的治疗应兼顾两个疾病,而后者还可进一步区分。

感染引起风湿免疫病的症状具体细分为以下4种情况:

1. **感染性关节炎** 包括细菌、真菌、病毒、寄生虫性关节炎,因病原微生物入侵关节所致。

2. **感染后关节炎** 关节外感染后出现的并无微生物入侵关节的一种关节炎,如风湿热、链球菌感染后关节炎。

3. **反应性关节炎** 关节外感染期间或感染后不久出现的并无微生物入侵关节的一种关节炎。可引起反应性关节炎的病原学包括沙眼衣原体、叶尔森菌、沙门菌、志贺菌、弯曲杆菌、大肠埃希菌等。风湿热属于广义反应性关节炎范畴,经典的反应性关节炎主要指生殖道、胃肠道典型病原体感染后引起的关节炎。

4. **微生物相关的炎症性关节炎** 微生物作为关节炎发病中的诱发因素,关节中未检测到病原微生物或相关抗原。如类风湿关节炎中,细菌、支原体和病毒等可能通过被感染激活的T、B等淋巴细胞,分泌致炎因子影响类风湿关节炎的发病和病情进展。

在本章中主要讲述成人感染性关节炎。

随着人口老龄化、免疫抑制剂的使用、人工关节的应用增加,感染性关节炎的发生率也逐步增加。因滑膜血供丰富且缺乏限制细菌通过的基底膜易使微生物经血液到达靶关节,其他少见的微生物传播形式包括关节穿刺、关节手术、外伤、关节周围组织感染直接播散等。一旦病原微生物入侵关节,则可通过以下途径造成关节破坏:①病原微生物的直接破坏,微生物的大量增殖、巨噬细胞和滑膜细胞等的吞噬作用并释放炎症因子均可造成关节的破坏。②免疫介导的炎症,免疫反应中产生的抗原抗体复合物可激活补体,引起后续的炎症反应。③自身免疫反应,通过分子模拟可引起自身免疫反应介导的组织损伤。

感染性关节炎的表现形式取决于病原微生物与机体因素。病原微生物的因素包括微生物的毒力、分泌的毒素、组织的趋向性。机体因素包括年龄、性别、遗传易感性、合并症、关节的健康状态。通常情况下,急性感染性关节炎主要由化脓性细菌和病毒造成,而慢性感染性关节炎一般由分枝杆菌、真菌引起。化脓性关节炎是临床急症,对于高危人群如老年人、合并其他炎症性关节病、接受免疫抑制治疗、人工关节的患者更应警惕是否存在感染性关节炎,因为在这类人群中病死率仍然居高不下。不同病原微生物所致的感染性关节炎有不同的临床表现,详见后续章节。

尽管感染性关节炎的发生率较前增加,对于确定病原学的实验技术也较前进展。怀疑感染性关节炎时,应尽快获取病原学资料,可立即进行关节穿刺,抽取关节炎进行关节液涂片、关节液培养等检查,同时可进行血培养,利用免疫沉淀、乳胶凝集或 ELISA 等方法测定血清的抗体检测相应微生物的抗体作为辅助检查,必要时可应用 PCR 技术测定临床标本的特异性核酸序列检测病原微生物。

治疗上,一旦感染性关节炎成立,应尽快使用抗生素,在药敏试验出来前经验性抗感染治疗,以治愈感染减轻残障。同时受累关节应进行引流直至关节液细菌检查转阴或不能抽出积液。感染性关节炎的治疗涉及多学科,必要时感染科、关节外科、康复科会诊,共同商讨是否需行外科手术、后续康复内容等。

第二节　细菌与关节炎

细菌性关节炎(bacterial arthritis)是一种可完全治愈的疾病,多数自体关节感染是菌血症播散的结果,主要发生于类风湿关节炎患者、人工关节置换者、老年人以及有多种严重合并症的患者。总体上看,大关节较小关节更易受累,其中膝关节最多,踝关节和腕关节次之。据估计,细菌性关节炎每年在普通人群的发病率为 2~5/10 万,在儿童中为 5.5~12/10 万,在类风湿关节炎患者中为 28~38/10 万,而在人工关节置换者中高达 40~68/10 万。

一、病因

大多数细菌性关节炎由细菌血行播散至关节滑膜引起。滑膜血供丰富,并且缺少限制细菌通过的基底膜,使微生物经由血液可以到达靶关节。除此之外,其他较少见的原因包括:关节内抽液或注入糖皮质激素药物;关节手术,尤其是髋关节和膝关节成形术等。

不同人群常见致病菌种类见表 23-2-1。

表 23-2-1　不同宿主细菌性关节炎的常见致病菌

成人	儿童 ≤5 岁	儿童 >5 岁	新生儿	人工关节
金黄色葡萄球菌	金黄色葡萄球菌	金黄色葡萄球菌	金黄色葡萄球菌	凝固酶阴性葡萄球菌
肺炎链球菌	流感嗜血杆菌	A 组链球菌	B 组链球菌	金黄色葡萄球菌
β 型溶血性链球菌	A 组链球菌	—	肠杆菌科	
奈瑟淋球菌(成人和性活动活跃的青少年)	肺炎链球菌	—	—	—
肠杆菌科(60 岁以上或易感者)	—	—	—	—
沙门杆菌属	—	—	—	—

二、发病机制

急性细菌性关节炎常由淋球菌和非淋球菌引起。

在淋球菌关节炎中,奈瑟淋球菌通过丝状外膜附属器或菌毛附着于细胞表面。已知其中一种外膜蛋白 IA 可与宿主因子 H 结合,灭活补体成分 C3b,阻止宿主补体系统激活。蛋白 IA 还能阻止中性粒细胞内吞噬溶酶体的溶解,使吞噬细胞内的微生物得以存活。此外,奈瑟淋球菌携带的脂寡糖是一种与其他革兰氏阴性菌的脂多糖相似的分子,它具有内毒素活性,可导致淋球菌关节炎的关节破坏。

金黄色葡萄球菌是引起非淋球菌关节炎的最常见细菌。其致病力与以下几种能力有关:可附着于关节内宿主组织;逃避宿主防御;引起关节破坏。金黄色葡萄球菌的一些致病因子及其作用机制如表 23-2-2 所示。

表 23-2-2　金黄色葡萄球菌的致病因子及其作用机制

致病因子	作用机制
胶原结合蛋白	与胶原蛋白结合
凝集因子 A 和 B	与纤维蛋白原结合
纤连蛋白-结合蛋白 A 和 B	与纤连蛋白结合
荚膜多糖	抗吞噬作用
蛋白 A	与 IgG 的 Fc 段结合
中毒性休克综合征毒素-1	超抗原
肠毒素	超抗原

三、病理

基本病理变化主要发生在网状内皮系统。急性期主要表现为充血、水肿、细胞浸润。亚急性及慢性期弥漫性增生、肉芽肿形成,晚期病灶萎缩、硬化。

四、临床表现

细菌性关节炎的典型表现为急性起病的发热、关节疼痛、关节肿胀和关节活动受限。老年患者可不出现发热,儿童患者常伴有食欲下降、易激惹等表现。体格检查表现为受累关节皮温升高、压痛、关节积液,主动活动和被动活动受限。

从累及关节数来看,急性细菌性关节炎可分为单关节炎和多关节炎。多数急性细菌性关节炎表现为单关节炎。5%~8%的患儿和10%~19%的非淋球菌感染成人患者表现为多关节炎。单关节炎常见于三大病因:外伤、感染、晶体性滑膜炎(如痛风和假性痛风)。多关节炎常见于系统性炎性疾病,如脊柱关节炎、类风湿关节炎、系统性红斑狼疮等疾病,也可见于严重败血症患者。

从致病菌类型分类,细菌性关节炎可分为淋球菌关节炎和非淋球菌关节炎。

典型的淋球菌关节炎有两种表现形式。一种表现为发热、寒战、水疱脓疱样皮肤病变、腱鞘炎和多关节痛。血培养通常阳性,但滑膜培养却罕见阳性。在生殖器、肛门、咽部都可以培养出奈瑟淋球菌。腕、指、踝、趾多发性腱鞘炎是此种播散性淋球菌感染的特征性表现。另一种典型表现为化脓性关节炎,通常累及膝关节、腕关节、踝关节,多个关节可同时感染,关节滑液培养一般呈阳性。

非淋球菌关节炎的典型表现是急性起病的单关节疼痛与肿胀。最常累及大关节。成人患者中,膝关节受累最为常见,而髋关节、踝关节、肩关节较少。婴幼儿患者中,髋关节更常见。

当类风湿关节炎患者合并细菌性关节炎时,常常预后不良且死亡率高。

五、辅助检查

(一)实验室检查

外周血检查可见白细胞计数、血细胞沉降率、C反应蛋白升高。

(二)关节穿刺及滑液检查

当怀疑细菌关节炎时,首要进行关节穿刺及滑液检查。如果关节位置较深或抽吸滑液困难,可行B超或荧光透视引导下针刺抽吸。感染性滑液常为脓性,白细胞计数升高,一般高于 $50 \times 10^9/L$,主要为中性粒细胞。滑液中葡萄糖、乳酸脱氢酶以及总蛋白水平对诊断细菌性关节炎的价值有限。

在关节穿刺液的革兰氏染色涂片找到细菌或从滑液中培养出细菌可确诊细菌性关节炎。未经抗生素治疗的非淋球菌关节炎滑液培养的阳性率为70%~90%。

一些细菌如金黄色葡萄球菌、A组链球菌和肺炎链球菌等在滑液中可使用聚合酶链反应(PCR)测试检测出来。

(三)血培养

40%的患者可通过血培养确定病原菌。

(四)X线

在感染早期,细菌性关节炎的X线表现一般正常。通常可以显示一些炎性关节炎的非特异改变,包括关节周围的骨量减少、关节积液、软组织肿胀以及关节间隙消失。随着感染的进展,可出现骨膜反应、关节中间或边缘侵蚀和软骨下骨的破坏。细菌性关节炎的晚期后遗症,在X线上可见骨性强直。在髋关节感染的新生儿中可见股骨头脱位及半脱位的独特表现。

(五)超声

用于发现髋关节等深部关节的积液并引导穿刺。

(六)⁹⁹ᵐ锝三相骨扫描

常用于辅助诊断儿童干骺端骨髓炎和股骨头缺血性坏死。

(七)计算机断层扫描成像和磁共振成像

CT和MRI都能有效地显示感染的范围。MRI早期检测关节液的敏感度很高,并且对软组织结构的显影优于CT。这两种成像技术都能在早期显示骨侵蚀、软组织的范围,且有助于关节穿刺。

六、诊断

从滑液中分离或鉴定细菌病原体(通过培养或其他诊断技术)可确诊细菌性关节炎。对于滑液培养为阴性的患者,可根据其临床表现、增加的滑液白细胞计数、血培养物中分离细菌也可以确诊。

七、鉴别诊断

(一)非细菌性的感染性关节炎或关节痛

1. 病毒性关节炎 病毒性关节炎常伴有病毒感染特征性表现(如皮疹、腮腺炎等)。可以累及任何关节,典型表现为手指关节肿胀疼痛,但皮温不高。

2. 真菌性关节炎 主要发生在免疫力受损的宿主。通常在慢性病程中由机会性病原体引起。

（二）其他发生于骨骼肌肉或全身的感染

1. **骨髓炎** 不同于细菌性关节炎，骨髓炎患者可以在体查中进行轻柔的关节运动。

2. **深部蜂窝织炎** 深部蜂窝织炎患者的关节受累可影像学检查排除。

3. **闭孔内肌或腰肌脓肿** 需要与髋关节细菌性关节炎鉴别，进行影像学检查以区分。

4. **细菌性心内膜炎** 细菌性心内膜炎患者可能出现全身免疫反应，包括关节炎。其典型临床表现如瘀点、Osler淋巴结、Roth斑点可以辅助鉴别诊断。

（三）其他类型的关节痛

存在关节疼痛的其他疾病如类风湿关节炎、痛风、银屑病关节炎、骨折、短暂性滑膜炎、肿瘤等。

八、治疗

无论感染关节是自身关节还是人工关节，治疗都应遵循体腔感染的治疗原则：必须使用抗生素治疗并充分引流感染的密闭腔隙。

（一）药物治疗

在培养结果出来之前，对临床上高度怀疑关节感染而暂未确诊的患者，开始抗生素治疗是合理的。临床背景、宿主因素、关节外其他部位的感染情况、滑液的革兰氏染色涂片都是早期选用抗生素的有效指导。一旦细菌培养和药敏结果出来，应根据结果及时改用最安全、费用最低、最有效的抗生素治疗。早期治疗首选胃肠外途径给药。若口服药物能够达到有效的血药浓度并能维持，则此后可改为口服给药。

抗生素治疗细菌性关节炎尚无前瞻性研究。对于敏感细菌引起的、无并发症的自身关节感染，抗生素治疗时间约2周。对于自身关节感染严重且免疫力低下的患者，治疗时间延长至4~6周。对于流感嗜血杆菌、链球菌、革兰氏阴性球菌引起的细菌性关节炎，抗生素治疗时间通常是2周；葡萄球菌引起的细菌性关节炎则需3~4周。肺炎球菌或革兰氏阴性杆菌感染至少持续4周。

（二）关节引流

对感染关节进行及时充分的引流对降低关节功能丧失很重要，但何为最好的关节引流方法仍有争议。

回顾性研究显示，与开放性外科引流相比，每天对感染性关节进行针刺抽吸能更好地保存关节的功能，但后者的总体死亡率更高，这或许因为选择每日抽吸的患者比适合进行外科开放引流的患者的合并症多。

当出现以下情况，则应该马上选择外科引流：穿刺抽液存在技术上的困难或关节无法得到彻底的引流，关节积液不能及时消除，关节液的杀菌治疗延误，感染的关节已被风湿性疾病破坏，感染的滑膜组织或骨骼需行清创术。

关节镜已取代了关节切开术，因为它能降低外科死亡率，且伤口愈合更快，缩短康复时间。

（三）其他治疗

疾病治疗初期，受累关节制动及有效的止痛剂可减轻患者的痛苦。一旦患者可以耐受感染关节的运动，应尽快进行物理治疗。开始为被动活动，逐渐过渡为主动活动。早期积极的活动度训练有益于关节功能的最终恢复。

第三节 真菌与关节炎

各种真菌均可以导致关节炎。真菌性骨髓炎和关节炎是一种临床上相对罕见的复杂感染，往往会导致结构的破坏。多种人类共生的、动物来源或环境来源的真菌均可引起关节感染，主要包括念珠菌、曲霉菌、隐球菌、球孢子菌、组织胞浆菌、芽生菌等。真菌引起的关节炎多呈亚急性病程，临床表现较隐匿，某些症状与其他类型的感染或非感染性疾病相似，常常导致诊断延迟或误诊。大多数感染发生在免疫功能低下的人群，如获得性免疫缺陷综合征（AIDS）、长期使用免疫抑制剂或糖皮质激素，或患有慢性疾病的患者。然而，正常的人群也会患病。感染的严重程度与宿主的免疫状况、是否存在异物以及感染真菌的致病性有关。

真菌的感染途径包括以下几种：直接感染，如静脉吸毒、创伤、注射治疗时并发的真菌感染；血源性感染，即原发部位的感染经血液系统迁延至关节，血源性感染通常累及1个以上非相邻的骨或关节，感染可以发生在任何部位的骨和关节，但大的负重关节、脊椎和肋骨是最常见的感染部位；医源性感染，通常由于手术操作或留置假体等引起。免疫缺陷患者易受各种酵母菌和真菌引起的感染，包括内源性感染和环境感染，报道最常见的菌属是念珠菌和曲霉菌，另外还包括其他的机会致病真菌，包括镰刀菌属、丝胞菌属和毛霉菌属。

真菌感染最常见临床表现为感染局部的疼痛、肿胀及其他炎症的典型症状。随着时间的推移和病程进展，慢性感染可能会导致窦腔形成和软组织迁延。这些感染可以与其他疾病的临床表现混淆，包括恶性肿瘤、结核感染或常规的细菌感染。

由于真菌性关节炎在临床较为少见，且通常呈亚急性表现，在临床中较易被忽视，因此，诊断上重要的一点是将其纳入鉴别诊断之中。如果怀疑可能为真菌感染，通常可以通过组织学检查和培养来诊断。某些真菌可能需要专门的、不会常规使用的培养基和染色剂，这也会增加诊断的难度。培养到的阳性真菌容易被当成污染菌，这样会导致延迟诊断。同时，血清学检测有助于真菌的诊断和分类。血液和组织的真菌抗原和 DNA 检测用于诊断仍然在研究之中。

真菌感染的治疗取决于真菌的种类、宿主的免疫状况、异物的存在以及感染的部位。真菌性关节炎通常需要手术治疗联合长期的抗真菌治疗。治疗的总体方法包括手术清创、关节或脓肿引流、移除感染的假关节和使用全身抗真菌药物。抗真菌药物治疗应该以病原鉴定结果和药敏试验为指导。同时，应对患者的免疫状态进行评估和改善。许多医学上重要的真菌，包括念珠菌、曲霉菌、隐球菌和球孢子菌，可以形成生物膜，从而降低抗真菌治疗的效果，并导致顽固性感染。当进行初步的抗感染治疗后免疫抑制状态持续存在，或受感染的异物无法被移除时，可以通过长期用药来预防复发。

一、念珠菌

念珠菌是广泛存在的酵母菌，至少包括 15 个不同的物种，其中，白色念珠菌最为常见。随着免疫抑制剂和抗真菌药物使用的增加，非白色念珠菌引起的感染发生率正在逐渐增加。外科手术史、近期接受抗生素治疗、静脉注射或非法药物使用是发生念珠菌血症和念珠菌关节炎的重要易感

因素。感染通常位于两个相邻的椎体或位于单独的长骨，膝关节为最常受累的关节。邻近部位的骨髓炎也较为常见。治疗包括手术治疗和抗真菌治疗，酮康唑、伊曲康唑和两性霉素 B 治疗有效。尽管进行了外科和药物治疗，念珠菌感染复发的风险仍然很大。

二、球孢子菌

球孢子菌是一种寄生于土壤中的真菌，常由呼吸道吸入引起呼吸道疾病。骨和关节的感染通常由肺部的原发性感染经血源性播散而引起。病变常累及脊椎、肋骨或四肢骨，表现为伴有或不伴有神经或邻近软组织受累的椎体骨髓炎，或膝关节、腕关节或踝关节的感染性关节炎。治疗包括抗真菌治疗联合手术治疗，抗真菌药物包括氟康唑或伊曲康唑。

三、曲霉菌

曲霉菌是一种广泛存在的真菌。曲霉菌感染通常与宿主的易感性有关。侵袭性曲霉菌病是免疫功能低下患者主要的真菌病之一，主要影响呼吸系统和中枢神经系统。儿童慢性肉芽肿性疾病在儿童曲霉病中占很高比例。曲霉菌性关节炎通常发生于播散性感染中或由邻近骨髓炎迁延而来，但血源性、手术、注射和创伤引起的关节炎也有报道。治疗包括引流术、外科清创术和抗真菌药物，伏立康唑为曲霉菌感染性关节炎的主要药物。

四、隐球菌

新型隐球菌在生物界普遍存在，可以在鸽粪中找到。隐球菌性关节炎很少见，最近一项系统综述对 1997 年至 2013 年的比例报道进行了总结，结果表明，大多数隐球菌性关节炎发生在未感染人类免疫缺陷病毒（HIV）的免疫功能缺陷宿主中，且没有性别偏好，其死亡率与潜在的并发症严重程度相关。最常见累及单一局限的椎体，感染性关节炎最常累及膝关节。在大多数情况下，隐球菌关节炎的最佳治疗包括使用两性霉素 B 和 5- 氟胞嘧啶诱导联合治疗，紧接着长达一年的氟康唑维持治疗。手术的作用尚不清楚，且并非所有病例都需要手术。

五、组织胞浆菌

荚膜组织胞浆菌是一种土壤寄生菌,可引起传染。临床表现包括肺部病变,肝脾肿大,关节感染较少见,但偶见报道,常发生于免疫功能低下患者。除了直接导致关节炎,组织胞浆菌还可引发与原发感染距离较远的自身免疫性炎症性关节炎(通常伴有结节性红斑)。伊曲康唑是组织胞浆菌感染的首选抗真菌药物,严重感染病例在前2~6周还需要加用两性霉素 B 治疗。

第四节 病毒与关节炎

病毒性关节炎是由病毒感染引起的关节疼痛、肿胀等症状的关节病,具有发病前多有旅行史、自限性、地域性、特异性血清学检查阳性等特点。

一、流行病学

流行病学调查显示,约有 1% 的急性关节炎是由病毒感染引起的。感染病毒谱较广且在不断改变,包括细小病毒 B19、乙型肝炎病毒、丙型肝炎病毒、人类免疫缺陷病毒(HIV)、人类 T 细胞白血病病毒(HTLV)、基孔肯雅病毒(CHIKV)等病毒以及黄病毒等。获益于疫苗接种,风疹病毒、麻疹病毒和流行性腮腺炎引起的关节病已经较为少见;而虫媒病毒感染近年来成为主要的世界公共卫生难题。同时,病毒性关节炎也具有地域分布性:如基孔肯雅病毒(CHIKV)流行于亚洲、非洲及加勒比地区;辛德毕斯病毒多暴发于欧洲。因此向患者询问旅游史在临床诊断上十分重要。

二、病理机制

目前认为,病毒性关节炎主要是由关节组织中病毒及病毒相关产物诱发的自身免疫性反应导致的。研究发现,在病毒性关节炎的滑膜组织中可以找到感染病毒,抗原或者核酸,提示病毒及其产物在关节组织的存在是导致关节炎症的主要原因。病毒及其产物可以通过激活一系列的免疫反应通路,释放大量细胞因子如 MCP-1、IFN-γ、IL-6 和 IL-1β,募集巨噬细胞和单核细胞以及激活补体参与抗病毒反应。这一反应过度可能导致关节炎症的发生。另外,也有假说认为病毒感染通过分子模拟等诱发自身免疫疾病发生。宿主遗传因素对病毒性关节炎是否有作用尚无足够证据。

三、临床表现

关节症状可以发生在病毒感染的任何阶段,发病前多有旅游史等,关节炎的模式可以是类似类风湿关节样的对称性小关节多关节炎,也可以是累及大中关节的寡关节炎,较少为单关节炎。关节炎一般具有自限性,可持续数周至数月,初始阶段较严重,后可逐渐缓解;关节炎迁延为慢性关节炎,往往与感染的病毒种类、毒力、持续性的病毒血症、冷球蛋白血症以及宿主自身免疫力低下等因素相关;症状主要以疼痛、肿胀为主,较少发生关节侵袭、破坏,因此较少出现关节畸形。

关节外症状,可伴有病毒感染其他系统的症状包括发热、疲劳、黄疸、皮疹等,这些症状对于感染病毒具有一定提示作用。

四、临床检查

(一)特异性血清学检查

血清中分离出病毒,或者检测病毒抗原或者核酸的存在,直接提示病毒感染可能。

(二)免疫学检查

病毒性关节炎的患者部分可以出现类风湿因子(RF)低滴度阳性,自身免疫相关抗体如抗核抗体、抗 ENA 抗体升高等;补体 C3、C4 下降。因此较难与类风湿关节炎等自身免疫性关节炎鉴别。

(三)病毒培养

因为病毒性关节炎具有自限性,且病毒培养需要相应的细胞系进行培养,所以一般不推荐进行细胞培养。

(四)影像学检查

病毒性关节炎较少发生关节组织破坏,因此不推荐放射性影像学检查;而其他影像学检查如 MRI 和骨闪烁扫描术的诊断价值有待商榷。

五、诊断与鉴别诊断

病毒性关节炎的诊断必须基于流行病学特点、临床症状学以及血清学检查。问诊患者是否有旅游史,关注关节症状及非风湿性特异性症状,采取靶向的血清学检查,并排除其他病因引起的关节炎可能,才能确诊为病毒性关节炎。

鉴别诊断方面,必须注意与自身免疫性疾病进行鉴别,因为两者治疗方法不同:自身免疫疾病往往推荐 DMARDs 以及生物制剂作为主要治疗;但对于病毒性关节炎来说,DMARDs 无明显疗效,而且生物制剂等免疫抑制药物可能导致病毒感染加重。

六、治疗措施

目前建议采用在不影响宿主抗病毒免疫力的情况下靶向治疗过度炎症的保守治疗策略。病毒性关节炎治疗常用非甾体抗炎药物控制关节炎症,必要时可用静脉免疫球蛋白和激素治疗等。只有在特殊病原体感染如 HIV 病毒、乙型肝炎病毒等或者合并严重病毒血症等情况下,根据临床需要使用抗病毒治疗。MCP-1 靶向抑制剂、补体抑制剂等新开发药物的疗效仍有待临床验证。

七、特殊病毒感染引起的关节炎

(一)细小病毒 B19

细小病毒 B19 是一种单链 DNA 病毒,分布广泛,健康人也有一定的感染率,特异性血清学检查可出现阳性。感染时可无症状,也可出现传染性红斑、再生障碍型贫血、急性关节炎等症状。目前认为,细小病毒 B19 引起的关节炎主要与免疫复合物沉积相关。关节炎的发病率以及临床表现因年龄而异:儿童发病率为 8%,主要以累及膝关节为主的大关节的寡关节炎;成人发病率为 50%~80%,表现为对称性小关节多关节炎,多侵犯腕关节、掌指关节、近端指间关节等。自身抗体如类风湿因子、抗核抗体可有一过性升高。关节症状往往短暂,持续数月,治疗推荐非甾体抗炎药;如出现严重关节症状合并持续病毒血症,推荐使用静脉免疫球蛋白治疗。

(二)肝炎病毒

关节症状是肝炎病毒感染的主要肝外症状之一,一般多见于 HBV、HCV,少数为 HEV,较少引起关节破坏。乙型肝炎、丙型肝炎病毒感染的关节症状可以出现在急性感染前驱期或者慢性感染期。关节症状可以是唯一的前驱症状,黄疸、瘙痒等特异症状有助于临床诊断。肝炎病毒引起的慢性关节炎往往与肝炎病毒转为慢性感染相关。免疫学检查方面:感染者可以出现类风湿因子阳性,抗核抗体等自身免疫抗体升高,以及低补体血症。特别是类风湿关节炎特异度极高的抗 CCP 抗体在 4% 的丙型肝炎患者可出现阳性。这也提示肝炎病毒感染相关的关节病可能与免疫复合物沉积有关,因其还常伴有结节性多动脉炎以及冷球蛋白血症等。治疗方面,如无伴有冷球蛋白血症等的感染者推荐止痛药和 NSAID 对症治疗,合并冷球蛋白血症的感染者推荐抗病毒治疗。

(三)人类 T 细胞白血病病毒

人类 T 细胞白血病病毒(HTLV)感染主要分布于日本和加勒比地区,主要与 HTLV 相关的脊髓病变以及急性淋巴细胞白血病相关。有证据表明 HTLV-1 和 HTLV-2 和急性关节炎相关,还可伴随免疫性眼炎、皮炎等。HTLV 相关的关节炎常表现为单关节炎,累及肩、腕、膝关节等大关节。如表现为多关节炎,多伴有发热、不适、皮损等全身症状。类风湿因子和抗核抗体检查可为阳性。尽管针对 HTLV 尚无没有合适的治疗,但是一般常使用激素治疗。也有研究报道过抗 TNF 治疗的安全性。另外,IFN-α 治疗可以改善部分慢性 HTLV 相关关节炎患者的关节症状。

(四)虫媒病毒

虫媒病毒大多以蚊虫为载体传播,具有明显的地域性。目前与关节炎相关的两种虫媒病毒属分别是以基孔肯雅病毒为代表的关节炎性 a-病毒属和以登革热病毒为主的黄病毒属。

1. 关节炎性 a-病毒属 a-病毒属是一组有包膜的单链 RNA 病毒,根据临床症状分为两类:一类是脑炎相关的病毒,另一类是关节炎性 a-病毒,其中包括基孔肯雅病毒(CHIKV)、罗斯河病毒(RRV)、阿尼昂尼昂病毒(ONNV)、辛德毕斯病毒(SINV)、马亚罗病毒(MAYV)、巴尔玛森林病毒(BFV)等,具有明显的地域分布特点。

潜伏期一般为 3~10 天,后出现为期 4~7 天的病毒血症期。主要临床症状包括:发热、疲劳、头痛、皮疹、关节炎症、关节疼痛和肌痛。约 40% 患者可以出现皮疹,可以发生在关节症状之前,同时或者之后,一般持续 7~10 天。SINV、RRV 和 BFV 可不出现发热症状。关节炎症是关节炎性 a-病毒属感染的最常见的临床表现,一般以对称性多发小关节炎为主,以疼痛和肿胀为主,持续数周可自行缓解,也可累及大中关节。少数可进展为慢性关节炎,部分可致残。除了皮疹和关节炎之外,肌痛也是该组疾病的主要临床表现之一。

慢性肌痛、关节疼痛、关节炎可发生于25%~55%的RRV、SINV和CHIKV感染患者中,BFV持续时间稍短,而MAYV感染则少有报道。研究表明,年龄、女性、冷球蛋白血症以及持续的风湿性疾病是慢性关节炎的高危因素。

诊断方面因为临床症状与登革热相类似,因此诊断相对较困难。一般通过特异性血清学检查辅助诊断。

治疗一般以支持对症治疗为主,鼓励患者早期运动锻炼,一定程度上缓解症状。非甾体抗炎药对于治疗基孔肯雅病毒等a-病毒感染有效,但需注意避免使用阿司匹林,以免诱发出血倾向。非甾体抗炎药治疗基孔肯雅病毒无效时,可考虑氯喹治疗。

2. 黄病毒 黄病毒相关的关节病主要以登革热病毒为主,关节疼痛为其常见症状。但真正的关节炎和滑膜炎往往较为少见。登革热病毒感染的临床表现较难与基孔肯雅病毒相鉴别,也有研究认为,血小板计数是否100×10^9/L有助于区分两者。

第五节 其 他

一、分枝杆菌与关节炎

(一)结核性关节炎

1. 病因 结核性关节炎为继发病,原发病为肺结核、消化道结核或淋巴结核等,结核分枝杆菌可通过血源、淋巴及邻近的感染区等途径传播到关节。

2. 病理和发病机制 因结核感染和循环障碍,关节发生骨质破坏及坏死,有干酪样改变和脓肿形成。

3. 临床表现 典型类型是发生于大中关节的单关节炎,最常见的是脊柱,其次是髋和膝关节。其他常见的关节是骶髂关节、肩关节、肘关节、腕关节和跗骨关节。病变关节表现为疼痛和肿胀。除关节痛外,低热和体重下降是最常见的

表现。此外,因关节肿痛伴发的其他表现有发僵、跛行(多见于儿童)、肌萎缩,及在关节周围的脓肿和窦道。

4. 辅助检查 结核性关节炎的辅助检查包括实验室检查与影像学检查。结核菌素皮肤试验(TST)也被称为纯化蛋白衍生物(PPD)试验,是目前使用最广泛的结核分枝杆菌筛查试验,其特异性和敏感性约为70%。组织培养、γ干扰素释放试验也对诊断有一定的作用。目前尚没有特异性的骨骼影像学特征能帮助确立诊断,影像学的早期特征可能很少或没有。

5. 诊断 根据病史、临床表现、影像学检查、实验室检查不难做出诊断。

6. 鉴别诊断

(1)与其他不同类型的感染性关节炎之间需要仔细鉴别:主要以典型临床表现、生物学证据、特异性实验室检查结果和特征性影像证据来进行鉴别。

(2)与类风湿关节炎、强直性脊柱炎、系统性红斑狼疮性、骨关节炎等非感染性关节炎相鉴别。

7. 治疗 结核性关节炎的治疗常用与肺结核一样的联合化疗方案。目前推荐的结核治疗标准方案(所有肺部和肺外部位)包括四种药物联合(异烟肼、利福平、乙胺丁醇和吡嗪酰胺)的起始治疗,被称为IREZ治疗。

(二)非结核分枝杆菌引起的关节炎

1. 病因 非结核分枝杆菌在环境中广泛存在,包括在土壤、水和动物宿主中。它们通常不经人-人传播。在正常个体,一般导致皮肤的局限性感染。一些感染是由吸入所致,并可能通过血源性播散至其他部位。免疫抑制的个体可能发生肌肉骨骼系统的非结核分枝杆菌感染,引起肌肉骨骼系统感染主要有海分枝杆菌、堪萨斯分枝杆菌和鸟型分枝杆菌。

2. 病理和发病机制 非结核性分枝杆菌在人体内产生的病理变化,与结核分枝杆菌引起的病理变化非常相似。很少像结核分枝杆菌那样会引起全身播散,受累关节常常是单关节。

3. 临床表现 非结核分枝杆菌感染后肌肉骨骼系统病变的三种不同类型:腱鞘炎、滑膜炎和骨髓炎。腱鞘炎的典型表现为慢性单侧手和腕关节肿胀。滑膜炎的典型表现为膝关节、手和腕

关节的慢性无痛性非对称性肿胀。一些种类的分枝杆菌与这些症状相关。

4. 辅助检查 正确的诊断需要组织培养与活检。

5. 诊断 对于非结核分枝杆菌菌株感染，须判断其是否为污染、无意义的定植或疾病的病因。相关的指南已被证实对这方面有帮助：

（1）病症应该符合一种或多种分枝杆菌感染症状。

（2）其他病因应被排除，如结核和真菌。

（3）应分离出一种与人类疾病有关的分枝杆菌，最有意义的是这种分枝杆菌一般不在周围环境污染中出现（堪萨斯杆菌、海分枝杆菌、猿猴分枝杆菌、苏加分枝杆菌、溃疡分枝杆菌）。

（4）病原体分离的部位应是真正的感染部位，而非污染或定植的部位。

（5）大量增殖提示严重的感染。

（6）在严重病例中，病原菌的多次分离是一条基本原则。

6. 治疗 与结核性关节炎治疗一样，针对不同患者的个体化治疗在非结核分枝杆菌感染的治疗中具有决定性作用。有效治疗的关键在于菌株的独特特性及其对药物的敏感性。

二、HIV 与关节炎

（一）病因

艾滋病是人类免疫缺陷病毒（HIV）引起的一种严重传染病。HIV 引起的关节炎被认为是感染后反应性关节炎；但也有认为，从一些患者的关节液分离出 HIV，提示该病毒可能直接参与关节破坏。

（二）发病机制

HIV 感染相关性关节炎的确切发病机制目前仍不是很清楚，可能有以下几个方面：

1. HIV 病毒对关节滑膜组织的直接损害 有资料显示在 HIV 相关性关节炎患者的滑膜液与滑膜中存在 HIV 抗原颗粒，后者可直接在组织血管内皮等细胞内复制从而导致关节炎症。

2. 反应性免疫机制 HIV 或其代谢产物可能通过介导机体免疫反应而导致类似自身免疫性疾病表现，其中包括关节炎网。

3. 机会性感染 HIV 感染导致免疫缺陷可引起反复的机会性感染。

（三）临床表现

艾滋病患者的关节病变以少关节或单关节受累为主，也可累及多个关节。在临床上，艾滋病并发关节炎典型的症状表现为血清阴性的远端周围关节炎，常伴附着点炎（腊肠指/趾、跟腱炎、足底筋膜炎）。除关节炎外，该病的主要临床表现包括体重减轻、发热、皮疹、全身淋巴结肿大、淋巴细胞减少、贫血、继发肿瘤及条件性感染等。皮肤性病学表现较常见，特别是溢脓性皮肤角化病和环状龟头炎，也可有广泛银屑病样皮疹。临床表现重叠可使 HIV 相关性反应性关节炎与银屑病关节炎很难鉴别开来。

（四）辅助检查

抗人类免疫缺陷病毒抗体检测、人白细胞抗原（HLA）检查、X 线、CT、MRI。

（五）诊断

根据病史、临床表现、抗人类免疫缺陷病毒抗体阳性、影像学检查等结果综合分析一般可以诊断。

（六）治疗

治疗与 HIV 阴性的反应性关节炎相同。主要使用 NSAID；特别推荐吲哚美辛，它不仅具有高效的抗炎镇痛作用，体外研究证实，它还可以抑制 HIV 病毒复制。

三、莱姆病

莱姆病（Lyme disease，LD）是经蜱传伯氏疏螺旋体感染引起的皮肤、关节、心脏和神经系统等多系统受累的感染性疾病。本病呈全球性分布，其发病率与感染蜱伯氏疏螺旋体的流行情况有关，因而呈现地域差异性，此外，不同地域临床表现有所不同。欧洲存在三种与莱姆病相关伯氏疏螺旋体基因型 *B. burgdorferi sensu stricto*（*ss*）、*Borrelia garinii* 和 *Borrelia afzelii*，分别与关节炎、神经病变和晚期皮肤损害有关，而在北美洲仅存在 *burgdorferi ss* 基因型。本章节主要介绍涉及肌肉骨骼表现的美国莱姆病。

（一）病因

蜱传伯氏疏螺旋体感染。

（二）发病机制

目前发病机制尚未完全明确，已有的研究证

实与伯氏疏螺旋体的侵入及其诱发的宿主免疫反应有关。

伯氏疏螺旋体对哺乳动物宿主的侵入：伯氏疏螺旋体由蜱的中肠经唾液腺进入宿主进行繁殖，并发生表型改变便于存活，存活的伯氏疏螺旋体经组织和血流进行播散。外在表面蛋白（outer surface protein，Osp）A 和 Osp C 是其感染所必需的介质。伯氏疏螺旋体通过抑制宿主纤维蛋白溶酶促进其在组织间移动；同时，通过表达核心蛋白多糖结合蛋白 A 和 B、BBK32 和 p66 等细胞表面配体，促进其与细胞外基质和细胞表面整合素结合。

宿主对伯氏疏螺旋体的免疫反应：伯氏疏螺旋体通过 Toll 样受体（Toll-like receptor，TLR）依赖性和非 TLR 依赖性途经激活机体的固有免疫应答，诱导组织基质金属蛋白酶的表达而致病。伯氏疏螺旋体脂蛋白是 B 细胞分裂素，能以 T 细胞非依赖途经激活 B 细胞产生抗体，启动体液免疫应答。含有 IgG 的免疫复合物和冷球蛋白逐渐沉积在莱姆病关节炎患者的关节中。

现有证据提示伯氏疏螺旋体感染后持续存在的抗原可以激活 CD4$^+$ 和 CD8$^+$ T 细胞，Th1 型细胞与更严重的关节炎及神经系统病变相关。CD25$^+$ 调节性 T 细胞缺乏可导致小鼠莱姆病关节炎病程延长，莱姆病关节炎患者的滑膜液分离的 γδT 细胞可通过诱导 Fas 依赖性细胞凋亡调节伯氏疏螺旋体特异性 CD4$^+$T 细胞的免疫应答。

伯氏疏螺旋体通过利用细胞外病原体的免疫逃逸手段，直接抑制吞噬细胞的杀伤，以及抗体和补体介导的溶解作用。

（三）病理

莱姆病关节炎（Lyme arthritis）患者发生关节渗出液白细胞计数升高的急性炎症反应，而滑膜病变则呈现与类风湿关节炎相似的慢性病变，表现为单个核细胞浸润以及由 T、B 细胞和浆细胞形成的假性淋巴滤泡的生成。对移行红斑损害、心脏组织、滑膜以及神经系统组织均有不同程度的单核细胞和淋巴样浆细胞浸润。

（四）临床表现

1. 皮肤表现　移行红斑是莱姆病的特征性皮肤损害，一般于蜱叮咬后 1 个月内出现，易好发于成人的皮肤褶皱或衣服束绑部位及儿童发际周围，起始于单一的红色斑点，后以每天 2~3cm 的速度扩大，可达 70cm 以上。移行红斑通常为均一红斑，但较大皮损的中心红斑可消退呈牛眼征，偶伴有低热、不适、颈痛或僵硬，关节痛和肌痛等系统性流感样症状。

2. 肌肉骨骼表现　持续数小时或数天游走性肌痛、关节以及关节周围疼痛，晚期病变时可出现急性单关节或寡关节性关节炎，通常累及膝关节，<10% 的关节炎患者发生慢性抗生素不敏感的关节炎。

3. 心脏表现　常发生于感染的前 2 个月，3% 未经治疗的患者可出现不同程度的房室结传导阻滞，偶尔伴有轻微的心肌心包炎，重度的充血性心力衰竭罕见。

4. 神经系统表现　不足 10% 未经治疗的患者可出现脑神经病变，尤其是面神经麻痹，淋巴细胞性脑炎，神经根病和脑脊髓炎。脑神经麻痹通常累及第Ⅶ对脑神经，导致单侧或双侧面瘫。典型的莱姆病神经根病类似于机械性神经根病，表现为受累区域的疼痛、软弱、麻木和反射消失。

（五）辅助检查

1. 实验室检查　本病的实验室诊断主要依靠检测抗伯氏疏螺旋体抗体，推荐应用 ELISA 法或间接免疫荧光法检测伯氏疏螺旋体反应性 IgM 和 IgG 结合免疫印迹法双重方法联合检测；临床上常用 PCR 检测伯氏疏螺旋体 DNA 用于莱姆病关节炎的辅助诊断，其敏感性达 85%，但对脑脊液伯氏疏螺旋体检测的敏感性较低。

2. 影像学检查　无特征性的影像学表现，关节炎症期的 X 线显示关节积液、滑膜增厚、关节周围骨质疏松、软骨缺损、骨侵蚀和附着点钙化。MRI 除证实 X 线结果，还可显示伴发的肌炎和腺体病变。

3. 病理组织检查　行滑膜活检，可见滑膜增厚，血管增生，淋巴细胞及浆细胞浸润。

4. 心电图检查　心电图呈不同程度的房室传导阻滞。

（六）诊断

莱姆病的诊断需要结合相应临床表现、伯氏疏螺旋体感染病史以及血清学检查综合考虑，对于早期的局部感染期仅凭形态学特征无需血清学检查即可确认移行红斑。一些患者表现为外周血白细胞（中性粒细胞）计数轻度升高,血沉增快和肝功能异常等非特异性改变。

（七）治疗

在非妊娠的成人和 8 岁及以上的儿童选用多西环素。莱姆病的移行红斑、面神经麻痹和其他非神经表现的患者还可用阿莫西林和头孢呋辛。对于上述药物不耐受时,备选大环内酯类抗生素。第一代头孢菌素类对莱姆病的治疗无效。

有明确神经系统受累和伴有心脏受累者首选静脉注射头孢曲松 2~4 周,备选头孢噻肟或青霉素 G。对有脑膜刺激征且 CSF 淋巴细胞增多的脑神经麻痹的患者选用静脉治疗。

伴有症状的心脏受累（胸痛、气短和晕厥）或有明显传导阻滞（Ⅰ度房室传导阻滞伴 P-R 间期 ≥ 0.3 秒、Ⅱ度房室传导阻滞 和Ⅲ度房室传导阻滞）的患者,住院期间应进行心电监护和静脉抗生素治疗,需要时安装临时心脏起搏器。

对于患有关节的患者,推荐口服多西环素或阿莫西林 1 个月,若 3 个月炎症未见消退,重复上述治疗 1 次。疗程结束后关节仍有中重度肿胀的患者可用头孢曲松静脉注射 2~4 周;炎症减轻后,可考虑再口服抗生素治疗 1 个月。对于关节液伯氏疏螺旋体 PCR 转阴者,推荐使用非甾体抗炎药和羟氯喹治疗抗生素不敏感的莱姆病关节炎。对于抗风湿药无反应的极少数患者推荐使用甲氨蝶呤和肿瘤坏死因子 -α 抑制剂,经药物治疗无效者采用关节镜滑膜切除术。

（八）预后

大多数患者经过足疗程抗生素治疗后,预后良好。约 15% 的治疗后的患者出现 Jarisch-Herxheimer 反应,但随着治疗的进行,该症状会得到改善。大多数莱姆病关节炎患者经过 1 个月的抗生素治疗后关节炎症消退,不到 10% 的患者发展成抗生素不敏感的关节炎,可在 4 年内消退。治疗后莱姆病引发的疲乏和肌肉骨骼疼痛可持续数月。面神经麻痹后的轻微面神经无力等客观的非进展性体征往往是不可逆的。

（古洁若）

参 考 文 献

1. Mathew A J, Ravindran V. Infections and arthritis. Best Practice & Research Clinical Rheumatology, 2014, 28（6）: 935-959.

2. Henry M W, Miller A O, Walsh T J, et al, Fungal musculoskeletal infections. Infectious Disease Clinics of North America, 2017, 31（2）: 353-368.

3. Zhou H X, Lu L, Chu T, et al. Skeletal cryptococcosis from 1977 to 2013. Front Microbiol, 2014, 5: 740.

4. Gary S. Firestein 等. 凯利风湿病学. 第 8 版. 北京: 北京大学医学出版社, 2011.

5. Marks M, Marks J L. Viral arthritis. Clinical Medicine, 2016, 16（2）: 129-134.

第二十四章　糖皮质激素诱导的骨质疏松症

糖皮质激素（glucocorticoid，GC）由于其强大的抗炎和免疫抑制作用而被广泛应用于多种疾病，然而糖皮质激素可致多种不良反应，如胰岛素抵抗、高血压、青光眼和骨质疏松症。糖皮质激素诱导的骨质疏松症（glucocorticoid induced osteoporosis，GIOP）是最常见的继发性骨质疏松，其发生率仅次于绝经后、老年性骨质疏松症，占第3位。GIOP重在早期治疗与预防，但目前GIOP尚未受到临床医师的重视，防治往往不积极。

一、流行病学

GIOP被认为是糖皮质激素最严重的不良反应，发生率达30%~50%，可增加椎体和非椎体骨折风险（为正常人的2~5倍），极大影响患者的生活质量。但目前GIOP尚未受到临床医师的重视，防治往往不积极。国内大型流行病学调查研究结果显示，服用糖皮质激素的风湿病患者骨量减少和骨质疏松的发生率超过80%，而约有1/3的患者从未接受任何规范防治。

据调查口服泼尼松2.5~7.5mg/d患者的髋部骨折风险增加77%；口服泼尼松10mg/d以上连续超过90天的患者，髋部和椎体骨折的风险分别增加7倍和17倍，而停用泼尼松后，骨折风险明显下降。即使每日给予800μg、持续6年的GC吸入治疗，也可导致患者多部位的骨量丢失。除与GC的剂量有关外，骨量丢失还与GC使用疗程有关。服用GC超过5年的RA患者的骨折发生率为33%。目前多数学者认为，即使生理剂量的GC也可引起骨量减少，不存在所谓的"安全剂量"，剂量越大，骨量丢失越多。故在有效控制病情条件下，尽可能降低GC的使用剂量和疗程。

二、发病机制与特点

1. 发病机制　GIOP的发病机制很复杂，主要包括：

（1）影响钙稳态：GC通过下调钙离子受体表达，抑制小肠对钙磷的吸收及减少肾小管对尿钙的重吸收，引起继发性甲状旁腺功能亢进。

（2）抑制骨形成：长期使用GC可通过wnt通路抑制成骨细胞的增殖分化、诱导骨髓间充质干细胞分化为脂肪细胞而非成骨细胞、激活caspase-3促进成骨细胞和骨细胞的凋亡、通过RANKL-OPG通路刺激破骨细胞活化，导致Ⅰ型胶原和非胶原蛋白质减少、骨强度下降。

（3）对性激素的影响：GC通过负反馈抑制下丘脑-垂体-肾上腺轴，减少雌激素及睾酮的合成引起骨质疏松。

（4）其他：GC通过泛素蛋白酶和溶酶体系统促进肌蛋白分解，抑制胰岛素样生长因子、刺激肌肉生长抑制素的表达，引起肌萎缩及肌力下降，使跌倒风险大大增加，是导致患者骨折的危险因素。

2. 特点　GIOP的特点包括：

（1）GC对骨密度的影响与使用时间相关：GC使用初始的3个月内骨密度下降迅速，6个月可达高峰，骨量丢失在治疗第1年最明显（骨量丢失率12%~20%），以后每年丢失约3%。

（2）GC对骨密度的影响与使用剂量相关：剂量越大骨量丢失越多，无论每日大剂量还是累积大剂量都可增加骨折风险；同时需注意GC无安全阈值，即使小剂量GC也可导致骨量丢失。

（3）GIOP骨折风险增高的部位：GC对松质骨的影响大于皮质骨，因此椎骨更易发生骨折，研究表明GC治疗6个月的患者中，37%至少有一个椎体的压缩性骨折，其椎体、髋关节及非椎体骨折的风险分别是对照组的2.60倍、1.61倍和1.33倍。

（4）停用GC后骨量可部分恢复：当GC停

用 6 个月后，骨密度可部分恢复，骨折风险下降，但已发生 GIOP 相关性骨折则不可逆。

（5）骨折风险与骨密度不呈线性关系：GC 不仅影响骨密度，更导致骨质量下降，所以 GIOP 患者在 DXA 检测中并未出现骨质疏松时，就可能发生脆性骨折。

三、临床表现

GIOP 患者的临床表现与原发性骨质疏松基本相同，不少患者早期无明显症状，骨折后经 X 线或骨密度检查才发现已有骨质疏松。

典型症状包括：

（一）疼痛

患者可有腰背痛或周身骨骼痛，负荷增加时疼痛加重或活动受限，严重时翻身、起坐及行走困难。

（二）脊柱变形

骨质疏松严重者可有身高变矮、驼背、脊柱畸形和伸展受限。胸椎压缩性骨折可导致胸廓畸形，影响心肺功能；腰椎骨折可改变腹部解剖结构，导致便秘、腹痛、腹胀、食欲减低和过早饱胀感等。

（三）脆性骨折

患者在低能量或非暴力情况下（如轻微跌倒或因其他日常活动）即可发生骨折，即脆性骨折。骨折常见部位为胸椎、腰椎、髋部、桡尺骨远端和肱骨近端。发生过一次脆性骨折后，再次发生骨折的风险明显增加。

四、骨密度检测及骨质疏松和骨折的风险评估

长期使用 GC 治疗的患者，在使用 GC 前及治疗过程中，建议定期行骨密度检测及骨质疏松和骨折的风险评估，积极防治。骨密度的复查间隔不定，推荐 6~12 个月 1 次，主要根据骨密度基础水平、GC 剂量、基础疾病、患者年龄和性别等情况而定。虽然 GC 对骨密度有明显负向作用，但 GIOP 性骨折风险并不能完全用骨密度降低来解释，其骨折风险除骨密度降低外，还包括年龄、性别、低体重指数（BMI）（≤ 19kg/m²）、既往脆性骨折史、父母髋部骨折史、吸烟、过量饮酒、跌倒、引起继发性骨质疏松的疾病（如类风湿关节炎）等。评估骨折风险 [可参考骨折预测简单工具

（FRAX）] 是诊治 GIOP 重要的一步，是近年来诊治 GIOP 最大的进展之一。

（一）骨密度（BMD）检测

骨质疏松性骨折的发生与骨强度下降有关，而骨强度是由骨密度和骨质量所决定。骨密度约反映骨强度的 70%，若骨密度低同时伴有其他危险因素会增加骨折的危险性。因目前尚缺乏较为理想的骨强度直接测量或评估方法，临床上采用骨密度（BMD）测量作为诊断骨质疏松、预测骨质疏松性骨折风险、监测自然病程以及评价药物干预疗效的最佳定量指标。骨密度是指单位体积（体积密度）或者是单位面积（面积密度）的骨量，二者能够通过无创技术对活体进行测量。临床应用的有双能 X 线吸收测定法（DXA）、外周双能 X 线吸收测定法（pDXA）、以及定量计算机断层照相术（QCT）。其中 DXA 测量值是目前国际学术界公认的骨质疏松症诊断的"金标准"。

参照世界卫生组织（WHO）推荐的诊断标准，基于 DXA 测定：骨密度低于同性别、同种族正常成人的骨峰值不足 1 个标准差属正常；降低 1~2.5 个标准差之间为骨量低下（骨量减少）；降低程度等于和大于 2.5 个标准差为骨质疏松；骨密度降低程度符合骨质疏松诊断标准同时伴有一处或多处骨折时为严重骨质疏松。骨密度通常用 T-Score（T 值）表示，T 值 =（测定值 – 骨峰值）/ 正常成人骨密度标准差。T 值用于表示绝经后妇女和大于 50 岁男性的骨密度水平。对于儿童、绝经前妇女以及小于 50 岁的男性，其骨密度水平建议用 Z 值表示，Z 值 =（测定值 – 同龄人骨密度均值）/ 同龄人骨密度标准差。（表 24-0-1）

表 24-0-1 世界卫生组织推荐的基于骨密度的骨质疏松的诊断标准

诊断	T 值
正 常	T 值 ≥ –1.0
骨量低下	–2.5 <T 值 < –1.0
骨质疏松	T 值 ≤ –2.5

（二）骨质疏松和骨折的风险评估

1. 骨质疏松性骨折的风险因素 包括低 BMI（≤ 19kg/m²）、既往髋部骨折史、父母髋部骨折史、吸烟、过量饮酒、合并引起继发性骨质疏松的其他疾病。

2. 骨质疏松性骨折的风险预测　应非常重视 GC 患者骨折危险因素评估，危险因素越高，防治应越积极。世界卫生组织（WHO）推荐的骨折风险预测工具（FRAX），根据患者的临床危险因素及股骨颈 BMD 建立模型，用于评估患者未来 10 年髋部骨折及主要骨质疏松性骨折的概率，适用于具有一个或多个风险因素，未发生骨折且骨量减少者。因此 FRAX 是最适合本指南适用人群的评估工具。但 FRAX 工具也有一定的局限性：①仅利用髋骨 BMD，且未考虑激素剂量和使用时长，容易低估长期需 GC 治疗患者的骨折风险；②不适用于 40 岁以下患者的风险评估；③未包含跌倒及其相关的风险因素。因此，当 GC>7.5mg/d

时，需将 FRAX 生成的骨折风险增加到 1.15 倍以得到常见 OP 骨折风险，增加到 1.2 倍以得到髋骨骨折风险。目前普遍采用表 24-0-2 中的界值来定义骨折发生风险分层。

2017 年美国风湿病学会建议，骨折风险的初始评估至少应在 GC 开始后的 6 个月进行。年龄 ≥ 40 岁的成人患者，应使用校正激素剂量的骨折风险评估工具 FRAX 及 BMD 检查（如果有条件进行）；年龄 <40 岁的成人患者，若存在高危骨折风险、既往有骨质疏松性骨折或其他有意义的骨质疏松风险因素（图 24-0-1A）。每 12 个月应进行一次临床骨折风险再评估，不同年龄层、不同治疗阶段，再评估的频率也有不同（图 24-0-1B）。

表 24-0-2　糖皮质激素治疗患者骨折风险分层

	年龄 ≥ 40 岁	年龄 <40 岁
高度骨折风险	1）既往有骨质疏松性骨折病史 2）髋或椎体骨密度（BMD）T 值 ≤ −2.5（年龄 ≥ 50 岁男性和绝经后女性） 3）FRAX（根据糖皮质激素调整）10 年的主要骨质疏松性骨折风险 ≥ 20% 4）FRAX（根据糖皮质激素调整）10 年的髋部骨折风险 ≥ 3%	既往有骨质疏松性骨折病史
中度骨折风险	1）FRAX（根据糖皮质激素调整）10 年的主要骨质疏松性骨折风险 10%~19% 2）FRAX（根据糖皮质激素调整）10 年的髋部骨折风险 >1% 和 <3%	髋或椎体骨密度（BMD）Z 值 <−3 或快速骨量丢失（1 年内髋部或椎体骨量丢失 ≥ 10%）和糖皮质激素用量 ≥ 7.5mg/d 使用 ≥ 6 个月
低度骨折风险	1）FRAX（根据糖皮质激素调整）10 年的主要骨质疏松性骨折风险 <10% 2）FRAX（根据糖皮质激素调整）10 年的髋部骨折风险 ≤ 1%	除使用糖皮质激素外未有任何以上风险因素

注：若 GC 治疗 >7.5mg/d，应将 FRAX 生成的骨折风险增加到 1.15 倍以得到常见 OP 骨折风险，增加到 1.2 倍以得到髋骨骨折风险。

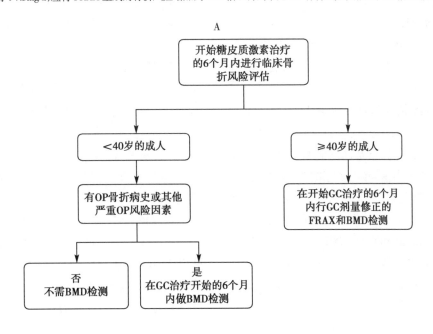

A

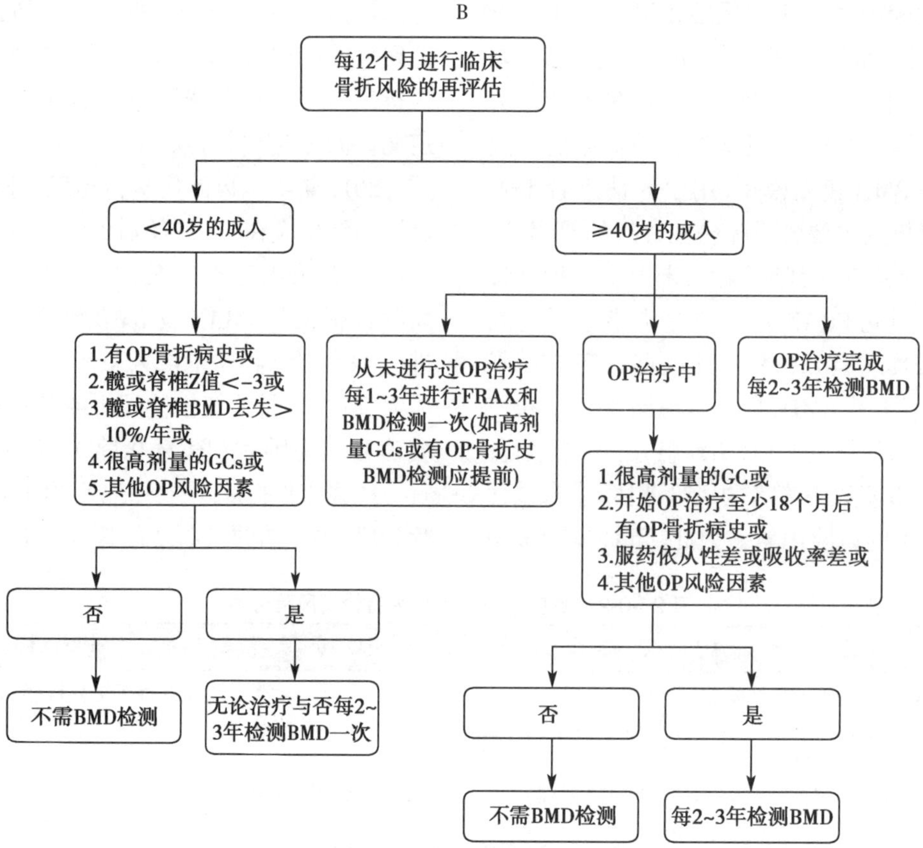

B

```
                    每12个月进行临床
                    骨折风险的再评估
                           │
              ┌────────────┴────────────┐
        <40岁的成人                  ≥40岁的成人
            │                            │
            │                  ┌─────────┼──────────────┐
            │                  │      OP治疗中      OP治疗完成
            │                  │                   每2~3年检测BMD
   1.有OP骨折病史或      从未进行过OP治疗
   2.髋或脊椎Z值<-3或    每1~3年进行FRAX和
   3.髋或脊椎BMD丢失>    BMD检测一次(如高剂    1.很高剂量的GC或
     10%/年或           量GCs或有OP骨折史     2.开始OP治疗至少18个月后
   4.很高剂量的GCs或      BMD检测应提前)         有OP骨折病史或
   5.其他OP风险因素                            3.服药依从性差或吸收率差或
            │                                4.其他OP风险因素
      ┌─────┴─────┐                               │
      否          是                        ┌──────┴──────┐
      │           │                         否           是
 不需BMD检测   无论治疗与否每2~            │            │
              3年检测BMD一次          不需BMD检测   每2~3年检测BMD
```

图 24-0-1　糖皮质激素使用患者临床骨折风险的评估与再评估

五、预防与治疗

(一)一般治疗

对于预期使用 GC 超过 3 个月的患者,无论使用 GC 量的多少,建议给予生活方式的干预,包括戒烟、避免过量饮酒、适当接受阳光照射、适量运动和防止跌倒。

(二)药物治疗

目前防治 GIOP 的主要药物有钙剂、维生素 D(或活性维生素 D 及其类似物)、双膦酸盐、特立帕肽、雷洛昔芬(仅绝经后女性)等。

1. 钙剂和普通或活性维生素 D　对于预期使用 GC 超过 3 个月的患者:无论使用 GC 量的多少,建议开始同时给予补充钙剂和普通或活性维生素 D。建议长期接受 GC 治疗的患者,联合使用普通或活性维生素 D 和钙剂防治 GIOP,每日摄入钙元素和维生素 D 总量(包括食物来源)分别为 1 000~1 200mg 和 600~800U。与普通维生素 D 相比,活性维生素 D 可能更适于老年人、肾功能不全及 1α- 羟化酶缺乏者,并还有免疫调节和抗跌倒作用(增加肌力和平衡能力)。活性维

生素 D 包括 1, 25- 双羟维生素 D_3(骨化三醇)和 1α- 羟基维生素 D_3(α- 骨化醇),前者不需经肝脏和肾脏羟化酶即有活性,推荐剂量为 0.25~0.5μg/d,后者经 25- 羟化酶羟化为 1, 25- 双羟维生素 D,后即具生物活性,推荐剂量为 0.5~1.0μg/d。

钙剂的主要不良反应是胃肠道反应和便秘等,当出现这些不良反应时,可改换为其他剂型。长期用活性维生素 D 及其类似物应定期监测血钙和尿钙水平。

2. 双膦酸盐　使用 GC 前已有骨量减少、骨质疏松和 / 或脆性骨折的患者:在排除继发因素后,建议按原发性骨质疏松的治疗原则进行规范治疗。对于服用 GC 前无骨质疏松的患者,但具有中高度骨折风险(表 24-0-2),应在补钙和维生素 D 的基础上,首选加用口服双膦酸盐。

双膦酸盐是目前治疗 GIOP 的一线用药。关于目前可用的双膦酸盐种类、适应证、疗效及用法见表 24-0-3。双膦酸盐是通过与骨骼中羟磷灰石结晶结合,抑制结晶吸收、聚集和骨形成,同时促进破骨细胞凋亡,从而治疗骨质疏松。多项随机

对照试验证实,双膦酸盐可显著提高服用 GC 患者腰椎及股骨近端骨量,并降低椎体骨折发生率。

双膦酸盐总体安全性较好,但应监测①胃肠道反应:应严格按药物说明服用,并慎用于活动性胃十二指肠溃疡及反流性食管炎者。②一过性发热、骨痛和肌痛等类流感样症状:多见于静脉滴注含氮双膦酸盐者,症状明显者可用非甾体抗炎药或解热止痛药对症处理。③肾功能:有肾功能异常者应慎用或酌情降低药量,特别是静脉用双膦酸盐者。肌酐清除率 <35 ml/min 禁用。④关注颌骨坏死:双膦酸盐相关颌骨坏死主要发生于已有严重牙周病或多次牙科手术的骨髓瘤、乳腺癌及前列腺癌化疗患者,而在骨质疏松患者的发生率并未因服用双膦酸盐而增高,因此,对有严重牙周病或需行多次牙科手术者不建议新加用双膦酸盐或至少停用双膦酸盐 3 个月。

表 24-0-3　可用于治疗 GIOP 的双膦酸盐类药物

双膦酸盐	适应证	疗效	用法	注意
阿仑膦酸钠	绝经后骨质疏松症、男性骨质疏松症和 GIOP	显著增加腰椎和髋部骨密度、显著降低椎体及非椎体骨折风险	70mg,每周 1 次,空腹口服(或 10mg,每日 1 次,口服);建议空腹,200~300ml 白开水送服,服药后 30 分钟内不平卧,保持直立位,避免进食任何饮料、食物和药物	胃及十二指肠溃疡、反流性食管炎者慎用,肌酐清除率 <35ml/min 禁用
依替膦酸钠	原发性骨质疏松症、绝经后骨质疏松症和药物引起的骨质疏松症	增加腰椎和髋部骨密度、降低椎体骨折风险	间歇周期性给药,两餐间口服 0.2g,每日 2 次,服药 2 周,停药 10 周,没 3 个月为 1 个疗程。服药 2 小时内避免进高钙食物及含矿物质的维生素或抗酸药	肾功能损害、孕妇及哺乳期妇女慎用
伊班膦酸钠	绝经后骨质疏松症	增加腰椎和髋部骨密度、降低椎体及非椎体骨折风险	2mg+250mg 0.9% 氯化钠注射液,每 3 个月 1 次静脉滴注(2 小时以上)	肌酐清除率 <35ml/min 者禁用
利塞膦酸钠	绝经后骨质疏松症和 GIOP	增加腰椎和髋部骨密度、降低椎体及非椎体骨折风险	5mg,每日 1 次或 35mg,每周 1 次口服,服用方法同阿仑膦酸钠	胃及十二指肠溃疡、反流性食管炎者慎用
唑来膦酸钠	绝经后骨质疏松症	显著增加腰椎和髋部骨密度、降低椎体及非椎体骨折风险	5mg,静脉滴注 15 分钟以上,每年 1 次	肌酐清除率 <35ml/min 者禁用

3. 其他骨质疏松药物　除双膦酸盐类药物(阿仑膦酸钠、利塞磷酸钠、唑来膦酸),2017 年美国风湿病学会指南还推荐特立帕肽、地舒单抗、雷洛昔芬(仅绝经后女性)治疗和预防 GIOP。

特立帕肽属于甲状旁腺素类似物(PTHa)是当前促骨形成的代表性药物。间断使用小剂量 PTHa 能刺激成骨细胞活性,促进骨形成,增加骨密度,改善骨质量,降低椎体和非椎体骨折的发生风险。一般认为需治疗 1.5~2 年,停药后应序贯使用抗骨吸收药物以维持或增加骨密度。

地舒单抗是 NF-κB 受体活化因子配体(RANKL)的抑制剂,为特异性 RANKL 的完全人源化单克隆抗体,能够抑制 RANKL 与其受体 RANK 的结合,减少破骨细胞形成、功能和存活,从而降低骨吸收、增加骨量、改善皮质骨或松质骨的强度。但是目前尚缺乏使用免疫抑制剂治疗患者使用的安全性数据,因此在这类患者需谨慎使用。

雷洛昔芬总体安全性好。一项 RCT 提示雷洛昔芬可使 GIOP 患者椎体骨折发生率下降 4.5%(无统计学意义)雷洛昔芬可使 GIOP 患者椎体骨折发生率下降 4.5%(无统计学意义),但是考虑到雷诺昔芬可能导致既往存在冠心病或主要冠脉事件高风险的绝经后女性发生卒中、和/或增加深静脉血栓和肺动脉栓塞,因此绝经后的女性仅在其他药物有禁忌的情况下才考虑雷诺昔芬治疗。

GIOP诊治流程见图24-0-2。

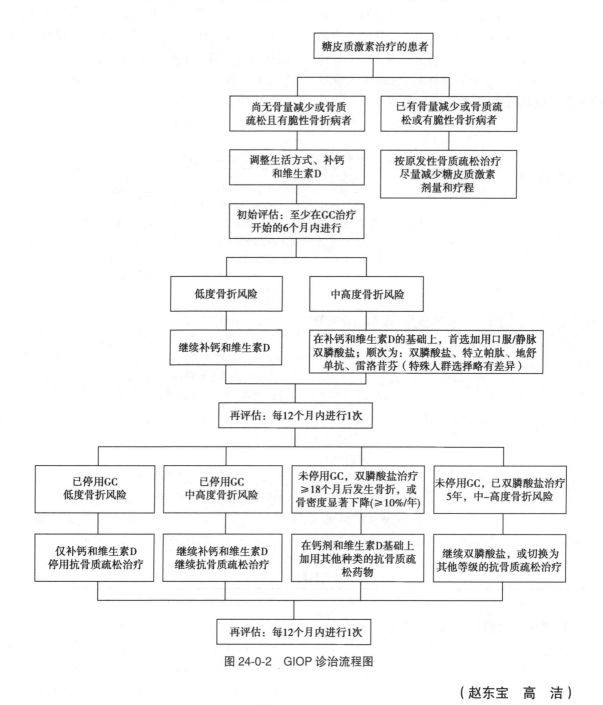

图 24-0-2　GIOP 诊治流程图

（赵东宝　高　洁）

参 考 文 献

1. NIH. Consensus development panel on osteoporosis prevention, diagnosis, and therapy. osteoporosis prevention, diagnosis, and therapy. JAMA, 2001, 285 (6): 785-795.

2. Compston J. Management of glucocorticoid-induced osteoporosis. Nat Rev Rheumatol, 2010, 6 (2): 82-88.

3. 张学武,姚海红,梅轶芳,等. 全国多中心使用糖皮质激素风湿病患者骨质疏松调查. 中华临床免疫和变态反应杂志, 2017, 11 (3): 277-284.

4. 中华医学会风湿病学分会. 糖皮质激素诱导的骨质疏松诊治的专家共识. 中华风湿病学杂志, 2013, 17 (6): 363-368.

5. 纪宗斐, 张卓君, 鲍春德, 等. 糖皮质激素相关骨质疏松的流行病学调查. 中华风湿病学杂志, 2014, 18 (8): 520-524.

6. Figliomeni A, Signorini V, Mazzantini M. One year in review 2018: progress in osteoporosis treatment. Clin Exp Rheumatol, 2018, 36 (6): 948-958.

7. 张学武. 2010 年美国风湿病学会最新糖皮质激素诱导的骨质疏松共识备受关注. 中华风湿病学杂志, 2011, 15 (3): 145-146.

8. Buckley L, Guyatt G, Fink H A, et al. 2017 American college of rheumatology guideline for the prevention and treatment of glucocorticoid-induced osteoporosis. Arthrit Care Res, 2018, 69 (8): 949-950.

9. Wong C A, Walsh L J, Smith C J, et al. Inhaled corticosteroid use and bone-mineral density in patients with asthma. Lancet, 2000, 355 (9213): 1399-1403.

第二十五章　纤维肌痛症

纤维肌痛症（fibromyalgia，FM）是临床常见而又曾饱受争议，以全身广泛性疼痛及躯体不适为主要特征的一组临床综合征，表现为疲劳、睡眠障碍、晨僵以及抑郁、焦虑等精神症状，常伴发雷诺综合征、肠易激综合征与心理疾病。纤维肌痛症可分为原发性和继发性两类。前者为特发性，不合并任何器质性疾病；而后者可继发于骨关节炎、类风湿关节炎、系统性红斑狼疮等各种风湿性疾病，也可继发于甲状腺功能低下、恶性肿瘤等非风湿性疾病。

纤维肌痛症在临床上较常见，好发于女性，多见于 20~70 岁人群。2013 年一项对全球不同区域的 26 项纤维肌痛症患者流行病学回顾性研究显示，全球纤维肌痛症总体发病率为 2.7%，中国香港发病率为 1%。纤维肌痛症病因与发病机制目前尚不明确，可能涉及中枢神经系统、自主神经系统、神经递质、激素分泌、免疫系统、遗传学、精神病学等方面。

一、认识过程

人类医学对于纤维肌痛症的认识，经历过几次观念上的演变，诊断标准也几经变更。早在 19 世纪，就有人描述了纤维肌痛症的临床表现，这些症状包括全身多处疼痛、睡眠障碍等。不过因为这些症状不具有特异性，未能形成诊断标准。到 20 世纪 70 年代，临床医生注意到这类患者存在身体不同部位固定压痛点，因此初步形成了独立的临床诊断标准，其中的要点就是强调患者存在睡眠障碍，以及 14 个特定位点中至少 12 处有压痛。1990 年美国风湿学会（ACR）提出纤维肌痛症的分类标准，表明该病开始为主流风湿界所接受。2010 年颁布的纤维肌痛症诊断标准内容涵盖躯体症状、睡眠障碍与认知表现，后文中会详细阐述。

二、临床表现

（一）全身疼痛

纤维肌痛症的主要临床表现为全身弥漫性严重疼痛，休息后不能缓解，90% 患者有睡眠障碍，80% 有难以摆脱的疲惫感，多数合并症状不具有特异性。纤维肌痛症的最突出临床表现是广泛性全身疼痛与身体特定部位的固定压痛点并存。在就诊时，该病患者往往主诉"全身疼痛"，有时临床医生会对患者的真实疼痛程度和疼痛范围表示怀疑。患者同时还会合主诉很多无法解释的躯体症状和情绪障碍，患者在客观病情指标改善后仍然感到抑郁与疲劳。以上两点，也正是本病曾长期被质疑是否为真实疾病的最主要原因。

本病患者最常见的疼痛部位是上背痛和腰背痛（>80%），疼痛以肌肉骨骼疼痛为主。部分患者可合并关节疼痛，甚至可能很严重，常伴有晨僵，但关节痛往往不是患者就诊的主要原因。

（二）睡眠障碍

90% 患者有睡眠障碍，表现为失眠、多梦、易醒，常有入睡困难，而且睡眠时间足够后精神和体力依然得不到恢复，甚至感觉睡眠后比不睡时还累。其他常见症状包括疲劳、肌肉疼痛、麻木、头痛、抑郁、肠易激惹综合征等。

（三）认知障碍与心理异常

纤维肌痛症患者常合并认知功能障碍，表现为记忆力减退、注意力不容易集中、说话流利程度不如以前、计算能力下降、感觉异常、思维紊乱等。纤维肌痛患者还会出现一些心理异常，包括抑郁和焦虑，部分患者甚至终生抑郁。

（四）伴发病

纤维肌痛症常与其他风湿性疾病并存，如类风湿关节炎（15.4%）、骨关节炎（11%）、系统性红斑狼疮（16.2%）、强直性脊柱炎（30.4%）等可伴发纤维肌痛症,有人报道伴发比率可超过 20%。

三、纤维肌痛症的体格检查

体表有固定压痛点是 1990 年版纤维肌痛症诊断标准中的要点之一,但纤维肌痛症患者的病情波动不一定伴随压痛点计数的变化。纤维肌痛症患者在体表某些肌肉、肌腱或脂肪垫部位存在压痛点,对按压痛较敏感。1990 年 ACR 诊断标准要求检查压痛点时手指按压力量约为 4kg,力量过大可能导致假阳性,检查时让患者语言明确回答是否疼痛。这种检查的可靠性与检查者的经验有关,其主观性容易影响结果,因此存在局限性。

四、诊断

本病的诊断具有一定困难,因其大部分临床表现无特异性,亦缺乏特异性实验室指标,还常与其他风湿性疾病伴发。国外报道平均每位纤维肌痛症患者要经历 2~3 年,看过 3~7 个医生后才能被正确诊断,男性患者尤其容易被漏诊。基层风湿免疫科医生普遍对本病认知程度低,还存在很多认识误区。我国无纤维肌痛症患病率报道,据报道其首诊误诊率高达 87%。因此,如果临床上见到不明原因全身多部位慢性疼痛患者,如伴躯体不适、疲劳、睡眠障碍、晨僵以及焦虑、抑郁等,经体检或实验室检查无明确器质性疾病的客观证据时,需高度警惕纤维肌痛症。

既往 FM 诊断多采用 1990 年美国风湿病学会(ACR)提出的分类标准。该标准主要内容如下:①持续 3 个月以上的全身性疼痛。即分布于躯体两侧,腰上、下部以及中轴(颈椎、前胸、胸椎或下背部)等部位的广泛性疼痛。②18 个已确定的解剖位点中至少 11 个部位存在压痛。检查时医生用右手拇指平稳按压压痛点部位,相当于 $4kg/cm^2$ 的压力,使得检查者拇指指甲变白,恒定压力几秒钟。同时符合上述 2 个条件,且症状持续 3 个月以上,诊断即可成立。

随着对 FM 认识的深入,1990 年标准在临床实践中遇到许多问题。压痛点检查在诊断实践中并不可靠,多数医生无法完成或正确完成压痛点检查,特别是颈椎压痛点检查如果没有专门训练很难掌握,压痛点检查的 $4kg/cm^2$ 的力度也很难

把握。另外,该标准过于强调压痛点的诊断地位,忽视了 FM 的其他关键症状。

2010 年 ACR 制订了新的 FM 诊断标准。该标准删除了 1990 年标准中压痛点数量的体格检查项目,代之以 0~19 分的弥漫疼痛指数(widespread pain index,WPI),即:过去 1 周内身体的 19 个固定区域发生疼痛的数量。另外,把 FM 的一系列特征性症状按 0~3 级进行评分,这些特征性症状包括:疲劳、无恢复性睡眠、认知症状,以及所有躯体症状的严重程度。这些加到一起形成 0~12 分的症状严重程度(symptom severity,SS)评分。具体见表 25-0-1。

2010 年 ACR 纤维肌痛症诊断标准提出:患者满足三种条件可被诊断为纤维肌痛症:

弥漫性疼痛指数(WPI)≥7 并且症状严重程度(SS)评分≥5,或 WPI 在 3~6 之间并且症状严重程度评分≥9。

症状持续在相同水平 3 个月以上。

患者没有其他疾病可解释其疼痛症状。

1. **弥漫性疼痛指数(WPI)** 指过去一周中躯体 19 个部位发生疼痛的数量,总分 0~19 分(表 25-0-1)。

表 25-0-1 纤维肌痛症的弥漫性疼痛指数(WPI)

左侧肩胛带	左侧臀部(包括臀大肌及粗隆部)	左侧颌部	上背部
右侧肩胛带	右侧臀部(包括臀大肌及粗隆部)	右侧颌部	腰背部
左侧上臂	左侧大腿	胸部	颈部
右侧上臂	右侧大腿	腹部	
左侧下臂	左侧小腿		
右侧下臂	右侧小腿		

2. **症状严重程度(symptom severity,SS)评分** 特征性症状评分:特征性症状包括疲劳、无恢复性睡眠(睡醒后萎靡不振)、认知障碍,对过去一周时间内上述三种症状的每个症状严重程度评分,总分 0~9 分:

0 分 = 无

1 分 = 轻微,轻度或间歇出现

2 分 = 中度,经常出现并且 / 或中等水平

3 分 = 严重,普遍持续存在,影响生活

躯体症状总体评分,总分 0~3 分[*]:

0 分 = 无

1 分 = 很少症状

2 分 = 中等量症状

3 分 = 大量症状

[*] 可供参考的躯体症状:肌肉疼痛,肠易激综合征,疲劳/劳累,思维障碍或记忆力下降,肌无力,头痛,腹痛/痉挛,麻木/刺痛,头晕,失眠,抑郁,便秘,上腹疼痛,恶心,神经紧张状态,胸痛,视物模糊,发热,腹泻,口干,瘙痒,喘鸣,雷诺现象,荨麻疹/风团,耳鸣,呕吐,胃灼热,口腔溃疡,味觉丧失/改变,癫痫发作,眼干,气短,食欲不振,皮疹,光过敏,听力困难,易出现瘀斑,脱发,尿频,尿痛和膀胱痉挛。

SS 评分总分是特征性症状评分和总体症状评分之和,总分为 0~12 分。

2010 年标准去除了压痛点检查,这一方面对检查者变简单了,但它又需要一个全面彻底的疼痛和躯体症状评估,这一方面又显得复杂了。2010 年标准提供两个量表来评价 FM 患者,即:WPI 评分和 SS 评分,可用于对 FM 患者进行病情严重程度评价及随访,适用于现在和既往符合FM 诊断标准的所有患者。2010 年标准突出了抑郁/焦虑的躯体症状在诊断中的价值,更符合 FM发病与心理因素的密切相关性,扭转了 1990 年标准容易把 FM 误解为一种纯粹的疼痛性疾病的概念。从 2010 标准来看,如果 SS 符合,WPI 最低只需 3 分,即疼痛部位最少只需有 3 个即可诊断FM。从这一点来看,FM 已经不能像以往那样称之为"广泛性疼痛"的疾病,至多只能称之为"多部位疼痛"。

为了能让患者可以把诊断标准直接作为量表进行自我评估从而进行临床和流行病学调查,2011 年 ACR 发表了 2010 年诊断标准修订版。将 2010 年标准中对总体躯体症状严重程度的评分修改为对过去的 6 个月时间里以下三种症状的发生数量,即:头痛、下腹痛或痉挛、抑郁,总分 0~3 分。该修订版对于调查和临床研究是非常有用的,但不应将其用于具体患者的临床诊断。

美国风湿病学会(ACR)2010/2011 年提出的纤维肌痛诊断标准目前广泛应用于临床诊断,为

了评估现有诊断标准的正确性、有效性及潜在的问题,来自美国的 Wolfe 等对 2010 年到 2016 年间发表的多篇研究报告进行分析,提出了 2016 年修改版 FM 标准,具体如下:

(1)弥漫性疼痛指数(WPI)≥ 7 和症状严重程度评分(SS)≥ 5 或 WPI 为 4~6 分,但 SS 评分 ≥ 9。

(2)全身疼痛:身体 5 个区域至少 4 个出现疼痛,其中颌、胸和腹部疼痛不包括在全身疼痛的范围内。

(3)症状持续在相同水平至少 3 个月以上。

(4)纤维肌痛的诊断不影响其他疾病的诊断,不排除其他临床重要疾病的存在。

2016 版纤维肌痛诊断标准具有很好的敏感性和特异性,将区域疼痛综合征的分类错误降到最低,消除了之前令人困惑的排除诊断建议。医生为基础的标准适用于个人病例诊断,自我报告版的诊断标准不适用于患者的临床诊断,但是可以用于调查研究。这些修改使得 2016 版 FM 标准不仅可作为诊断标准,也可用于疾病分类。

五、鉴别诊断

纤维肌痛症应与慢性疲劳综合征、肌筋膜痛综合征、风湿性多肌痛、神经系统疾病、系统性红斑狼疮、多发性肌炎、类风湿关节炎、甲状腺功能减退症等疾病相鉴别。

(一)慢性疲劳综合征

慢性疲劳综合征以持续或反复发作的慢性疲劳为主要特征,持续 6 个月以上,并可出现反复低热、头痛、咽痛、颈或腋下淋巴结压痛、关节痛、肌肉酸痛、记忆力减退、睡眠后精力不能恢复等表现;实验室检查常有抗 EB 病毒包膜抗原抗体阳性。值得注意的是,慢性疲劳综合征与 FM 有多项重叠症状,并且可以同时存在。

(二)风湿性多肌痛

风湿性多肌痛常见于老年人,以四肢及躯干近端肌肉疼痛为特点,主要表现为颈、肩带、骨盆带肌肉对称性疼痛。可有正色素正细胞性贫血,血沉(ESR)及 C 反应蛋白(CRP)明显升高为其特征,长对小剂量糖皮质激素治疗很敏感。

(三)肌筋膜疼痛综合征

肌筋膜疼痛综合征由肌筋膜痛性激发点受刺

激所引起的局限性肌肉疼痛,常伴有远距离牵涉痛,肌肉激发点周围常可触及痛性拉紧的带状或条索状包块,可伴有受累肌肉的运动和牵张范围受限、肌力减弱等。

(四)其他慢性疾病

如骨质疏松症、甲状腺旁腺亢进/减退症、维生素D缺乏症、代谢性肌病、退行性肌病、内分泌代谢性肌病、中毒性肌痛、肌强直、中枢及外周神经系统疾病引起的肌痛等,这些可能引起肌痛或广泛性疼痛的疾病都应进行鉴别。

六、治疗

(一)药物治疗

目前应用于临床的FM治疗药物主要包括抗抑郁药、肌松类药物、第2代抗惊厥药、镇痛药、非麦角碱类选择性多巴胺受体激动剂、镇静药和激素七大类,美国食品药品监督局(FDA)正式批准应用于FM治疗的药物只有普瑞巴林、度洛西汀和米那普仑三种,应作为一线用药。阿米替林虽然不是FDA批准药物,但可以显著改善FM的症候群,也应列为治疗首选药物之一。糖皮质激素则目前被普遍认为对FM无效,故不推荐使用。

1. 普瑞巴林(Pregabalin) 属于第二代抗惊厥药,对FM有改善疼痛,并在改善疲乏、提高睡眠质量方面有轻微疗效,对于改善躯体功能方面没有疗效。起始剂量150mg/d,分3次口服,1周内如无不良反应,剂量增加至450mg/d,可与三环类抗抑郁药(TCAs)、去甲肾上腺素再摄取抑制剂(SSRIs)等联合应用。不良反应呈轻、中度,与剂量相关,包括头晕、嗜睡、体重增加、水肿等。

2. 度洛西汀(Duloxetine) 属于5-羟色胺和去甲肾上腺素再摄取抑制剂(SSRIs),对伴或不伴精神症状的FM患者均可明显改善疼痛、压痛、晨僵和疲劳,可提高生活质量,对改善疲乏无效。用药剂量为60~120mg/d,分2次口服。不良反应包括失眠、口干、便秘、性功能障碍、恶心及烦躁不安、心率增快、血脂升高等。一项回顾分析显示,只有少数中度至重度纤维肌痛患者服用普瑞巴林会出现疼痛缓解,但疼痛缓解程度较为显著。

3. 米那普仑(Milnacipran) 属于5-羟色胺和去甲肾上腺素再摄取抑制剂(SSRIs),可降低纤维肌痛影响问卷(fibromyalgia impact questionnaire, FIQ)评分、疼痛视觉模拟评分法(visual analogue scale/score, VAS)评分,改善FM的疼痛及全身不适症状,对改善睡眠质量无效。用药剂量为25~100mg/d,分2次口服。

4. 阿米替林(Amitriptyline) 属于三环类抗抑郁药(TCAs),应用最为广泛,可明显缓解全身性疼痛,改善睡眠质量,提高患者情绪,在改善疲乏方面有轻度疗效。但抗胆碱能作用明显,并常伴抗组胺、抗肾上腺素能等其他不良反应。初始剂量为睡前12.5mg,可逐步增加至每晚25mg,1~2周起效。

5. 其他药物 曲马多作为弱阿片样药物,可以改善疼痛程度。NASIDS并未显示出治疗作用。

(二)非药物治疗

1. 患者宣教 通过医患沟通、知识讲座、宣传手册、患者间交流讨论等多种形式引导患者正确认识FM,使其认识到紧张、压力是病情持续及加重的重要因素。

2. 认知行为疗法和操作行为疗法 对伴有认知、执行功能障碍的FM患者首选。可减轻患者疼痛、疲劳症状,改善不良情绪,调整机体功能,并可减少药物用量。

3. 水浴疗法 可明显缓解疼痛、疲劳症状,提高生活质量。

4. 功能锻炼 包括需氧运动和力量训练等,可改善疼痛、提高躯体功能。

5. 可以尝试的治疗 包括针灸、冥想、太极、瑜伽及气功,对改善睡眠和疲劳可能有帮助。

七、预后

纤维肌痛症患者预后有相当的差异性,一般可以从患者症状的严重程度、就诊率及其工作能力下降程度等方面来评估其预后。国外报道大约25%患者会出现严重失能,需申请社会救济。青中年患者病情重于老年患者,中年患者的睡眠质量最差,压痛点更多。本病对青中年患者精神健康影响更大,医护人员更应给予中青年纤维肌痛症患者更多关注。

(凌光辉)

参 考 文 献

1. Ablin J N, Buskila D. Update on the genetics of the fibromyalgia syndrome. Best Pract Res Clin Rheumatol, 2015, 29 (1): 20-28.

2. Ablin J N, HauserW, Fibromyalgia syndrome: novel therapeutic targets. Pain Manag, 2016, 6 (4): 371-381.

3. Adler-Neal A L, Zeidan F. Mindfulness meditation for fibromyalgia: mechanistic and clinical considerations. Curr Rheumatol Rep, 2017, 19 (9): 59.

4. Albrecht P J, Rice F L. Fibromyalgia syndrome pathology and environmental influences on afflictions with medically unexplained symptoms. Rev Environ Health, 2016, 31 (2): 281-294.

5. Aman M M, Jason Yong R, Kaye A D, et al, Evidence-based non-pharmacological therapies for fibromyalgia. Curr Pain Headache Rep, 2018, 22 (5): 33.

6. Arnold L M, Clauw D J. Challenges of implementing fibromyalgia treatment guidelines in current clinical practice. Postgrad Med, 2017, 129 (7): 709-714.

7. Atzeni F, Gerardi M C, Masala I F, et al, An update on emerging drugs for fibromyalgia treatment. Expert Opin Emerg Drugs, 2017, 22 (4): 357-367.

第二十六章 风湿性多肌痛

一、概述

风湿性多肌痛（polymyalgia rheumatica，PMR）是一种对称性侵害双侧肩及其周围软组织为主的慢性炎症性疾病，临床表现为受累关节及周围软组织疼痛、僵硬及活动受限。除肩关节及其周围软组织外，本病常累及颈部、下肢带（骨盆）及下肢近端软组织，实验室检查常伴有血沉增快及周围血 CRP 水平升高，小剂量（≤ 15mg/d）糖皮质激素治疗有明确疗效。

Bruce 于 1888 年首次报道本病，文献中本病曾被命名为 "继发性纤维织炎（secondary fibrositis）" "肱骨肩周炎（periarthrosis humeroscapularis）" "关节外周风湿症（peri-extra-articular rheumatism）" "老年肌痛综合征（myalgic syndrome of the aged）" "假性多关节肢根病（pseudo-polyarthrite rhizomelique disease）" 和 "非关节类风湿病（anarthritic rheumatoid disease）" 等，1957 年 Barber 首次将本病命名为风湿性多肌痛。

本病是 50 岁以上人群的常见病，50 岁以下人群少见，男：女 ≈ 1：2，50~54 岁人群的患病率为 2.1/ 万，80 岁前随年龄增加发病率逐渐增加，70~79 岁为发病高峰年龄，90~95 岁人群患病率高达 421.3/ 万。北欧国家人群中，PMR 发病率为 4.1~11.3/ 万，但 50 岁以上人群患病率为 60.0/ 万。即使是生活在世界其他地理位置的北欧人后裔，本病的患病率仍居高，如美国明尼苏达州的 Olmsted 县以北欧的斯堪的纳维亚人（Scandinavian）后裔为主，调查显示该县 50 岁以上人群 PMR 的年发病率和患病率分别高达 6.4/ 万和 70.1/ 万。而同在欧洲的非北欧国家，意大利 Reggio Emilia 和西班牙 Lugo 相同人群的 PMR 年发病率分别是 1.27/ 万和 1.87/ 万，英国的患病率为 91.0/ 万。我国尚缺少 PMR 患病的流行病学研究报道。

二、病因及发病机制

研究发现，PMR 与巨细胞动脉炎（giant cell arteritis，GCA）均高发与 50 岁以上人群，10%~20% 的 PMR 患者会进展为 GCA，40%~50%GCA 患者并发 PMR，二者发病存在相关性，然而，尽管研究显示 *HLA-DRB1*04* 等位基因与 PMR 并发 GCA 发病相关，但在仅患 PMR 人群中，这种相关性并不存在。涉及天然免疫和适应性免疫的遗传性细胞因子多态性可能参与 PMR 发病和病情发展，包括细胞间黏附分子 -1、白细胞介素 -1（interleukin-1，IL-1）及 IL-1 受体及拮抗物等，有研究显示白细胞介素 -6（interleukin-6，IL-6）基因的启动子区基因多态性与 PMR 的发病有关。除遗传因素外，流行病学调查研究发现，感染因素（肺炎支原体、肺炎衣原体、短小病毒 B19 及带状疱疹病毒等感染）可能参与 PMR 发病，但至目前尚未获得病原体导致 PMR 的直接研究证据。有研究报道年龄相关的脱氢表雄酮及雄稀二酮水平下降，也可能参与 PMR 发病，并与本病在老年人群中高发有关。

PMR 确切的发病机制目前尚不清楚，但大多认为 PMR 与 GCA 是同一疾病谱的两极，PMR 位于缺少血管累及的一极。PMR 关节周围的滑膜炎、滑囊炎、腱鞘炎可能由位于这些组织内的树突状细胞或巨噬细胞起始，他们在未知抗原的刺激下活化，分泌包括 IL-1、IL-6、IL-8、TNF-α 等炎症介质，导致患者全身炎症损害表现。活化的树突状细胞或巨噬细胞可能迁移到中枢淋巴器官（如淋巴结、脾脏），将抗原递呈给 T 细胞，T 细胞再迁移到滑膜组织，增强适用性免疫反应，进一步分泌促炎症因子增强局部炎症反应。有研究发现滑膜组织内有血管活化肠多肽（vasoactive intestinal polypeptide，VIP）生成，VIP 作为神经多肽能诱导 CD4⁺T 细胞由 Th1 向 Th2 转化,而 Th2 细胞不能分泌 γ 干扰素(interferon-γ, INF-γ),INF-γ 是 GCA 发病中发挥关键作用的细胞因子,因此,Th1 向 Th2 转化的结果可能导致疾病向 PMR 一极发展。Th1 和 Th17 淋巴细胞也可能参与 PMR 发病,因为研究发现 PMR 患者具有免疫抑制活性的循环调节性 T 细胞功能活性受抑制,向 Th17 细胞转化增加。新诊断 PMR 患者的周围血 B 淋巴细胞数目减少,且 B 淋巴细胞数与血沉、C- 反应蛋白和周围血中 B 淋巴细胞活化因子的浓度呈负相关,但治疗后,B 细胞的数量可恢复正常。参与上述发病过程的细胞因子中,PMR 患者周围血 IL-6 升高,被很多研究所证实,经治疗病情缓解的 PMR 患者,周围血中 IL-6 水平也显著降低,因此,通过阻断 IL-6 干预免疫反应过程,成为临床使用 IL-6 受体拮抗剂(托珠单抗)治疗 PMR 的重要依据。

关节镜检查提示 PMR 患者的近端关节(特别是受累的肩关节)存在轻度滑膜炎,浸润细胞以巨噬细胞和 CD4 淋巴细胞为主,但这种轻度的关节滑膜炎改变不能解释患者严重的关节周围及骨骼肌僵痛表现,鉴于滑囊炎的永久存在,PMR 被认为是关节外滑膜结构病变。实际上,MRI 及超声检查显示 PMR 患者存在肩峰下、三角肌下滑囊炎和肱二头肌腱鞘炎,它们与肩关节滑膜炎相关。PMR 患者可出现髋关节和 / 或骨盆周围滑囊炎(前者更多见)、转子滑囊炎、髂腰肌滑囊炎、臀大肌坐骨滑囊炎等,其中臀大肌坐骨滑囊炎对 PMR 的特异性相对较高。下颈椎棘突及腰椎棘突间滑囊炎可能是部分 PMR 患者颈背部僵痛的原因。然而,虽然这些部位的滑囊炎与 PMR 的临床表现一致,但并非 PMR 特有的损害表现。

三、临床表现

PMR 主要累及 50 岁以上的人群,40%~50% 的 PMR 患者出现全身性炎症损害,表现有低热、疲劳、乏力、厌食和体重下降,发热(≥ 38℃)可以是 PMR 的首发症状,但持续高热者更多见于 PMR 并发 GCA。

几乎所有患者主诉双侧肩带部位僵痛伴活动受限,50%~90% 患者累及颈和骨盆带部位,疼痛和僵硬可累及上肢、髋关节及股部位,即使部分患

者的僵痛症状开始出现于单侧,但不久将累及双侧。短时间内(常几天间内)发病常见,部分患者于夜间急性发病,典型的炎性疼痛和僵硬症状表现为早晨重,白天活动后逐渐减轻,休息或长时间不活动后症状加重。晨僵症状往往持续至少 30 分钟(常超过 45~60 分钟)。僵痛症状常使患者的日常生活(如穿衣、梳头、起床、从椅子上起立)受到限制,严重的夜间僵痛可干扰患者的睡眠。

23%~39% 患者可出现周围滑膜炎表现,周围关节滑膜炎常为非对称性,与骨皮质侵蚀损害无关,膝及腕关节最常受累,治疗后关节炎表现易消失。周围滑膜炎可累及关节周围组织,特别是臂和手,表现为相应部位的腱鞘炎、滑囊炎等。约 12% 的 PMR 患者可以出现肢体远端的肿胀和水肿,临床表现为缓解性血清阴性滑膜炎伴凹陷性水肿(remitting seronegative symmetrical synovitis with pitting edema, RS3PE)综合征。该综合征的特征为手和足的滑膜炎和伸肌腱腱鞘炎,患者表现为肢体远端肿胀伴凹陷性水肿,常发生于手背,较少见于踝关节和足。与 PMR 患者的关节炎一样,PMR 患者的肌腱炎、滑囊炎、RS3PE 综合征等经小剂量糖皮质激素治疗后常快速缓解。

体格检查可以发现,肩关节虽有弥漫性僵痛,但无明显关节肿胀,僵痛的肩关节虽主动活动受到限制,但当体格检查者被动活动患者肩关节时,常显示肩关节的活动范围基本正常。此外,部分患者即使表现有肌肉疼痛或压痛表现,但肌无力少见。

四、辅助检查

(一)实验室检查及临床意义

PMR 患者急性期反应物水平的升高是本病的特征性临床表现。其中 ESR 升高超过 40mm/h、CRP 水平高于 6mg/L,被不同的 PMR 的分类诊断标准列为诊断条件之一。

高达 7%~20% 的 PMR 患者发病起始 ESR< 40mm/h,这些患者与 ESR ≥ 40mm/h 的 PMR 患者临床特征及病程无显著差别,但相对于 ESR ≥ 40mm/h 的 PMR 患者,ESR<40mm/h 患者常更加年轻,发热、体重下降及贫血的发生频率更低。评估 PMR 疾病活动性和评估炎症时,CRP 可能比

ESR 有更高的特异性和敏感性,但究竟是 CPR 浓度检测还是 ESR 检测对初始诊断 PMR 更有价值,目前仍不清楚,临床实际中,CRP 与 ESR 结合考虑可能更有价值,因为只有 <5% 未经治疗的活动期 PMR 患者 ESR 及 CRP 均正常。对于 ESR 及 CRP 都正常的患者,需要考虑其他诊断方法,由于 CRP 的产生主要由 IL-6 诱导,典型 PMR 患者 IL-6 及 B 细胞活化因子浓度都是增加的,此两种生物标记物与疾病的活动性密切相关,但没有证据显示它们比 CRP 对诊断更有价值。很多活动期 PMR 并发 GCA 患者出现 IgG 型铁蛋白肽(ferritin peptide),但其临床实际价值尚待建立。

其他与炎症反应相关的实验室异常指标包括:α2 球蛋白浓度增加、正细胞正色素贫血、血小板增多和血白蛋白水平降低等,这些指标可出现于疾病活动期的 PMR 患者,但并非 PMR 特异的实验室指标。通常,结缔组织病(connective tissue disease, CTD)中常见的自身抗体,如抗核抗体(anti-nuclear antibody, ANA)、抗瓜氨酸蛋白抗体(anti-citrullinated protein antibody, ACPA)、类风湿因子(rheumatoid factor, RF)、抗中性粒细胞胞质抗体(antineutrophil cytoplasmic antibody, ANCA)等,并不出现于 PMR 患者,但老年人群可见低滴度 RF 阳性,与健康老年人群低滴度 RF 阳性率相似,并无诊断价值。

（二）影像学检查及临床意义

活动期 PMR 患者肌肉骨骼超声检查可显示肩、髋及相关结构的滑膜炎和滑囊炎,其中超声发现的粗隆滑囊炎、肩峰下滑囊炎、三角肌下滑囊炎和二头肌腱鞘炎被 2012 年 EULAR/ACR 颁布的 PMR 分类诊断标准列为诊断指标(表 26-0-1)。此外,超声检查可以发现约 14% 的 PMR 患者有腕管综合征,约 3% 患者有远端腱鞘炎,约 25% 患者超声检查发现非对称性周围关节炎,主要累及膝关节和腕关节。磁共振(magnetic resonance imaging, MRI)检查结果显示,PMR 患者的 RS3PE 手部水肿是由伸肌腱鞘炎和软组织水肿引起的。脊柱 MRI 成像和 PET 均可显示椎间滑囊炎,这可能与 PMR 的颈部和脊柱僵硬和疼痛有关。需要强调的是,这些影像学检查异常结果不是 PMR 患者所特有的,它们的诊断价值必须与 PMR 相应临床损害的症状、体征和实验室检查(炎性指标升高)结果相结合,对没有相关临床损害者,单纯上述影像检查异常结果对 PMR 的诊断是没有意义的。由于 PMR 主要累及关节周围软组织,即使有轻度关节滑膜炎存在,不会出现关节结构的侵蚀破坏,且 PMR 累及的老年人群关节退行性变(骨关节炎改变)普遍存在,因此,普通 X 线检查对 PMR 诊断常无价值。

临床上最为担忧的是开始表现为单纯性 PMR 患者,因未及时诊断合并存在的隐匿型 GCA 而发展为严重的缺血并发症损害(如眼失明)。然而,是否需要对每例 PMR 患者施行特殊影像学检查,评估其是否存在有大血管炎(如颅动脉炎、颞动脉炎)尚存在争议,因为专业知识、影像设备及检查发现解读等,均影响到检查结果临床意义的解读。颞动脉和腋动脉的超声检查可发现有血管内径变化和血流改变的隐匿型 GCA,研究报道氟-18 脱氧葡萄糖(^{18}F- fluorodeoxyglucose, ^{18}F-FDG)-PET 检查可显示约 1/3 无 GCA 症状和体征的 PMR 患者存在大血管受累。如果 PMR 患者出现不典型的临床表现,特别是对小剂量糖皮质激素疗效差、病情顽固的患者,临床医师应该除外其合并 GCA 的可能性,考虑施行进一步影像学检查。

五、临床诊断以及鉴别诊断

（一）PMR 的临床诊断

至目前已有多个关于 PMR 的分类诊断标准,这些分类诊断标准的条款中,往往都包含有年龄 ≥ 50 岁、肩部受累和急性期反应物(ESR、CRP)升高,可视为 PMR 诊断的核心指标,其中 2012 年 EULAR/ACR 颁布的最新分类诊断标准目前应用较普遍,除核心指标外,该标准强调髋部受累及血清常见自身抗体(ANA、ACPA、RF)阴性的重要性,仅限于肩带和髋带疼痛更支持 PMR 诊断。由于超声检查对确定滑囊炎存在的有效性,2012 年 EULAR/ACR 颁布的分类诊断标准首次将快捷方便、经济无创的超声检查结果纳入诊断指标,凸显超声检查发现的双侧肩峰下或三角肌下滑囊炎及转子滑囊炎对肩带和髋带炎性痛患者 PMR 诊断的价值。有研究显示,超声结果纳入 PMR 分类诊断标准,能使 PMR 的诊断特异性有 81.5% 升高至

91.3%。

1. 分类诊断标准

（1）Bird 标准（1979 年）：

●双侧肩痛伴或不伴有僵硬

●2 周内发病

●发病时 ESR ≥ 50mm/h

●年龄 ≥ 65 岁

●抑郁或体重下降

●双侧上臂压痛

可能 PMR：符合上述 3 条或 3 条以上

（2）Jones 和 Hazleman 标准（1981 年）：

●肩带或骨盆带痛不伴有肌无力

●晨僵持续时间大于 1h

●病程超过 2 个月

●ESR>30mm/h 或 CRP>6mg/L

●RF 阴性

●无肌病变的客观体征

●对全身使用糖皮质激素治疗起效迅速，疗效显著

符合所有条件诊断为 PMR。

（3）Chuang 和 Hunder 标准（1982 年）：

●年龄 ≥ 50 岁

●下列 2 个部位双侧疼痛和僵硬，持续时间 ≥1h：颈或躯干、肩或上臂、髋或股

●ESR>40mm/h

●除外其他诊断（不包括 GCA）

符合所有条件诊断为 PMR。

（4）Healey 标准（1984 年）：

●下列 2 个部位疼痛持续时间 ≥ 1h：颈、肩、骨盆带

●晨僵持续时间 >1h

●对糖皮质激素（≤ 20mg/d）治疗反应快速

●无其他关节或骨骼肌疾病

●ESR>40mm/h

年龄 ≥ 50 岁并符合上述标准 ≥ 三条者，诊断为 PMR。

（5）EULAR/ACR 分类诊断标准（2012 年）：

年龄 ≥ 50 岁患者，双侧肩疼痛且 CRP 和 / 或 ESR 异常，符合下列条款累计至少 4 分（不含超声影像积分）或 5 分（含超声影像积分），诊断为 PMR：

●晨僵 ≥ 45min（2 分）

●髋痛或活动范围受限（1 分）

●RF 及 ACPA 阴性（2 分）

●无其他关节累及（1 分）

●如果有超声检查结果，至少一侧肩出现三角肌下滑囊炎和 / 或肱二头肌腱腱鞘炎和 / 或肩关节滑膜炎（后面或腋窝）；且至少 1 侧髋伴有滑膜炎和 / 或转子滑囊炎（1 分）

●如果有超声检查结果，双肩出现三角肌下滑囊炎，肱二头肌腱鞘炎或肩关节滑膜炎（1 分）

EULAR/ACR 分类诊断标准见表 26-0-1。

表 26-0-1　2012 年 EULAR/ACR 暂定 PMR 分类标准

必备条件：年龄 ≥ 50 岁，双侧肩痛且 C 反应蛋白和 / 或红细胞沉降率异常		
	不含超声检查积分（0~6 分）	含超声检查积分（0~8 分）
晨僵持续时间 >45min	2	2
髋痛或活动范围受限	1	1
类风湿因子及抗瓜氨酸蛋白抗体阴性	2	2
无其他关节受累	1	1
至少一侧肩出现三角肌下滑囊炎和 / 或肱二头肌腱腱鞘炎和 / 或肩关节滑膜炎（后面或腋窝）；且至少 1 侧髋出现滑膜炎和 / 或转子滑囊炎	—	1
双肩出现三角肌下滑囊炎，肱二头肌腱鞘炎或肩关节滑膜炎	—	1

注：符合必备条件的患者，累计积分 ≥ 4 分（不含超声检查）或 ≥ 5 分（含超声检查），分类诊断为 PMR。

2. **病情活动度、缓解与复发的评估**　目前多采用 Leeb 和 Bird 等 2004 年推荐的评分标准，定量评估 PMR 患者的病情活动度。根据疾病活动度评分，Leeb 和 Bird 根据自己的研究结果，分别于 2007 年和 2008 年建议判断 PMR 病情缓解和复发的条件分别为：积分 ≤ 1.5 为 PMR 病情缓解，积分 ≥ 9.35 或积分变化 ≥ 6.6 为病情复发。PMR 病情活动度积分具体计算及活动状态划分见表 26-0-2。

表 26-0-2　PMR 病情活动度计算及活动状态划分

活动度计分 = C 反应蛋白（mg/dl）+ 患者疼痛评估（10cm 视模拟法，0~10 分）△ + 医生总体评估（10cm 视模拟法，0~10 分）▲ + 晨僵时间（分钟）×0.1+ 抬高上肢的能力（0~3）*	
疾病活动度	计分范围
缓解	0~1.5
低活动度	1.6~6.9
中等活动度	7.0~17.0
高活动度	>17.0
复发	急性期计分≥9.35，或评分变化≥6.6

注：△ 0= 不痛，10= 不能忍受的疼痛；▲ 0= 无疾病活动，10= 疾病活动度可能最高；* 0= 举过肩带，1= 达到肩带；2= 低于肩带，3= 可能不能抬举。

（二）鉴别诊断

根据 PMR 典型的临床表现诊断 PMR 多不困难，但 PMR 分类诊断标准所依据的所有临床指标（病史、症状、体征和实验室检查结果）都不是 PMR 所特有的，对于表现不典型的患者，或合并头痛、舌痛、连续咀嚼运动受限、视力问题及中小剂量糖皮质激素治疗无效者，需要评估是否合并 GCA，或鉴别是否患有模拟 PMR 临床表现的其他疾病。

1. PMR 与 GCA 的联系与差异　GCA 是大血管炎症性疾病，GCA 与 PMR 有相似的流行病学特点：50 岁以上中老年人群多加见，70~79 岁为发病高峰，北欧的斯堪的纳维亚人（Scandinavian）及其后裔发病率高等。两种疾病常于同一患者重叠共患，有研究发现，40%~50% 的经颞动脉活检病理证实的 GCA 患者，有 PMR 的临床表现，10%~30%PMR 患者被诊断为所谓的隐匿型 GCA，即 PET、MRI 等影像学检查提示有大血管炎症的表现，但临床表现不符合 GCA 分类诊断标准，随访病情进展也不一定发展为 GCA。实际上，约 10% 的 PMR 患者将发展为 GCA，因此，所

有 PMR 患者需要仔细的临床症状评估和体格检查（包括颞动脉、桡动脉和足背动脉触诊），确定是否存在 GCA 表现。临床上，相对于合并 GCA（活检病理证实）的 PMR，单纯 PMR 患者的 ESR 及血小板计数相对较低，平均血红蛋白浓度较高，两者的遗传背景和基因表达也不尽相同。PMR、颅血管 GCA 及大血管 GCA 的临床特征比较见表 26-0-3。

表 26-0-3　PMR 与 GCA 的临床特点比较

症状 / 体征 / 实验室指标	PMR	颅血管 GCA	大血管 GCA
肩、髋多肌痛症状，颈僵硬	++	+	++
CRP/ESR 升高	++	++	++
周围关节炎 / 缓解型血清阴性对称性滑膜炎伴凹陷性水肿综合征	++	+	+
消耗综合征（发热、恶心、体重减低、盗汗、抑郁）	++	++	++
头痛	–	++	–
头皮压痛	–	++	–
动脉肿胀 / 压痛、杂音	–	+	+
颌跛行 / 舌痛和跛行	–	++	–
视觉症状 / 并发症	–	++	–
疼痛性吞咽困难	–	++	–
肢体跛行、脉搏不对称或消失、血压不对称、雷诺现象	–	+	++
主动脉反流	–	+	++

注：++. 很常见；+. 常见；–. 不常见。

2. 与其他模拟 PMR 疾病的鉴别　由于缺少特异性生物标记物和特征性临床症状和体征，PMR 诊断所依据的临床指标也可能是其他多种临床疾病的交叉表现，常见模拟 PMR 疾病及其临床特征见表 26-0-4。

表 26-0-4　模拟 PMR 临床表现的其他常见疾病及临床特征

模拟疾病		临床特征
炎性风湿病	类风湿关节炎（特别是晚发型）	对称性远端小关节累及为主，类风湿因子和 / 或抗瓜氨酸蛋白抗体阳性，关节放射学检查提示关节骨侵蚀
	晚发型脊柱关节炎	下背部僵痛，放射学检查显示骶髂关节炎和 / 或脊柱强直，周围关节炎，伴发银屑病
	缓解性血清阴性对称性滑膜炎伴凹陷性水肿综合征	手或足对称性凹陷性水肿

续表

模拟疾病		临床特征
炎性风湿病	炎性肌病	近端肌无力,特征性皮疹,肌酸激酶水平升高
	其他结缔组织病:晚发型系统性红斑狼疮,血管炎,硬皮病,干燥综合征	乏力,多系统损害,不同结缔组织病的特异抗体,抗DNA抗体,血清低 C3 和 C4 水平
	晶体性关节病:焦磷酸钙和羟磷灰石沉积疾病	肩、腕和膝累及,放射学和超声检查发现,滑液中出现结晶体
非炎性风湿病	退行性关节病,脊椎强直	机械性关节痛,ESR 及 CRP 常正常,关节放射学检查提示退行性改变
	回旋套病(rotator cuff disease),粘连性关节囊炎(冻肩)	关节周围痛伴活动范围受限,超声和 MRI 检查特征性发现
	纤维肌痛症,抑郁症	疲劳,长期疼痛,多处疼痛触发点
感染	病毒(如微小病毒 B19、乙型病毒性肝炎、HIV)感染,细菌感染(如细菌性心内膜炎、椎间隙感染),分枝杆菌感染(如结核感染)	发热,体重下降,心脏杂音,白细胞增多,尿分析异常,实验室检查(肝功能、病毒血清学、抗酸杆菌检查、细菌培养)
恶性肿瘤	实体肿瘤:肾、胃、结肠、肺等	体重下降,乏力,非局限于肩带和髋带的弥漫性疼痛症状,基于性别、年龄、症状及体检异常发现的评估
	血液疾病:如骨髓瘤、淋巴瘤、白血病	体重下降,乏力,非局限于肩带和髋带的弥漫性疼痛症状,基于性别、年龄、症状及局部发现的评估
其他疾病	帕金森病	僵硬,拖行步态,缓慢发病
	甲状腺和甲状旁腺疾病	临床提示,钙、磷、甲状旁腺激素、促甲状腺激素异常
	低维生素 D	低维生素 D 血浓度
	药物诱导的疾病:他汀类药物,秋水仙碱等	痛及肌无力与药物使用相关,肌酸激酶增加,抗 3-羟 -3- 甲戊二辅酶 A 抗体
	原发性淀粉样变性	乏力,体重减低,系统及多器官功能异常

六、治疗现状

口服糖皮质激素目前仍是 PMR 的首选治疗手段,即使非甾体抗炎药及其他止痛药可短时间内减轻 PMR 疼痛症状,原则上不主张首选治疗PMR。对于体重 <60kg 的患者,糖皮质激素使用的起始剂量通常为每天 12.5~15mg/d 顿服。在这一剂量范围内,病情活动度高、复发风险高和糖皮质激素药物不良风险低的患者可从较高剂量起始,而对伴有糖皮质激素治疗可能加重合并症(如糖尿病、青光眼、骨质疏松、慢性感染)的患者、复发风险较低、病情活动度低的患者,糖皮质激素宜从较低剂量起始。对于体重 >80kg 的患者,或起始剂量 15mg/d 治疗 2 周病情无明显缓解的少数患者,起始剂量可能需要 20~25mg/d。由于泼尼松的半衰期约 4 小时,对于每日顿服糖皮

质激素剂量小,患者夜间和晨起症状明显者,每日剂量分次口服较每日单次服用可获得更好的临床疗效。一般于治疗开始后 24~72 小时显效,多数患者一周内病情缓解明显,约 71% 患者 4 周内获得最大程度缓解。病情缓解后,起始剂量维持 4~8 周开始逐渐减少泼尼松剂量。以起始泼尼松剂量 15mg/d 为例,3~4 周病情缓解后,12.5mg/d维持 2~4 周,再 10mg/d 维持治疗 2~4 周(即剂量 ≥ 10mg/d 维持 4~8 周),之后每 4 周减少 1mg(或每 10 周减少 2.5mg)直至停止糖皮质激素使用。

除口服糖皮质激素外,肌内注射甲基泼尼松龙,120mg 起始,每 3 周一次,治疗 PMR 也可获得较好疗效,维持至少 9 周后逐渐减少剂量,甲基泼尼松龙的减停方案为:第 12 周开始每月肌内注射一次 100mg,每 12 周减少 20mg 至第 48 周,之后每 16 周减少 20mg 直至停药。甲基泼尼松龙

注射治疗无效者,可改为泼尼松片剂口服。相比较而言,肌内注射甲基泼尼松龙针剂治疗 PMR 的疗效维持性、长期用药的便捷、不良反应及药物经济等,均不及口服泼尼松方案,因此,通常只作为不宜口服泼尼松患者的备选治疗方案。

对于对糖皮质激素不良反应严重、糖皮质激素减药困难(反复复发需要长期使用糖皮质激素)、伴有合并症需要糖皮质激素快速减量或维持时间短的 PMR 患者,口服泼尼松的同时,口服或皮下注射甲氨蝶呤(7.5~10mg/ 周),可有助于病情缓解、减少激素维持用量和降低病情复发机会。硫唑嘌呤(15mg/d)和来氟米特(10~20mg/d)治疗 PMR 的疗效虽未获公认,对于需要免疫抑制剂且 MTX 无效或不耐受者可以试用。

生物制剂中,IL-6 受体抗体托珠单抗(Tocilizumab)治疗 PMR 的疗效观察,最初来源于托珠单抗治疗 GCA 合并 PMR,GCA 病情缓解的同时,PMR 病情也获缓解,后来多项临床研究证实,托珠单抗治疗 PMR 单病疗效肯定,接受托珠单抗治疗的 PMR 患者,部分逐渐停用糖皮质激素而仅用托珠单抗维持

病情缓解。抗 TNF-α 药物(包括 TNF 受体拮抗剂和 TNF 单抗)治疗 PMR 被认为是无效的。

20%~55% 的 PMR 患者在治疗后第一年复发,复发和治疗期延长的危险因素包括:女性、伴有周围关节炎、持续血沉 >40mm/h、CRP 和 IL-6 水平持续增高。但仅 CRP 或 ESR 增加而无临床损害症状加重者,不一定是病情复发。另一方面,约 1/4 PMR 复发患者无血沉和 CPR 升高,这种情况下鉴别患者肩、髋僵痛加重的原因是 PMR 复发还是老年性关节退行性加重有时较困难。常见的复发诱因为停药或糖皮质激素减药速度过快。PMR 治疗的平均时间为 2~3 年,少数反复复发患者可能需要终生治疗。研究表明,泼尼松以 15mg/d 起始后,平均每月减少剂量小于 1mg 者较少有病情复发。糖皮质激素减量导致病情复发者,增加糖皮质激素剂量至复发前剂量仍然有效(增加剂量不少于 2.5~5.0mg/d),4~8 周后再逐渐减少到复发时剂量,必要时合用甲氨蝶呤、硫唑嘌呤或来氟米特等,或合用托珠单抗,可有效协助糖皮质激素减量。2015 年 EULAR/ACR 联合推荐的 PMR 临床处理方案见图 26-0-1。

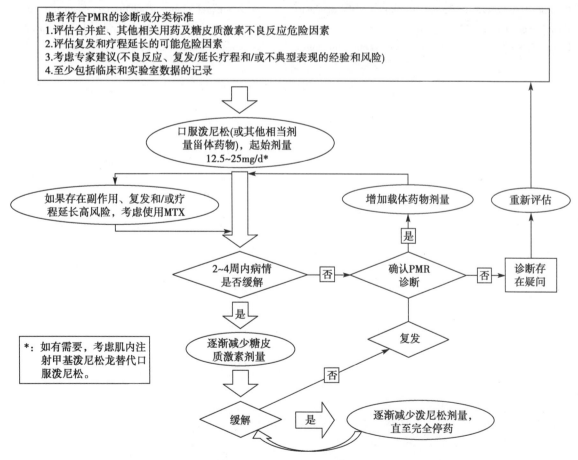

图 26-0-1 2015 年 EULAR/ACR 联合推荐的 PMR 临床处理方案

因 PMR 主要累及老年患者,接受糖皮质激素治疗的同时,需要积极预防治疗骨质疏松症,包括维生素 D 的补充,双磷酸盐及补充钙制剂使用等。

七、预后

如不并发 GCA,现有以小剂量糖皮质激素为主的治疗手段,可使绝大多数 PMR 患者的病情迅速控制、缓解或痊愈,少数病情反复复发的患者,需要较长时间的维持治疗。作为治疗 PMR 的基本药物,糖皮质激素的不良反应与疗程及药物累积剂量有关,但研究表明,PMR 患者的缺血性心脏病、脑血管病变、周围动脉病变、患肿瘤或其他相关并发症的风险并未增加,涉及 PMR 远期预后的研究基本一致认为,PMR 患者的预期寿命并未缩短。

(帅宗文)

参 考 文 献

1. James D. Singleton. Polymyalgia Rheumatica//Sterling G. West. RHEUMATOLOGY SECRETS, 3rd ed. Amsterdam: ELSEVIER, 2015.
2. Bhaskar Dasgupta. Polymyalgia Rheumatica//Richard A. Watts, Philip G. Conaghan, Cheristopher Denton, et al. OXFORD TEXTBOOK OF RHEUMATOLOGY. 4th ed. Oxford UK: OXFORD UNIVERSITY PRESS, 2013: 1125-1131.
3. Matteson E L, Dejaco C. Polymyalgia rheumatica. Ann Intern Med, 2017, 166(9): ITC65-ITC80.
4. Gonzalez-Gay M A, Matteson E L, Castaneda S. Polymyalgia rheumatica. Lancet, 2017, 390(10103): 1700-1712.
5. Dejaco C, Singh Y P, Perel P, et al. 2015 Recommendations for the management of polymyalgia rheumatica: a European League Against Rheumatism/American College of Rheumatology collaborative initiative. Ann Rheum Dis, 2015, 74(10): 1799-1807.
6. Dasgupta B, Cimmino M A, Maradit-Kremers H, et al. 2012 provisional classification criteria for polymyalgia rheumatica: a European League Against Rheumatism/American College of Rheumatology collaborative initiative. Ann Rheum Dis, 2012, 71(4): 484-492.
7. Dejaco C, Duftner C, Cimmino M A, et al. Definition of remission and relapse in polymyalgia rheumatica: data from a literature search compared with a Delphi-based expert consensus. Ann Rheum Dis, 2011, 70(3): 447-453.

第四篇　风湿免疫病治疗前沿及进展

第二十七章　风湿免疫病靶向治疗

第一节　历　史

　　风湿免疫病是严重影响患者生活质量的慢性疾病,对患者家庭和社会造成巨大的负担。在过去的几十年中,风湿免疫病的诊治取得了长足的发展。20世纪初,阿司匹林被发现具有解热镇痛的作用,随后非甾体抗炎药被用于改善关节痛的症状。然而,这类药物并不能改善病情,控制关节破坏的发生,且胃肠道和肾毒性限制了此类药物的长期使用。20世纪中叶,糖皮质激素的发现是治疗炎症性疾病的重大历史性进展,糖皮质激素具有强大的抗炎和抗免疫作用。然而长期使用糖皮质激素会导致包括代谢、免疫抑制及内分泌紊乱等多方面的副作用,因而也不适合长期大剂量使用。20世纪80年代发现了甲氨蝶呤对类风湿关节炎的治疗作用,之后一系列慢作用抗风湿药(如柳氮磺胺吡啶、羟氯喹和硫唑嘌呤等)投入临床应用,此类药物可控制病情,但这些化合物的确切作用机制不明,对免疫细胞或炎症因子不具有靶向作用,起效慢,效果因人而异,且具有肝肾毒性、骨髓抑制等副作用。近三十年来,对炎症过程和所涉及的分子途径的研究取得了许多突破性进展,这也使得风湿免疫病的靶向治疗得以从实验室走向临床。靶向治疗是指药物靶向性地与引起疾病的特异性环节(靶点)发生作用从而阻断疾病的发生发展,对正常组织影响较小,在提高疗效的同时,可以大幅度降低患者发生副作用的风险,是目前最理想的治疗模式。靶向药物在风湿免疫病的治疗中发挥了强大的作用,与传统药物相比,具有起效快,不良反应低等优势,也代表着风湿性疾病治疗的未来趋势。

　　英夫利昔单抗和依那西普在1998年获得上市许可,是风湿病领域第一代的靶向治疗药物。这些药物不同于传统小分子化学药物,是通过生物学方法制取的,因而又被称为生物制剂。生物制剂是风湿病治疗的重大里程碑,并获得2003年拉斯克临床医学研究奖的认可,该奖项授予了Marc Feldmann和Ravinder Maini,他们发现TNF-α抑制剂可有效治疗类风湿关节炎和其他自身免疫性疾病。TNF-α抑制剂的成功也促进了风湿病靶向治疗的研究。一系列靶向免疫细胞、炎症因子的生物制剂已通过临床试验并逐渐应用于各类风湿病的治疗。

　　生物制剂疗效确切,安全性好,然而也存在一些问题。包括非胃肠道的给药途径,价格昂贵,且仍有部分患者对生物制剂治疗无效。在过去几年中,新型的小分子靶向药物开始涌现。这类药物将细胞内激酶作为治疗的靶点,通过化学方法合成,可以口服给药,同时降低了制药成本,是目前风湿病靶向治疗的新热点。托法替布是JAK激酶抑制剂,也是第一个应用于风湿病临床的小分子靶向药物,2012年被美国食品和药物管理局(FDA)批准用于类风湿关节炎的治疗。此外,许多其他小分子靶向药物治疗风湿病的临床试验也正在进行中。同时其他非激酶的靶点如钙调神经磷酸酶,mTOR,腺苷受体或离子通道的小分子也正在研究中。

　　在过去的15年中,生物制剂在风湿病的治疗领域取得了辉煌的经验,新型小分子靶向药物在结构成分,作用机制和给药途径等方面与生物制剂具有不同的特点(表27-1-1),其应用历史虽短,但发展迅速,是风湿病靶向治疗研究的热点和方向。

表 27-1-1 生物制剂和小分子靶向药物的特点对比

	生物制剂	小分子靶向药物
成分	蛋白	有机小分子
结构	氨基酸序列明确,但糖基化和三维结构不尽相同	结构清晰明确
分子量	>1kD	<700kD
稳定性	蛋白酶和热敏感	稳定
给药途径	胃肠外给药	口服
体内半衰期	通常较长	通常较短
靶点	细胞外	细胞内
作用机制	通常是阻断,清除	通常是酶抑制
特异性	高	低 / 差异较大
生产成本	高	通常较低
仿制药	生物制剂类似物	具有独特性,较难仿制

第二节 现 状

目前风湿科临床上应用或处于研究阶段的靶向治疗药物大致包括以下三类:①针对免疫细胞的靶向治疗,主要是直接靶向 T、B 细胞或共刺激分子的药物,如针对 B 细胞的抗 CD20 单克隆抗体(Rituximab)或者细胞毒性 T 淋巴细胞抗原4(CTLA-4)免疫球蛋白等;②针对细胞因子的靶向治疗,主要是靶向 TNF-α、IL-1、IL-6、IL-17 等与炎症密切相关的细胞因子的药物;③新型细胞内靶向药物,主要是靶向阻断细胞内信号转导通路的药物,如 JAK 抑制剂(托法替布)等小分子药物。

一、针对免疫细胞的靶向治疗

(一)T 细胞靶向生物制剂

1. T 细胞抗体 T 细胞是 RA 生物制剂靶向治疗最早的研究目标之一。动物实验已经证实 CD4+T 细胞在类风湿关节炎发病中的重要作用。有研究通过抗 CD4 抗体清除 CD4+T 细胞来治疗 RA,但并没有取得令人满意的结果,主要为疗效不佳及严重的不良反应。其他 T 细胞相关的靶向治疗研究包括 CD52 单克隆抗体和 CD5 单克隆抗体。CD52 是一种表达于所有淋巴细胞的

多肽,Campath-1H 是 CD52 单抗,两项小型临床试验研究了 Campath-1H 在难治性 RA 患者的治疗有效性。尽管静脉注射 Campath-1H 使超过一半的患者临床症状改善,且外周血中 CD4+T 细胞显著减少,但是治疗也引起部分患者严重的急性毒性反应,这可能与细胞因子释放综合征有关,主要症状包括头痛、恶心和低血压。CD5 是表达于70% 的 T 细胞的跨膜糖蛋白。CD5-1C 是 CD5 的单克隆抗体。一项针对 RA 患者的双盲安慰剂对照临床试验结果显示,在测试剂量下,接受 CD5-1C 治疗的患者仅能观察到一过性的外周血 T 细胞耗竭,并且没有显著的临床效果。此外,还有开放性安慰剂对照的研究对 RA 患者静脉注射 DAB486IL-2 融合毒素以选择性清除表达 IL-2 受体的活化 T 细胞。虽然约 18% 患者取得临床改善,但不良事件的发生率较高,包括恶心、发热和血浆转氨酶升高。

2. 共刺激分子 T 细胞激活需要多个信号,当细胞表面的 MHC 分子将抗原提呈给特定 T 细胞受体(TCR)后,还需要抗原提呈细胞和 T 细胞上 B7(CD80/CD86)与 CD28、ICAM-1 与 LFA-1、CD40 与 CD40 配体、LFA-3 与 CD2 结合后产生共刺激信号以进一步激活 T 细胞。激活的 T 细胞表达细胞毒性 T 淋巴细胞抗原4(CTLA-4),CTLA-4 可干扰 B7-CD28 相互作用进而抑制 T 细胞的进一步激活。Abatacept 是一种新型的全人源融合蛋白,由 CTLA-4 的细胞外部分和人 IgG-1 的 Fc 片段(CTLA-4Ig)组成。2005 年 12 月,Abatacept(Orencia)成为第一个被 FDA 批准用于治疗对其他药物反应不佳的 RA 患者。在 RA 患者中,Abatacept 已进行了多项双盲、安慰剂对照试验,结果显示无论是对常规 DMARD 反应不佳的 RA 患者或未接受甲氨蝶呤治疗的早期 RA 患者,Abatacept 均具有明确的疗效和较好的安全性。Abatacept 联合甲氨蝶呤还被应用于银屑病关节炎和对传统 DMARD 治疗无效的 6 岁及以上中重度幼年特发性关节炎患者。目前 Abatacept 用于治疗干燥综合征、I 型糖尿病和炎症性肠病的研究还在进行中。

(二)B 细胞靶向生物制剂

B 细胞具有分泌抗体和促炎因子的作用,参与抗原提呈,T 细胞共刺激和及免疫复合物的形

成。B细胞的成熟和存活受到严格的调节,这些调节的过程避免了B细胞的自身反应性。B细胞的表面标志物在发育过程中不断变化,这些表面标志物也为B细胞靶向治疗提供了目标。

1. **CD19抗体** CD19是B细胞发育和活化中关键的细胞表面调节因子。CD19在早期成熟的B细胞和记忆性B细胞表面表达。与CD20不同的是,CD19在部分浆细胞上也有表达。CD19的过度表达与自身免疫性疾病的发生有关。CD19抗体目前主要用于治疗淋巴瘤和白血病,目前在RA患者中的I期临床试验也正在开展。Blinatumomab是一种针对CD19和CD3的单链双特异性抗体,它可使淋巴瘤细胞裂解,并在淋巴瘤患者的早期临床试验中显示出显著的临床疗效,但尚未在RA中进行临床研究。

2. **CD20抗体** CD20在血液和淋巴器官中超过95%的B细胞表面特异性表达,但是CD20不在pro-B细胞和产生抗体的浆细胞上表达。所以针对CD20的靶向治疗清除的是中间发育阶段的B细胞,但不直接靶向pro-B细胞或成熟的浆细胞。

利妥昔单抗是针对CD20抗原细胞外结构域的人鼠嵌合单克隆抗体。它可以启动补体介导的B细胞裂解,并且当抗体的Fc段被细胞毒性细胞上的相应受体识别时,介导ADCC作用。利妥昔单抗还可以启动细胞凋亡并影响B细胞对抗原或其他刺激的反应能力。利妥昔单抗最初获批用于治疗复发或难治性低级或滤泡性$CD20^+$B细胞非霍奇金淋巴瘤,因而在血液肿瘤学方面有广泛的经验。Ⅲ期双盲随机,安慰剂对照试验(RCT)和随后研究的数据表明,与安慰剂相比,使用利妥昔单抗治疗的RA患者临床能获得更好地缓解甚至阻止影像学进展。利妥昔单抗目前在美国和欧洲批准利妥昔单抗用于TNF抑制剂治疗无效的治疗难治性RA患者。

目前正在研究中的CD20抗体还有Ofatumumab。Ofatumumab是一种全人源化的抗体。在RA中的I/Ⅱ期随机对照双盲临床试验发现,接受Ofatumumab治疗的患者24周时ACR20反应率显著高于对照组。一项Ⅲ期临床试验对甲氨蝶呤反应不佳的RA患者进行了研究,结果显示治疗组ACR20反应率显著高于对照组(50% vs 27%)。此外还有

一项针对TNF抑制剂效果不佳的RA患者的Ⅲ期临床试验正在进行中。Ocrelizumab也是一种人源化抗CD20单克隆抗体,虽然多项Ⅲ期临床试验(SCRIPT,FEATURE,FILM,STAGE)均证实了Ocrelizumab的有效性,但是由于其安全风险较高,目前已停止对其在RA治疗中的研究。

3. **CD22抗体** CD22在幼稚B细胞中的表达程度更高,是CD19-CD21-CD22 BCR复合物的一部分。与CD20一样,CD22不表达于成熟的浆细胞。CD22的功能包括调节BCR与抗原的结合强度,调节CD19介导的信号转导,提供B细胞存活的信号并参与B细胞黏附过程。一项在SLE患者中的临床研究结果提示,CD22抗体Epratuzumab可导致患者外周血中B细胞减少约30%,并抑制B细胞的增殖。此外,Epratuzumab还可下调BCR下游信号转导通路中激酶的活性。Epratuzumab在SLE患者中的Ⅲ期临床试验正在进行中。目前尚无临床研究探讨抗CD22抗体在RA中的应用。

4. **B细胞激活因子(BAFF)抗体** BAFF是TNF配体家族成员,表达于单核细胞、巨噬细胞和树突状细胞,对B细胞成熟、分化及其介导的天然和获得性免疫应答具有非常重要的作用。BAFF与三种受体结合:BAFFR、TACI和BCMA。增殖诱导配体(a proliferation inducing ligand,APIL)是TNF家族的另一个分子,能与TACI和BCMA结合。研究发现,BAFF和APIL拮抗剂可能对SLE等自身免疫性疾病的治疗具有重要意义。Belimumab是一种BAFF的单克隆抗体,在活动性RA患者中的Ⅱ期双盲、安慰剂对照临床试验已得到初步结果。Belimumab治疗组在第24周的ACR20达标率显著高于对照组(29% vs 16%),且耐受性良好。此外,Belimumab在SLE中的Ⅲ期临床试验也已完成。Ataciccept能结合可溶性BADD和APIL,同时阻断二者的活性,但其对SLE治疗的Ⅱ/Ⅲ期临床试验因出现两例严重感染而被终止。

二、针对细胞因子的靶向治疗

(一)TNF-α抑制剂

TNF-α在RA和其他炎性疾病的发病机制中起重要作用。TNF-α可通过许多途径参与RA的

发病,包括诱导其他促炎症细胞因子(例如 IL-1、IL-6)和趋化因子(例如 IL-8);通过增加内皮层通透性和黏附分子的表达和功能来增强白细胞迁移;激活多种细胞类型;诱导急性期反应物和其他蛋白质的合成等。TNF-α 在炎症反应中的关键作用提供了在全身性炎性疾病中靶向 TNF 治疗的基本原理。

目前,有五种抗 TNF 药物可用于临床:英夫利昔单抗,一种嵌合抗 TNF-α 单克隆抗体;依那西普,可溶性二聚体 p75-TNF-R/Fc 融合构建体;Adalimumab,一种人抗 TNF-α 单克隆抗体;Golimumab,人抗 TNF-α 单克隆抗体;Certolizumab,一种与 40kD 聚乙二醇(PEG)部分连接的重组人源化抗 TNF-α 单克隆抗体的 Fab 片段。这些药物在包括 RA、AS 和银屑病关节炎中均取得了较好的疗效。此外,TNF-α 抑制剂在克罗恩病、溃疡性结肠炎、银屑病、葡萄膜炎等其他免疫性疾病中也均有应用。

(二)IL-1 受体拮抗剂

IL-1 在类风湿关节炎滑膜中过度表达,与 TNF-α 享有许多共同的生物学活性。IL-1 家族的成员包括 IL-1α、IL-1β 和天然存在的 IL-1 受体拮抗剂(IL-1Ra)。IL-1 多肽与两种细胞表面受体结合:Ⅰ 型(IL-1RI)和 Ⅱ 型(IL-1R Ⅱ)。IL-1RI 存在于大多数细胞中,而 IL-1R Ⅱ 主要在中性粒细胞、单核细胞、B 细胞和骨髓祖细胞的表面表达。Anakinra 是 IL-1R 的重组非糖基化同源物,通过竞争性抑制 IL-1 与 IL-1RI 受体的结合来阻断 IL-1 的活性。皮下注射 Anakinra 能显著减轻甲氨蝶呤抵抗性 RA 患者的疾病活动。

(三)IL-6 抑制剂

IL-6 细胞因子家族在炎症和免疫应答中起关键作用。IL-6 在炎症中的作用包括刺激 Th17 细胞的产生;促进 B 细胞活化和分化;影响破骨细胞的分化和活化;在炎症部位募集中性粒细胞。在 RA、PsA 患者的血清和关节滑膜组织中均可检测到 IL-6 水平升高且与 CRP 水平和疾病严重程度成正比。托珠单抗是人源化 IgG1 单克隆抗体,能高亲和力结合细胞膜表面和可溶性的 IL-6R。随机双盲、安慰剂对照临床试验显示,与对照组相比,接受托珠单抗单药治疗的活动性 RA 患者达到 ACR20 的比例显著增高,用药后第一周就可检

测到 ESR 和 CRP 的下降。另一项 Ⅱ 期临床药物试验的结果提示,对于难治性的活动性 RA 的患者,治疗后 4 周的关节炎症显著改善。在欧洲的一项名为 CHARISMA 的临床研究中,纳入了连续接受足量甲氨蝶呤治疗 6 个月病情仍活动的 RA 患者,这些患者被随机接受 MTX 联合托珠单抗 2mg/kg、4mg/kg 或 8mg/kg 或安慰剂治疗。托珠单抗 4mg/kg 和 8mg/kg 剂量组的 RA 患者达到 ACR20 比例显著提高。SAMURAI 研究探索了托珠单抗单药治疗在早期 RA 患者中的疗效,结果提示治疗组临床功能及影像学 Sharp 评分均显著优于对照组。

(四)IL-12/IL-23 抑制剂

IL-12 和 IL-23 参与多种炎症和免疫应答过程,在 NK 细胞的活化和 CD4+T 细胞的分化和激活过程中均发挥重要的作用。乌司奴单抗是一种人源化 IgG1κ 单克隆抗体,可与人 IL-12 和 IL-23 的 p40 蛋白亚单位高亲和力和特异性结合。体外模型显示,乌司奴单抗可通过阻断与细胞表面受体链 IL-12Rβ1 的相互作用,从而破坏 IL-12 和 IL-23 介导的信号转导和细胞因子的级联反应。在多项针对银屑病的临床药物试验中,乌司奴单抗均显示出较好的疗效和安全性,目前已在国内获批上市用于斑块性银屑病的治疗。

(五)IL-17 抑制剂

IL-17 是一种具有多种致炎效应的细胞因子。IL-17 与其受体 IL-17R 结合后诱导炎性细胞因子(如 IL-6、IL-1β、TNF 和 GM-CSF)以及趋化因子的分泌,继而募集和激活中性粒细胞,淋巴细胞和巨噬细胞,导致局部炎症和组织损伤。此外,IL-17 也可通过上调金属基质蛋白酶的表达直接诱导组织损伤。苏金单抗(Secukinumab)是目前最成熟的 IL-17 靶向治疗药物之一,它是一种完全人源化的抗 IL-17A 单克隆抗体。除了在 RA 中的应用,苏金单抗在银屑病,银屑病关节炎,强直性脊柱炎中均显示出良好的疗效。

另一种人源化抗 IL-17A mAb 是 Ixekizumab(LY2439821),已在 RA 和慢性斑块型银屑病患者中进行了临床试验。在 RA 患者中的 Ⅰ 期临床试验结果证实,Ixekizumab 治疗组 ACR20、ACR50 和 ACR70 达标率均显著高于对照组。且不良反应的发生率与剂量的增加无关。Ixekizumab 在 RA 中的 Ⅱ 期 RCT 研究纳入了 260 例未接受过生

物制剂治疗或对生物制剂治疗反应不充分的 RA 患者。12 周时，未接受生物制剂治疗的 RA 患者 ACR20 和 DAS28-CRP 均显著改善。与安慰剂相比，感染和不良事件的发生率更高。

（六）GM-CSF 抑制剂

粒细胞 - 巨噬细胞集落刺激因子（GM-CSF）主要调节骨髓的造血功能，特别是对于中性粒细胞、嗜酸性粒细胞和巨噬细胞的生成，存活和活化具有重要的作用。目前认为 GM-CSF 是 RA 中炎症网络的一部分，可引起单核巨噬细胞的强烈激活。GM-CSF 也被认为是 RA 治疗的潜在靶点。然而如何在不引起安全性问题的情况下特异性阻断这一细胞因子仍然是个棘手的问题，特别是考虑到 GM-CSF 的自身抗体与肺泡蛋白沉积症相关。

Mavrilimumab 是 GM-CSF 信号转导的竞争性拮抗剂，这种人单克隆 IgG4 抗体以高亲和力结合 GM-CSFR-α。2011 年 Mavrilimumab 首次在成人 RA 患者中进行 RCT 研究，所有基线期重度活动的患者（DAS28>3.2）治疗后病情均取得显著的临床缓解，且 CRP 和血沉均由显著下降。另一种靶向药物是 GM-CSF 全人源化的单抗 MOR103。在欧洲的 Ib/Ⅱa 期临床试验中，已经在 RA 患者中进行了三种剂量（0.3mg/kg、1.0mg/kg 和 1.5mg/kg 静脉用药）的测试，但结果尚未公布。

三、新型细胞内靶向药物

针对免疫细胞和炎症因子的靶向药物极大程度上改变了风湿病的治疗方法。然而这些药物价格昂贵，且仍有部分患者不能获得完全缓解。与生物制剂不同的是，小分子药物靶向细胞内信号转导通路，可以口服，合成成本低，相对价廉，这使得新型小分子药物对患者及医疗保健系统具有重大的意义。动物模型研究证实，阻断细胞内信号转导通路可有效减少促炎性细胞因子的产生，并可达到与生物制剂相似的疗效。基于以上研究结果，在过去十多年中，多个临床试验在 RA 患者中评估了靶向小分子药物的疗效和安全性，其中大部分因疗效不佳或严重不良反应而终止。直到 2012 年，Janus 激酶（JAK）抑制剂托法替布在美国和日本被批准用于 RA 治疗，目前其他小分子靶向药物也正在积极地开发中。

（一）蛋白酪氨酸激酶抑制剂

蛋白酪氨酸激酶（Janus kinase, JAK）与 Ⅰ 型和 Ⅱ 型细胞因子受体的胞内段结合并介导细胞内信号转导。在受体 - 配体结合后，胞内的 JAK 被激活，导致酪氨酸磷酸化，之后激活信号转导和转录激活因子（STAT），活化的 STAT 进入细胞核与靶基因结合调控其转录。JAK 由四种类型组成：JAK1、JAK2、JAK3 和 TYK。IL-6、IL-10、IL-11、IL-19、IL-20、IL-22 和 IFN-α、IFN-β 和 IFN-γ 主要通过 JAK1 进行信号转导；促红细胞生成素、血小板生成素、生长激素、粒细胞 - 巨噬细胞集落刺激因子（GM-CSF）、IL-3 和 IL-5 主要通过 JAK2 进行信号转导；IL-2、IL-4、IL-7、IL-9、IL-15 和 IL-21 主要通过 JAK3 进行信号转导；TYK2 则参与 IL-12、IL-23 和 Ⅰ 型干扰素的信号转导。

托法替布（Tofacitinib）是首个治疗 RA 的新型小分子靶向治疗药物。体外研究证实托法替布可逆地抑制 JAK1、JAK2、JAK3，以及在较小程度上抑制 TYK2，其对 JAK1/3 和 JAK1/2 二聚体的抑制强于 JAK2/2 二聚体。托法替布对 JAK1/3 二聚体的抑制阻断了 IL-2、IL-4、IL-7、IL-9、IL-15 和 IL-21 等细胞因子的信号转导，但是不能阻断 IL-1 或 TNF 信号转导。除了应用于 RA，托法替布在皮肌炎间质性肺炎、SLE、白塞病等疾病中也有小规模的应用和研究，疗效和安全性数据也已发表。托法替布常见的不良反应包括带状疱疹和贫血等，其他不良反应还包括肝酶升高及低密度脂蛋白升高。除了托法替布外，巴瑞替尼（Baricitinib）在 Ⅲ 期临床研究包括 RA-BEACON、RA-BEAM、RA-BUILD、RA-BEGIN 中均取得较好的结果，并已于 2018 年获得 FDA 批准，用于对一种或以上传统生物制剂治疗效果不佳的中重度类风湿关节炎。

（二）p38 抑制剂

丝裂原活性蛋白激酶（mitogen-activated protein kinase, MAPK）参与各种应激物刺激细胞后促炎因子的产生。MAPK 有三个主要家族：细胞外信号调节激酶（ERK），c-JUN N-末端激酶（JNK）和 p38。p38 是促炎因子产生的关键调节因子，p38 有四种类型，分别是 α、β、γ 和 δ，其中 p38α 被认为是细胞因子表达最重要的调节因子。靶向抑制 p38 可以减少脂多糖（LPS）诱导的 TNF 和 IL-1 的产生。动物模型的研究发现 p38 靶向治疗可减少炎症因子的释放并改善小鼠的关节炎症状。目前进行了几项以 p38α 研究为目标的靶向药物治疗的临床试验。SCIO-469 是一种 p38α 抑制剂,一项为期 24 周 RCT 研究的结果显示,治疗组仅出现一过性 CRP 及血沉下降,ACR20 或 ACR50 达标率与安慰剂相比没有显著差异。治疗组中主要的不良反应包括皮疹,头晕,便秘和关节痛,以及剂量相关的肝功能异常。Pamapimod 是 p38α 的另一种选择性抑制剂,在 204 例活动性 RA 患者中进行了 RCT 研究,患者随机接受 Pamapimod 或甲氨蝶呤单药治疗。治疗组在 2 周时出现了一过性 CRP 降低,但是 12 周时 ACR20、ACR50 及 DAS28 均较甲氨蝶呤治疗组低。Pamapimod 不良反应与剂量相关。主要不良反应包括斑丘疹、头晕和肝功能异常。

(三)脾酪氨酸激酶抑制剂

脾酪氨酸激酶(spleen tyrosine kinase,Syk)是一种非受体蛋白酪氨酸激酶,存在于 B 细胞、肥大细胞、巨噬细胞、中性粒细胞、嗜酸性粒细胞、嗜碱性粒细胞和滑膜细胞。Syk 激活下游 MAPK、PI3K 和 PLCγ,导致 IL-6 和 MMP 生成增多。基于以上机制,Syk 作为 RA 的潜在治疗靶点也引起了关注。动物模型试验表明抑制 SyK 可改善关节炎症状。Fostamatinib 是 Syk 的口服抑制剂,目前有四个 II 期和一个 III 期临床试验在 RA 患者中评估 Fostamatinib 的有效性和安全性。研究发现,对传统 DMARDs 药物无效的 RA 患者接受 Fostamatinib 联合 MTX 治疗 12~24 周后 DAS28 得分显著降低。在所有临床研究中,观察到 Fostamatinib 的不良反应与剂量相关,主要包括腹泻、中性粒细胞减少、头晕、高血压和肝功能异常。严重不良事件的发生率为 2.9%~4.9%。此外,Fostamatinib 治疗组中还观察到个别新发恶性肿瘤,而在对照组没有。由于这些不良反应的出现,目前对 Fostamatinib 的临床研究已终止。

(四)Mek 抑制剂

Mek 是参与生长因子信号转导和细胞因子产生的丝裂原活化蛋白激酶激酶(MAPKK)。一项随机双盲临床试验中评估了 Mek1/Mek2 的口服抑制剂治疗 RA 的有效性。结果发表在 2010 年欧洲风湿病联盟(EULAR)会议上。在这项研究中,201 名患有活动性疾病但仍接受 MTX 治疗的 RA 患者被随机分配接受 ARRY-438162 或安慰剂治疗。该研究没有证实治疗组和安慰剂之间在 ACR20 的达标率上存在显著统计学差异。ARRY-438162 最常见的不良事件是剂量相关的皮疹和腹泻。目前还没有其他针对 Mek 靶向治疗的临床试验。

(五)Btk 抑制剂

Btk 在 BCR 信号转导中起着重要作用,并且在骨髓细胞中的 Toll 样受体和 FcR 信号转导中起作用。关节炎的动物模型研究结果表明 Btk 抑制剂可以阻止 FcR 信号转导来抑制 B 细胞受体依赖性细胞增殖和 TNF-α、IL-1 和 IL-6 等炎性细胞因子产生。在人类中,Btk 的突变可导致 X 连锁的丙种球蛋白血症,这是一种免疫缺陷,其特征是 B 细胞发育缺陷并导致循环 B 细胞缺乏。另外,已有研究证实,在 RA 患者的外周血 B 细胞中,活化的 Btk 表达增加。口服 Btk 抑制剂(依鲁替尼)已被批准用于治疗套细胞淋巴瘤和慢性淋巴细胞白血病患者。在 RA 中使用 Btk 抑制剂治疗的早期试验正在进行中。

(六)PI3K 抑制剂

PI3K 是脂质激酶,在调节细胞周期、细胞凋亡、DNA 修复、衰老、血管生成、细胞代谢和运动中发挥重要作用。PI3K 通过产生第二信使磷酸化的磷脂酰肌醇将信号从细胞表面传递到细胞质,磷酸化的磷脂酰肌醇反过来激活多种效应激酶途径,包括 Btk、AKT、PKC、NF-κB 和 JNK/SAPK 途径,并维持正常细胞的存活和生长。PI3K 信号转导由 PI3Kα、β、γ 和 δ 同种型介导。PI3Kδ 和 PI3Kγ 在免疫细胞的分化,维持和活化中发挥重要作用。已经通过 PI3K-δ 和 / 或 PI3K-γ 缺乏的动物模型证实了 PI3K 在几种炎症和自身免疫疾病中的潜在作用。在 RA 治疗中正在开发 PI3K-δ 和 PI3K-γ 的有效抑制剂。迄今为止,尚未公布 RA 患者的已发表数据。

第三节 展 望

生物制剂给风湿病治疗带来了革命性改变,而对细胞内信号转导通路的研究也萌生了新的细胞内靶点。生物制剂将细胞和细胞因子作为治疗的靶标,而小分子药物则靶向细胞内信号转导通路。与生物制剂相比,小分子药物在给药途径、靶向选择性、特异性、安全性、开发途径和成本等方面均存在差异。尽管风湿病的靶向治疗取得了重大进展,但目前没有一种单一疗法(生物制剂或小分子药物)能够在风湿病患者中诱导完全缓解,因此理想的治疗方法还在不断研究中。本节将介绍目前风湿病靶向治疗研究的新方向。

一、生物制剂的新靶点

(一)调节性 T 细胞

CD4$^+$CD25$^+$Foxp3$^+$ 调节性 T 细胞(Treg)是一类具有强大负性免疫调节功能的 T 细胞亚群,在 RA 等自身免疫性疾病中发挥重要的作用。目前在研究中的针对 Treg 的靶向治疗包括使用 IL-2 来增强 Treg 的功能和数量,这一方法已在几种自身免疫小鼠模型实验中取得理想的效果,并应用于人类移植物抗宿主反应和丙型肝炎相关血管炎患者。另一种尝试是使用单克隆抗体药物 Tregalizumab,Tregalizumab 可以激活 Treg 而不影响其他 T 细胞的数量和功能。Tregalizumab 在银屑病和 RA 患者的小规模临床研究中的数据非常理想,目前正计划进行 II 期临床试验。此外,Tregitopes 目前也受到较多关注。Tregitopes 取自人类 IgG 分子 Fc 区域的一段特定序列。这段序列高度保守且与 HLA- II 类分子具有高度的亲和力,在体外实验中能诱导 CD4$^+$CD25^{hi}FOXP3$^+$T 细胞的扩增,从而抑制抗原驱动的 T 细胞活化反应性。一旦充分纯化,Tregitopes 可能成为许多自身免疫情况下的潜在治疗药物。程序性细胞死亡 1(PD-1)蛋白是 T 细胞中最有效的抑制性受体之一,PD-1 超级激动剂抑制免疫应答并上调调节性 T 细胞。靶向 PD-1 的抗体在晚期癌症的背景下显示出令人鼓舞的改善。PD-1 激动剂是否在将来能应用于 RA 的治疗仍有待进一步研究。

Treg 靶向治疗也面临着许多挑战。首先,与关节炎小鼠模型不同的是,在 RA 患者中,导致免疫和炎症的具体自身抗原还不清楚。因此还无法分离和扩增出疾病特异性的 Treg 亚群。此外,一些患者在发病前数年就可以检测到自身抗体,提示免疫功能异常可能在临床发病前就已经出现,且比较难以纠正。另一个重要问题 Treg 在炎性环境中的体内稳定性还不确定。这些问题也给 Treg 的靶向治疗带来了许多困难。

(二)调节性 B 细胞

调节性 B 细胞(Breg)产生 IL-10 和 TGF-β,Breg 能与致病性 T 细胞相互作用并抑制其自身免疫作用。对 Breg 功能的研究还非常有限,也没有可靠的 Breg 表面标记。因而目前还没有成熟应用于临床的 Breg 靶向治疗方法。一项研究将能产生 IL-10 的 B 细胞定义为 Breg,这组 B 细胞主要存在于 CD24^{hi}CD27$^+$B 细胞亚群中,具有通过 IL-10 控制单核细胞产生细胞因子的能力。2013 年的一项研究发现,CD19$^+$CD24^{hi}CD38^{hi} B 细胞能抑制幼稚 T 细胞向 Th1 和 Th17 细胞的分化,并诱导 CD4$^+$CD25-T 细胞转化为 Treg,同时诱导 IL-10 产生。在 RA 患者中,CD19$^+$CD24^{hi}CD38^{hi} B 细胞数量较少,且来自 RA 患者的 CD19$^+$CD24^{hi}CD38^{hi} B 细胞不能诱导 Treg 活化并发挥阻断 Th17 细胞增殖的作用,因而推测 Breg 与 RA 发病相关。总体而言,Breg 具有免疫调节的作用,但是目前对 Breg 的靶向治疗还有待于进一步的研究。

二、新一代抗体药物

(一)抗体 - 药物偶联药物

携带抗生素的抗体类药物是通过组织蛋白酶将抗生素剂与金黄色葡萄球菌靶向抗体偶联,从而产生在血液中没有抗菌作用的抗体 - 药物偶联药物(antibody-drug combination,ADC),只有在细胞摄取后才能对 ADC 调理细菌进行特异性杀灭,从而防止细胞内细菌库的产生和病原体的传播。糖皮质激素偶联抗体类药物目前也正在研发用于炎症性疾病。这类药物可以将糖皮质激素靶向作用于特定的白细胞亚群从而发挥抗炎作用,并且将极大地减少激素类药物的副作用。特别是对于一些全身副作用较大的药物,ADC 的研制具有极大的意义。这类药物包括激酶抑制剂 -T 细胞抗体偶联药物和磷酸二酯酶抑制剂 -CD11a 偶联药物等。

(二)免疫细胞因子和细胞因子复合物

细胞因子具有很好的生物医学潜力,但是这类药物在治疗剂量下的临床应用往往会出现诸如流感样症状、低血压或血管渗漏综合征等不良反应,从而限制其应用。为了克服这些问题并增加细胞因子的治疗效果,目前正在研发新一代针对细胞因子复合物的特异性抗体。将 IL-2 与不同的抗 IL-2 抗体结合形成复合物并将复合物注射到小鼠体内,比单独将 IL-2 注射更能刺激小鼠体内的 T 细胞亚群扩增。并且,根据 IL-2 与抗体结合的不同位点,可以选择性地扩增 CD8⁺T 细胞或 CD4⁺ 调节性 T 细胞(Treg)群,从而通过不同的抗体 - 细胞因子免疫复合物微调免疫应答。IL-2 和优先刺激 Treg 细胞的抗 IL-2 抗体的复合物用于治疗胶原诱导的关节炎(CIA)模型中的小鼠,可降低关节炎的发生率,改善关节炎的临床表现。应用类似的方法,IL-4 和抗 IL-4 抗体复合物在皮肤和全身细菌感染的小鼠模型中减少了中性粒细胞的扩增和迁移。

(三)双特异性抗体

越来越多的研究正在设计双特异性抗体。双特异性抗体包含至少两个不同的抗原结合位点,因此具有两种不同的特异性。在 20 世纪 60 年代,首先通过将来自多克隆血清的两种不同 Fab 合成 F(ab′)2 分子来产生双特异性抗体的混合物。20 世纪 70 年代,随着杂交瘤技术的发展,通过两种不同的杂交瘤细胞系的融合产生不同的双特异性抗体。然而,由于重链和轻链是随机组合的,因而只有 10%~50% 的 IgG 是被正确相关联的。20 世纪 90 年代,通过在一种抗体重链上表达旋钮样结构,另一种抗体重链上表达孔洞样结构,继而使得不同抗体二聚体化。与单克隆抗体相比,双特异性抗体治疗具有许多优点。由于双特异性抗体可以与多种表面抗原结合,因而这些药物对靶标表现出更高的亲合力;由于同时靶向两种不同的抗原,效应细胞可直接募集到疾病部位而增加细胞毒性作用。

三、小分子靶向药物

JAK 激酶抑制剂目前主要是用于 RA 和 IBD 的治疗。托法替布或者其他 JAK 激酶抑制剂是否可用于其他风湿病的治疗是目前临床上非常感兴趣的问题。目前托法替布主要用于对生物制剂反应不佳的 RA 患者,随着 JAK 激酶抑制剂安全性和有效性数据的不断积累,今后可能会逐渐成为早期 RA 治疗的首选药物。一些临床前期的研

究证实了托法替布在 SLE 的治疗中具有一定的疗效,这可能与激酶抑制剂可阻断参与 SLE 发病机制的细胞因子(Ⅰ型干扰素、IL-6、IL-21 等)有关。此外,在严重的哮喘和过敏等 Th2 细胞介导的疾病中,JAK 激酶抑制剂可能也具有一定的治疗作用,一些研究已经建立了临床前模型以探索制成喷雾剂或局部用 JAK 激酶抑制剂用于治疗哮喘和过敏等疾病。JAK 激酶抑制剂有望在今后作为类固醇替代剂更广泛地应用于炎症性疾病。目前的 JAK 激酶抑制剂针对多种 JAK 激酶,更具选择性的第二代药物的开发正在进行中。JAK1 选择性抑制剂 Upadacitinib 已完成了三期临床药物试验,目前数据正在整理中,另一个 JAK1 选择性抑制剂 Filgotinib 正在进行三期临床药物试验,JAK3 抑制剂 Peficitinib 已在日本被批准用于 RA 的治疗。然而,是否 JAK 激酶抑制剂的选择性越高,药物的有效性和安全性越好,目前没有定论。

可以肯定的是,随着对风湿性疾病机制研究的深入,以及对小分子复合物系统性筛选及与靶结构间相互作用的效能和特异性评估技术的进步,新型小分子靶向药物的发展空间将越来越大。并且,正处于研究中的小分子化合物将会从结构、作用机制等方面进一步得以完善,真正作为人们一直以来期待的小分子靶向性药物给风湿性疾病患者带来福音。

四、嵌合抗原受体 T 细胞免疫疗法

嵌合抗原受体 T 细胞免疫疗法(chimeric antigen receptor T-cell immunotherapy,CAR-T)是当前国际肿瘤治疗研究的热点领域。前期的 CAR-T 细胞临床试验均致力于靶向 CD19,最成功的范例即为治疗复发和 / 或难治性儿童和成人的急性淋巴细胞白血病。2017 年,FDA 先后批准两种 CAR-T 疗法(Kymriah 和 Yescarta)用于治疗儿童和年轻成人 B 细胞急性淋巴细胞白血病,以及特定类型的非霍奇金淋巴瘤。鉴于它调动的是患者自身的免疫系统,且已在血液系统肿瘤中得以应用,因而多项研究正在对其进行研发,希望拓宽 CAR-T 疗法的应用范畴,包括实体瘤、自身免疫性疾病。来自 University of Tennessee Health Science Center 的免疫学家 Marko Radic 带领团队进行了新的尝试,他们以小鼠为模型证实,使用

针对 CD19 的嵌合抗原受体（CAR）修饰的 T 细胞可以治疗小鼠狼疮。他们以患有狼疮的小鼠为模型，在小鼠生病之后，将它们接受全身放射性治疗，以消灭现有的免疫细胞。随后，研究团队将经过基因工程改造的 CD19-CAR-T 细胞注入这 41 只小鼠体内。结果显示，有 26 只小鼠体内的 CAR-T 细胞通过靶向 CD19 成功破坏了 B 细胞，并且这些细胞并没有再出现过，这与接受 CAR-T 治疗的患者反应类似。大多数小鼠在接受治疗后都存活超 1 年，且它们的皮肤、肾脏以及其他身体组织都没有出现狼疮迹象。而接受安慰剂治疗的小鼠，都在 8~10 个月内死亡。这些结果让科学家们看到了治疗狼疮的新思路。

技术的发展推动药物的进步。生物制剂和小分子药物等靶向治疗对风湿病的治疗产生了颠覆性的改变。这些药物在极大程度上缩短了风湿病缓解的时间，并大幅度提高了患者的生活质量。随着发病机制研究的深入以及患者对于生活质量和生存周期更高的要求，新一代的靶向药物也在不断研发中。相信不久的将来，新药和更个性化的用药方案将造福更多的风湿病患者。

（徐沪济）

参 考 文 献

1. Gary S, Iain B, Ralph C, et al. Kelly &Firestein's Textbook of Rheumatology. 10th ed. Amsterdam: Elservier, 2017.

2. Hochberg M C, Silman A J, Smolen J S, et al. Rheumatology. 3rd ed. Amsterdam: Mosby, 2005.

3. Anja S S, Dario N. Advances in antibody engineeringfor rheumatic diseases. Nature Reviews Rheumatology, 2019, 15: 197-207.

4. Zhu C, Aline B, Andreas R, et al. Anti-inflammatory and immuneregulatorycytokines in rheumatoidarthritis. Nature Reviews Rheumatology, 2019, 15: 9-17.

5. Gatto M, Zen M, Iaccarino L, et al. New therapeutic strategies in systemiclupus erythematosus management. Nature Reviews Rheumatology, 2019, 15: 30-48.

6. Tak P P, Kalden J R. Advances in rheumatology: new targeted therapeutics. Arthritis Research & Therapy, 2011, 13 (S1): S5.

7. Paul J C, Greg A L. Next generation antibody drugs: pursuit of the 'high-hanging fruit'. Nature Reviews Rheumatology, 2018, 17: 197-223.

8. Daniella M S, Michael B, MASSimo G. Type I/II cytokines, JAKs, and new strategies for treating autoimmune diseases. Nature Reviews Rheumatology, 2016, 12: 25-36.

9. George D K, Lionel B I. TNF biology, pathogenic mechanisms and emerging therapeutic strategies. Nature Reviews Rheumatology, 2016, 12: 49-62.

10. David A I, Anisur R. Taking a closer look at biologic therapy for SLE. Nature Reviews Rheumatology, 2014, 10: 71-72.

11. Gerd R B, Eugen F, Thomas D. Emerging cell andcytokine targets in rheumatoid arthritis. Nature Reviews Rheumatology, 2014, 10: 77-88.

12. John J O'shea, Arian L, Iain B M. Back to the future: oral targeted therapy for RA and other autoimmune diseases. Nature Reviews Rheumatology, 2013, 9: 173-182.

13. Vibeke S, Robert Kand John D I. Biologic therapies in rheumatology: lessons learned, future directions. Nature Reviews Rheumatology, 2007, 6: 75-92.

14. 陈顺乐. 系统性红斑狼疮. 上海: 科学技术出版社, 2004.

15. 王苏丽, 吕良敬. 小分子"靶向"药物在类风湿关节炎中的研究进展. 中华风湿病学杂志, 2012, 16 (3): 206-208.

第二十八章　干细胞移植在风湿免疫病的应用

第一节　造血干细胞与自身免疫病

造血干细胞（hemopoietic stem cell, HSC）是一种具有高度复制和多向分化潜能的组织特异性干细胞。HSC 通过不对称分裂（asymmetric division）一方面维持自身数目的相对稳定，另一方面生成多系或/和单系造血祖细胞（hemopoietic progenitor cell, HPC），以维持机体的正常造血功能；在造血细胞发育系谱中是处于顶端的起源细胞。近年来，随着分离和培养各种来源干细胞技术的进步，人们对 HSC 的特性和生物学行为的研究不断深入，HSC 的定义不断得到修正。目前 HSC 被描述为具有自我更新能力和分化发育为各系血细胞潜能的组织特异性干细胞，由各个不同发育阶段，具有极强异质性和潜在可塑性的细胞群体所构成。

自身免疫病是一组临床常见病，包括系统性红斑狼疮（systemic lupus erythematosus, SLE）、类风湿关节炎（rheumatoid arthritis, RA）、系统性硬化症（systemic sclerosis, SSc）等数十种疾病。自身免疫病的发病机制极为复杂，迄今尚未能完全阐明。既往的研究表明与多种免疫异常有关，如炎症性细胞因子的增多、主要组织相容性复合物分子的表达增加、T 细胞受体表达异常、B 淋巴细胞数量增加及自身抗体产生等。目前尚无根治本组疾病的方法，治疗上一般需要长期应用糖皮质激素和免疫抑制剂，多数患者能达到临床缓解，但通常不良反应较多，且仍有一定比例的难治性重症患者疗效不佳。

Ikehara 等以正常小鼠（C3H/HeN）和狼疮小鼠（MRL/Lpr 及 BXSA）进行研究，将正常小鼠的骨髓植入新生的经致死量照射的 MRL/lpr 小鼠，可阻止 MRL/Lpr 小鼠发生自身免疫病，而已出现自身免疫病的成年 MRL/lpr 小鼠接受正常小鼠骨髓移植（bone marrow transplantation, BMT）后，可呈现长期无病生存；应用单克隆抗体研究证明，移植后再生的 T 细胞均为正常供体小鼠来源，且对刀豆蛋白 A（concanavalin A, ConA）呈正常反应。相反，将 MRL/lpr 小鼠骨髓植入正常 C3H/HeN 小鼠，可导致后者出现典型的自身免疫病表现。根据上述实验结果，Ikehara 认为狼疮小鼠存在 HSC 异常，并由此导致了自身免疫病的发生。

在临床实践中，也有一些证据揭示自身免疫病与 HSC 异常有关。早在 1977 年，Baldwin 等报道了 4 例 RA 患者因用金制剂导致再生障碍性贫血（aplastic anemia, AA），行异基因骨髓移植后（allogenic BMT, allo-BMT），其中 2 例血清中类风湿因子转阴，且临床再无 RA 表现，但因病例少且患者移植后存活期较短，未能进一步分析 allo-BMT 后 RA 的缓解是移植本身的作用还是移植前后应用大剂量免疫抑制剂的作用。其后，Jacobs 等报道 1 例 33 岁女性 RA 患者，对各种药物包括青霉胺及金制剂治疗无效且继发 AA，行 allo-BMT 后患者的 RA 症状获 2 年的长期缓解。

另有一些临床研究从相反角度来证实自身免疫病是由于 HSC 异常所致。Lampeter 等报道 1 例患 AA 的女性患者，在接受其兄骨髓移植后第 4 年，出现典型的非胰岛素依赖型糖尿病（non-insulin dependent diabetes mellitus, NIDDM）表现，而移植前无糖尿病证据且血中亦未查出胰岛细胞抗体（islet cell antibody, ICA），其兄为典型的 IDDM 患者，移植后的细胞染色体分析表明患者的淋巴细胞均为供者来源，证明患者的 IDDM 是随供者造血干细胞移植而来。

近期的动物实验表明，大剂量放疗联合自体

BMT 亦可治疗自身免疫病,但存在一定概率的疾病复发,临床研究结果也相似,这也从侧面证明自身免疫病与 HSC 异常相关,故而有学者提出自身免疫病是干细胞异常性疾病。由于自身免疫病患者 HSC 存在异常,通过 allo-BMT 重建正常免疫系统,有望达到根治自身免疫病的目的,但应用 allo-BMT 治疗还有许多问题尚未解决,如 BMT 本身引发的移植物抗宿主病(graft versus host disease, GVHD)及其他 BMT 相关合并症,这些仍有待进一步研究予以解决。

第二节　造血干细胞治疗自身免疫病概况

一、起源

随着临床医学的不断发展,造血干细胞移植(hemopoietic stem cell transplantation, HSCT)的适应证逐步扩展,直至血液系统疾病、自身免疫病、实体瘤和基因缺陷等。研究发现,将 HSCT 应用于血液病合并自身免疫病患者时,在血液疾病得到缓解的同时,自身免疫病也明显好转或缓解。HSCT 是在骨髓移植的基础上发展起来的,主要分为异基因造血干细胞移植(allo-HSCT)和自体造血干细胞移植(autologous HSCT, auto-HSCT),根据干细胞来源可分为 BMT、PBSCT、脐血干细胞移植。

最早在 1977 年,Baldwin 等采用同种异基因骨髓移植治疗应用金制剂治疗 RA 而诱发再生障碍性贫血的 4 例患者,其中有 1 例患者在移植后不仅再生障碍性贫血得到治愈,同时也未再出现关节肿痛等症状,并多次检测类风湿因子均阴性,显示异体 BMT 也可能治愈自身免疫病。当医生们采用 HSCT 治疗恶性肿瘤时,发现患者原本存在的自身免疫病(如克罗恩病、溃疡性结肠炎、RA、SLE、银屑病等)出人意料地得到较长时间的缓解。人们推测,由于 HSCT 具有免疫摧毁和免疫重建作用,可能为治疗自身免疫病带来新方法。

Allo-HSCT 在理论上可完全或接近完全重建患者的免疫系统,但移植物抗宿主反应发生率和移植相关病死率较高。与之相比,auto-HSCT 不存在配型问题,移植过程较 allo-HSCT 简单,移植的相关并发症少,病死率低,得到了迅速发展。欧洲抗风湿联盟和欧洲骨髓/血液移植协作组于 1996 年在瑞士召开了第一届国际 HSCT 治疗自身免疫性疾病的专题讨论会,提出了 auto-HSCT 治疗自身免疫病的 I/II 期临床试验方案。1997 年,国际上报道了 1 例进行自体 BMT 的单纯自身免疫病,而非合并血液疾病的病例,研究者选择了 1 例严重的 SLE 患者,在移植前给予 15mg/kg 的噻替哌及 100mg/kg 的环磷酰胺,利用 G-CSF 进行粒细胞动员,并应用 CD34[+] 细胞分选技术去除了 3 个对数级的 T 淋巴细胞,在骨髓移植后患者的蛋白尿逐渐消失,抗核抗体逐渐转阴,达到了很好的临床缓解。

二、机制

HSCT 治疗自身免疫病机制可能包括以下几个方面:①自身免疫病的发病需要多种及多亚群的淋巴细胞参与抗原呈递、识别和反应,而预处理方案的应用使其功能发生障碍,甚至凋亡,即摧毁了自我攻击性的淋巴细胞克隆,从而抑制了炎症反应,起到使疾病短期缓解的作用;② HSCT 时去除移植物中的淋巴细胞,尽可能减少移植物中异常的淋巴细胞克隆,最大限度地降低 T 细胞激活所造成的异常免疫功能状态,降低复发的可能;③ HSCT 后免疫重建可能是疾病长期缓解的基础。免疫重建一般发生于移植后半年,主要为细胞免疫的重建,淋巴细胞各亚群的重建不同步,B 淋巴细胞 6~12 个月后恢复,而 T 淋巴细胞需 1~2 年才能恢复正常,如 CD4[+]/CD8[+] 淋巴细胞比例倒置可持续至移植后 2 年。在免疫重建过程中,患者的免疫调节可能达到新的平衡或者产生免疫耐受,即对自身抗原决定簇产生耐受,从而导致无反应性或自身免疫反应程度的下降,使疾病得以控制甚至治愈。

三、适应证

HSCT 应用于自身免疫病的研究报道正日渐增多。国内外有条件的科研机构和医疗中心相继开展此项技术,并取得一定的效果。1996 年,欧洲抗风湿病联盟和欧洲骨髓/血液移植协作组率先开展多中心 HSCT 治疗重症自身免疫病的研究。至 2017 年,欧洲骨髓 / 血液移植协作组已注册了超过 2 200 例接受 auto-HSCT 治疗的自身免疫病患者。目前,严重的自身免疫性疾病在给予大剂量免疫抑制治疗后行 auto-HSCT,已成为风湿病学和血液病学研究的热点。

欧洲抗风湿联盟和欧洲骨髓 / 血液移植协作组公布的治疗自身免疫病种类包括:RA、SLE、多发性硬化、Ⅰ型糖尿病、重症肌无力、特发性血小板减少性紫癜、严重皮肌炎等。病例的选择包括 3 个方面:①处于疾病早期,无重要器官受累;②常规治疗方法失败或无有效的办法;③严重致残或危及生命。全球大样本 HSCT 治疗难治性自身免疫病的研究显示,患者有较好的耐受性并且大多数可获得明显缓解。

四、方法的选择

Allo-BMT 需要进行配型,但即使同胞之间配型成功的概率也只有 25%,广泛开展有一定难度,因而自体干细胞移植发展迅速,尤其是 auto-PBSCT,但 auto-PBSCT 与 auto-BMT 有共同的缺点就是复发率高。Auto-BMT 不受供者的限制,移植后不发生移植物抗宿主病,且间质性肺炎等并发症较轻,同时对年龄选择较宽。与之相比,auto-PBSCT 的优点是:移植后造血功能恢复快,减少了出血、感染等严重并发症;外周血中混入肿瘤细胞机会较少;不需要麻醉,患者易接受。其缺点是:操作复杂,要有一定条件与设备,费用比较高。近年来,allo-PBSCT 备受瞩目,因为其既有 auto-PBSCT 后造血功能和免疫功能恢复快的优点,又有 allo-BMT 的移植物抗白血病的作用。

allo-PBSCT 与 auto-PBSCT 的不同点是,前者必须从健康供者通过 G-CSF 等造血因子动员后,再采集造血干细胞,CD34⁺ 细胞数量必须要达到(2~5)× 10^6/kg 以上,才能迅速植活,植活后还要长期维持造血功能,并要考虑到 GVHD 等移植免疫反应。给健康供者用大量 G-CSF 的副作用有骨痛、头痛、全身乏力、发热等,多数供者停药后症状消失,血常规变化有白细胞增加、血小板减少,在分离过程中供者可出现低钙血症,有心血管疾病的供者可发生急性心肌梗死或脑血管障碍等严重并发症。

五、主要过程

HSCT 治疗自身免疫病的主要过程可分为三步:干细胞的动员、采集和冻存;干细胞回输前的预处理;回输和回输后处理。

干细胞动员方案多选用环磷酰胺加粒细胞集落刺激因子,目的是有效动员干细胞到外周血中,清除采集中有活性的 T 细胞。采集后的干细胞在体外经过 CD34⁺ 免疫分选,然后将纯化移植物加入细胞冻存液进行深低温冻存以备回输。

预处理方案选用环磷酰胺和抗胸腺免疫球蛋白或环磷酰胺和全身照射,为较强的清髓性预处理方案,以实现最大限度的清除自身反应性淋巴细胞,可有效预防移植物抗宿主反应。

采集及分选后的 HSC 复温后,10~30 分钟快速回输体内。

第三节 造血干细胞移植在主要自身免疫病中的应用

一、HSCT 治疗 SLE

SLE 是一种典型的多器官损害的自身免疫病,患者体内存在多种免疫异常。其中,T 细胞的紊乱及 B 细胞的高度活化,导致血清中出现多种自身抗体,被认为是其发病的关键环节。近年来,auto-PBSCT 治疗 SLE 等自身免疫病取得了显著效果,虽然确切机制尚不清楚,但可以肯定的是,彻底摧毁原有的自身免疫性的细胞克隆并重建正常免疫系统是 HSCT 成功治疗的关键。

自 1997 年 Marmont 等首次应用自体骨髓干细胞移植治疗 1 例严重 SLE 患者获得良好疗效,近 20 年来 HSCT 治疗 SLE 已有很多报道。截至 2017 年 03 月,在欧洲骨髓移植协作组(European society for bone marrow transplantation, EBMT)和国际骨髓移植登记组(International bone marrow transplantation registry, IBMTR)登记的 SLE 行 HSCT 治疗的患者已达 115 例,绝大多数为自体移植,主要是同时合并其他病变或免疫性全血细胞减少等。迄今为止最大的两个数据来自 EBMT 数据登记(n=85,平均随访 25 个月,范围:2~123

个月）和西北大学单中心试验（$n = 50$,平均随访29 个月,范围：6~90 个月）。两项研究中五年无病生存率均为 50%。

在国内,1998 年孙凌云等报道了首例 SLE 患者行 auto-BMT,该患者病情反复发作了 8 年,经大剂量糖皮质激素、环磷酰胺、血浆置换等治疗,病情不能缓解,而在给予大剂量环磷酰胺和马法兰免疫抑制结合 auto-BMT 1 周后,抗核抗体、抗 ds-DNA、抗 U1RNP 抗体转阴,补体 C4 显著上升;2 周后,造血功能逐渐恢复,狼疮皮肤改变减轻或消失;随访 8 个月,病情持续稳定。2017 年,Leng等报道接受 CD34$^+$ 自体 HSCT 治疗的 24 例 SLE患者,均有内脏受累,并且对各种免疫抑制治疗包括环磷酰胺、环孢素、硫唑嘌呤、甲氨蝶呤、霉酚酸酯、硫酸羟氯喹和大剂量丙种球蛋白冲击疗效不佳。经过环磷酰胺预处理和 G-CSF 动员外周血HSCT 后,中位随访 120（8~180）个月,10 年总生存率 86%,而 TRM 为 4%,其中一例因感染 CMV死亡（1/24）。值得注意的是,尽管停用了免疫抑制治疗,大多数（约 60%）的患者仅维持抗疟药物,受试患者没有临床或血清学疾病活动迹象。不仅如此,15 例合并狼疮性肾炎的 SLE 患者中的ANA 和抗 dsDNA 抗体全阴,且蛋白尿水平亦显著改善,10 年后 24 小时尿蛋白 0~4g。

国内外很多报道显示,移植后多数患者临床症状缓解、免疫球蛋白降低、补体升高、自身抗体大部分转阴,组织病理检查显示组织损伤减轻或消失,这说明自体 HSCT 治疗难治性、复发性 SLE近期疗效良好。自体 HSCT 治疗 SLE 已屡见有成功的报告,但移植后复发仍是难以克服的问题。

二、HSCT 治疗 RA

RA 是一种免疫介导的慢性炎性自身免疫病,我国有 400 万 ~500 万患者。患者早期即可出现难以修复的关节破坏,而当前包括非甾体抗炎药、慢作用抗风湿药,甚至新型生物制剂在内的治疗方法尚不能使所有患者病情均得到缓解。对于小部分难治性患者而言,除关节疼痛外,长期病情活动将引起不可逆的关节破坏、功能丧失、生活质量下降和生存期缩短。近年来,文献报道 HSCT治疗可用于控制难治性 RA,给患者带来了新的希望。

从目前全球大规模的 HSCT 治疗结果来看,HSCT 对 RA 有很好的耐受性且大多数患者可获得明显缓解,可达 ACR 50~70 标准。尽管移植后疾病的复发很常见,但似乎复发后的患者又重新获得了对既往无效的慢作用抗风湿药的敏感性。

三、HSCT 治疗系统性硬化症

SSc 发病率 1/10 万,是一种以局限性或弥漫性皮肤增厚和纤维化为特征的全身性自身免疫病,至今尚无有效的治疗方法。传统的治疗方案主要是采用甲氨蝶呤、环孢素、环磷酰胺、硫唑嘌呤等免疫抑制剂,在疾病早期能改善病情。甲氨蝶呤能够降低修订的 Rodnan 皮肤评分,稳定病情,改善全身状态。环磷酰胺作为一种烷化剂,能够抑制 T、B 淋巴细胞增殖。在一项小样本的Ⅰ/Ⅱ期临床研究中,环磷酰胺能够有效降低皮肤评分,阻止肺功能损害。有研究显示,环磷酰胺联合泼尼松龙、硫唑嘌呤治疗 SSc 纤维化肺泡炎,虽然能够提高肺活量,但肺一氧化碳弥散量和影像学无明显改善。进展性的患者在免疫抑制剂治疗的情况下,其 5 年生存率仅为 20%~80%,10 年生存率为 15%~65%。

自体干细胞移植治疗硬皮病国际联合临床试验（autologous stem cell transplantation international scleroderma, ASTIS）是一个在欧洲 10 个国家、29个临床中心实施的Ⅲ期、多中心、随机（1：1）、开放标签和平行对照的临床试验,其研究结果发表在 2014 年 *JAMA* 杂志上。试验组采用 HSCT,对照组采用环磷酰胺（CYC）治疗。该试验共纳入 156 例弥漫皮肤硬化的 SSc 患者。HSCT 组和CYC 组患者数分别为 79 例和 77 例。在随访期内,共发生 53 例严重事件：HSCT 组 22 例（19 例死亡,3 例不可逆性器官衰竭）,CYC 组 31 例（23 例死亡,8 例不可逆性器官衰竭）。HSCT 组在第一年出现的严重事件（13 例,包括 8 例治疗相关性死亡）多于 CYC 组（8 例,无治疗相关性死亡）。在第 4 年时,HSCT 组和 CYC 组累计严重事件数分别为 15 例（19%）和 20 例（26%）。HSCT 组的无事件生存率和总体生存率均显著高于 CYC组。HSCT 治疗在患者皮肤评分、生活质量和肺功能改善方面均优于 CYC 组。其中,无吸烟史的患者 HSCT 的生存率更高,而有吸烟史的患者出现严重 HSCT 相关不良事件的风险更高。SCOT（scleroderma：cyclophosphamide or transplantation）研究是一个大型随机、对照研究，其最新的研究成果 2018 年发表在 *NEJM* 杂志上。该研究分为 AHSCT 组和 CYC 组，每组各 36 例患者。研究结果显示，在 54 个月后移植组的疾病总体评分显著优于 CYC 组，移植组的无事件生存率（79%）显著优于和 CYC 组（50%）。在 72 个月时，移植组的生存率也显著优于 CYC 组。从现有研究来看，auto-HSCT 治疗 SSc 的可行性已经被证实。多中心研究显示，auto-HSCT 能够有效改善皮肤硬化、增厚，且能够稳定内脏器官的功能，延缓疾病的进展，防止复发，疗效较稳定，并且通过严格筛选手术对象也能够降低移植相关死亡率。因此，auto-HSCT 有望作为一种治疗 SSc 的手段应用于临床，并通过 HSCT 技术上的改进进一步提高疗效。

第四节　间充质干细胞移植治疗自身免疫病

间充质干细胞（mesenchymal stem cells，MSC）泛指一类能够贴附生长、具有一定分化潜能的细胞群，是干细胞家族的重要成员，来源于发育早期的中胚叶和外胚层，存在于多种组织中，具有多向分化潜能，属于多能干细胞。因来源丰富、制备简单、具有多向分化能力和免疫调节作用，同时兼具低免疫源性，MSC 显示出广阔的临床应用前景，近年来受到广泛的关注，已应用于 300 多种疾病的临床治疗。自身免疫病目前临床上主要予激素、免疫抑制剂控制病情，但很多患者易继发感染，目前尚无有效且安全性好的治疗方法。MSC 由于低免疫原性、双向免疫调节等特性为其治疗自身免疫病提供了新的思路与方法。

MSC 可能通过以下机制发挥作用治疗自身免疫病：①在自身免疫病中，调控 T 淋巴细胞（Th）亚群失衡，MSC 通过促进 Th 细胞凋亡、抑制增殖活化恢复平衡；②MSC 抑制 B 淋巴细胞增殖、活化及分泌自身抗体；③MSC 抑制细胞毒性 T 细胞（CTL）增殖效应，抑制 CTL 参与免疫反应及炎性细胞因子分泌；④MSC 阻止树突状细胞发育成熟与分化，抑制其表达 IL-12 等；⑤MSC 上调 Treg，间接调控 T 淋巴细胞增殖与活化；⑥MSC 通过表达 HLA-G 与 NK 细胞表面受体（KIR1、KIR2）作用抑制其增殖及细胞毒性作用。

目前关于 MSC 治疗自身免疫病的基础及临床研究正在广泛开展，如 SLE、RA、SSc、干燥综合征（Sjögren's syndrome，SS）等。

一、MSC 移植治疗 SLE

我们研究中心至今已经有超过 550 例难治性 SLE 患者接受异基因 MSC 移植治疗。大样本的临床研究显示异基因骨髓或脐带 MSC 治疗 SLE 患者无明显不良反应，且病情好转，包括肾功能改善，SLE 疾病活动度 SLEDAI 评分降低，尿蛋白及抗 dsDNA 抗体滴度下降；同时循环 Treg 比例上调，Th1/Th2 平衡恢复。此外，MSC 输注还可缓解 SLE 相关的弥漫性肺泡出血、重度血小板减少等。除了未设置对照组等局限性外，这些结果足以鼓励我们选择合适的患者、适当的规模继续开展随机对照临床研究。目前有一项随机对照双盲多中心的临床研究（NCT02633163）已注册，旨在探讨脐带 MSC 治疗 SLE 的安全性及有效性。

二、MSC 移植治疗 RA

一些临床前研究表明 MSC 治疗胶原诱导关节炎（collagen induced arthritis，CIA）鼠可抑制 Th1/Th17 促炎反应，并增强 Treg 调节作用，然而另有研究则报道 MSC 不能有效改善 CIA 小鼠病情。由于这些有争议的结果导致临床研究的推迟。至今为止，最大的一项非随机、对照临床研究中，172 例对传统治疗无反应的 RA 患者，136 例接受脐带 MSC 静脉输注，另外 36 例则仅输注 MSC 培养基，所有患者均用改善病情抗风湿药物（DMARDs）治疗，结果显示 MSC 应用后 4% 患者有寒战或发热，大部分患者无不良反应。MSC+DMARDs 治疗组病情有改善，且与外周 Treg 上调相关。

三、MSC 移植治疗 SSc

SSc 是一种以炎症、皮肤硬化及血管病变为特征的自身免疫性疾病。MSC 治疗缺血动物模型可分泌细胞因子促进血管新生，并刺激局部细胞向损伤部位迁移。有 4 例关于 MSC 治疗 SSc

的临床报道，患者均为广泛皮肤坏死，伴或不伴肺、心脏纤维化，MSC 静脉治疗减轻溃疡部位疼痛，促进溃疡及坏死皮肤愈合，局部血管新生及血供增加。4 例均未见明显不良反应。异基因 MSC 治疗 SSc 似乎是安全的。2017 年，我们团队也发文报道了通过联合血浆置换和异基因脐带源 MSC 治疗 SSc。共入选 14 例患者，随访 12 个月后，平均改良 Rodnan 皮肤评分由 20.1 ± 3.1 改善至 13.8 ± 10.2（p <0.001）。3 例患者合并间质性肺疾病，联合治疗 12 个月后均有肺功能和 CT 图像改善。随访期间，联合治疗也显著降低抗 Scl-70 自身抗体效价和血清转化生长因子 -β 和血管内皮生长因子水平。这些早期临床研究表明 MSC 治疗 SSc 能有效改善疾病活动度。不过仍需较大样本随机对照临床研究进一步探讨其安全性及疗效。

四、MSC 移植治疗 SS

目前关于 MSC 在 SS 方面的研究较少。MSC 治疗 SS 动物模型 NOD 鼠，可减少唾液腺局部 T、B 淋巴细胞聚集及上调 Treg，减轻组织炎症损伤，改善唾液腺功能（如唾液流率增加）。基于异基因 MSC 对 SS 动物模型的疗效，本中心的一项临床研究，以异基因脐带 MSC 治疗 24 例原发性 SS 患者（对传统治疗反应差），其中 11 例仅口干和 / 或眼干、13 例严重系统受累，随访 12 个月，结果显示所有患者无明显不良反应，MSC 可使上述症状缓解，SS 疾病活动度（SSDAI）下降，视觉模拟量表整体评分得到明显改善，同时自身抗体抗 SSA/Ro、抗 SSB/La 滴度下降，这些可能通过抑制 Tfh 细胞分化及功能等实现。

MSC 在多种自身免疫病治疗方面的作用得到研究者们的广泛关注。目前多数临床研究仍选择一些难治性患者，因 MSC 来源、数量、输注途径、次数等不同，不同临床研究其患者疗效有一定的差异。因此，有必要进一步开展多中心随机对照的临床研究，同时结合患者内环境因素综合考虑，最终提出 MSC 治疗不同自身免疫性疾病的个体化方案。

（孙凌云）

参 考 文 献

1. Thomas E, Storb R, Clift R A, et al. Bone-marrow transplantation (first of two parts). New England Journal of Medicine, 1975, 292（16）: 832-843.

2. Thomas E D, Lochte H L Jr, Lu W C, et al. Intravenous infusion of bone marrow in patients receiving radiation and chemotherapy. New England Journal of Medicine, 1957, 257（11）: 491-496.

3. Gatti R A, Meuwissen H J, Allen H D, et al. Immunological reconstitution of sex-linked lymphopenic immunological deficiency. Lancet, 1968, 292（7583）: 1366-1369.

4. Bach F H, Albertini R J, Joo P, et al. Bone-marrow transplantation in a patient with the wiskott-aldrich syndrome. Lancet, 1968, 292（7583）: 1364-1366.

5. De K J, Van Bekkum D W, Dicke K A, et al. Transplantation of bone-marrow cells and fetal thymus in an infant with lymphopenic immunological deficiency. Lancet, 1969, 293（7608）: 1223-1227.

6. Ikehara S, Good R A, Nakamura T, et al. Rationale for bone marrow transplantation in the treatment of autoimmune diseases. Proceedings of the National Academy of Sciences of the United States of America, 1985, 82（8）: 2483-2487.

7. Marmont A M, Van Bekkum D W. Stem cell transplantation for severe autoimmune diseases: New proposals but still unanswered questions. Bone Marrow Transplantation, 1995, 16（4）: 497-498.

8. Fastenrath S D P, Schmitz N. Autologous unpurged bone marrow transplantation in a patient with lymphoma and SLE: Short-term recurrence of antinuclear antibodies. Arthritis and Rheumatism. 1994, 38: S303.

9. Burt R K, Georganas C, Schroeder J, et al. Autologous hematopoietic stem cell transplantation in refractory rheumatoid arthritis: Sustained response in two of four patients. Arthritis and Rheumatism, 1999, 42（11）: 2281-2285.

10. Tyndall A, Gratwohl A. Immune ablation and stem-cell therapy in autoimmune disease. Clinical experience. Arthritis Research, 2000, 2（4）: 276-280.

11. Steen V D, Medsger T A Jr. Severe organ involvement in systemic sclerosis with diffuse scleroderma. Arthritis and Rheumatism, 2000, 43（11）: 2437-2444.

12. Van Laar JM, Farge D, Sont JK, et al. Autologous hematopoietic stem cell transplantation vs intravenous pulse cyclophosphamide in diffuse cutaneous systemic sclerosis: a randomized clinical trial. JAMA, 2014, 311 (24): 2490-2498.

13. Sullivan K M, Goldmuntz E A, Keyes-Elstein L, et al. Myeloablative Autologous Stem-Cell Transplantation for Severe Scleroderma. N Engl J Med, 2018, 378 (1): 35-47.

第二十九章 血浆置换及免疫吸附在风湿免疫病中的应用

体外免疫吸附技术（extracorporal immunoadsorption technique），简称免疫吸附，是血液净化的重要组成。近50年来在血浆置换（plasma exchange）技术的基础上发展成熟，现作为新技术开始应用于风湿病治疗。

血液净化是指将患者血液引出体外并通过一种净化装置，除去其中某些致病物质，再回输入体内，以净化血液、治疗疾病为目的，包括血液透析、血液滤过、血浆置换、免疫吸附等。其中血浆置换和免疫吸附作为两种不同的血液净化技术，均可用以清除风湿病患者体内不断产生的免疫性致病物质，亦称为免疫净化治疗（表29-0-1）。

在国内免疫吸附广义上等同于免疫净化，习惯以"免疫吸附"代替"免疫净化"并沿用至今。实际上免疫吸附特指以吸附为主的免疫净化技术。本章节将在血浆置换的基础上来介绍免疫吸附。

表 29-0-1　免疫净化方式和原理

免疫净化方式		净化原理	吸附方式	固定配基	临床应用
血浆置换——膜分离技术		基于膜孔径大小的分子筛原理	无	无	血浆置换
免疫吸附技术	生物亲和吸附	基于生物化学特征和亲和层析原理	抗原-抗体结合	dsDNA 抗原	抗体吸附
			补体结合	C1q 补体	免疫复合物吸附
			Fc 段结合	葡萄球菌蛋白 A	补体吸附
	物理吸附	基于分子间疏水结合和静电结合原理	疏水结合	色氨酸	抗体吸附
				苯丙氨酸	免疫复合物吸附
			静电结合	多聚阴离子	炎症因子吸附
				聚赖氨酸	胆红素吸附

一、血浆置换

血浆置换，是指在体外通过膜式血浆分离器将患者血液中的血浆和血细胞分离后，丢弃部分含有致病物质的血浆，同时补充同等置换量的置换液，最终将未丢弃的血浆和血细胞再回输入体内，以达到治疗疾病目的。每次血浆丢弃血浆不超过500ml。根据是否将分离出的血浆进行二次处理，可分为非选择性血浆置换和选择性血浆置换（图29-0-1）。

非选择性血浆置换，又称单膜血浆置换或单重血浆置换，通过一级滤过膜（血浆分离器）将血浆从血液中分离出来，直接丢弃部分血浆，采用新鲜冰冻血浆作为置换液，丢弃血浆中含有全部致病物质，无选择性。血浆分离器的膜具有"筛子"物理特性，膜孔径的大小为 0.2~0.6 μm，该孔径相对较大，可保留血液中的血细胞，但允许所有血浆成分通过。

选择性血浆置换，又称双膜血浆置换或双重血浆置换，通过一级膜血浆分离器将血液分离成血浆和血细胞，血浆再通过孔径较小的二级滤过膜（血浆成分分离器），分子量相对较大免疫球蛋白、免疫复合物等致病物质被分离丢弃，采用血清白蛋白作为置换液。双重血浆置换串联了2个不同膜孔径大小的滤过膜作为分离器，从而将血浆成分分离，达到选择性清除致病物质目的。临床中常采用双重血浆置换治疗风湿病,其优势在于二级滤过膜对血浆容量及血浆正常成分影响小,相对单重血浆置换丢弃的血浆少,所用置换液量少;可不采用血浆作为置换液,降低血液制品感染的风险;能利用不同孔径的二级滤过膜选择血浆蛋白的清除范围。

综上,将全血通过一级滤过膜(血浆分离器)分成血细胞成分和血浆,发展了单重血浆置换,在此基础上串联二级滤过膜(血浆成分分离器)进行选择性二次血浆分离,发展了双重血浆置换。随着吸附柱不断研发,可将全血或者血浆分离器分离出的血浆通过吸附柱达到免疫净化目的,从而发展了免疫吸附。

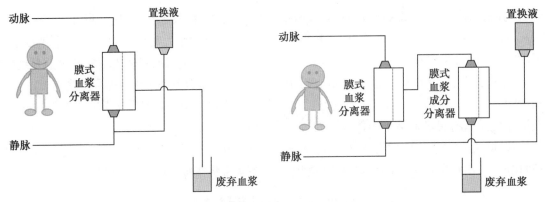

图 29-0-1 单重血浆置换和双重血浆置换模式图

二、免疫吸附

(一)概念

免疫吸附是治疗风湿病的新技术。采用具有高度特异性的抗原、抗体或有特定物理化学亲和力的物质(配基)与吸附材料(载体)结合制成吸附柱,当全血或二次分离的血浆通过吸附柱,体内相应的致病成分被选择性或特异性地吸附,过程中不丢弃血浆,无需置换液(图 29-0-2)。免疫吸附治疗的优势是清除效率高且特异、快速诱导疾病缓解、增强药物疗效、改善预后。

(二)组成

免疫吸附由血液净化机器、吸附柱、体外连接通路三个部分组成,其中吸附柱是关键。

血液净化机器是产生体外循环动力和实时监测的自动化设备,主要由血液泵、分离泵、返浆泵、弃浆泵、肝素泵以及各项参数监测系统组成。

吸附柱一般呈圆柱状,由载体、配基以及两者间链接方式组成。与吸附对象(致病物质)发生吸附反应的核心部分称为载体,固定于载体上的具有吸附活性的物质称为配基,载体和配基以偶联方式相互作用链接。吸附柱载体的材料通常琼脂糖凝胶、聚乙烯、树脂等。配基具有吸附活性,通过生物学亲和力(如抗原 - 抗体反应)和物理化学亲和力(如疏水交互作用)吸附患者体内的致病物质。常见的固定配基有蛋白 A、特定抗原(dsDNA)、特定抗体(抗人 IgG 抗体)、补体(C1q)、色氨酸、苯丙氨酸、聚赖氨酸等。吸附柱的配基决定了吸附的多样性和特异性。根据固定配基不同而命名的相应吸附柱:有葡萄球菌蛋白 A 吸附柱、dsDNA 吸附柱、C1q 吸附柱、色氨酸吸附柱、苯丙氨酸吸附柱、聚赖氨酸吸附柱等。还有研发了以聚对苯二甲酸无纺布纤维作为吸附柱,特异性吸附白细胞。生物亲和吸附柱特异性高,但原料供应、制备纯化、灭菌和储存困难;物理化学亲和吸附柱特异性低,但生产制备方便,活性稳定。免疫吸附柱的制备工艺要求是:理化性稳定,不溶于水,机械强度好,血液相容性和生物相容性好,与吸附对象结合能力高。

体外连接通路是由建立的血管通路和一次性耗材管路依次连接而成的体外循环通路。临床中建立的血管通路有浅表静脉 - 静脉穿刺、浅表动脉 - 静脉穿刺、中心静脉留置导管(股静脉、锁骨下静脉和颈内静脉)。一般根据患者一般情况、免疫吸附方式和次数建立不同的血管通路。

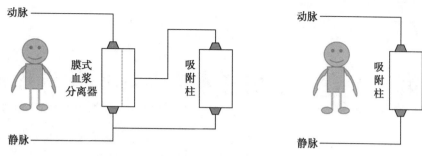

图 29-0-2 免疫吸附模式图

（三）适应证

美国血液净化学会（American Society for Apheresis, ASFA）将血液净化的适应证分为四类：I，疗效已临床证实，为首选治疗，一旦诊断需立即治疗；Ⅱ，临床有效但非首选，作为辅助或支持性治疗，一旦常规治疗无效，即可以作为首选治疗；Ⅲ，尚未有足够的临床证明有效，尚需进一步研究证实；Ⅳ是目前临床对照试验无效。

血浆置换适应证主要是危重症：系统性血管炎致急进性肾小球肾炎（Ⅰ）、弥漫性肺泡出血（Ⅰ）、血栓性血小板减少性紫癜（Ⅰ）免疫性溶血性贫血（Ⅱ）、恶性抗磷脂综合征（Ⅱ）、重症系统性红斑狼疮（Ⅱ）等。

免疫吸附的适应证在血浆置换基础上进一步扩展。病种为大部分风湿病如类风湿关节炎、系统性红斑狼疮、多发性肌炎/皮肌炎、干燥综合征、系统性血管炎、系统性硬化症、成人 still's 病等。病情可不局限于危重症风湿病，治疗时机可在疾病早、中、晚期，在病情活动时免疫吸附是一种有效的治疗。但目前 ASFA 免疫吸附适应证分类为Ⅱ、Ⅲ。

（四）注意事项

免疫吸附治疗风湿病安全性好，不良反应少见。操作过程中应注意无菌原则、维护留置管路、设置安全有效血流泵速，同时应密切观察过敏、出血、血栓和栓塞、低血压、休克和感染等不良反应。

免疫吸附治疗中由于快速清除抗体，可能通过负反馈刺激 B 细胞，出现反弹现象。故临床中强调免疫吸附联合序贯药物治疗（糖皮质激素、免疫抑制剂、静脉丙种球蛋白等），可避免反弹现象，更重要的是联合治疗更能快速诱导病情缓解，控制病情，改善预后。

三、展望

免疫吸附已逐步成为风湿病治疗的重要方法。进一步的研究可包括免疫吸附柱研发，体现吸附柱的多样性、特异性和靶向性；开展循证医学研究，临床规范化治疗等。

（黄慈波　陈颖娟）

参 考 文 献

1. Schwartz J, Padmanabhan A, Aqui N, et al. Guidelines on the Use of Therapeutic Apheresis in Clinical Practice-Evidence-Based Approach from the Writing Committee of the American Society for Apheresis: The Seventh Special Issue. J Clin Apher, 2016, 31（3）: 149-162.
2. 傅芳婷. 血浆置换理论与实践. 北京: 人民军医出版社, 2011.

第三十章 生物样本库及标准化操作流程

生物样本库,又称生物银行(biobank),是指标准化收集、处理、储存和应用以非器官移植为目的,即用于研究的,健康和疾病的器官、组织、全血、血浆、血清、体液等标本,或者经过处理的生物样本(如DNA、RNA、蛋白质等),并且对与这些生物样本相关的临床、病理、治疗、随访、知情同意、伦理批复等资料和信息进行管理、应用和质量控制的数据系统。

随着各类组学、高通量生物技术、生物信息学与医药研究的快速发展,生物样本库作为生命科学及转化医学重大基础支撑平台的意义越来越突出。许多重大疾病的预防、早期诊断、个性化诊疗(包括药物靶向治疗等)以及预后评估等,均需要高质量生物样本库的支持。

高质量生物样本库可以为疾病诊治的深入研究提供重要的信息和资料,在疾病的发病机制、预防、诊断、制定个性化治疗方案等多个方面起到重要的作用。其辐射产业(组织芯片高通量筛选技术等)的应用,可以大大减少新药开发的瓶颈环节,在新药筛选过程中大幅节省人力财力,提高药物筛选的效率,缩短新药开发的周期,提高企业药物创新的核心竞争力,为进而开发出具有自主知识产权的新特药物,提供重要的有利条件。

十二五以来,中国医学科研及转化医学自主创新发展提速,加强了在生物样本库建设方面的投入。随着先进的自动化设备的引进,信息管理软件的开发、共享网络平台的建设、国际交流合作的展开等,整个行业都迎来了巨大的发展契机。相信伴随着生物样本库相关国家标准的出台,在不远的将来,珍贵的生物样本资源会对科学研究具有越来越重要的战略应用价值。

一、历史和发展现状

生物样本库建设起步于欧美发达国家,目前已形成产业化和网络化管理,在样本库建设、维护和使用等各个方面都积累了良好的经验,并已成立许多相关专业协会。较有代表性的有:美国组织生物样本库协会(AATB),泛欧洲生物样本库与生物分子资源研究平台(BBMRI),英国生物样本库(UK biobank),卢森堡联合生物样本库(IBBL),等。AATB成立于1976年,AATB制定的指南已成为后续世界各地各类组织生物样本库建设的行为准则。英国生物样本库是目前世界上规模最大的人类遗传队列研究样本库,搜集了50万份来自全英2006—2010年间40~69岁人口捐赠的样本,该样本库向全世界的学术机构和企业开放,其医学研究项目还设置了非营利慈善性启动基金。

BBMRI自2008年开始建设,旨在整合和升级欧洲现有生物样本收集、技术和人力等研究资源。目前已经发展成为欧洲最大的研究性基础设施项目之一,他们制定了生物样本库的建设和最佳实践指南。北美地区其他重要的生物样本库有:美国国家癌症中心生物样本库和生物样本研究办公室(OBBR),国际生物和环境样本库协会(ISBER)等。

欧美发达国家在国家层面和行业层面一直在推进生物样本库质量体系建设工作。法国医学与健康研究院(INSERM)和法国标准协会(AFNOR)结合OECD与ISO 9001建立了国家级的生物样本质量管理体系,联合发布了生物样本库国家标准(NFS96-900),目前法国有67家生物样本库通过了该标准的认证。2012年美国病理学家协会（CAP）与ISBER合作，在美国本土启动生物样本库认可项目（BAP），并建立了整套的样本清单。OBBR、ISBER还推出了相关的最佳实践指南。UK生物样本库通过了ISO9001质量管理体系的认证，卡罗林斯卡医学院样本库（KI biobank）是全球率先通过ISO/ICE 17025质量管理体系认可的生物样本库之一，并采用实验室信息管理系统（LIMS）对生物样本的录用加以监控。2018年国际标准化组织（ISO）发布了该组织的规范生物样本库建设的标准化文件ISO20387：2018，相关的ISO质量管理体系仍在建设中。

我国是多民族国家，疾病种类及遗传资源较为丰富，生物样本库建设具有相当的优势。自中国医学科学院1994年设立癌症组织样本库和中华民族永生细胞库以来，我国生物样本库的建设取得了很多成果。2009年11月成立了中国医药生物技术协会组织生物样本库分会（BBCMBA），并于2011年制定了《中国医药生物技术生物样本库行业标准（试行）》等重要文件。学会为我国数百家医院提供了培训，成为中国该领域权威机构。目前，分会成立了中国生物样本库的质量检查与达标论证工作组，制定了自评表与质量达标检查细则和评分标准，并着手制定系列生物样本库的国家标准以保证其样本资源的质量。目前，BBCMBA下设中医、儿童、器官移植、肿瘤等11个生物样本库专业学组，另外还在筹备包括风湿性疾病在内的其他学组。为进一步推进我国生物样本库的标准化建设，2015年6月10日，国家标准化委员会同意成立全国生物样本标准化技术委员会，旨在负责生物样本的采集、处理、存储、管理、分发、相关技术、方法和产品领域国家标准的制定和修订工作；同时，组织国内专家积极参与生物样本库国际标准的制定和修订工作，加强生物样本在生命科学、生物技术、生物医药领域的应用，同时加强统筹规划与顶层设计，促使生物样本库建设进入达标与资质认证的新时代。

在风湿病领域，由北京协和医院曾小峰教授的团队牵头，依托国家风湿病数据中心（CRDC）网络，建立了中国风湿病信息共享平台（CRIP）和中国生物样本共享平台（CROP）。截至2019年8月31日，CRIP项目收集SLE、RA和pSS患者病例共80 505例。该项目为培养我国有实力与国际同领域竞争的临床研究基地与团队，建立风湿免疫病患者临床队列，开展多中心临床协作研究，发布适用于中国国情的风湿免疫病规范化诊治共识，为实现权威性、开放性、服务性的基于国家级风湿免疫病大数据的临床诊治平台和精准医学平台奠定了坚实的人才和技术基础。

我国生物样本库的发展尚处于起步阶段，存在诸多不足。例如，需要进一步完善顶层设计，统一协调，"集约化"管理等相关机制建设，避免重复低水平建设，减少浪费。生物样本库之间相互独立、相互封闭，需要建立有效的共享应用机制，完善数字化、信息化建设。在样本采集、储存、转运和备份、质量控制等环节的标准化作业，在伦理、知情同意等方面的规范化与健全法制建设。生物样本库建设、管理、运行的专业人才匮乏等。

二、生物样本采集和处理的标准操作程序

样本采集、处理的标准操作程序（SOP）包括下列内容：样本的采集目的和适用范围；样本的采集方法、时效；样本的处理流程与分装；样本运输与接收；样本的保存条件及存储；样本出入库的规范化程序；样本标识与信息记录；样本及数据质量保证和质量控制；技术人员及质量保证人员的培训；样本库的应急预案。

生物样本库的具体操作应包括以下几个方面：

（一）采集前工作流程

1. 制订采集计划 由科研项目组制订样本采集计划，或是样本库根据其职能和前瞻性的科研定位，制定出样本库的样本采集计划，包括研究目的、病种、种类、数量，捐赠者来源、采集及存储方式、计划利用等。

2. 学术委员会审核 将样本采集计划提交给学术委员会进行学术审核，对计划采集样本的价值进行评估。采集的样本应满足研究的目的，样本只有在用于研究使用时才能发挥其真正

价值。

3. 伦理委员会审查 在开展一个样本采集计划前,项目组必须向伦理委员会提交项目的相关文件及样本采集计划,必须通过伦理审查。

4. 签订知情同意书

(二)样本采集

不同样本在采集、处理、储存、运输、取用、转库、归还和销毁等方面有不同的目的和方法,必须遵循生物样本采集标准化流程,由经过培训的专业人员取材。通常要求每一病例样本(如肿瘤)尽量既要有血液样本也要有组织样本,采集后分离提取血清、血浆、全血、血细胞、DNA 和 RNA 以及新鲜组织、固定组织及石蜡切片等。

1. 样本种类 可以采集并贮存的样本种类繁多、方式多样,主要有:全血及血液成分(血浆、血清、白细胞、红细胞)、组织(冷冻的和石蜡包埋的)、核酸(DNA、RNA)、尿、唾液、头发、指/趾甲、母乳、粪便、细胞株、骨髓、各种液体(腹水、胸腔积液、胰液、滑液、羊水等)。

2. 病例的选择 采集符合研究计划要求的病例样本。需要诊断明确,病例资料完整(包括临床诊断、病理诊断和治疗过程)。一般采集手术组织、术前、术后和各治疗阶段血液或其他体液样本等。

3. 采集前准备及要求 根据采集样本的种类和方法,样本采集前应做好充分的准备,使采集过程正常进行,保证样本的质量。

(1)确认样本采集途径、人员配备和器材准备。

(2)采集人员要珍惜样本资源,科学进行样本采集。

(3)需首先满足捐赠者在病理和临床诊断、治疗上的需求,剩余的部分才能作为样本由样本库进行处理和储存。

(4)采集样本时应严格按照不同样本的采集要求进行,以保证样本的质量,使采集的样本成为具有高价值的资源。

(5)样本储存器材上的标识编码清晰。

(6)工作人员必须拥有一定资格并接受标准化流程的培训,以保证采集到高质量的样本。

(三)不同样本的采集、处理程序

组织样本的采集时应该有病理学相关专业人员在场,在不影响用于临床诊断的前提下取材,确保采集的样本符合要求。所有的组织都应被认为具有传染性和生物危险性,采集和处理的过程中相关人员要做好必要的防护措施。

注意事项:

(1)组织样本的采集时应由病理学相关专业人员确定,以不影响临床诊断为前提。

(2)减少组织在缺氧条件下的时间,防止细胞死亡和降解程序的启动。

(3)防止来自器材的交叉污染。

(4)尽可能采集正常组织作为对照。

(5)采集的组织应防止其脱水,在不同实验室之间转移时应当保证低温条件,如使用干冰或液氮。

(6)不同组织的采集,应按照不同的标准操作程序进行。

(四)组织样本的处理

通常情况下,为了方便研究人员对样本的选择和使用,样本库除保存采集的原始样本外,尚需对样本做进一步的提纯处理,以获得样本的衍生物,供研究者使用。这样既能控制样本的使用量,减少对样本不必要的浪费,又能保证其质量不受影响。可以采用的方法包括:从快速冰冻保存的组织样本中直接提取 DNA、RNA和蛋白质;将 OCT 包埋组织样本用于制作冰冻组织切片;将甲醛固定石蜡包埋组织样本用于制作石蜡切片;取得特定细胞培养成为细胞系等。

根据处理提纯的样本不同,应采取不同的存储方式。如 DNA、RNA 和蛋白质样本可以放在冻存管中深低温保存,组织切片存放在切片盒中室温下保存,细胞系在液氮中保存。

(五)血液样本的采集和处理

依据样本的采集计划,做好血液样本采集前的准备。

采集血液样本前,首先要决定是采取抗凝血样还是非抗凝的血样。根据研究要求选择抗凝剂。例如,血小板在含枸橼酸钠的条件下最稳定;肝素锂抗凝的样本也比较稳定,但肝素锂可能对一些亲和力过程有影响并干扰 DNA 测序；EDTA 抗凝剂不适于质谱检测，并且血样稳定性较差，因此 EDTA 管中的血样要迅速处理，但其优点是 EDTA 可以抑制蛋白酶对蛋白质的降解。

确定入选患者和血样采集的时间为，手术患者一般选择在患者术前、术后的空腹外周静脉血。非手术患者血液样本采集时间一般按照研究需要采集，如治疗前后、化疗前后、某种药物或特殊治疗前后等。样本采集前患者应避免剧烈运动及情绪紧张。建议取血前安静休息 5 分钟。

采集血样后应按照研究计划，分离血清、血浆、白细胞，分别提取 DNA 和 RNA 等。废弃部分样本和容器按照标准化操作规范处置。

（六）样本的保存、处理原则

1. 短时间内可处理的样本 4℃ 保存。

2. 不能及时处理的样本 –20℃ 冻存。

3. 库存样本 –80℃ 或液氮储存。

（七）尿液、粪便等样本

尿液、粪便等样本的采集程序和处理，需按照检验操作规程要求进行。

三、实验室安全

安全问题是生物样本库建设中的重要方面，包括人员安全、设备安全、操作安全、样本数据安全、转运安全等各个方面。生物样本库应制定应急预案，应对各种类型突发事件。样本库应制定准入机制，对出入样本储存区域及其他相关区域的人员的出入建立管理机制。

（一）生物样本库的环境、设备安全和数据安全

生物样本库内使用到有毒、有害物质的工作区域应遵守《危险化学品从业单位安全标准化通用规范》（AQ3013-2008）。所有生物样本都被视为具有生物危害风险，样本库应具备规范的生物安全预防措施，遵守《实验室生物安全通用准则》（GB 19489-2008）。

生物样本库的内部环境应做到有足够的空间，温度、湿度相对恒定，配备紫外线消毒设施。室温应控制在 16~28℃，湿度需控制在 30%~80%之间。生物样本库应配备双路市电供电及配置备用电源。重视消防安全，并定期进行消防设施检修和维护。

所有样本相关资料数据均应定期备份，对服务器进行定期维护。对信息系统应设置访问操作权限，并保留操作记录。对生物样本相关的电子数据要同时保留电子版和纸质版。数据传递和共享时需对患者隐私相关资料进行处理，并对数据进行加密。避免使用移动存储设备传递数据，以免相关数据泄露对样本库的声誉造成损害。

（二）人员安全

人员安全主要在于操作和样本转运操作中的安全事项。首先对于所有生物样本均应视为具有生物危害风险，操作人员应按规定着防护服、手套、帽子、口罩等。样本操作中使用的一次性耗材应按照医疗废物进行处置或根据要求按照相关生物安全等级规定进行处理。

工作人员在进行低温操作时（液氮、干冰或超低温冰箱等）应注意规范着装，尤其进行液氮操作时应佩戴防护面罩，防止冻伤。同时应避免独立操作，以免发生缺氧窒息等意外。

转运样本时，包装和运输应严格遵循国家的相关规定——高致病性病原微生物菌（毒）种或样本运输管理规定，委托有资质的运输公司进行运输，确保样本安全和运输人员的安全。生物样本的运输前应该如实申报运输样本以及制冷剂的内容和潜在的危险性，样本必须单独包装，不得以夹带或其他方式混装在普通运送包裹中，必须由寄送方准备运送清单，以便于收件方核对。样本应该用合适的包装，以免运输过程中出现样本的破碎或者其他损失。收件方在核实样本后必须对样本的物理状况进行核对，然后回复寄送方。如有任何遗漏或者损失，应当及时提出。

生物样本库应建立无效或过期样本销毁制度，销毁制度应当严格依照相关法律法规进行销毁。

（魏　蔚）

344 | 第四篇 风湿免疫病治疗前沿及进展

参 考 文 献

1. 郜恒骏,杜莉利.生物样本库发展的现状、机遇与挑战.协和医学杂志,2018,9(2):172-176.

2. International Society for Biological and Environmental Repositories. 2012 Best Practices for Repositories: Collection, Storage, Retrieval, and Distribution of Biological Materials for Research. Biopreservation and Biobanking, 2012, 10(2): 79-161.

3. 郜恒骏.中国医药生物技术协会《生物样本库标准》(试行).中国医药生物技术,2011.

4. 郜恒骏.ISBER 最佳实践 2012 中文版.中国医药生物技术协会,2012.

5. 中华人民共和国卫生部医政司.全国临床检验操作规程.第 4 版.北京:人民卫生出版社,2015.

6. Lori D C, Jonas J A, Yvonne D, et al. The 2018 Revision of the ISBER Best Practices: Summary of Changes and the EditorialTeam's Development Process. Biopreservation And Biobanking, 2018, 1(16): 3-6.

第三十一章 大数据在风湿免疫病中的应用

第一节 概 述

近年来大数据的扩展和先进的计算技术为医疗卫生领域的临床实践和研究带来了巨大机遇和挑战，医学领域中大数据的应用将突破我们熟知的现有医疗体系。医疗大数据包括：临床数据，例如来源于电子病历系统、医疗保险理赔数据或患者通过各种形式报告的指标数据；分子生物学研究所产生的生物学数据；多组学研究中产生的海量复杂分子数据；社会生活数据，例如来源于社交网络、物联网或经济数据库；影像学数据；环境数据，如城市数据、污染或大气条件等。同时，基于人工智能的方法使计算机系统从数据中"学习"（即在没有明确编程的情况下逐步提高特定任务的性能）越来越容易达到。大数据的收集与

这些信息处理技术（计算模型、机器学习）相结合，为医学研究的进步带来了机会，最终为提高患者临床诊断治疗决策水平服务。

大数据和人工智能也带来一系列卫生管理部门、临床医护人员和计算机网络工程师以前从未面临的挑战：数据来源和数据收集如何确保符合伦理学要求和数据隐私安全？如何解释复杂分析的数据模型？大数据的临床意义是什么？如何从大数据转向临床决策？因此，大数据是一个急需实践指南和建议的新兴领域。最近欧洲药品管理局（EMA）发布了一些建议，重点关注大数据证据的可接受性，以支持监管机构对药物的评估和监督，欧洲抗风湿病联盟（EULAR）也发布了"实践关注要点"（PTC），用于风湿病领域大数据的收集、分析和使用。其总体原则和PTC见表31-1-1。

表 31-1-1 EULAR 认可的在风湿病中使用大数据的总体原则和要点、一致性水平以及具体要点、证据水平和强度

定义			
"大数据"是指非常大的数据集，这些数据集可能是复杂的、多维的、非结构化的，并且来自异构来源，并且会快速累积 计算技术，包括人工智能（如机器学习），通常应用于大数据。大数据可能来自多个数据源，包括临床、生物、社会和环境数据源			

总体原则	一致性，平均值（标准差）		
A. 对于所有大数据的使用，与隐私、机密性、身份和透明度相关的伦理问题是需要考虑的关键原则	9.6（0.7）		
B. 大数据为在风湿病研究和实践中提供变革性发现提供了前所未有的机会	9.5（1.2）		
C. 在风湿病中使用大数据的最终目标是改善人们的健康、生活和护理，包括健康改善和评估、预防、诊断、治疗和疾病监测	9.6（0.5）		

需要考虑的要点	一致性，平均（标准差）	证据级别	推荐强度
1. 应使用全球、统一和全面的标准，以促进大数据的互操作性	9.7（0.6）	4	C
2. 大数据应该是可查找、可访问、可互操作和可重用的（FAIR原则）	9.6（0.9）	5	D
3. 对于与风湿病相关的大数据，应首选开放数据平台	8.7（1.2）	5	D

续表

需要考虑的要点	一致性,平均 (标准差)	证据级别	推荐强度
4. 大数据的收集、处理、存储、分析和解释必须采用设计隐私	9.6(0.5)	4	C
5. 大数据的收集、处理、存储、分析和解释应以跨学科合作为基础,包括生物医学/健康/生命科学家、计算和/或数据科学家、相关临床医生/卫生专业人员和患者	9.7(0.6)	4	C
6. 分析大数据的方法必须在科学出版物中明确、透明地报告	10(0)	4	C
7. 应鼓励对用于风湿病研究的大数据计算方法进行基准测试	9.4(1.2)	5	D
8. 在实施之前,应对从大数据中得出的结论和/或模型进行独立验证	9.1(0.7)	4	C
9. 使用大数据的研究人员应积极考虑在临床实践中实施研究结果	9.3(0.8)	5	D
10. 必须鼓励对临床医生/卫生专业人员/健康与生命科学家和数据科学家进行关于风湿病大数据方法的跨学科培训	9.7(0.6)	5	D

注:"一致性"列中的数字表示专家意见一致性的平均值和标准差(括号内),以及14个工作组成员在0~10等级上的平均一致性。证据级别和强度基于牛津循证医学分类中心,荟萃分析或随机对照试验(RCT)或高质量RCT对应"1级";低质量RCT或前瞻性比较研究对应"2级";病例对照研究或回顾性研究对应"3级";不使用比较组或对照组的病例系列对应"4级";病例报告或专家意见对应"5级"。

这是第一个EULAR认可的PTC,用于风湿病领域的大数据使用,也可以很好地应用于其他医学领域,应该有助于促进大数据领域的增长和一致性。上述PTC涉及大数据的核心方面,即数据源和存储,包括伦理方面、数据分析、数据解释和实施。预计未来几年将在这一快速发展领域出现新的数据,因此,这些PTC也将随之不断更新。

第二节 风湿免疫病的真实世界证据

历史上,患者记录由主治医生或医护人员保存在病历或病例档案中。在过去的30年中,计算机的出现及其广泛应用、互联网的出现以及世界某些地区政府的监管,导致了电子病历(EMR)的出现。甚至EMR也随着时间的推移发生了变化,从存储基本的人口统计学特征,到现在有能力包括所有患者相关信息,包括使用预先设计的算法从常规收集的数据计算结局指标。

目前,由政府资助的大型保险数据库为疾病及其结局提供了宝贵的真实世界信息。最近,多

国、跨大陆合作的出现,加上人工智能的到来,导致大量的疾病特征和结局数据集的产生。这种所谓的"大数据",本质上是真实世界证据(RWE),可以进行深入分析,为未经选择的患者群体的真实疾病行为提供新见解,可能代表疾病不同严重程度的整个谱系。当然,这些数据也因为可能缺乏完整性以及需要人力将如此庞大的数据集输入计算机存在局限性,EMR在世界许多经济欠发达地区仍处于发展的初级阶段。临床科学家的国家和跨国家合作促进了疾病登记的增长,这些合作为真实世界环境中不同种族和年龄组的疾病谱、相关合并症和治疗反应提供了有价值的RWE。

一、类风湿关节炎

最近的大型队列(主要基于登记)RWE证据有助于提高对RA中长期结局及其预测因子的理解。虽然传统上使用DAS28评分对于低疾病活动度(LDA)和缓解的诊断界值为2.6和3.2,但意大利562例RA患者的真实世界分析提出,DAS28-CRP缓解的截止值为2.4,LDA为2.9,与DAS28-ESR具有更好的一致性。一项对538例RA患者随访超过12年的真实世界研究表明,此

类患者中高达五分之一可能永远不会达到低疾病活动度的状态。对挪威登记的 1 610 例 RA 患者的分析显示，3 个月时评估的简化疾病活动指数（SDAI）可以预测 6 个月时的缓解，而 3 个月时无法达到 SDAI 缓解的患者再 6 个月是也不太可能缓解，这表明需要早期干预以在进一步降低 3 个月时的疾病活动。此外，与其他缓解期 RA 患者相比，极早期 RA 达到疾病缓解的患者的相关成本较低，原因是肿瘤坏死因子 α 抑制剂（TNF-αi）药物的使用减少了 2/3。

超声在炎症性关节炎（包括类风湿关节炎）治疗中的作用是一个新兴的兴趣领域，真实世界数据帮助我们更好地理解这一点。一项欧洲的研究分析发现，在 200 例 RA 患者的日常临床实践中，腕关节或掌指关节是最常见的扫描部位（>60%），其次是膝关节（25%）、近端指间关节（20%）。这些见解可能有助于制定超声在 RA 患者临床护理中应用的实践指南。在瑞士 318 例缓解期 RA 患者队列（研究期间缓解期 378 个）中，超声滑膜炎的存在预示着疾病复发风险较高，缓解持续时间较短。因此，在否决超声在 RA 患者治疗缓解评估中的作用之前，可能需要更多的真实世界数据。

真实世界中的大样本 RA 患者队列也有助于了解处方模式和对生物 DMARDs（bDMARDs）的反应。意大利对 725 例接受 bDMARDs 治疗 16 年以上的 RA 患者进行的研究显示，与研究开始时相比近年来，在疾病的前 2 年、中度疾病活动度（而不是高疾病活动度）时启动 bDMARDs 治疗的患者比例更高，反映了早期使用 bDMARDs 试图控制疾病活动的趋势。

二、脊柱关节炎和银屑病关节炎

真实世界数据也有助于更好地理解 SpA 的关节及关节外特征、合并症和结局。对 1 250 例 AS 患者的研究显示，每 10 年，炎症性肠病的发病风险增加 20%，急性前葡萄膜炎的发病风险增加 30%。对来自韩国登记机构的 789 例轴向 SpA 患者进行的横断面分析显示，尽管 BMI 与疾病活动状态无明显相关性，但高体重指数与脊柱韧带水肿患病率有较高相关性。英国（UK）登记了超过 1 500 例接受 bDMARDs 治疗的轴向 SpA 患者，

发现近五分之一的此类受试者存在纤维肌痛。纤维肌痛患者的疾病活动性更差，生活质量更差；因此，在这些个体中单独治疗纤维肌痛可能是必要的。

对来自美国的 18 万名 PsA 患者进行的保险数据库分析，确定了其中约一半此类患者的共病，包括与心血管疾病（糖尿病、高血压、血脂异常）、纤维肌痛和抑郁症有关的共病，提示在日常实践中需要仔细识别和解决这些患者的此类合并症。

生物仿制药的出现及其在 SpA 和 PsA 中日益增加的应用也需要在真实世界中进行分析。最近意大利 41 例 SpA 患者的真实世界研究显示，这些患者转为英夫利昔单抗生物仿制药，在药物转换后 6 个月显示出相似的疾病活动稳定性，与原创药相比，不良事件没有增加。在丹麦登记的 2 061 例患者（包括 800 多名 SpA 或 PsA 患者）的另一个大型数据库中，其中 79% 转为依那西普生物仿制药，无论使用原创药或生物仿制药，1 年时药物保留率接近 80%，没有客观证据表明疾病活动控制存在任何差异。

接受 bDMARDs 治疗的患者发生机会性感染（包括结核病）的风险增加。中国台湾的真实世界数据，包括超过 12 000 患者 / 年的药物暴露，与依那西普相比，阿达木单抗发生结核病的风险增加。因此，RWE 为 SpA 和 PsA 的实际疾病和治疗相关问题提供了有价值的见解。

三、系统性红斑狼疮

来自 1 227 例患者的多国狼疮登记数据显示，医生可能会错误地将狼疮患者标记为缓解期，而实际上他们的疾病是活动性的。研究显示，有特征的患者如关节痛、关节炎、疲劳、甚至血液学和肾脏异常，都被错误地标记为非活动性疾病。因此，此类 RWE 提示治疗医生在将日常临床实践中狼疮患者标记为"缓解"之前需要提高警惕。

已经在狼疮患者中发现 RCT 和 RWE 之间有趣的差异，在 B 细胞靶向治疗的反应中也发现 RCT 与 RWE 数据存在差异。利妥昔单抗的出现广泛受到欢迎，然而，两项随机对照试验 LUNAR 试验和 EXPLORER 试验（包括中度至

重度活动性疾病患者）与安慰剂相比，未能显示利妥昔单抗的额外获益。真实世界数据与之形成鲜明对比，其中两项关于利妥昔单抗用于难治性狼疮的大型纵向研究显示，128 例患者中四分之三以上在平均 20 个月时部分或完全缓解，在平均 27 个月的随访中，134 例患者中有 80% 以上出现部分或完全缓解。因此，在临床实践中，利妥昔单抗将继续作为难治性狼疮的一种选择。

四、系统性硬化症

系统性硬化症（SSc）是一种不常见的自身免疫性疾病，最近发表的基于登记的数据大大提高了我们对该病病程的理解。对西班牙多中心登记处 1 600 多名硬皮病患者的分析显示，与以雷诺现象为首发症状的患者相比，发病时有非雷诺现象的患者在长期随访（长达 30 年）的生存率较差。另一项西班牙登记的近 1 400 例硬皮病患者，发现 43% 为 ILD，这是弥漫型 SSc 不良预后的主要预测因子，而局限型 SSc 则为 PAH。对 342 例硬皮病相关肾脏受累患者进行的多中心欧洲登记研究显示，与其他病因肾受累患者相比，他们脱离透析治疗的可能性更高，但一旦开始透析，他们的死亡风险也更高。关于硬皮病患者的这些信息，包括肾脏受累等罕见表现，在多中心登记出现之前很少见。

总之，真实世界数据能够让我们洞察临床上风湿性疾病的实际表现，有时与 RCT 中观察到的结果不同。与其他形式的证据（包括 RWE）相比，目前风湿性疾病和其他疾病的管理指南非常重视来自 RCT 的证据。然而，为了提高这些指南在临床实践中的实用性和适用性，将来可能根据真实世界证据修改这些指南。此外，在指导医疗保健管理决策时，可以谨慎考虑使用 RWE。

第三节　我国风湿免疫病领域大数据研究现状和展望

我国医疗大数据时代也已经来临，这将是未来整个生物产业的全新方向。健康医疗大数据是国家重要的基础性战略数据，数据平台和资源决定了学科发展的潜力与主动权。我国拥有独特而丰富的病例资源，完全有能力为临床研究提供证据，使中国风湿病学走出亚洲、走向世界。面对我国庞大的临床医疗数据，应该建立大数据平台对数据进行整合，以支撑今后的临床研究工作。临床医生在医疗大数据整合中起关键作用，应积极参与大数据平台的搭建，参与以大数据为基础的临床研究。

近 10 年来我国风湿病学界研究者们也在风湿病大数据领域深耕细作，取得一系列令人瞩目的成绩。2009 年，在"十一五"国家科技支撑计划课题项目中有关系统性红斑狼疮（SLE）的项目研究基础上，风湿病学领域的研究者们成立了中国 SLE 研究协作组（CSTAR），而后又根据需求成立了国家风湿病数据中心（CRDC）。在 CRDC 成立之初，全国有 100 多家地方风湿病中心注册加入，现已增加至 1 740 家中心、6 000 余位研究者。在此基础上，CRDC 先后得到国家"863"重大项目和"十三五"精准医学研究国家重点研究计划的支持，自 2016 年起 CRDC 先后启动了中国类风湿关节炎直报项目（CREDIT）、中国风湿病靶向药物直报项目（ChinTarget）和中国痛风直报项目（ChinGout），中国的风湿免疫研究将从临床试验研究跨入真实世界研究（real-world evidence），必将为中国风湿免疫领域的指南制定提供强有力的证据。目前 CRDC 已经建立了包含近 20 种风湿病的临床资料库和生物样本库，现已收集超过 11 万例患者数据，有数种风湿病的队列研究均为世界最大规模。

在全国多中心风湿性疾病注册登记数据库基础上，应用互联网技术实现资源共享，采用这些数据可做回顾性 - 前瞻性、横向 - 纵向、单中心 - 多中心研究，既可以用于研究疾病发病机制和开展医学科学前沿研究；又可以为制定指南或出台卫生政策提供证据，从而造福于中国的风湿病患者。

（王　迁　曾小峰）

参 考 文 献

1. Li M, Tian X, Zhang W, et al. CRDC: a Chinese rheumatology research platform. Clin Rheumatol, 2015, 34 (8): 1347–1352.

2. Li M, Zhang W, Leng X, et al. Chinese SLE Treatment and Research group (CSTAR) registry: I. Major clinical characteristics of Chinese patients with systemic lupus erythematosus. Lupus, 2013, 22 (11): 1192–1199.

3. Jin S, Li M, Fang Y, et al, Chinese Registry of rheumatoid arthritis (CREDIT): II. prevalence and risk factors of major comorbidities in Chinese patients with rheumatoid arthritis. Arthritis Res Ther, 2017, 19 (1): 251.

中英文名词对照索引

A

B

C

D

H

J

巨细胞病毒	cytomegalovirus, CMV	227
巨细胞动脉炎	giant cell arteritis, GCA	55, 174, 311
均质型	homegeneous pattern, H	37

K

抗氨基酰 tRNA 合成酶	anti- aminoacyl transfer RNA synthetases antibody, ARS	199
抗肝 - 胰抗体	anti-liver-pancreas antibody	44
抗肝 / 肾微粒体抗体	anti-liver/kidney microsomal antibody	43
抗肝肾微粒体	anti-liver-kidney microsomal antigen, anti-LKM	248
抗肝细胞胞质 1 型抗体	anti-liver cytosol antibody type 1	43
抗肝细胞溶质抗原	anti-liver cytosol, anti-LC-1	248
抗瓜氨酸蛋白抗体	anti-citrullinated protein antibody, ACPA	112, 313
抗合成酶抗体综合征	antisynthetase syndrome, ASS	200
抗核抗体	antinuclear antibody, ANA	36, 242, 248
抗核膜抗体	anti-nuclear envelop protein antibody	41
抗核糖核蛋白	ribonucleoprotein, RNP	40
抗核周因子抗体	anti-perinuclear factor, APF	116
抗环瓜氨酸肽	cyclic citrullinated peptide, CCP	269
抗环瓜氨酸肽抗体	anticyclic citrullinated peptide antibody	46
抗肌动蛋白抗体	anti-actin antibody, AA	41
抗甲状腺微粒体抗体	anti-thyroid microsome antibody, TMA	42
抗角蛋白抗体	antikeratin antibody, AKA	116
抗精子抗体	anti-sperm antibody, AsAb	46
抗可溶性肝抗原 / 肝胰抗原抗体	anti-soluble liver antigen/liver-pancreas antigen, anti-SLA/LP	248
抗磷脂抗体	antiphospholipid antibody, aPL	105, 107
抗磷脂综合征	antiphospholipid syndrome, APS	105
抗疟药	antimalarials	74
抗平滑肌抗体	anti-smooth muscle antibody, ASMA	248
抗去唾液酸糖蛋白受体抗体	anti-asialoglycoprotein receptor antibody	44
抗肾小球基底膜	glomerular basement membrane antibody, GBM	41
抗突变型瓜氨酸波形蛋白	antimutant citrulline vimentin, MCV	116
抗胃壁细胞抗体	anti-gastric parietal cell antibody, PCA	42
抗线粒体抗体	anti-mitochondrial antibody, AMA	45, 249
抗心磷脂抗体	anticardiolipin antibody, ACL	47
抗胰岛细胞抗体	anti-islet cells antibody, ICA	42

Y

Z

登录中华临床影像库步骤

| 公众号登录 >>

扫描二维码
关注"临床影像库"公众号

| 网站登录 >>

输入网址 medbooks.ipmph.com/yx
进入中华临床影像库首页

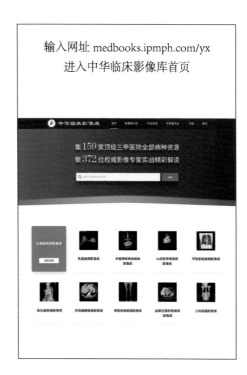

点击"影像库"菜单
进入中华临床影像库首页

 临床影像库
中华临床影像库内容涵盖国内近百家大
型三甲医院临床影像诊断中所能见… ∨

7位朋友关注

关注公众号

影像库

进入中华临床影像库首页

注册或登录

PC 端点击首页"兑换"按钮
移动端在首页菜单中选择"兑换"按钮

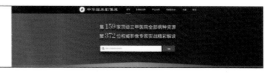

输入兑换码,点击"激活"按钮
开通中华临床影像库的使用权限

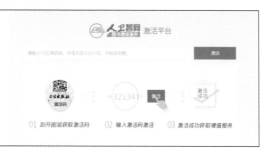

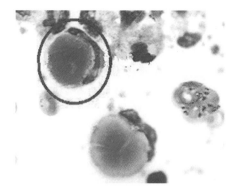

图 4-1-1　狼疮细胞

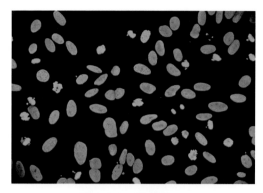

图 4-2-1　均质型

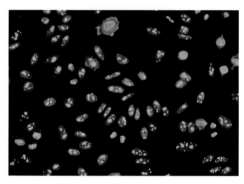

图 4-2-2　核仁型

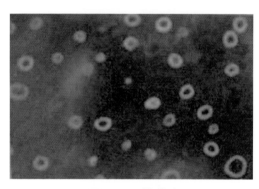

图 4-2-3　核膜型

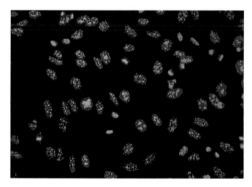

图 4-2-4　着丝点型

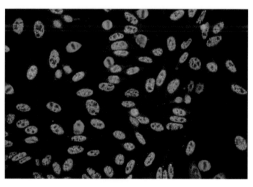

图 4-2-5　斑点型

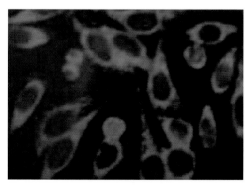

图 4-2-6　胞质型

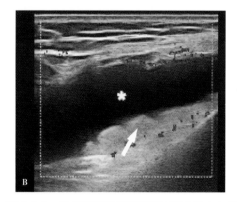

图 5-5-1　膝关节积液及滑膜炎（髌上纵向扫描）
B. 彩色多普勒图像。星标示关节腔积液,箭示增生的滑膜

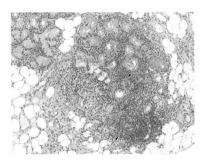

图 10-0-1　唇腺活检 HE 染色

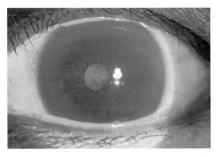

图 10-0-4　荧光素角膜染色

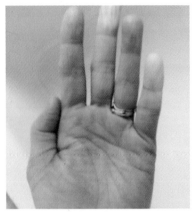

图 13-0-1　雷诺现象

左手中指、小指远端苍白,示指、环指潮红

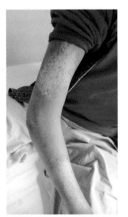

图 13-0-4　胡椒盐征

右上肢皮肤萎缩变薄,不易捏起,皮纹消失,紧贴
于骨骼,出现色素沉着,间以色素白斑

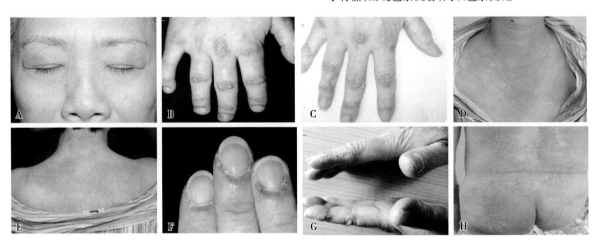

图 14-1-4　典型 DM 的皮肤表现

A. 向阳征(heliotrope rash);B. 雪丘疹(Gottron papules);C. 高雪征(Gottron sign);D. V 区皮疹(V sign);E. 披肩征(shawl sign);F. 甲周毛细血管扩张征(telangiectasias);G. 技工手(mechanic's hands);H. 枪套征(holster sign)

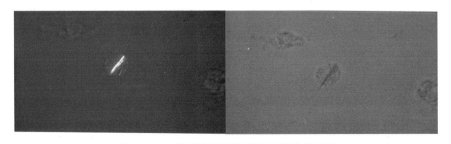

图 22-1-2　偏振光显微镜显示的尿酸盐结晶